Craniomandibuläre Dysfunktion (CMD)

Untersuchung
Manualtherapie
Neurowissenschaftliche
Behandlungsansätze
Faszien- und Triggerpunkttherapie
Dry Needling
Akupunktur

Die Deutsche Nationalbibliothek verzeichnet diese Publikation in der Deutschen Nationalbibliografie; detaillierte bibliografische Daten sind im Internet über http://dnb.d-nb.de abrufbar.

TITEL (ORIGINAL):
Temporomandibular Disorders – Manual therapy, exercise and needling
César FERNÁNDEZ-de-las-Peñas, Juan Mesa-Jiménez
ISBN 978-1-909141-80-3

HANDSPRING PUBLISHING EDINBURGH

THE ORIGINAL ENGLISH LANGUAGE WORK HAS BEEN PUBLISHED BY:
Handspring Publishing Limited
The Old Manse, Fountainhall
Pencaitland, East Lothian, EH34 5EY, United Kingdom

www.handspringpublishing.com

WICHTIGE HINWEISE:
Wie jede Wissenschaft ist die Medizin ständigen Entwicklungen unterworfen. Forschung und klinische Erfahrung erweitern unsere Erkenntnisse. Soweit in diesem Werk Anwendungsempfehlungen gegeben werden, darf der Leser darauf vertrauen, dass Autoren, Herausgeber und Verlag große Sorgfalt darauf verwandt haben, dass diese Angabe dem Wissensstand bei Fertigstellung des Werkes entspricht. Für Angaben über Anwendungsformen, -techniken und -häufigkeiten kann vom Verlag jedoch keine Gewähr übernommen werden.

Sämtliche Personenbezeichnungen gelten grundsätzlich für jederlei Geschlecht.

Ein Unternehmen der Quintessenz-Verlagsgruppe
Ifenpfad 2–4, 12107 Berlin

www.kvm-medizinverlag.de

1. Auflage 2021

Übersetzung: Thomas Colshorn, Bremen
Gesamtproduktion: KVM – Der Medizinverlag, Berlin
Druck: GZH d.o.o. (www.gzh.hr), Zagreb
ISBN: 978-3-86867-532-0

Printed in Croatia

INHALT

GELEITWORT von Leon Chaitow

Dieses Buch hält faszinierende Erkenntnisse bereit! Das verschiedenen Kulturen zugeschriebene Sprichwort „Man braucht ein Dorf, um ein Kind zu erziehen“ gilt im übertragenen Sinn auch für dieses Fachbuch, denn es brauchte ein großes Team, um das gesamte Spektrum der craniomandibulären Dysfunktionen (CMD) zu beschreiben, die Ätiologie darzulegen und schließlich eine präzise Anleitung zur klinischen Untersuchung und Behandlung dieser weit verbreiteten schmerzhaften Dysfunktionen des muskuloskelettalen Bewegungsapparats zu verfassen. Ihre Prävalenz schwankt in Abhängigkeit von den verwendeten diagnostischen Kriterien. Insgesamt wird sie bei Erwachsenen auf rund 10 % der Gesamtbevölkerung geschätzt, sodass sie nach dem unspezifischen Kreuzschmerz (Low Back Pain) die zweithäufigste Schmerzerkrankung weltweit darstellt.

Die einleitenden Kapitel behandeln detailliert die klinische Untersuchung sowie Klassifikation der craniomandibulären Dysfunktionen, inklusive solcher Themen wie die trigeminale nozizeptive Verarbeitung, die Pathophysiologie, die sensorische Testung, aber auch das Phänomen der übertragenen Schmerzen (Referred Pain) bei CMD und orofazialen Schmerzstörungen. Man könnte vermuten, dass die Definition der CMD unkompliziert sei. Doch wie bereits im ersten Kapitel „Definition, Epidemiologie und Ätiologie schmerzhafter craniomandibulärer Dysfunktionen“ dargelegt, ist es für den Therapieerfolg von entscheidender Bedeutung, ein tiefgehendes Verständnis für die zahlreichen Einflussfaktoren zu entwickeln, die zur Entstehung und Progredienz von CMD beitragen.

Mit Blick auf die Kapitel, die sich auf eine zielführende klinische Untersuchung, wirksame Behandlungstechniken und das Patientenmanagement fokussieren, sollte einem bewusst sein, dass die CMD selten isoliert auftritt und eine optimale Behandlungsstrategie die multifaktorielle Ätiologie der TMD mit ihren zahlreichen interagierenden Einflussfaktoren berücksichtigen muss. Dabei sind einige ätiologische Faktoren vermeidbar und/oder reversibel, während andere in der medizinischen Vorgeschichte verortet (z. B. Verletzungen) oder inhärent sind. Als Beispiel hierfür sind die Unterschiede zu nennen, die in Bezug auf die Ethnizität überraschenderweise nachgewiesen wurden und sich in einer deutlichen Diskrepanz der CMD-Inzidenz zeigen. So beträgt die Inzidenz z. B. bei Afroamerikanern 3,8 %, bei Kaukasiern und indigenen Völkern Amerikas 12,7 % und bei Asiaten 2 %. Neben der ethnisch-kulturellen Herkunft spielen noch weitere Faktoren eine Rolle. Diese reichen von schulischen, beruflichen und sozioökonomischen Merkmalen, Körpergewicht, dem körperlichen Aktivitätsniveau, Komorbiditäten, Gesundheitsverhalten und Gewohnheiten wie Rauchen bis hin zu biomechanischen und psychologischen Faktoren. Es überrascht nicht, dass die gleichen Faktoren auch als Risikofaktoren für unspezifische Kreuzschmerzen und chronische Nackenschmerzen gelten.

Die Kapitel im zweiten Teil zeigen eindrücklich die Notwendigkeit einer ausführlichen klinischen Anamnese auf, die durch die detaillierte klinische Untersuchung des Kiefergelenks zu ergänzen ist. Doch eine umfassende klinische Untersuchung sollte darüber hinausgehen und ferner die Kaumuskulatur, die lebensnotwendigen strukturellen und funktionellen Verbindungen zur Hals- und Brustwirbelsäule sowie die möglichen Einflussfaktoren wie Körperhaltung, neurologische Faktoren, Bandstabilität, arterielle Dysfunktion, segmentale Stabilität und Mobilität und die Funktionalität der tiefen Nackenflexoren erfassen. Jeder einzelne dieser Faktoren kann potenziell die Hauptkomponente für den Erhalt oder Progredienz einer CMD sein, weshalb ihre Beurteilung im Einzelfall unerlässlich ist.

Die Kapitel zur Manuellen Therapie vermitteln evidenzbasierte Empfehlungen und klinisches Wissen zu den verschiedenen Behandlungsmethoden, darunter therapeutische Übungen, Techniken der Gelenkmanipulation und -mobilisierung, die Behandlung übertragener Schmerzen (Triggerpunkte) sowie zahlreiche Weichgewebetechniken, Haltungsschulung und Training. Im Rahmen dieser Kapitel wird die Rolle der Faszienanatomie für die kraniomandibuläre Region erläutert und anschaulich dargestellt. Als Teil der Übersicht über die multiplen dynamischen Faszienverbindungen im Mund-, Hals-, Kopf- und Nackenbereich enthält das diesbezügliche Kapitel auch eine außerordentlich detailreiche und komplexe Übersicht über die Faszien, die in Beziehung zur Kaubewegung stehen.

In separaten Kapiteln werden das Dry Needling und die Akupunktur behandelt sowie die aktuellen Erkenntnisse der Schmerzpsychologie dargestellt. Eines der Schlusskapitel mit dem Titel „Gehirntraining als Behandlungsansatz bei CMD“ enthält eine faszinierende Untersuchung zur neurowissenschaftlichen Schmerzedukation und zum Gehirntraining.

Als Kliniker und Leser habe ich durch dieses Buch nun ein weitaus klareres Bild und besseres Verständnis für die zahlreichen Einflussfaktoren, die in komplexen Zusammenhängen rund um die CMD wirken, gewinnen können. Ich gratuliere allen Beteiligten herzlich zu der hervorragenden Konzeption und gelungenen Umsetzung dieses Fachbuchs.

Leon Chaitow ND DO
(Doctor of Osteopathy, Doctor of Naturopathic Medicine)
Ehrenmitglied, University of Westminster
London, Vereintes Königreich
Chefredakteur
Journal of Bodywork and Movement Therapies
Korfu, Griechenland
November 2017

GELEITWORT von Thomas List

Ich bin sehr erfreut und fühle mich geehrt, ein Geleitwort zu diesem Buch schreiben zu dürfen. Aufgrund der Diskrepanz, die sich zwischen unserem theoretischen Wissen über Entstehungsmechanismen, Behandlungseffektivität und -ergebnis einerseits und unseren klinischen Erfahrungen im Bereich der physiotherapeutischen Behandlung von CMD-Schmerzpatienten andererseits ergibt, hat es eine solche Diskussion, wie sie dieses Buch bietet, schon lange gebraucht. Das breite Spektrum von physiotherapeutischen Behandlungsansätzen kann bei der Entscheidung einer geeigneten Behandlung verwirrend sein. Dieses Buch gibt Aufschluss über den bestmöglichen Einsatz von Manueller Therapie, therapeutischen Übungen, Haltungsschulung, Dry Needling und Akupunktur zur Behandlung von Patienten mit chronischen CMD-Schmerzen.

In einer europäischen epidemiologischen Studie mit 46.394 Teilnehmern wurde berichtet, dass 19 % der Allgemeinbevölkerung mäßige bis schwere chronische Schmerzen hatten. Rund zwei Drittel nutzten nichtmedikamentöse Behandlungsansätze, wie Massage (30 %), Physiotherapie (21 %) und Akupunktur (13 %). Von ihnen berichteten rund 38 %, dass die Behandlungen äußerst hilfreich gewesen seien. Interessanterweise unterschieden sich die physiotherapeutischen Behandlungstechniken sowie die Häufigkeit der Inanspruchnahme der Physiotherapie von Land zu Land, was auf kulturelle Unterschiede hinweist. Die meisten physiotherapeutischen Behandlungen sind auf die verschiedenen muskuloskelettalen Schmerzerkrankungen im Körper ausgerichtet. Zugegebenermaßen sind viele Merkmale des mastikatorischen Systems einzigartig, doch wir haben gelernt, dass sich die Mechanismen der Entstehung, Weiterleitung und Wahrnehmung nozizeptiver Stimuli im gesamten Körper ähneln. Daher scheint es möglich, dass Interventionen, die sich in der Behandlung anderer Körperregionen als wirksam erwiesen haben, auch zur Behandlung von CMD nützlich sein können. Obwohl die Evidenzlage begrenzt ist, wurden bereits einige physiotherapeutische Behandlungsmethoden, wie z. B. Kiefergelenksübungen, in Schwedens nationale Leitlinien für die Gesundheitsversorgung aufgenommen und als integraler Bestandteil der Selbstbehandlung in mehreren Publikationen empfohlen. Auf Grundlage einer moderaten Evidenz empfehlen die schwedischen nationalen Leitlinien derzeit für die Behandlung orofazialer Schmerzen Kiefergelenksübungen bei CMD. Diese Empfehlung wurde sicherlich auch unter gesundheitsökonomischen Gesichtspunkten ausgesprochen.

Physiotherapeutische Therapiemethoden zeichnen sich nachgewiesenermaßen durch mehrere Vorteile aus. Zum Beispiel aktivieren sie das endogene schmerzhemmende Modulationssystem und führen nur zu geringen Nebenwirkungen. Zudem aktivieren sie den Patienten, indem sie das Körperbewusstsein steigern und ihm neue „Werkzeuge" für die Schmerzlinderung an die Hand geben, die er selbstständig umsetzen kann. Ein zusätzlicher Nutzen, der sich durch Einbindung der Physiotherapie ergibt, besteht darin, dass eine multimodale Behandlung einfacher und potenziell wirksamer gestaltet werden kann.

Chronische Schmerzen sind komplex und gehen oftmals mit einer Vielzahl weiterer Schmerzerkrankungen einher. Ein optimales Behandlungsergebnis erfordert fast immer eine multidisziplinäre Zusammenarbeit, die unterschiedliche medizinische Fachrichtungen einbezieht. Wenngleich dieses Buch über physiotherapeutische Behandlungstechniken für CMD-Patienten informiert und sich an entsprechende klinische Fachkräfte richtet, können die beschriebenen Behandlungstechniken auch von anderen medizinischen Fachdisziplinen durchgeführt werden, wenn sie diese als nützlich erachten.

Das Buch gliedert sich in vier Teile und jeder Teil enthält wiederum mehrere Kapitel. Der erste Teil befasst sich mit der Epidemiologie und Klassifikation der CMD, der nozizeptiven Verarbeitung und der Pathophysiologie des Kausystems. Diese Kapitel vermitteln dem Kliniker ein tiefgehendes Verständnis über den aktuellen Forschungsstand zu chronischen Schmerzerkrankungen. Im zweiten Teil liegt der Schwerpunkt auf der Anamnese und der klinischen Untersuchung des mastikatorischen Systems und der oberen Halswirbelsäule. In den Kapiteln werden die erprobten und derzeit anerkannten Methoden zur Evaluation und Untersuchung des Patienten ausführlich beschrieben. Der dritte Teil enthält einen Überblick über verschiedene manualtherapeutische Techniken für die Behandlung der CMD und der Halswirbelsäule. Dieser Teil hebt die verfügbare Evidenz hervor und bietet den Lesern einen wissenschaftlich fundierten und effektiven Behandlungspfad, der die Auswahl und Anwendung der Techniken erleichtern soll.

Im vierten und letzten Teil werden weitere Interventionen erörtert, darunter das Dry Needling und die Akupunktur. Auf die biopsychosoziale Perspektive wird im letzten Teil ebenfalls eingegangen, um einen Rahmen für die Integration von physiotherapeutischen und anderen Techniken in den Behandlungsplan von CMDs zu schaffen.

Obwohl sich auf dem Gebiet der CMD und der orofazialen Schmerzen in den letzten Jahrzehnten große Fortschritte verzeichnen lassen, zeigen uns die klinischen Erfahrungen nach wie vor die Grenze unseres Wissensstands auf. Als Kliniker begegnen wir täglich Patienten, die nach Linderung ihrer Schmerzen und ihres Leidensdrucks suchen. Wir sind dazu verpflichtet, nach bestem Wissen und Gewissen – auf Grundlage der besten verfügbaren wissenschaftlichen Erkenntnisse, unserer eigenen klinischen Erfahrung und unter Berücksichtigung der individuellen Situation – die Behandlung auszuwählen, die für just diesen Patienten ein optimales Ergebnis und bestmögliche Lebensqualität erzielt. Ziel dieses Buches ist es, den Kliniker in dem Prozess zu unterstützen.

Für die Behandlung von Patienten mit chronischen Schmerzen ist es erforderlich, die Therapie individuell zuzuschneiden. Dadurch können unterschiedliche Ansätze oder eine Kombination der Behandlungsmethoden notwendig sein, beispielsweise können Verhaltenstherapie, pharmakologische Behandlung, Okklusionstherapie (Schienen) und Physiotherapie ergänzend eingesetzt werden. Ganz gleich, welche Behandlung durchgeführt wird, steht ein zentraler Leitgedanke dabei im Vordergrund: Der konservativste Behandlungsansatz ist auszuwählen und ein Schaden durch die Behandlung unbedingt zu vermeiden. Dem Patienten sollte das Gefühl vermittelt werden, dass ihm geglaubt und jeglicher Versuch unternommen wird, um zu einer korrekten Diagnose zu gelangen. Dadurch können Patienten vertrauen, dass sie eine angemessene Behandlung oder, sofern nötig, eine Überweisung an andere Spezialisten erhalten.

Ich spreche den Herausgebern und beitragenden Autoren meine Glückwünsche aus. Viele von ihnen sind anerkannte und führende Experten auf ihrem Gebiet und haben durch ihre Forschung und wissenschaftlichen Veröffentlichungen wesentlich zu unserem aktuellen Wissensstand beigetragen. Dieses Buch ist ein äußerst gelungenes Werk auf seinem Gebiet, denn es liefert Klinikern aktuelle und vertrauenswürdige Informationen, die einen Beitrag zur Verbesserung der Behandlung von orofazialen Schmerzen leisten und dadurch das Leiden und die tägliche Schmerzerfahrung der Betroffenen lindern.

Thomas List DDS OdontDr
(Doctor of Dental Surgery, Doctor of Odontologie)
Professor und Vorsitzender des Department of
Orofacial Pain and Jaw Function
Faculty of Odontology, Malmö University,
Malmö, Schweden
November 2017

GELEITWORT von Jeffrey P. Okeson

In meiner beruflichen Laufbahn hatte ich die Gelegenheit, einige für unsere Patienten sehr positive Entwicklungen mitzuerleben. Eine davon war das Bemühen unserer Fachdisziplinen, eine wirksame Behandlung von orofazialen Schmerzen zu erreichen. Während wir versuchten, den Schmerz besser zu verstehen, erkannten wir allmählich seine Komplexität. Schmerz ist eine der stärksten negativen Emotionen, die wir Menschen erleben, und doch haben wir noch immer Mühe, leidklagenden Patienten zu helfen. Wir haben gelernt, dass Schmerz weitaus komplexer ist als eine Empfindung – er ist eine Erfahrung. Wir haben auch gelernt, dass periphere Verletzungen, die als Quelle der meisten Schmerzen angenommen werden, nicht die Ursache der Probleme darstellen, mit denen Kliniker konfrontiert sind. Heutzutage ist anerkannt, dass die Nozizeption beim Eintritt in das Zentralnervensystem stark von exzitatorischen und inhibitorischen Mechanismen beeinflusst wird. Daher sind wir zu der Erkenntnis gelangt, dass Schmerzen nicht nur Gegenstand einer einzigen medizinischen Fachdisziplin sind, sondern das Beste aus jeder medizinischen Fachdisziplin benötigt wird, um das Leiden unserer Patienten zu lindern.

Dieses Fachbuch ist ein Beispiel für diese fortschrittliche Denkweise, denn es verbindet Beiträge aus drei verschiedenen Berufsgruppen mit dem Leitgedanken, eine bestmögliche Versorgung zu gewährleisten. Bei akuten Verletzungen kann die Physiotherapie das notwendige Behandlungskonzept bieten, das den Heilungsprozess unterstützt. Bei der Behandlung von Patienten mit chronischen Schmerzen muss darüber hinausgegangen und gesehen werden, dass zentrale Faktoren wesentlich zur Schmerzerhaltung beitragen. Dem kann ein multiprofessionelles Behandlungsteam begegnen, um dem Therapieansatz weitere Dimensionen hinzuzufügen. Durch die Beiträge bekannter Experten aus den verschiedenen Fachgebieten der Physiotherapie, des orofazialen Schmerzes und der klinischen Psychologie werden dem Leser die Möglichkeiten und Vorteile jeder Disziplin auf verständliche Weise näher gebracht. Dieses multiprofessionelle Bemühen ermöglicht ein optimales Patientenmanagement. Die multidisziplinäre Herangehensweise zeichnet dieses Fachbuch aus und ich möchte den Autoren für ihre gemeinsame Arbeit meinen Dank und meine Anerkennung aussprechen. Die hierbei demonstrierte professionelle Arbeitsweise ist Spiegelbild einer evidenzbasierten Wissenschaft, entspricht den aktuellen Entwicklungen und dem, was Patienten von uns erwarten können. Dieses Buch wird dem Kliniker zu einer besseren Untersuchung und Behandlung seiner Patienten verhelfen.

Jeffrey P. Okeson DMD (Doctor of Dental Medicine)
Provost's Distinguished Service Professor
Professor und Leitung, Division of Orofacial Pain
Direktor, Orofacial Pain Program
College of Dentistry, University of Kentucky
Lexington, Kentucky, USA
Oktober 2017

VORWORT

Der Begriff der craniomandibulären Dysfunktion (CMD) umfasst eine Gruppe von schmerzhaften Beschwerden im Kopf- und Gesichtsbereich. Für die Patienten kann dieser Zustand sehr belastend und einschränkend sein. Als Kliniker sollten wir unsere Aufmerksamkeit auf die wirksamsten therapeutischen Ansätze richten, um diesen Patienten zu helfen. Es wird immer deutlicher, dass sich durch neue Konzepte aus der Schmerzforschung und Neurowissenschaft der Nutzen von Manueller Therapie, Bewegungstherapie und Needling-Techniken erklären lässt und all diese Interventionen im biopsychosozialen Modell zusammenkommen. Tatsächlich ist die Kombination aus Manueller Therapie und Bewegungstherapie das am häufigsten zur Behandlung von Patienten mit chronischen Schmerzen eingesetzte Therapiekonzept. Es ist allgemein anerkannt, dass das zentrale Nervensystem eine entscheidende Rolle bei der individuellen Schmerzwahrnehmung und der klinischen Präsentation von Schmerzen spielt und dass Manuelle Therapie, Bewegungstherapie oder Needling-Techniken Reaktionen des peripheren und zentralen Nervensystems hervorrufen. Vor dem Hintergrund eines wachsenden Verständnisses entschlossen wir uns dazu, Experten unterschiedlicher Disziplinen aus der ganzen Welt zusammenzubringen. Unser gemeinsames Ziel war es, einen umfassenden und praxisorientierten Überblick über die verschiedenen Ansätze zur klinischen Untersuchung und Behandlung von CMD-Patienten zu erstellen.

In diesem Fachbuch haben wir uns an die Prinzipien der evidenzbasierten Medizin und des klinisch gesicherten Wissens gehalten. Unsere Überzeugung ist es, dass die Kombination von wissenschaftlicher Evidenz und klinischer Erfahrung der Leitfaden zur Behandlung von Patienten mit chronischen Schmerzen für alle Kliniker sein sollte. Das Hauptmerkmal des evidenzbasierten Ansatzes besteht darin, dass sich Diagnose und Behandlung hauptsächlich an der besten verfügbaren wissenschaftlichen Erkenntnis orientieren. Allerdings ist die Anwendungsmöglichkeit dieses Prinzips begrenzt, da es nicht für alle in der Praxis üblichen Interventions- oder Diagnoseverfahren eine ausreichende Evidenzgrundlage gibt. Trotz der fortschreitenden Weiterentwicklung des evidenzbasierten Vorgehens wird das Konzept, Evidenz und klinisches Erfahrungswissen zu kombinieren, als geeignete Herangehensweise angesehen, da es dem Kliniker erlaubt, das Praxiswissen und die individuellen Erwartungen und Überzeugungen des Patienten zu berücksichtigen und in den Entscheidungsprozess einfließen zu lassen.

Die Autoren dieses Fachbuchs haben klinische Erfahrung und auf Erkenntnissen der Neurophysiologie basierende Denkprozesse mit der aktuellen Evidenz verbunden. Dadurch kombinieren sie das Bestmögliche aus evidenzbasierten und klinisch fundierten Ansätzen und bilden gewissermaßen die Vorgehensweise der alltäglichen klinischen Praxis ab. Dank dieses Ansatzes ist ein Fachbuch entstanden, das dem praktizierenden Fachpersonal das benötigte Wissen für Screening, Diagnose und Behandlung von CMD-Patienten vermittelt. Dies ist insbesondere angesichts der multifaktoriellen Ätiologie und klinischen Präsentation, die für den Kliniker durchaus eine Herausforderung darstellen können, von großem Nutzen.

Das Buch gliedert sich in vier Teile. Im ersten Teil befassen sich mehrere Autoren mit der Epidemiologie und Klassifikation der CMD-Schmerzerkrankungen sowie mit den neurophysiologischen Mechanismen, die kraniofazialen Schmerzen zugrunde liegen. Im zweiten Teil beschreiben die Autoren, was alles zu einer umfassenden Anamnese bei CMD-Patienten gehört, und legen die Grundprinzipien der klinischen Untersuchung dar. In diesem Teil erläutern die Autoren die Relevanz der wechselseitigen Beeinflussung unterschiedlicher Körperregionen bei CMD-Patienten. Hierbei werden sowohl der Hintergrund als auch die Vorgehensweise bei der klinischen Untersuchung von Brust- und Halswirbelsäule anschaulich erklärt. Die übrigen Buchteile befassen sich mit den therapeutischen Interventionen zur Behandlung von CMD-Patienten. Der dritte Teil konzentriert sich auf verschiedene manuelle Therapietechniken, darunter Gelenk-, Muskel-, Faszien- und neuronale Behandlungen sowie therapeutische Übungen. Im vierten und letzten Teil schließlich werden weitere Therapieverfahren erläutert, einschließlich verschiedener Needling-Techniken, und in den Kontext der aktuellen Schmerzforschung und Neurowissenschaften gestellt.

Dieses Fachbuch könnte sich zum Standardwerk für die Versorgung von CMD-Patienten entwickeln und wir hoffen, dass es die erkennbaren unterschiedlichen Meinungen

VORWORT / HERAUSGEBER

überwinden kann. Unser Ziel ist es, verschiedene Disziplinen des Gesundheitswesens zusammenzubringen, die in ihrem Praxisalltag Manuelle Therapie, Bewegungstraining und Needling-Techniken einsetzen. Wir wünschen uns, dass das vorliegende Fachbuch den Patienten weltweit Nutzen bringt.

Cesar Fernández-de-las-Peñas, Juan Mesa-Jiménez
Madrid, Spanien
Januar 2018

César Fernández-de-las-Peñas PT, MSc, PhD, DrMedSci ist Direktor der Abteilung für Physiotherapie, Ergotherapie, Rehabilitation und Physikalische Medizin an der Universität Rey Juan Carlos, Madrid, Spanien. Er ist Leiter einer schmerzwissenschaftlichen Forschungsgruppe und arbeitet seit mehr als 15 Jahren als Privatarzt in einer Schmerzklinik, die auf manuelle Behandlungsmethoden für chronische Schmerzen spezialisiert ist. Gegenstand seiner Forschungsaktivitäten sind neurowissenschaftliche Aspekte bei Schmerzsyndromen des oberen Quadranten, insbesondere bei Schmerzerkrankungen des Kopf- und Nackenbereichs. Er hat über 300 wissenschaftliche Artikel in peer-reviewed Fachzeitschriften publiziert und ist Erstautor bei etwa 150 Beiträgen. Darüber hinaus ist er Herausgeber mehrerer Lehrbücher über Kopfschmerz, Migräne, Manuelle Therapie und Dry Needling und wurde als Referent zu 50 internationale Konferenzen eingeladen.

Juan Mesa-Jiménez PT, MSc, PhD ist Professor an der medizinischen Fakultät und Leiter der Masterstudiengänge „Craniomandibuläre Dysfunktion" und „Orofazialer Schmerz" an der Universität San Pablo CEU, Madrid, Spanien. Er verfügt über eine mehr als 20-jährige klinische Erfahrung als Privatarzt einer Schmerzklinik, die auf die Behandlung von Patienten mit orofazialen Schmerzen spezialisiert ist. Er hat in peer-reviewed Fachzeitschriften wissenschaftliche Artikel über chronische orofaziale Schmerzen und deren Behandlung mittels Needling-Techniken veröffentlicht und spricht weltweit als Referent auf Konferenzen.

MITWIRKENDE

Susan Armijo-Olivo, PT, MSc, PhD
Adjunct Professor, Faculty of Rehabilitation Medicine and Faculty of Medicine and Dentistry, University of Alberta, Edmonton; Principal Research Lead, Institute of Health Economics, Edmonton, Alberta, Canada

Lars Arendt-Nielsen, PhD, DrMedSci
Center for Sensory-Motor Interaction (SMI®), Department of Health Sciences and Technology, Faculty of Medicine, Aalborg University, Aalborg, Denmark

Brian E. Cairns, PhD, DrMed, ACPR
Professor, Faculty of Pharmaceutical Sciences, University of British Columbia, Vancouver, Canada; Professor, Center for Neuroplasticity and Pain, SMI®, Department of Health Science and Technology, Faculty of Medicine, Aalborg University, Aalborg, Denmark

Eduardo Castro-Martín, PT
Professor of Physiotherapy, Department of Physiotherapy, Universidad de Granada, Granada, Spain; Physiotherapist, 'VértexCentro,' Granada, Spain

Joshua A. Cleland, PT, PhD
Professor, Physical Therapy Program, Franklin Pierce University, Manchester, New Hampshire, USA

Mike Cummings, MB ChB, DipMedAc
Medical Director, British Medical Acupuncture Society, United Kingdom

Bill Egan, PT, DPT, OCS, FAAOMPT
Associate Professor of Instruction, Department of Physical Therapy, Temple University, Philadelphia, USA

Fernando G. Exposto, DDS, MSc
PhD student, Section of Orofacial Pain and Jaw Function, Department of Dentistry and Oral Health, Aarhus University, Denmark; Member, Scandinavian Center for Orofacial Neurosciences, Denmark

Blanca Codina García-Andrade, PT, MSc
Lecturer, Masters Program in Orofacial Pain and Temporomandibular Dysfunction, Universidad San Pablo CEU, Madrid, Spain

Joe Girard, DPT, DScPT
Assistant Professor, Physical Therapy Program, Franklin Pierce University, Manchester, New Hampshire, USA

Thomas Graven-Nielsen, DMSc, PhD
Professor, Center for Neuroplasticity and Pain (CNAP), SMI®, Department of Health Sciences and Technology, Faculty of Medicine, Aalborg University, Aalborg, Denmark

Toby Hall, PT, MSc, PhD, FACP
Adjunct Associate Professor, School of Physiotherapy and Exercise Science, Curtin University, Perth, Australia; Senior Teaching Fellow, The University of Western Australia, Perth, Australia

Gary M. Heir, DMD
Clinical and Program Director, Center of Temporomandibular Disorders and Orofacial Pain, Rutgers University School of Dental Medicine, Newark, New Jersey, USA

José L. de-la-Hoz, MD, DMD, MS
Professor and Program Coordinator, Masters Program in Temporomandibular Disorder and Orofacial Pain, School of Medicine, Universidad San Pablo CEU, Madrid, Spain

Abhishek Kumar, BDS, PhD
Postdoctoral Researcher, Department of Dental Medicine, Karolinska Institutet, Huddinge, Sweden; Member, Scandinavian Center for Orofacial Neurosciences, Sweden

Adriaan Louw, PT, PhD
CEO, International Spine and Pain Institute, Story City, Iowa, USA

Cristina Lozano-López, PT, MSc
PhD student, Department of Physical Therapy, Occupational Therapy, Physical Medicine and Rehabilitation, Universidad Rey Juan Carlos, Alcorcón, Madrid, Spain

Megan McPhee, PT
PhD student, Center for Neuroplasticity and Pain (CNAP), SMI®, Department of Health Sciences and Technology, Faculty of Medicine, Aalborg University, Aalborg, Denmark

Ambra Michelotti, DDS Orthod
Associate Professor, Department of Neuroscience, Reproductive Sciences and Oral Sciences, School of Orthodontics, University of Naples Federico II, Naples, Italy

Michael C. O'Hara, PT, DPT, OCS
Senior Physical Therapist, Good Shepherd Penn Partners, Penn Therapy and Fitness at University City, Philadelphia, USA

Richard Ohrbach, DDS, PhD, Odont Dr(Hons)
Department of Oral Diagnostic Sciences, University at Buffalo School of Dental Medicine, Buffalo, New York, USA

María Palacios-Ceña, PT, CO, PhD
Professor, Department of Physical Therapy, Occupational Therapy, Physical Medicine and Rehabilitation, Universidad Rey Juan Carlos; Clinical Researcher, Cátedra de Docencia e Investigación en Fisioterapia: Terapia Manual y Punción Seca, Universidad Rey Juan Carlos, Alcorcón, Madrid, Spain; Clinical Researcher, Center for Sensory-Motor Interaction (SMI®), Laboratory for Musculoskeletal Pain and Motor Control, Aalborg University, Aalborg, Denmark

Elisa Bizetti Pelai, PT, MSc
PhD student, Movement Science, Methodist University of Piracicaba (UNIMEP), Piracicaba, São Paulo, Brazil

Harry von Piekartz, PT, BSc, MSc, PhD
Professor, Faculty of Movement and Rehabilitation Science; Study Director, MSc in Musculoskeletal Therapy, University of Applied Science, Osnabrück, Germany

Andrzej Pilat, PT
Director, Myofascial Therapy School 'Tupimek', Madrid, Spain; Lecturer, Masters Degree Program, ONCE Physiotherapy School, Universidad Autónoma de Madrid, Madrid, Spain

Laurent Pitance, PT, PhD
Institute of Experimental and Clinical Research, Neuromusculoskeletal Lab (NMSK), Catholic University of Louvain, Brussels, Belgium; Oral and Maxillofacial Surgery Department, Saint-Luc University Clinics, Saint-Luc, Brussels, Belgium

Emilio (Louie) Puentedura,
PT, DPT, PhD, OCS, FAAOMPT
Associate Professor and Coordinator for the PhD in Interdisciplinary Health Sciences,
Department of Physical Therapy,
University of Nevada, Las Vegas,
Nevada, USA

Mariano Rocabado, PT, DPT, PhD
Faculty of Dentistry, Universidad de Chile;
Santiago de Chile; Director, Instituto Rocabado,
Santiago de Chile

Sonia Sharma, BDS, MS, PhD
Research Assistant Professor, Department of Oral Diagnostic Sciences, University at Buffalo School of Dental Medicine, Buffalo, New York, USA

Peter Svensson, DDS, PhD, Dr Odont
Professor and Head,
Section of Orofacial Pain and Jaw Function,
Department of Dentistry and Oral Health,
Aarhus University, Aarhus,
Denmark;
Guest Professor,
Department of Dental Medicine,
Karolinska Institute, Huddinge,
Sweden;
Member, Scandinavian Center for Orofacial Neurosciences, Denmark

Tom Mark Thayer,
BChD, MA(MedEd), FDS RCPS(Glasg), FHEA
Consultant and Honorary Senior Lecturer in Oral Surgery,
Liverpool University Dental Hospital
and School of Dentistry,
University of Liverpool, Liverpool, UK

Hau-Jun You, MD, PhD
Center for Biomedical Research on Pain,
College of Medicine, Xi'An Jiaotong University,
Xi'An, People's Republic of China

DANKSAGUNG

Nach der langjährigen Behandlung von Patienten mit orofazialen Schmerzen und in Absprache mit dem Handspring Verlag waren wir uns einig, dass es an der Zeit war, ein Fachbuch zum Thema CMD zu verfassen. Es war nicht absehbar, wie viele Menschen sich an diesem Projekt beteiligen würden, doch das Ergebnis ist das aktuelle Fachbuch – dank des Engagements und der Mitwirkung vieler Personen.

Zunächst möchten wir unseren Koautoren danken, die die Kapitel verfasst und eine internationale Zusammenarbeit auf die Beine gestellt haben. Hinzu kommt, dass die Autoren verschiedenen Berufsgruppen des Gesundheitswesens angehören und damit dieses Buch zu einem multidisziplinären Werk machen. An zweiter Stelle möchten wir unseren Patienten danken, die uns so vieles über das Leben mit einer akuten und chronischen CMD-Schmerzerkrankung gelehrt haben. Drittens möchten wir dem Verlag Handspring Publishing dafür danken, dass sie uns mit der Erstellung dieses Lehrbuchs betraut haben. Wir sind von der Professionalität und dem Enthusiasmus der Mitarbeiter von Handspring sehr beeindruckt und sind dankbar für ihre Hilfestellung und Detailgenauigkeit.

Und schließlich geht unser Dank an unsere Familien, Freunde und Kollegen. Uns ist bewusst, dass unsere beruflichen Aktivitäten, wie das Schreiben von Buchkapiteln und das Abhalten von Kursen, die Zeit für Familien und Freunde beschränken. Wir wissen ihr Verständnis und die Unterstützung, die sie unserer Arbeit entgegenbringen, sehr zu schätzen.

Cesar Fernández-de-las-Peñas, Juan Mesa-Jiménez
Madrid, Spanien
Januar 2018

1

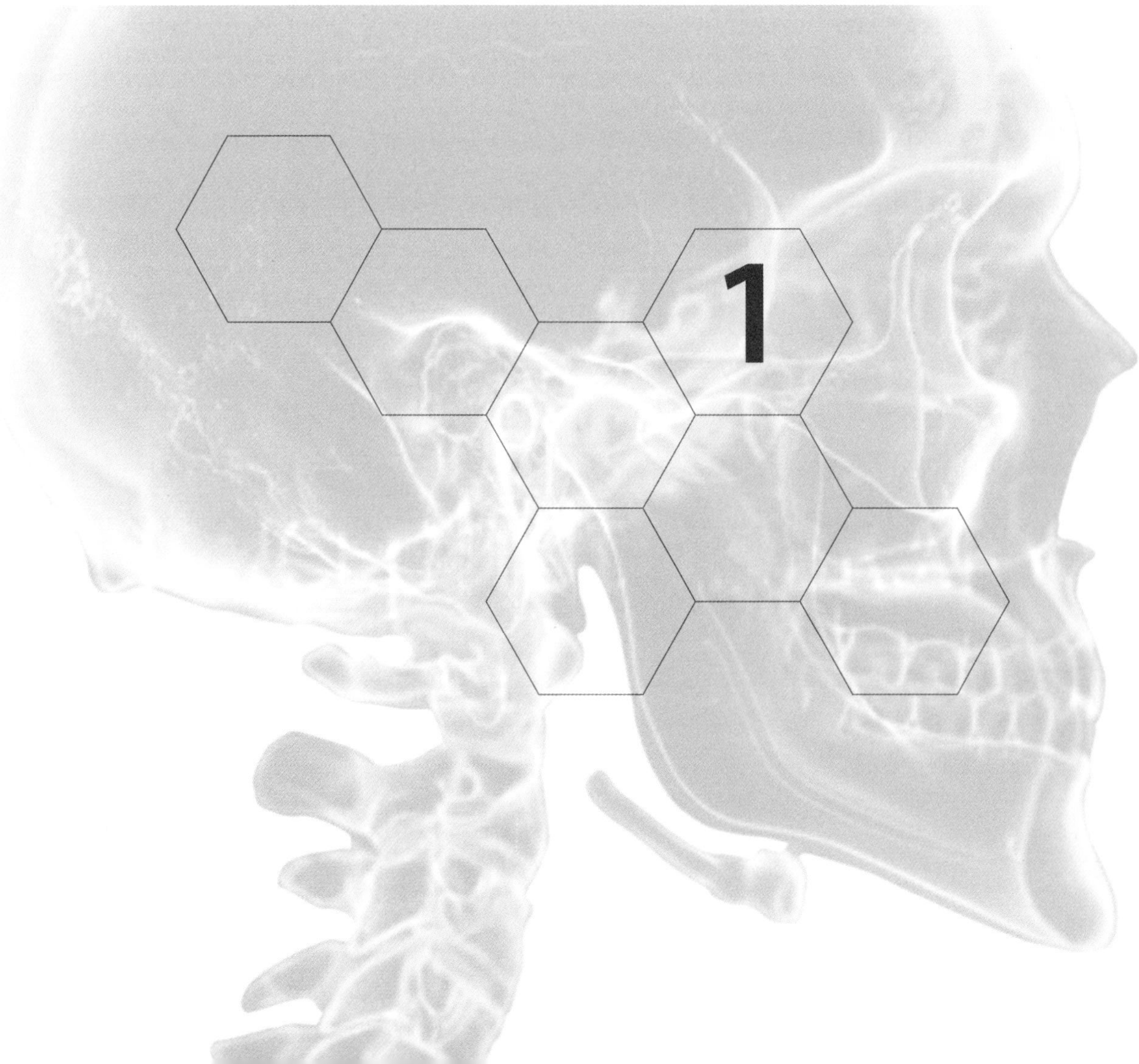

TEIL 1

Einführung in die craniomandibulären Dysfunktionen

Kapitel 1

Definition, Epidemiologie und Ätiologie schmerzhafter craniomandibulärer Dysfunktionen

Sonia Sharma, Richard Ohrbach

Definition craniomandibulärer Dysfunktionen

Als craniomandibuläre Dysfunktionen (CMD) bezeichnet man eine Gruppe schmerzhafter Beschwerden, die sowohl das Bindegewebe als auch die Knochen der orofazialen Region betreffen und die allgemein durch Schmerzen, Einschränkungen der Kiefergelenksbeweglichkeit sowie Gelenkgeräusche charakterisiert sind (de Leeuw & Klasser 2013). Ausgehend von diesen grundlegenden Charakteristika, wurden unterschiedliche Ansätze dieser Dysfunktionen über einen rein muskuloskelettalen Charakter hinaus beschrieben, was wiederum zu unterschiedlichen Diagnosekriterien geführt hat. Klassifikationen und entsprechende Kriterien werden im nachfolgenden Kapitel vorgestellt. In diesem Kapitel geht es um Definitionen und wie diese unser Verständnis der Epidemiologie und Ätiologie der CMD beeinflusst haben. Darüber hinaus haben Definitionen einen Einfluss auf Klassifikationen, Ein- oder Ausschlusskriterien, klinische Praxis und die Forschung – und zwar sowohl auf die praktische Anwendung klinischer Forschung als auch auf die auf Klassifikationen fokussierte Forschung. In diesem Kapitel wenden wir folgende Definition an: Der Begriff „craniomandibuläre Dysfunktionen" bezieht sich auf die Kategorie des Krankheitsbildes insgesamt, wohingegen „eine craniomandibuläre Dysfunktion" jeweils eine spezifische Dysfunktion meint.

Gemäß der am weitesten verbreiteten Diagnosemethoden und -kriterien sind CMDs nach Schmerzen der Lendenwirbelsäule (Low Back Pain) das in den USA am häufigsten vorkommende muskuloskelettale Beschwerdebild (Lipton et al. 1993; NIDCR 2014). Tatsächlich scheint die weltweit geschätzte Prävalenz – etwa 10 % der erwachsenen Bevölkerung sind betroffen – die der USA zu spiegeln (Lipton et al. 1993; NIDCR 2014). Allerdings wird die Prävalenz erheblich davon beeinflusst, wie man eine CMD definiert, wie wir später noch im Abschnitt über Epidemiologie sehen werden. Kurz gesagt, die Schätzungen können von einigen Prozent bei strengen und rund 60 % bei weniger strengen Einschlusskriterien liegen. Sehr strenge Kriterien erfordern eventuell Schmerzen in der Kaumuskulatur während der Mobilitätstests und der Palpation sowie eine hohe Anzahl an Tagen (z. B. 20) mit schmerzhaften Beschwerden der betreffenden Muskulatur. Bei eher losen Kriterien reicht vielleicht schon das Vorliegen eines einzelnen CMD-artigen Symptoms aus, etwa Geräusche im Kiefergelenk im Laufe der vergangenen sechs Monate. Wegen des breiten Spektrums sollten wir uns daher zunächst um eine Falldefinition kümmern.

Falldefinition

Sinn einer Falldefinition ist es, sofortige Klarheit über eine Beschwerdebild zu erlangen, wenn auch nur temporär. Die Klarheit erlaubt eine Trennung von anderen, vielleicht gebräuchlicheren (aber nicht unbedingt valideren) diagnostischen Konzepten. Die jeweilige Falldefinition ist so aufgebaut, dass sie zum Kontext der beabsichtigten geplanten Anwendung passt, um maximale Reliabilität zu erzielen – im Gegensatz zur klinischen Diagnose, die so konstruiert ist, dass sie eine Krankheit gemäß der Realität erfasst. Erstere ermöglicht dann eine aussagekräftige Darstellung von Inzidenz, Prävalenz, Risikofaktoren, natürlichem sowie klinischem Verlauf der Erkrankung ohne mögliche Einschränkungen, die durch eine konventionelle Diagnose auferlegt werden könnten. Eine fachkundige Falldefinition ist unerlässlich, wenn es um die Entwicklung und Verbesserung von Klassifikationen geht. Eine instanziierte Eindeutigkeit hilft Zirkelschlüsse zu vermeiden, wenn es darum geht, Diagnosekonzepte von einer Entwicklungsphase in die nächste zu überführen. In vielen Fällen repräsentiert jede mögliche Entwicklungsphase der Klassifizierung eines Krankheitsbildes den derzeitigen (und besten) Standard für diesen Bereich. Seine Weiterentwicklung auf die nächste Stufe erfordert die Einbeziehung einer weiteren Perspektive.

Vor der Entwicklung der Research Diagnostic Criteria für CMDs (RDC/CMD) existierte keine alleinige und allgemeingültige Definition einer CMD als globaler, verschiedene Subtypen umfassender Begriff. Mehrere Arbeitsgruppen konzentrierten sich auf Schmerzen in den Strukturen der Kiefergelenksregion als charakteristisches Merkmal einer CMD, sodass die für CMDs gemeldete Prävalenz in den einzelnen Studien sehr unterschiedlich war. Ausgehend auf der Annahme, dass Schmerzen und nicht Symptome wie Gelenkgeräusche oder -blockaden einen größeren Einfluss auf den individuellen Leidensdruck, die Beeinträchtigung täglicher Aktivitäten, die erhöhte wirtschaftliche Belastung durch Produktivitätsverlust und die Suche nach medizinischer Behandlung haben, führten Dworkin & LeResche die RDC/CMD ein (Dworkin et al. 1990; Dworkin & LeResche 1992). Diese Zusammenstellung diagnostischer Kriterien basiert auf einer gemeinsamen Falldefinition für eine bestimmte Art von Erkrankung, standardisierten Untersuchungsmethoden sowie standardisierten Methoden für die Sammlung von Informationen zur Selbsteinschätzung (Dworkin & LeResche 1992). Weitere Informationen hierzu finden Sie in den folgenden Abschnitten zum Thema „Diagnose von CMDs mithilfe von RDC/CMD".

Angesichts der großen Unterschiede in der Prävalenz der gemeldeten CMDs, die von nur wenigen bis zu 60 % reichen – je nachdem, wie unterschiedlich die Störungen definiert wurden –, profitiert die Bestimmung von Kriterien, die eine „echte" Störung korrekt identifizieren, d. h. eine, die tatsächlich und nicht nur im Bewusstsein des Arztes existiert, von der Einbeziehung einer Falldefinition. Ob in Studien ein restriktiver oder lockerer Ansatz gewählt wird, ist im Allgemeinen häufig durch das Forschungsziel vorgegeben. Studien, die eine klinische Verallgemeinerbarkeit vorgeben, werden eher den für die Klinik besser geeigneten Standards entsprechen: In der Praxis verfügbare Tests werden vorrangig behandelt. Ein Arzt, der glaubt, dass selbst eine einzige Episode eines Kiefergelenkgeräuschs ein potenzieller Indikator für eine spätere klinische Erkrankung ist, wird einen sehr niedrigen Schwellenwert für eine Erkrankung ansetzen. Dagegen wird ein Arzt, der sich Sorgen über die Folgen einer eventuellen Überbehandlung von Gelenkgeräuschen macht, die meist eine sehr geringe Morbidität aufweisen, einen viel höheren Schwellenwert für die Schwere der Symptome oder Befunde annehmen, wenn es darum geht, eine Erkrankung festzustellen. Da CMDs, wie die meisten chronischen Schmerzerkrankungen, nur wenige, wenn überhaupt, pathognomonische Marker aufweisen, gibt es keinen eindeutigen objektiven Marker der Erkrankung, der als Referenzstandard für die Bestimmung der Pathologie gegenüber der Nichtpathologie dient. Dies gilt insbesondere für die primär schmerzhaften Erkrankungen. Aber auch für Gelenkerkrankungen gibt der bestehende Referenzstandard der Bildgebung nur den physikalischen Zustand der Gelenkstrukturen wider: Die Korrelation bildgebender Verfahren und einer Erkrankung mit klinischer Relevanz hat nur eine geringe diagnostische Spezifität, wobei die klinische Erkrankung besser durch Verhaltens- und psychologische Variablen erklärt wird (Dionne et al. 2008; Johansson et al. 2008; Leeuw et al. 2007; Türp et al. 2016; Verkerk et al. 2015; Wasan et al. 2005). Folglich drehen sich die begründeten Entscheidungen für die Konstruktion einer Falldefinition, insbesondere für klinische Zwecke, um mehrere Überlegungen.

Grenzwertbetrachungen

Auf einer einfachen, aber allgemein akzeptierten CMD-Falldefinition für epidemiologische Zwecke basierend, sind CMDs mit Schmerzen und Behinderungen verbunden und betreffen etwa 5–12 % der Bevölkerung in den USA, und die geschätzten jährlichen Kosten betragen 4 Milliarden US-Dollar (Lipton et al. 1993; NIDCR 2014). Die Behandlungskosten ergeben sich daraus, was anhand des Schwellenwerts als Erkrankung gilt und behandelt werden sollte. So kann beispielsweise ein niedriger Schwellenwert zu mehreren Behandlungen als Trial-and-Error führen und dadurch die Behandlungskosten erhöhen, was zu einer Überbehandlung führt. Ein hoher Schwellenwert hingegen hat das Potenzial, die Dysfunktion über ihre einfachen Symptome hinaus zu identifizieren, kann daher gezieltere Behandlungen vorschreiben und damit Kosten senken. Schwellenwerte können im Rahmen der Störung oder basierend auf den Folgen der Störung betrachtet werden.

Um den Schwellenwert zu berücksichtigen, ab dem laut Falldefinition eine klinische Erkrankung vorliegt, müssen einige entscheidende Begriffe definiert werden. Das biomedizinische Vokabular für Krankheitsbegriffe ist sehr unterschiedlich und daher werden wir für die vorliegenden Zwecke eine Reihe von für die Ontologie entwickelten Definitionen verwenden (Scheuermann et al. 2009). Definitionen, die für dieses Kapitel von zentraler Bedeutung sind, werden wörtlich aus dieser Quelle übernommen:

- ***Dysfunktion*** – eine kausal weitgehend isolierte Kombination körperlicher Komponenten, die klinisch auffällig und nicht ohne Weiteres auf eine andere Ursache zurückführbar ist.
- ***Pathologischer Prozess*** – ein körperlicher Prozess, der die Manifestation einer Krankheit darstellt.
- ***Krankheit*** – die Disposition, aufgrund einer oder mehrerer Dysfunktionen einen pathologischen Prozess durchzumachen.

- ***Anzeichen*** – das körperliche Merkmal eines Patienten, das bei einer körperlichen Untersuchung beobachtet und vom Arzt als klinisch bedeutsam angesehen wird.
- ***Symptom*** – das körperliche Merkmal eines Patienten, das von ihm selber beobachtet wurde und von dem er annimmt, dass es die Ausprägung einer Krankheit darstellt.
- ***Normalwerte eines Tests (oder Befunds)*** – ein Wert, der auf statistischen Erhebungen einer Referenzpopulation basiert.
- ***Präklinische Manifestation einer Krankheit*** – Manifestation einer Krankheit, die bereits besteht, bevor die Erkrankung selber in einer Anamnese oder körperlichen Untersuchung nachweisbar wäre.
- ***Diagnose*** – Schlussfolgerung eines Interpretationsprozesses, bei dem das klinische Bild eines Patienten begutachtet und festgestellt wurde, dass der Patient an einer bestimmten Krankheit leidet.

Eine Falldefinition muss sich spezifisch auf den Zweck dessen beziehen, was identifiziert werden muss, und kann dabei nur auf primären Merkmalen (z. B. Anzeichen, Symptome oder Biomarker), auf einer Kombination dieser primären Merkmale oder auf der Einbeziehung von sekundären Merkmalen basieren. Tabelle 1.1 gibt einen Überblick über die Schmerzterminologie und stellt die Bereiche dar, die weithin als primäre Domänen der Schmerzerfahrung angesehen werden und auf denen typischerweise Falldefinitionen basieren.

Ein Aspekt zur Bestimmung eines Schwellenwerts innerhalb der ausgewählten Merkmale zum Zwecke der Konstruktion einer Falldefinition basiert auf dem Normalwert des Tests oder Befunds. Dieser wiederum hängt von einer bestimmten Wertemenge ab, um eine normale Variabilität zu ermitteln und damit Anomalien als möglichen Marker für einen pathologischen Prozess zu unterscheiden. Ein Beispiel für die Diagnose einer Kaumuskelmyalgie ist, ob mittels Provokationstests (Diagnosekriterien für temporäre Störungen [DC/CMD]) nur ein schmerzhafter Muskel oder drei solcher Muskelstellen (RDC/CMD) als Schwellenwert für eine Myalgie innerhalb der jeweiligen Diagnosesysteme vorliegen müssen. Dies kann vom Vorhandensein eines Kofaktors abhängen (z. B. muss, wie in den DC/CMD, der provozierte Schmerz den Schmerz der klinischen Beschwerde replizieren), um sich vor falsch positiven Diagnosen zu schützen. Bei klinisch normalen Personen kann aufgrund von Schwankungen in der Schmerzwahrnehmung auch eine Hyperalgesie erwartet werden, was unabhängig von einer Erkrankung zu einer allgemeinen Palpationsempfindlichkeit führen kann (Dworkin & LeResche 1992). In diesem Beispiel basiert der Schwellenwert für eine Erkrankung auf dem Normwert des Tests: In den DC/CMD können schmerzfreie Personen dennoch schmerzempfindliche Muskeln haben, aber nur wirklich erkrankte Personen werden sagen, dass dieser provozierte Schmerz ihrer eigenen Erfahrung ähnelt (Schmerzerkennung). Im Rahmen der RDC/CMD hingegen basiert der Schwellenwert dreier schmerzhaften Muskelbereiche darauf, dass nicht erkrankte Personen zwar über Schmerzen aufgrund von Provokation berichten, aber statistisch betrachtet nicht über mehr als zwei solcher Stellen, wenn keine jüngere Krankheitsgeschichte in Bezug auf Schmerzen vorliegt. Normwerte helfen, die erwartete Prävalenz einer Erkrankung gegenüber der Prävalenz eines Befunds zu definieren. Wenn z. B. bei einem Drittel der Bevölkerung positive Befunde für eine anteriore Diskusverlagerung des Kiefergelenks vorliegen, dann ist demnach ein Drittel der Bevölkerung erkrankt, wenn die Kriterien ausschließlich auf dem bildgebenden Befund basieren.

Der Schwellenwert zur Identifizierung einer Erkrankung kann auch von ihren Folgen abhängen; deren Haupttypen bei CMD sind: Einschränkung der Funktion, Behinderung und chronische Schmerzen. Jede dieser Folgen stellt infrage, was wir mit Erkrankung meinen. Wie vorstehend definiert, ist eine Erkrankung eine Kombination von Merkmalen, die klinisch anormal sind. Wenn allerdings klinisch anormale Eigenschaften eine Person nicht weiter stören, stellen diese Merkmale lediglich Befunde dar. Kurz gesagt: Kann eine Konstellation von Merkmalen (Symptome, Anzeichen oder beides; biomarkerbasierte Befunde) eine Erkrankung sein, wenn sie keine Folgen nach sich zieht (Wakefield 1992)?

Man geht davon aus, dass CMDs als muskuloskelettale Erkrankungen zu einer funktionellen Einschränkung des Kausystems führen, wobei das Ausmaß der funktionellen Einschränkung nur bedingt proportional zum Schweregrad der CMD ist (Ohrbach 2001; Ohrbach et al. 2008a). Die funktionelle Einschränkung umfasst Bereiche der Kaubewegung, der Kieferbeweglichkeit sowie des verbalen und emotionalen Ausdrucks. Wenn die funktionelle Einschränkung als Maß für den Gesamtschweregrad ver-

Tab. 1.1
Zusammenfassung der Schmerzterminologie (nach Blau 1982).

Schmerzattribute	Definition	Beispiele häufig vorkommender Begriffe
Lokalisation	Ort und Ausbreitungsgebiet der Schmerzen	Lokal Ausstrahlend, übertragener Schmerz (Referred Pain), einschießend
Intensität	Ausmaß (Menge) der Schmerzen während einer einzigen Episode; beinhaltet zeitliche Aspekte der Größenordnung	6 von 10 (auf einer Skala von 0–10) Schwankend, stetig
Dauer	Zeitspanne einer einzelnen Episode, d. h. zwischen zwei schmerzfreien Perioden	Stunden, Tage, Wochen, Monate
Frequenz	Zeitlicher Verlauf der Schmerzmuster	Jeden Morgen oder Abend Kontinuierlich (Schmerzepisode, die einen Monat oder länger andauert) Intermittierend (zwei Episoden pro Woche)
Qualität	Sensorische und emotionale Aspekte eines Erlebnisses	Schmerzend, brennend, stechend Zermürbend, unerträglich
Modifizierende Faktoren	Faktoren, die Schmerzen im Zusammenhang mit einer Episode auslösen, verstärken oder verringern	Berühren, Waschen, Husten, Sprechen, Medikamente, Hitze, Kälte
Zeitlicher Verlauf	Verlauf der Schmerzen über einen langen Zeitraum	Akut, subakut, chronisch, wiederkehrend

wendet wird, können Personen mit einem einzigen positiven Befund (z. B. sporadische Gelenkgeräusche) durchaus keine funktionelle Einschränkung melden und würden dementsprechend nicht als erkrankt betrachtet werden. Eine offensichtliche Ausnahme würde vorliegen, wenn isolierte Gelenkgeräusche einen prognostischen Wert für die spätere Entwicklung einer schweren Erkrankung haben. Die derzeit verfügbaren Daten stützen die Annahme eines als wahrscheinlich angenommenen Übergangs von einfachen Gelenkgeräuschen zu einer späteren Erkrankung, die durch eine präventive Behandlung dieser Geräusche verhindert oder minimiert worden wäre, nicht. Folglich stellen sowohl Schmerz als auch Funktionseinschränkungen sinnvolle Anhaltspunkte dar, anhand derer ein Schwellenwert für das Vorliegen eine Erkrankung auf Basis der vorhandenen Anzeichen bestimmt werden kann. Anzeichen allein stellen dagegen schlechte Indikatoren für eine Erkrankung im Unterschied zu einem Zustand oder einem Normbereich dar.

Behinderung ist ein Konstrukt auf Personenebene und nicht ein Konstrukt auf Systemebene der Funktionseinschränkung. Eine Behinderung der Aktivitäten des täglichen Lebens ist eine Folge von CMD. Während eine solche Behinderung wahrscheinlich nicht ohne funktionelle Einschränkung auftritt, zeigen entsprechende Modelle eindeutig, dass Behinderung und funktionelle Einschränkung nicht notwendigerweise hierarchisch organisiert sind (Ohrbach 2001; Osterweis et al. 1987). Dem biopsychosozialen Schmerzmodell zufolge ist eine Behinderung aufgrund einer Erkrankung nicht nur die Folge biologischer Veränderungen, sondern notwendigerweise auch durch psychologische und soziale Faktoren bedingt (Dworkin 1991).

Die letzte und relativ häufige Konsequenz aus einer CMD ist die Ausprägung chronischer, mit der Erkrankung zusammenhängender Schmerzen. Dabei sind drei Definitionen chronischer Schmerzen relevant: Schmerzen, die über die Zeit der üblichen Gewebeheilung hinaus anhalten; Schmerzen, die nicht auf die übliche Behandlung der diagnostizierten Erkrankung angesprochen haben; oder – die am häufigsten verwendete Definition – Schmerzen, die über drei Monate oder sechs Monate hinaus anhalten (abhängig vom angewandten Standard) (Turk & Rudy 1987). Alle drei Definitionen sind sowohl im Rahmen der Forschung als auch in der klinischen Praxis zu jeweils unterschiedlichen Zeiten nützlich. Alle drei Definitionen sind außerdem komplexer als üblich.

Die erste Definition geht davon aus, dass auf der Grundlage der IASP-Schmerzdefinition bereits vor der ersten Schmerzwahrnehmung eine Art Gewebeschaden (breit definiert) vorliegt und dass normale biologische Faktoren zur Heilung von Gewebeschäden führen. Nach Walls Verletzungsmodell (Wall 1979) ist die Wahrscheinlichkeit, eine akute Schmerzerkrankung zu entwickeln, erhöht, wenn der Schmerz über die normale Heilungszeit hinaus andauert. Darüber hinaus zeigt Wall auch die erhöhte Wahrscheinlichkeit des Übergangs von einer Verletzung zu einer chronischen Schmerzerkrankung. Die Wahrscheinlichkeit, dass es im Verlauf der normalen Heilungsphasen zu einem Übergang zu einer akuten oder chronischen Erkrankung kommt, unterstreicht das Vorliegen von Risikofaktoren, die sowohl früh im normalen Heilungsprozess als auch später auftreten. Die Implikation der IASP-Definition von Schmerz sowie der nachfolgenden Erkenntnisse von Wall besteht darin, dass offensichtliche Gewebeschäden zwar heilen (und dass der Schmerz über diese letzte Heilungsphase hinaus anhalten kann – mit der impliziten Schlussfolgerung, dass es ohne Gewebeschäden keine verbleibende Quelle für periphere Nozizeption geben sollte), aber dass der Schmerz anhalten und kausal mit der ersten Verletzung und der damit verbundenen Nozizeption zusammenhängen kann. Es gibt, wie die Erkenntnisse von Wall zeigen, mehrere Komplikationen mit einem einfachen direkten kausalen Weg. Eine davon ist, dass die primäre Nozizeption (primär und entzündlich; [Woolf 2004]) im Laufe der Zeit neuropathischen Schmerzen weichen kann – allerdings ausgehend von der Annahme, dass der primäre Gewebeschaden verheilt ist und ein neue Situation, nämlich die funktionelle Veränderung der nozizeptiven Teile des Nervensystems, entstehen kann. Dennoch kann auch nach der ersten Gewebeheilung und in Bezug auf komplexere dysfunktionale Aspekte, die heutzutage in der entsprechenden Literatur besser definiert zu sein scheinen, die primäre Nozizeption bestehen bleiben. Anstatt dass chronische Schmerzen eine Störung des Zentralnervensystems (ZNS) in Abwesenheit von Nozizeption darstellen – fehlende offensichtliche Gewebeschädigung vorausgesetzt –, koexistieren sie wahrscheinlich mit peripheren Störungen, die als eine Art Gewebeschädigung begannen (wiederum breit definiert, hier bewusst, um möglichst umfassend zu sein), sich dann aber zu einer Dysfunktion anderer Art entwickeln, die zwar mit Nozizeption assoziiert, aber schlecht verstanden ist (Moseley 2003).

Die zweite Definition chronischer Schmerzen – Schmerzen, die nicht auf die übliche Behandlung angesprochen haben – ist in der Klinik zur Beurteilung von Patientenfaktoren (z. B. Adhärenz) und bisher behandelten Gewebesystemen (z. B. Akupunktur, aber keine Physiotherapie, bei vermuteten Schmerzen im Bewegungsapparat) sinnvoll. Es gibt jedoch eine mögliche, aber inhärente Zirkularität in dieser Definition chronischer Schmerzen, wie dieses Buch immer wieder in den Kapiteln über die verschiedenen Behandlungsmethoden aufzeigt. Diese Definition geht daher davon aus, dass für den betreffenden Patienten bereits alle Formen der „üblichen Behandlung" ermittelt wurden und dass die übliche Behandlung im Einklang mit dem Ziel der sog. „guten klinischen Praxis" durchgeführt wurde. Wie Moseley allerdings andeutet, können sich die physikalischen Behandlungsformen sehr darin unterscheiden, wie sie sich auf das spezifische Gewebesystem (oder einen Teil des Gewebesystems) konzentrieren, das für die vermutete anhaltende Nozizeption verantwortlich ist. Eine angemessene Planung auf der Behandlungsebene ist unerlässlich, um alle Faktoren (z. B. psychologisch, sozial oder verhaltensbedingt) in den Behandlungsplan einzubeziehen, sodass letztlich eine hinreichend kritische Menge an Therapien einbezogen wird, die in der Lage sind, eine Veränderung der chronischen Schmerzen des Einzelnen zu bewirken (Moseley 2003).

Die dritte Definition von chronischen Schmerzen, die auf einem Zeitraum von drei oder sechs Monaten basiert (IASP 2011), ist eindeutig willkürlich, aber in der Klinik (oder zu Forschungszwecken) und wenn kein anderer Eckpfeiler zur Verfügung steht, um eine mögliche Klassifizierung chronischer Schmerzen bei einem Patienten vorzunehmen, ist die zeitliche Basis zumindest pragmatisch. Tabelle 1.2 und Abbildung 1.1 zeigen eine Zusammenfassung der Schmerzarten nach Dauer. Die klassischen Intervalle von drei und sechs Monaten haben sich weitgehend als zuverlässig herausgestellt: Dem Körper und der Person wurde der Vorteil des Zweifels an der Genesung vom ersten schmerzverursachenden Ereignis an gewährt, und drei Monate oder sechs Monate später sollten alle anhaltenden Schmerzen daher als Beweis für ein dysfunktionales zentrales Schmerzverarbeitungssystem angesehen werden. Die Behandlung sollte daher davon absehen, sich nur auf die körperliche Erkrankung zu konzentrieren, und nun die vielen psychologischen, sozialen und verhaltensbezogenen Faktoren einbeziehen, die zu anhaltenden Schmerzen beitragen und das Ansprechen auf herkömmliche Behandlungen beeinträchtigen können. Das Hauptproblem bei diesem Definitionsansatz chronischer Schmerzen liegt in der Wahl der zeitlichen Schwelle: Neuere Daten deuten darauf hin, dass sechs Monate zu lang sind. Drei Monate sind

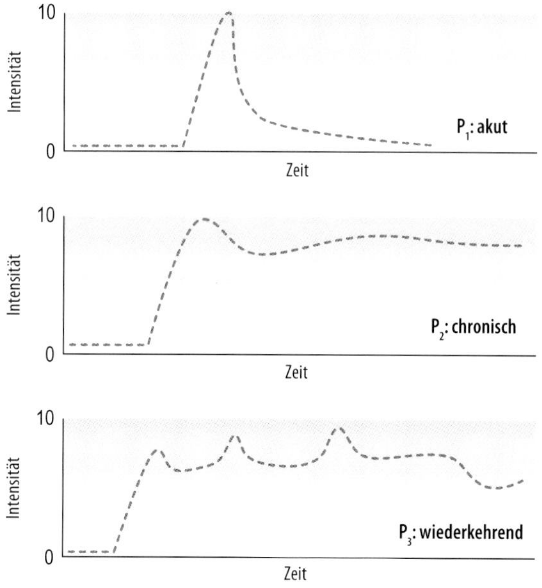

Abb. 1.1
Zeitlicher Verlauf bei den Schmerzarten.

wahrscheinlich in Bezug auf diejenigen Faktoren zu lang, die nach dem ersten Einsetzen des Schmerzes, etwa nach einer Verletzung, auftreten können und die bereits aktiv daran beteiligt sind, das Verhalten zu beeinflussen, das typische Ansprechen auf die Behandlung zu beeinträchtigen und die Chronizität aufrechtzuerhalten. Eine frühere Behandlung ist demnach überlegen (Epker et al. 1999).

Zusammenfassend lässt sich sagen, dass der Schwellenwert für eine klinisch orientierte CMD-Falldefinition am besten auf normativen Daten aus der Population in Verbindung mit funktionellen Konsequenzen für das identifizierte Organsystem zu liegen scheint. Die normativen Daten sollten zu diesem Zeitpunkt eher auf primären Symptomen als auf Anzeichen basieren, da es keine prognostische Validität für eine ausschließlich auf Anzeichen basierende Falldefinition gibt. Um auf das frühere Beispiel zurückzukommen: Wenn bei einem Drittel der Bevölkerung anhand der Bildgebung eine anteriore Diskusverschiebung des Kiefergelenks vorliegt, aber weniger als 10 % dieser Individuen über Symptome oder funktionelle Folgen dieser Verlagerung berichten, dann würde dieser bildgebende Befund keine Erkrankung darstellen. Prognostiziert der bildgebende Befund dagegen ein erhöhtes Risiko für die zukünftige Ausprägung einer CMD oder für einen Faktor, der zu einer Verschlechterung der CMD nach deren Eintreten beiträgt, so würde dem bildgebenden Befund zufolge eine Erkrankung vorliegen (gemäß der oben genannten ontologischen Definition). Eine mit einer bestimmten Kombination von Merkmalen assoziierte Behinderung stellt keinen brauchbaren Indikator dar, um den Grenzwert dafür festzulegen, ob diese Merkmalskonstellation eine Erkrankung darstellt oder nicht. Dies ist stattdessen weitgehend auf die Einbeziehung anderer Faktoren außerhalb der eigentlichen Erkrankung zurückzuführen, die zur Entwicklung einer Behinderung beitragen. Nettoeffekt wäre wahrscheinlich eine zu extreme Form der Clusterung. Ebenso ist das Risiko des Auftretens chronischer Schmerzen möglicherweise keine reliable oder gar valide Grundlage für die Festlegung einer Erkrankungsschwelle für diagnostische Zwecke.

Behinderung und Chronizität sind nicht integraler Bestandteil der Erkrankung. Sollte beispielsweise eine CMD so definiert werden, dass sie auch zwingend Halsschmerzen oder zervikale Dysfunktionen als Teil der diagnostischen Kriterien umfasst? Die DC/CMD wurden als nicht ausreichend kritisiert, da sie zervikale Befunde aus-

Tab. 1.2
Übersicht der Schmerzarten in Bezug auf ihre Dauer. Die klinische Beurteilung und Charakterisierung der von einer Person gemeldeten Schmerzen führt zur Einstufung in eine dieser Kategorien. Auch Falldefinitionen bauen auf diesen Zeitkonstrukten auf (angepasst an Von Korff 1994).

Schmerzart	Definition
Akut	Seit Neuestem auftretender Schmerz, der nicht wiederkehrend oder chronisch ist und der seit weniger als drei Monaten andauert
Subakut	Weniger aktuelle Schmerzzustände, manchmal fälschlicherweise verwendet, um weniger starke Schmerzen zu beschreiben, im Gegensatz zu starken akuten Schmerzen
Chronisch	Schmerzen, die drei Monate oder länger oder sechs Monate oder länger andauern Schmerzen, die über die Zeit der üblichen Heilung hinaus bestehen bleiben Schmerzen, die nicht auf herkömmliche Behandlungen ansprechen
Wiederkehrend	Neue episodische Schmerzattacken, die nach schmerzfreien Intervallen über einen längeren Zeitraum immer wieder auftreten, z. B. Menstruationskopfschmerzen Schmerzen, die in weniger als der Hälfte der Tage über einen gewählten Zeitraum (12 Monate) hinweg und in mehreren Episoden im Laufe des Jahres auftreten
Erstmalig einsetzend	Schmerzepisode, die das erstmalige Auftreten einer bestimmten Schmerzstörung im Leben eines Menschen darstellt
Vorübergehend	Schmerzepisode von nicht mehr als 90 aufeinanderfolgenden Tagen, die sich über einen Beobachtungszeitraum von 12 Monaten nicht wiederholt

schließen. Grundlage für diese Kritik könnte sicherlich die gut dokumentierte neurologische und mechanische Verknüpfung von Symptomen bzw. motorischer Funktion des Kausystems und des Halswirbelsystems sein. Weil aber Probleme der Halswirbelsäule und des Kauapparats auch jeweils getrennt vom anderen System vorliegen können, würde eine Falldefinition auf der Grundlage eines kombinierten Systems nicht die kleinste nicht reduzierbare Einheit einer Erkrankung darstellen.

Schmerzdefinition

Schmerz definiert man umgangssprachlich als ein durch Erkrankung oder Verletzung verursachtes körperliches Leiden oder Unbehagen. Die wissenschaftliche (und klinisch nützlichere) Definition spricht von einem „unangenehmen Sinnes- oder Gefühlserlebnis, das mit tatsächlicher oder potenzieller Gewebeschädigung einhergeht oder von betroffenen Personen so beschrieben wird, als wäre eine solche Gewebeschädigung die Ursache“ (IASP 2011). Aus dieser Definition folgt, dass es drei verschiedene Subtypen von Schmerz gibt: Schmerz aufgrund einer tatsächlichen Gewebeschädigung, Schmerz aufgrund einer sogenannten „potenziellen Gewebeschädigung“ und Schmerz, der (in manchen Fällen) so beschrieben wird, als sei er durch eine Gewebeschädigung verursacht (Smith et al. 2011). In gewisser Weise repräsentieren diese drei Perspektiven den Grad der Gewissheit von Patient oder Behandler, ob der ursprüngliche Schmerz mit einer offensichtlichen Nozizeption aufgrund von Gewebeschädigung zusammenhängt. Beachten Sie, dass der am wenigsten durch Nozizeption aufgrund einer Gewebeschädigung bedingte Schmerz – ein Schmerz, als ob eine solche Schädigung vorliege – in die klinische Kategorie des funktionellen Schmerzes eingeordnet wurde (Woolf 2004) und bekanntermaßen die Quelle sowohl ausgeprägter klinischer Spekulation als auch Unklarheit ist. Dieser Kategorie ist vermutlich der Großteil von Patienten mit allgemeinen chronischen Schmerzen zuzuordnen und mit Sicherheit der größte Anteil an Patienten mit chronischem CMD-Schmerz. Darüber hinaus ist er vermutlich der am häufigsten vorkommende Schmerz der in diesem Buch dargestellten Krankheitsbilder, auf den neue Behandlungsansätze abzielen.

Der Vorschlag für eine überarbeitete Definition von Schmerz lautet: „Schmerz ist eine stressbehaftete Erfahrung, die mit tatsächlicher oder potenzieller Gewebeschädigung einhergeht und sensorische, emotionale, kognitive und soziale Komponenten beinhaltet“ (Williams & Craig 2016). Diese Definition eliminiert den komplexen Aspekt der aktuellen Schmerzdefinition, in der es heißt „... so beschrieben wird, als wäre eine solche Gewebeschädigung die Ursache“. Williams und Craig räumen ein, dass dieser Satz Teil der aktuellen Definition war, um bewusst diejenigen Patienten mit einzubeziehen, die trotz eindeutiger Abwesenheit einer Gewebeschädigung an Schmerzen leiden, was darauf hindeutet, dass es mehr um politische Zweckmäßigkeit als wissenschaftliche Notwendigkeit ging. Dennoch erkennen beide Autoren an, dass es im Rahmen der deutlichen Hinweise für neuroplastische ZNS-Veränderungen bei Schmerzerkrankungen eine weise Entscheidung war, diese Aussage in die ursprüngliche Definition aufzunehmen. Gleichzeitig weisen sie darauf hin, dass der Wissenszuwachs nahelegt, diese Patienten innerhalb eines anderen diagnostischen Systems zu klassifizieren, um „Schmerz“ ausschließlich denjenigen Patienten mit tatsächlicher oder potenzieller Gewebeschädigung vorzubehalten. Dennoch findet sich in mit CMD assoziierten Schmerzanamnesen häufig kein vorausgehendes Ereignis einer tatsächlichen oder potenziellen Gewebeschädigung, das mit einer ausgeprägten Nozizeption einhergehen würde. Vergleicht man diese Patienten mit solchen, bei denen eine klare Verletzungshistorie vorliegt, sind die Symptombeschreibungen typischerweise nicht auseinanderzuhalten (abgesehen von Spezifika einer eventuell vorliegenden Verletzung), und bezüglich der resultierenden Diagnose (z.B. eines myofaszialen Schmerzes) sind die Befunde beider Patienten gleichgestellt. Obwohl das Vorliegen oder Fehlen einer vorausgegangenen Gewebeschädigung auf unterschiedliche Mechanismen zum Zeitpunkt des Auftretens hindeutet, ist das bei den Mechanismen in den folgenden Übergangsphasen zu einer akuten oder chronischen Schmerzstörung vielleicht nicht mehr der Fall. Folglich scheint das derzeitige Kriterium von Schmerz, der „so beschrieben wird, als wäre eine solche Gewebeschädigung die Ursache“, besonders wichtig für einen angemessen integrativen Definitionsbereich des Schmerzbegriffs zu sein. Die kritische Analyse der aktuellen IASP-Definition schließt bereitwillig diesen breit inkludierenden Rahmen in Bezug auf die Feststellung von früheren Verletzungen und damit verbundenen Gewebeschäden mit ein, da das Fehlen von sichtbaren Gewebeschäden nicht feinere Gewebeschäden ausschließt, die wir mit den derzeitigen Bewertungsmethoden nicht beurteilen können (Smith et al. 2011). Außerdem ist bislang nicht geklärt, inwieweit eine angezeigte Verletzung in Relation zu einer durch Gewebeschädigung bedingte Nozizeption steht. Ferner variiert das Spektrum hinsichtlich einer Verletzung von zweifelhafter bis hin zu gesicherter Gewebeschädigung. Folglich erscheint die aktuelle Definition des Schmerzbegriffs dahingehend überlegen, als dass sie die relevanten klinischen Erscheinungen sowohl für eine Diagnose als auch für die Behandlung erfasst – insbesondere in Bezug auf neue Behandlungsansätze, die eine auf der aktuellen Schmerzdefinition basierende Falldefinition nutzen.

Anwendung einer Falldefinition auf die Entwicklung eines Diagnosesystems

Das 1992 entwickelte RDC/CMD-System besteht aus reliablen und validierten Kriterien zur Untersuchung, Diagnose und Klassifizierung der häufigsten Formen muskel- und gelenkbezogener CMD-Beschwerden. Basierend auf dem biopsychosozialen Schmerzmodell besteht das RDC/CMD-System aus einem zweiachsigen Ansatz: Achse I (körperliche Befunde) und Achse II (schmerzbedingte Behinderung und psychosozialer Status). Die Messwerte der Achse I werden zur Erstellung einer körperlichen Diagnose aufgrund einer klinische Untersuchung verwendet, bei der der lokale Schmerzstatus der vergangenen 30 Tage, akute Schmerzen mittels Provokation der Kaumuskulatur sowie Beweglichkeit und Palpation des Kiefergelenks beurteilt werden. Anhand der Messwerte der Achse II wird festgelegt, inwieweit kognitive, emotionale oder verhaltensbezogene Beeinträchtigungen zur Ausprägung und Aufrechterhaltung von CMDs beitragen. Genauer gesagt werden anhand der Daten die funktionelle Einschränkung des Kiefergelenks beurteilt sowie der psychologische Status und das psychosoziale Funktionsniveau. Beides wird mittels reliabler und validierter verhaltensbezogener und psychologischer Tests erhoben. Basierend auf dem klinischen RDC/CMD-Untersuchungsprotokoll können CMDs jede der drei Diagnosegruppen enthalten: Gruppe I (Muskelerkrankungen), Gruppe II (Diskusverlagerungen) und Gruppe III (Gelenkerkrankungen) oder eine Kombination einer der Untergruppen.

Definition, Epidemiologie und Ätiologie schmerzhafter craniomandibulärer Dysfunktionen

Im Jahr 2010 wurde das „RDC/CMD Validation Project“ durchgeführt, um die Sensitivität und Spezifität des ursprünglichen RDC/CMD-Systems zu bestimmen. Unter Verwendung einer einfachen Falldefinition lokaler Schmerzen in den vergangenen 30 Tagen wurden überarbeitete Entwürfe der Diagnosekriterien entwickelt, und zwei Prüfer erstellten unabhängig voneinander und im Konsens Standarddiagnosen für diese Schmerzerkrankungen. Gemäß Validation Project wurden für beide hauptsächlichen muskulären Gruppendiagnosen folgende Werte für Sensitivität und Spezifität der Diagnosealgorithmen der Achse I befunden: Myofasziale Schmerzen der Gruppe Ia (Sensitivität 0,65, Spezifität 0,92) und myofasziale Schmerzen der Gruppe Ib mit eingeschränkter Mundöffnung (Sensitivität 0,79, Spezifität 0,92) (Truelove et al. 2010). In dem Bewusstsein, dass keine der einzelnen diagnostischen Gruppen die angestrebte Sensitivität von ≥ 0,70 und die Spezifität von ≥ 0,95 erreichte und dass die angestrebte Sensitivität und Spezifität jeweils nur dann beobachtet wurde, wenn beide Diagnosen der Gruppe I zu myofaszialen Schmerzen kombiniert wurden (0,87 bzw. 0,98), legten die Ergebnisse des Validation Project nachdrücklich die Notwendigkeit der Entwicklung einer überarbeiteten RDC/CMD-Fassung nahe (Truelove et al. 2010).

Die Überarbeitung der acht RDC/CMD-Diagnoseverfahren der Achse I zeigte anschließend, dass die Bewertungsmethode für die häufigsten schmerzbezogenen CMDs valide ist. Hauptkriterium für diese Studie waren eine umfassende Anamnese sowie klinische Messungen, Panoramaschichtaufnahmen, bilaterale MRTs sowie eine bilaterale Computertomografie des Kiefergelenks. Ein von der Kommission zertifizierter Radiologe interpretierte alle Bilder, während die Diagnosen im Konsens von zwei CMD-Experten erstellt wurden, die alle Teilnehmer anhand des Kriterienprotokolls unabhängig voneinander beurteilten. Im Falle von Meinungsverschiedenheiten wurden endgültige Diagnosen unter Verwendung der vom Radiologen interpretierten Bilder gestellt. Die Sensitivität und Spezifität des überarbeiteten Algorithmus für myofasziale Schmerzen (0,82 bzw. 0,99) und myofasziale Schmerzen mit eingeschränkter Mundöffnung (0,93 bzw. 0,97) übertraf die angestrebten Zielwerte. Bei der Kombination von Diagnosen für myofasziale Schmerzen erhöhten sich sowohl Sensitivität (0,91) als auch Spezifität (1,0) weiter (Schiffman et al. 2010). Darüber hinaus stiegen die Kappa-Koeffizienten von 0,60 und 0,70 in den ursprünglichen Kriterien auf 0,73 und 0,92 in der überarbeiteten Version für myofasziale Schmerzen sowie für myofasziale Schmerzen mit eingeschränkter Mundöffnung (Schiffman et al. 2010).

Zusammenfassend lässt sich sagen, dass sich sowohl für heterogene als auch myofasziale Schmerzbeschwerden eine breitere Falldefinition nützlicher erwies als eine eingeschränkte. So rekrutierte das Validation Project beispielsweise Personen mit mindestens einem der drei Kardinalzeichen oder Symptomen einer CMD (Kieferschmerzen, eingeschränkte Mundöffnung oder Gelenkgeräusche) als potenzielle CMD-Fälle. Personen, die anhand der Anamnese und klinischen Untersuchung keine entsprechenden Anzeichen und Symptome aufwiesen, wurden als mögliche Kontrollgruppe einbezogen. Diese breit gefasste Inklusion hilft nicht nur bei der Unterscheidung zwischen Patienten mit und ohne CMD-Schmerzen, sondern auch bei der Unterscheidung zwischen Patienten mit CMD-Schmerzen und Patienten mit orofazialen Schmerzbeschwerden, die nicht von einer CMD verursacht werden.

Epidemiologie craniomandibulärer Dysfunktionen

Inzidenz und Prävalenz

Epidemiologische Studien anhand landesweiter Daten aus den USA, wie die aus dem National Health Interview Survey (NHIS) und dem National Health and Nutrition Examination Survey (NHANES), haben sich hauptsächlich auf Eigenberichte zu Gesichts- oder Kieferschmerzen gestützt. Zusätzlich zu den zahnärztlichen Untersuchungen wurden im Rahmen des NHANES auch Bewegungsumfang sowie Muskelempfindlichkeit erfasst, um objektive Daten über CMDs zu erhalten. Das reichte jedoch nicht aus, um die Anforderungen an gültige Diagnosekriterien für jede mögliche Art von CMD zu erfüllen. Aufgrund der Verwendung unterschiedlicher Falldefinitionen und der Mehrdeutigkeit in der Terminologie (z. B. Punkt- versus Periodenprävalenz als Zeitgrenze) variiert die globale Prävalenz von CMD-Schmerzen in den einzelnen Studien erheblich. So wurden anhand von Eigenberichten Prävalenzschätzungen für Gesichtsschmerzen zwischen 3,7 % (Agerberg & Bergenholtz 1989) über 4,6 % (Plesh et al. 2011b) bis hin zu 12 % (Von Korff et al. 1988) ermittelt. Gesichtsschmerzen werden oft als CMD-Schmerzen gedeutet, da CMD-Schmerzen eine höhere Prävalenz unter orofazialen Schmerzen im Vergleich zu anderen nicht zahnärztlichen Schmerzen darstellen.

Der Versuch, CMD-Schmerzen auf der Grundlage von Eigenberichten in Subtypen einzuteilen, ist möglicherweise zum Scheitern verurteilt, da die Methode zur Erfassung potenzieller Fälle eine große Rolle für die Konfidenz in der Fallermittlung spielt. Folglich variiert die Prävalenz von subtypisierten CMD-Schmerzen wie Myalgie und Arthralgie auf Basis von Eigenberichten je nach Studie. Tabelle 1.3 listet die Prävalenz bei Erwachsenen mit ambienten oder funktionellen CMD-Schmerzen auf. Unter Verwendung von Daten des NHIS, die nur auf Eigenberichten basieren, berichteten Lipton et al. (1993), basierend auf Subtypen der Lokalisation und Qualität der Schmerzen, über eine Gesamtprävalenz von 5%–12%. Speziell in Bezug auf die CMD-Subtypen vermeldeten Lipton et al. (1993) eine Prävalenz von 6,5% für Kiefergelenkschmerzen und 1,5% für Muskelschmerzen. Im Gegensatz dazu wurde unter Verwendung eines validierten klinischen Untersuchungsprotokolls (z. B. RDC/CMD) festgestellt, dass die Prävalenz einzelner diagnostischer Subgruppen der schmerzbezogenen CMD für eine Diagnose von isolierten Myalgien mit 25% höher lag als die für Kiefergelenksbeschwerden mit 4,2%, die sowohl schmerzhafte als auch nicht schmerzhafte Gelenkdiagnosen umfassten (Drangsholt & LeResche 1999). Wahrscheinlichste Erklärung für diese widersprüchlichen Ergebnisse ist, dass die Befragten nicht in der Lage sind, Muskel- und Gelenkstrukturen zuverlässig zu unterscheiden, wenn die Art der Bewertung nur auf Basis eines Eigenberichts erfolgt. Für eine korrekte Einschätzung der Prävalenz von Subtypen sind Untersuchungen daher unerlässlich, möglicherweise aber nicht in jeder Situation durchführbar. Allgemeinere Schätzungen, die keine Unterscheidung zwischen Subtypen vornehmen, sind auf Grundlage von Eigenberichten dagegen wahrscheinlich reliabel. Die methodischen Schwächen und Beschränkungen epidemiologischer Studien zur Prävalenz von CMD-Schmerzen beinhalten aber nicht nur fehlende Einschätzungen zur Prävalenz einzelner Subtypen, sondern auch weiterer Merkmale (Tab. 1.4).

Es gibt nur wenige prospektive Studien, die etwas zur Inzidenz von CMDs sagen. Die beiden Studien an Jugendlichen, die über die Inzidenz von Schmerzen im kraniomandibulären Bereich oder Kieferschmerzen berichten, zeigen, dass die kumulative Inzidenz zwischen 1,8% (Heikinheimo et al. 1990) und 2,8% (Kitai et al. 1997) pro Jahr für ein 3- bis 5-jähriges Follow-up-Intervall variiert. Studien an Erwachsenen im Alter von 18–65 Jahren berichteten eine kumulative Inzidenz von 2,2% (Drangsholt & LeResche 1999; Von Korff et al. 1993). Die oben genannten Studien betonen, dass die Schätzungen der CMD-Inzidenz aufgrund von Eigenberichten variieren können, und unterstreichen erneut die Bedeutung einer validen klinischen CMD-Messung. In jüngster Zeit ergab die OPPERA-Studie, dass die Inzidenzrate der lebenslangen First-Onset-CMD 3,9% pro Jahr beträgt, basierend auf einem medianen Follow-up von 2,8 Jahren nach der ersten Untersuchung von Teilnehmern im Alter von 18–40 Jahren (Slade et al. 2013). Prospektive Studien über persistierende CMDs sind selten, vermutlich aufgrund der methodischen Herausforderungen. Eine Studie an 1.061 Teilnehmern der Health Maintenance Organization (HMO) im Alter von 18–65 Jahren zur Untersuchung persistenter CMDs definierte diese als Schmerzen, die an ≥ 180 Tage der vorangegangenen 360 Tage aufgetreten waren und ergab eine Inzidenzrate von 1,2 pro 1.000 Personenjahren (Von Korff et al. 1993).

Risikofaktoren

Im Gegensatz zur Ätiologie stellen Risikofaktoren ein breiteres Faktorenspektrum für eine Erkrankung dar, einschließlich derjenigen, die dem Ausbruch der Erkrankung eindeutig vorausgehen, sowie Faktoren, die mit dem Ausbruch der Erkrankung zusammenfallen können, oder Faktoren, die eine Folge der Erkrankung in einem bestimmten Stadium sind und dazu beitragen, die Erkrankung aufrechtzuhalten. Angesichts der komplexen Forschungsdesigns zur Einteilung dieser unterschiedlichen phasenspezifischen Faktoren unterscheiden wir hier nicht nach dem Zeitpunkt der Mitwirkung eines bestimmten Faktors, sondern präsentieren sie grundsätzlich anhand von Querschnittsdesigns.

Alter und Geschlecht

Basierend auf einer integrativen CMD-Definition, die nach Gesichts- oder Kieferschmerzen in den letzten drei Monaten ab Datum der Anamnese fragt, waren die altersspezifischen Prävalenzmuster für CMDs im Laufe der Jahre stabil. Lipton et al. (1993) berichteten anhand der NHIS-Daten über folgende altersspezifische Prävalenz für Gesichts- oder Kieferschmerzen: 6,5% bei den 18–34-Jährigen, 5,0% bei den 35–54-Jährigen, 4,0% bei den 55–74-Jährigen und 3,9% bei Personen ≥ 75 Jahre, was auf einen leichten Rückgang von CMDs mit steigendem Alter hinweist. Nach dem jüngsten NHIS lag die Prävalenz von Gesichts- oder Kieferschmerzen für alle Personen ab 18 Jahren bei 4,6%. Die

Tab. 1.3
Schmerzprävalenz nach Art der craniomandibulären Störung (CMD).

CMD-Typ	Referenz	Definition der Störung	Probanden	Stich-proben-umfang	Alters-bereich (Jahre)	Prävalenz (%)
Prävalenz von umgebenden CMD-Schmerzen bei Erwachsenen	Helkimo 1974	Gesichts- und Kieferschmerzen	Finnische Lappen	600	15–65	12
	Molin et al. 1976	Regelmäßig Schmerzen im Bereich vor den Ohren	Männliche schwedische Militärangehörige	253	18–25	5
	Szentpetery et al. 1986	Kürzlich auftretende Schmerzen im Gesicht, dem Nacken, um die Ohren herum	Ungarn	600	12–85	5,8
Prävalenz von funktionellen CMD-Schmerzen bei Erwachsenen	Agerberg & Carlsson 1972	Gesichtsschmerzen beim Gähnen	Schweden	1106	15–74	12
	Osterberg & Carlsson 1979	Schmerzhafte Mundöffnung beim Abbeißen	Ältere Schweden	348	70	3
	Alanen & Kirveskari 1982	Kiefergelenkschmerzen beim Kauen	Finnen	853	18–57	5,2

altersspezifischen Schätzungen betrugen 5,0 % in der Altersgruppe der 18–44-Jährigen, 4,6 % bei den 45–64-Jährigen, 4,2 % bei den 65–74-Jährigen und 2,6 % in der Altersgruppe ≥ 75 Jahre, was wiederum auf einen gleichbleibenden Rückgang der prävalenten Kiefer- und Gesichtsschmerzen über die gesamte Lebensdauer des Erwachsenen hinweist (NCHS 2014). Allerdings sollte man Schätzungen aus nationalen Gesundheitserhebungen über Gesichts- und Kieferschmerzen nicht notwendigerweise als CMD-Schmerzen einstufen, da sich die Schätzungen ausschließlich auf Eigenberichte bei der Schmerzlokalisation konzentrieren. Das einzige geeignete, bisher entwickelte epidemiologische Messinstrument ist ein kurze Abfolge von Eigenberichtsfragen mit einer hohen Sensitivität und Spezifität für CMDs (Gonzalez et al. 2011).

Im Gegensatz dazu zeigen einige prospektive Studien eine Zunahme der CMD-Inzidenz mit zunehmendem Alter. In jüngster Zeit wurden Personen im Alter zwischen 18 und 44 Jahren in die OPPERA-Studie aufgenommen, die nachgewiesenermaßen nie an einer diagnostizierten CMD litten. Anhand der sich daraus entwickelnden klinisch diagnostizierten CMD ergibt sich die folgende altersspezifische Inzidenzrate von CMD pro Jahr: 2,5 % für Personen im Alter von 18–24 Jahren, 3,7 % für 25–34-Jährige und 4,5 % für 35–44-Jährige. Darüber hinaus zeigte der Zusammenhang (Hazard Ratio [HR] Statistik) von Alter und CMD unter Verwendung der Altersgruppe von 18–24 Jahren ein um 40 % erhöhtes Risiko für CMD bei Personen im Alter von 25–34 Jahren (HR: 1,4; 95 % KI [Konfidenzintervall] 1,0, 1,9) sowie ein um 50 % erhöhtes Risiko bei Personen zwischen 35 und 44 Jahren (HR: 1,5; 95 % KI 1,0, 2,0) (Slade et al. 2013).

Querschnittsstudien zeigen, dass die Prävalenzschätzungen für Männer (0–10 %) und Frauen (2–18 %) unter-

Tab. 1.4
Methodische Schwächen und Limitationen epidemiologischer Studien zur CMD-Schmerzprävalenz (nach Drangsholt & LeResche 1999).

Methodische Schwächen oder Limitationen	Studien (n = 133) mit Problem
Unzureichender Stichprobenumfang	> 80 %
Studie wird nicht an einer repräsentativen Stichprobe einer definierten Population durchgeführt	> 50 %
Falldefinition beinhaltet keine Schmerzen oder hängt ausschließlich von einem körperlichen Assessment ab	> 50 %
Falldefinition von Schmerzen ist nicht explizit, beinhaltet weder Schweregrad noch Dauer	> 95 %
Alters- und geschlechtsspezifische Anteile werden nicht angegeben	> 75 %
Keine Erwähnung der Verbreitung oder Streuung von Daten, d. h. keine Konfidenzintervalle (KI)	> 95 %

schiedlich sind und dass Frauen 1,5–2-mal häufiger von einer CMD betroffen sind als Männer (Helkimo 1974; Plesh et al. 2011a; Von Korff et al. 1988). Jüngste NHIS-Daten zeigen außerdem eine höhere Prävalenz von Gesichts- oder Kieferbeschwerden bei Frauen (5,8 %) als bei Männern (3,4 %) (NCHS 2014). Darüber hinaus berichteten Plesh et al. (2011b) unter Verwendung gepoolter Daten aus NHIS aus den Jahren 2000–2005, dass Frauen eine signifikant höhere Häufigkeit (Odds Ratio [OR]: 1,41, P < 0,001) von zwei oder mehr komorbiden Schmerzzuständen im Vergleich zu Männern aufwiesen (Plesh et al. 2011b), was darauf hindeutet, dass sich die höhere Rate von CMD-Schmerzen bei Frauen auf zusätzliche Schmerzstörungen erstreckt. Ähnliche Ergebnisse wurden in Längsschnittstudien berichtet. So fanden Von Korff et al. (1993) bei einem dreijährigen Follow-up auch eine höhere kumulative Inzidenz von CMDs bei Frauen (2,6 % pro Jahr) im Vergleich zu Männern (1,6 % pro Jahr). Vor Kurzem berichtete die OPPERA-Studie über 3,6 CMD-Fälle pro 100 Personenjahre bei Frauen im Vergleich zu Männern mit 2,8 CMD-Fällen pro 100 Personenjahre bei einem fünfjährigen Follow-up, allerdings war dieser Unterschied nicht signifikant (HR: 1,3; 95 % KI 0,9, 1,7) (Slade et al. 2013).

Populationen und Ethnizität

Genau wie bei Rücken- und Nackenschmerzen ist die Prävalenz von Gesichts- oder Kieferschmerzen bei Angehörigen einer Mischpopulation erhöht. Jüngste Schätzungen für Gesichts- und Kieferschmerzen lagen bei 4,9 % für Weiße und bei 4,0 % für nordamerikanische Ureinwohner. Für Individuen, die Anteile beider Populationen in sich vereinen, wird dagegen von höheren Prozentsätzen berichtet (12,7 %) (NCHS 2014). In der weißen Bevölkerung lag die Prävalenz damit immer noch leicht höher als bei Afroamerikanern (3,8 %) und Asiaten (2,1 %) (NCHS 2014). Dieses Muster lässt sich fast genauso bei Rückenschmerzen beobachten. Auf ähnliche Weise hat auch die OPPERA-Studie gezeigt, dass die Inzidenz einer klinisch diagnostizierten CMD bei Afroamerikanern mit 4,6 % nur leicht höher lag als bei Weißen (3,0 %). Darüber hinaus war bei Afroamerikanern ein stärker ausgeprägter Zusammenhang zwischen Volkszugehörigkeit und CMD nachweisbar (HR: 1,4; 95 % KI 1,0, 1,9) als bei Hispanoamerikanern (HR: 1,2; 95 % KI 0,6, 2,1) (Slade et al. 2013). Die Prävalenz für Weiße und Afroamerikaner variiert zwar innerhalb der unterschiedlichen Studien, bleibt aber im selben Rahmen und es kann mit einiger Sicherheit angenommen werden, dass sie sich in etwa entsprechen. Die Datenlage lässt vermuten, dass die Prävalenz bei Individuen einer Mischpopulation begrenzter ist. Das steht im Einklang mit ihrer niedrigen Prävalenz in der Gesamtpopulation.

Bildung und sozioökonomischer Status

Studien über den Zusammenhang von Bildung und sozioökonomischem Status und CMD sind rar. Ausgehend von einer Population von Bewerbern einer Health Maintenance Organization (private Krankenkasse in den USA), war der Bildungsstand nicht mit einer der fünf hauptsächlichen Schmerzzuständen assoziiert, einschließlich Gesichtsschmerz (Von Korff et al. 1988). In jüngerer Vergangenheit haben die Daten der NHIS bezüglich Bildung und Schmerzbeschwerden gezeigt, dass zwischen unterschiedlichen Bildungsschichten nur ein geringer Unterschied in Bezug auf Kieferschmerz besteht. 2014 etwa schätzte die NHIS die Prävalenz für Gesichts- und Kieferschmerz anhand des Bildungslevels auf folgende Werte: 5,1 % für einen Abschluss unterhalb der Highschool, 4,4 % für einen Highschoolabschluss, 5,0 % für einen Collegeabschluss und 4,4 % für einen Abschluss als Bachelor oder höher (NCHS 2014). Darüber hinaus konnte die OPPERA-Studie keine signifikanten Zusammenhänge zwischen Bildungstand und CMDs nachweisen. Ausgehend von der Selbsteinschätzung zur Zufriedenheit mit dem materiellen Lebensstandard (einem stellvertretenden Maßstab des sozioökonomische Status) zeigte sich dagegen ein gering ausgeprägter Zusammenhang bezüglich der Inzidenz von CMDs (HR: 0,87; 95 % KI 0,76, 0,98). Ähnliche Ergebnisse erzielte eine Aufteilung der Variablen: Verglichen mit den Individuen mit der höchsten Einschätzung (9–10) fand sich bei den Individuen mit der niedrigsten Selbsteinschätzung (0–5) eine erhöhte Inzidenz für CMD (HR: 1,71; 95 % KI 1,16, 2,51) (Slade et al. 2013).

Körpergewicht und körperliche Aktivität

Studien zum Verhältnis von Körpergewicht und CMDs zeigen, dass der Body Mass Index (BMI) vermutlich kein Risikofaktor für CMD-bezogenen Schmerz darstellt. Eine Studie mit Teilnehmern der Washington University Twin Registry untersuchte den Zusammenhang von Übergewicht und fünf charakteristischen Arten von Schmerzbeschwerden sowie drei Schmerzsymptomen und überprüfte auch, inwieweit familiäre Einflüsse dieses Verhältnis erklären könnten. Nach einer Aufschlüsselung von Alter, Geschlecht und Depression berichteten übergewichtige Zwillinge demnach häufiger von CMD-bezogenen Schmerzen als ihre normalgewichtigen Geschwister (OR: 1,49; 95 % KI 1,03, 2,17). Dieses Verhältnis änderte sich auch nach einer weitergehenden Aufschlüsselung familiärer Einflüsse und genetischer Faktoren nicht großartig (OR: 1,44; 95 % KI 0,99, 2,09) (Wright et al. 2010). Die OPPERA-Studie stellt ebenfalls fest, dass der BMI in einer an den Studienort und die demografischen Merkmale angepassten Analyse zwar als vermeintlicher Risikofaktor für eine CMD einzustufen ist (HR: 1,13; 95 % KI 1,00, 1,26), seine Wirkung schwächte sich nach Anrechnung des Lost to follow-up aber auf ein nicht signifikantes Niveau ab (HR: 1,09; 95 % KI 0,97, 1,23) (Sanders et al. 2013).

Zum Zusammenhang von körperlicher Aktivität und CMD sind keine Studien verfügbar – trotz der neueren Modelle, die auf eine Erhöhung der Schmerzresilienz durch gesteigerte körperliche Aktivität hinweisen (Ambrose & Golightly 2015, Ahn 2013).

Begleiterkrankungen und andere Schmerzsyndrome

Unter Verwendung eines Datenpools der NHIS aus den Jahren 2000–2005 konnten Plesh et al. (2011b) eine Prävalenz von 4,6 % für CMD-bezogenen Schmerz nachweisen. Etwa 59 % dieser Population wiederum wiesen zwei oder mehr zusätzliche Beschwerden in der HWS, der LWS oder einem anderen Gelenk auf. Bezüglich anderer betroffener Körperbereiche quer durch unterschiedliche Volksgruppen konnten Plesh et al. (2011b) außerdem zeigen, dass Hispanier (OR: 1,56, $P < 0.001$) und Afroamerikaner (OR: 1,38, $P < 0.01$) signifikant häufiger über derartige Begleitsyndrome berichteten als Weiße. Ganz ähnlich stellte die OPPERA-Studie fest, dass im Vergleich zu einer CMD ohne Komorbidität die Inzidenz einer CMD mit ≥ 2 Komorbiditäten höher war (HR: 2,70; 95 % KI 2,02, 3,59) als nur mit einer (HR: 1,42; 95 % KI 1,00, 2,01). Im Vergleich zu einer Vorgeschichte ohne Rückenschmerz (LBP) war eine Vorgeschichte mit ≥ 5 Rückenschmerzepisoden ein deutlicher prognostischer Hinweis auf eine CMD (HR: 2,20; 95 % KI 1,54, 3,14) (Sanders et al. 2013).

Rauchen

Untersuchungen zur Assoziation von Rauchen und CMDs haben ergeben, dass Raucher im Vergleich zu Nichtrauchern mit größerer Wahrscheinlichkeit an einer CMD leiden (OR: 4,56; 95 % KI 1,46, 14,24) (Weingarten et al. 2009). Darüber hinaus wurde anhand der Numeric Rating Scale

(NRS) auch ein dosisbezogener Zusammenhang zwischen Rauchen und der Schmerzintensität bei CMD festgestellt. Bei leichten Rauchern lag der Schmerz im Mittel bei 5,8 (± 1,8), bei mittelstarken Rauchern bei 6,3 (± 2,3) und bei starken Rauchern bei 8,1 (± 1,4) (Melis et al. 2010). Bei kaukasischen Frauen war der Zusammenhang zwischen Rauchen und einer CMD interessanterweise stärker bei jungen Frauen < 30 Jahre ausgeprägt als bei solchen ≥ 30 Jahre (OR: 1,2; 95 % KI 0,6, 2,8). Eine Anpassung bezüglich Allergieeschwerden, Zytokinmediatoren sowie psychologischen Variablen reduzierte den Zusammenhang um etwa 45 % sowohl bei den jüngeren (OR: 2,3; 95 % KI 0,81, 6,43) als auch den älteren Frauen (OR: 0,66; 95 % KI 0,26, 1,68). Diese Ergebnisse deuten darauf hin, dass die Auswirkung eines oder mehrerer dieser Faktoren bei jüngeren Frauen größer war als bei den älteren (Sanders et al. 2012).

Berufliche Faktoren

Die am potenziell häufigsten mit einer CMD assoziierte Tätigkeit ist das Spielen eines Instruments, auch wenn diese Verknüpfung auf Studien niedrigerer Qualität beruht (van Selms et al. 2017). Studien zu CMDs und anderen beruflichen Tätigkeiten sind selten, daher werden wir die Studien über Musiker etwas näher beschreiben. Eine qualitativ gute Fall-Kontroll-Studie ermittelte bei Geigenspielern eine höhere Prävalenz für Anzeichen und Symptome einer CMD als bei einer Kontrollgruppe, deren Teilnehmer kein Instrument spielten (Rodriguez-Lozano et al. 2010). Die klinischen Merkmale, die im Vergleich am häufigsten auftraten und anhand derer sich die Kontrollgruppe am deutlichsten von den Geigenspielern unterschied, waren parafunktionelle Verhaltensweisen wie Zungenpressen, Mundatmung und Nägelkauen (26,8 %), Kiefergelenksgeräusche (51,2 %) sowie Schmerzen bei maximaler Mundöffnung (24,4 %). Insgesamt präsentiert sich die Evidenz hinsichtlich eines Zusammenhangs zwischen dem Spielen eines Instruments und einer CMD gemischt. Sie ist stärker in Studien ausgeprägt, die eine klinische Untersuchung zur Feststellung anwenden (van Selms et al. 2017) und variiert dagegen in experimentellen Studien. Eine Studie zur Untersuchung von Blasmusikern kam zu dem Ergebnis, dass der mittels EMG gemessene Kontraktionsdruck der kieferschließenden Muskulatur beim Musizieren gering war, wenn mittlere und hohe Töne gespielt wurden, und eine längere zeitliche Spieldauer erzeugte keine Müdigkeit in dieser Muskulatur (Gotouda et al. 2007). Eine experimentelle Studie, die die Wirksamkeit von Beißschienen zur Behandlung einer CMD untersuchte, kam zu dem Ergebnis, dass diese Art der Behandlung bei 83 % der Teilnehmer zu einer signifikanten Abnahme von Zahn- oder CMD-bezogenem Schmerz führte (Steinmetz et al. 2009). (Beachte: Die meisten Studien zur Untersuchung von Musikern und CMDs legen ihren Schwerpunkt auf die Symptome einer CMD, nicht auf deren Diagnose.) Eine daran angelehnte experimentelle Studie fand bei 14 Musikern mit Schmerzen in den oberen Extremitäten eindeutige Belege für einen Anstieg der Aktivität in den betroffenen Muskeln als Reaktion auf wiederholte Schmerzreize und für einen Anstieg im gegenüberliegenden M. trapezius als Reaktion auf stressbeladene Bilder (Moulton & Spence 1992). Wie bereits im Abschnitt über die Ätiologie dargelegt, deutet das darauf hin, dass isolierte Ursachen für einen CMD-bezogenen (oder einen anderen muskuloskelettal bedingten) Schmerz die Ausnahme sind und stattdessen der kumulierende Effekt mehrere Risikofaktoren entscheidend ist.

Psychologische Faktoren

Es gibt zahlreiche Evidenzen für die Rolle psychologischer Faktoren beim Auftreten einer CMD und ihrer Chronifizierung. Insbesondere bei CMDs sind affektive und Persönlichkeitsstörungen maßgeblich mit muskuloskelettalen Erkrankungen verknüpft – im Gegensatz zu Bandscheiben- oder Gelenkerkrankungen (Kight et al. 1999). Studien haben außerdem gezeigt, dass negativer Stress mit einem erhöhten Schweregrad und längerer Dauer von CMD-bezogenen klinischen Symptomen assoziiert ist. Genauer gesagt, Individuen mit einer chronischen CMD weisen ein erhöhtes Ausmaß an Stress und Depressionen auf (Dworkin et al. 1990; Gatchel et al. 2007; Keefe et al. 2004). Die OPPERA-Studie konnte eine Reihe psychologischer Faktoren identifizieren, die mit CMDs assoziiert waren, von denen der höchste Risikoquotient mittels des Pennebaker Inventory of Limbic Languidness ermittelt wurde – ein Maß für somatische Symptome, etwa Schmerzen oder Anspannung (HR: 1,44; 95 % KI 1,29, 1,60). Unter den vier identifizierten und latent psychologischen Konstrukten bildeten Stress und negative affektive Komponenten (HR: 1,12; 95 % KI 0,97, 1,30) sowie globale psychologische Symptome (HR: 1,33; 95 % KI 1,18, 1,50) die größten Risikofaktoren. Allerdings ließen sie mit 12 % bzw. 33 % Risikoverstärkung für das erste Auftreten einer CMD nur einen moderaten Effekt erkennen (Fillingim et al. 2013). Im Rahmen der OPPERA-Studie ergaben im Drei-Monats-Rhythmus wiederholte Messungen außerdem, dass Stress mit einem 55%ig erhöhten Risiko einer CMD-Erkrankung einherging (HR: 1,55; 95 % KI 1,34, 1,79) (Slade et al. 2015).

Beide Studien zeigten, dass die geschätzte Assoziation mit Stress, der einmal zu Beginn und anschließend in dreimonatigen Abständen gemessen wurde, vermutlich zu niedrig angesetzt war, weil die zu beiden Zeitpunkten erhobenen Werte nicht die kumulierenden Auswirkungen von Stress und globalen psychologischen Symptomen erfassten, die alltäglichen Erlebnissen inhärent sind. So geht die erhöhte Stressassoziation, die Slade et al. (2015) mit einer Messung nahe am Ergebnisendpunkt erhoben haben, nach wie vor auf die einmalige Messung eines Konstrukts zurück, das vorübergehend oder zeitweise dynamisch ist. Das Vorgehen ist daher nicht geeignet ist, eine tatsächliche Verbindung zu erfassen.

Ätiologie schmerzhafter craniomandibulärer Dysfunktionen

Bezüglich der Ätiologie von CMDs sind die Ansichten so breit gefächert, wie es die Vorstellungen sowohl von praktischen Ärzten als auch Wissenschaftlern nur sein können. Allerdings fußen die Meinungen größtenteils auf Fall- oder Querschnittsstudien, die beide keinen angemessenen Ansatz zur Feststellung einer Ätiologie darstellen. An dieser Stelle soll es um die wesentlichen Bereiche gehen, die vermutlich mit der Ätiologie von CMDs in Verbindung stehen. Es wurden erhebliche Fortschritte bei der Identifizierung genetischer und epigenetischer Faktoren gemacht, die mit Schmerzen und besonders CMDs in Verbindung gebracht werden (Belfer et al. 2013; Diatchenko et al. 2013; Smith et al. 2013); allerdings kann diese komplexe Thematik nicht im Rahmen dieses Kapitels erörtert werden.

Die Bradford-Hill-Kriterien für die Ursache und damit das Verständnis von Ätiologie sind angemessen und nützlich, wenn es um bakterielle Erkrankungen geht. Sie sind allerdings weniger von Nutzen bei komplexen Erkrankungen, zu denen die CMDs eindeutig gehören (Ohrbach et al. 2015; Rothman & Greenland 2005). Daher wird bei der Betrachtung der Ätiologie von komplexen Erkrankungen wie der CMD das Konzept der Risikofaktoren zweckmäßiger. Das wird vielleicht am Ende dieses Abschnitts klarer, wenn wir die Evidenz in Form einer einfachen Zusammenfassung präsentieren:

„CMD ist meist weniger eine isolierte Dysfunktion, sondern häufiger das Ergebnis mehrerer Risikofaktoren, die gemeinsam oder der Reihe nach bei einem spezifischen Individuum auftreten, d. h. ein einziger Risikofaktor allein ist nicht ausreichend, um die CMD ‚auszulösen'."

— **(Slade et al. 2016)**

Verletzungen

Kieferverletzungen können von kleinen Verletzungen der Bindegewebestrukturen zu schwerwiegenderen Schädigungen wie Frakturen reichen. Derartige Verletzungen können von einer ganzen Reihe unterschiedlicher traumatischer Geschehnisse verursacht werden. Unter den in der Literatur beschriebenen Traumata sind Körperverletzungen mit 37 % für die meisten Gesichtsfrakturen verantwortlich, gefolgt von Stürzen mit 24,6 %, Autounfällen mit 12,1 %, Verkehrsunfällen mit 2 % und Fahrradunfällen mit 1,6 % (Allareddy et al. 2011). Zusätzlich zu Körperverletzungen, Stürzen und Unfällen können auch Verletzungen von Kopf und Hals den Kiefer betreffen (Cassidy et al. 2014).

Außerdem können iatrogene Interventionen, wie etwa orale Intubation, Laryngoskopie und Zahnbehandlungen, Ursache von Mundverletzungen sein. Weil Mundverletzungen aber auch Schädigungen anderer Strukturen wie Lippen, Zähne, Zunge usw. einschließen, lässt sich auf Basis der Literatur nur schwer sagen, wie viele dieser Verletzungen speziell den Kieferknochen oder die Kiefermuskulatur betreffen. Weitergehende Informationen zu Ursachen von Kieferverletzungen finden sich im Artikel von Sharma (2017).

Mikrotraumata

Als muskuloskelettale Mikrotraumata bezeichnet man niedrigschwellige Kräfte, die nicht ausreichen, um das betroffene Gewebe unmittelbar zu schädigen, langfristig aber Schäden verursachen können (Fernandez et al. 1995; Hauret et al. 2010). Häufigste Ursache für Mikrotraumata sind gewohnheitsmäßige Überlastungen, wobei parafunktionale Gewohnheiten sich hauptsächlich im orofazialen Bereich manifestieren, während sportliche Aktivitäten den übrigen Körper betreffen. Im Gegensatz zu normaler Beanspruchung basiert Überbeanspruchung auf einer Kombination aus durch Verhalten bedingtem Belastungsumfang, der Häufigkeit dieses Verhaltens, dessen Dauer, die Dauer jeder einzelnen Verhaltensweise, dem Ausmaß der Erholung sowie der Gesamtdauer, über die sich all diese Faktoren erstrecken. Es existiert kein spezifisches Maß für Überbeanspruchung und ab wann man von einer Überbeanspruchung im Gegensatz zu normaler Beanspruchung sprechen kann, ist nicht bekannt. Stattdessen wird häufig auf das Vorliegen einer Überlastung geschlossen, wenn die Belastungsgrenze des Gewebes überschritten wurde und entweder Anzeichen oder Symptome eines mutmaßlichen Mikrotraumas sichtbar sind. Andere mögliche Ursachen von Mikrotraumata sind wiederholte Beanspruchung (z.B. die Anpassung an wiederholte, von außen wirkenden Kräfte auf den Körper, etwa bei Kontaktsportarten) sowie die Auswirkungen einer Dekonditionierung, die zu verringerter Gewebebelastbarkeit führt (Nørregaard et al. 1997).

Körperliche Schäden werden relativ schnell anhand einer Störung abgeschätzt, z. B. traumatische Gelenkerkrankungen oder Tendonitiden, die häufig als Ergebnis eines Mikrotraumas angesehen werden. Der behandelnde Arzt mag sich einer Diagnose sicher sein und seine Schlussfolgerung führen zu einer vermeintlichen Ätiologie von Mikrotraumata, die sich auf die Evidenz bei genau diesem speziellen Patienten stützen, etwa Gewaltmärsche über lange Strecken und Zeiträume ohne Erholungspausen zur Geweberegeneration. In diesem Zusammenhang scheint das Prinzip der Mikrotraumata nachhaltig durch Datenerhebungen gestützt zu werden (Hauret et al. 2010).

Umgekehrt können körperliche Schäden nicht mit derselben Sicherheit auf Mikrotraumata zurückgeführt werden wie etwa auf eine Tendinitis. Klinische Befunde wie muskulärer Hartspann und myofasziale Triggerpunkte bei gleichzeitigen Schmerzbeschwerden werden gemeinhin als diagnostischer Nachweis einer myofaszialen Schmerzstörung betrachtet. Auch wenn der Arzt sich seiner Diagnose in diesem Fall genauso sicher sein mag wie z.B. bei einer Tendinitis, zeigen Studien, dass nur eine moderate bis schlechte Intertesterreliabilität vorliegt (Gerwin et al. 1997) und dass die Meinungen hinsichtlich der Ursache auseinandergehen (Cohen & Quintner 2008; Quintner et al. 2015). Angesichts der gewichtigen Rolle, die Überbelastungen als erklärte Ätiologie spielen (Travell & Simons 1983), sowie der ebenfalls gewichtigen Rolle, die sie sowohl in Bezug auf die Ausprägung als auch der Aufrechterhaltung myofaszialer Schmerzen zu spielen scheinen (Glaros et al. 2016; Ohrbach et al. 2013; Ohrbach et al. 2011), sollten myofasziale Schmerzstörungen vielleicht eher als ein Konstrukt aus mehreren Indikatoren denn als eine einfache körperliche Diagnose betrachtet werden. Die Frage, ob Mikrotraumata grundsätzlich einen Faktor bei der Entstehung von myofaszialen Schmerzen, muskulärem Hartspann und Triggerpunkten darstellen, erfordert weitere Untersuchungen sowie vielleicht mehr Aufmerksamkeit in der Praxis (s. Kap. 8 zur Untersuchung der Kaumuskulatur).

Schließlich wird manchmal auch von einem körperlichen Schaden ausgegangen, der bei bekannter Überlastung auf einer vermuteten Mikroschädigung basiert. Was ein rein verhaltensbezogenes Schmerzproblem auf Basis eines unbekannten Mechanismus sein könnte (Glaros & Burton 2004; Glaros et al. 2016), wandelt sich im Denken des Arztes zu einer diagnostizierten körperlichen Störung mit Gewebeschädigung, die als Quelle der dem Schmerz zugrundeliegenden Nozizeption identifiziert wird. Dieses Muster, jegliche Art von abnormalen Befunden als Hinweis auf eine körperliche Schädigung anzunehmen (die daher im Mittelpunkt der physischen Intervention stehen müssen), entspricht dem Denken, das seit Jahrzehnten im Bereich der CMD vorherrscht, und ist eine Folge unzureichenden Assessments sowie der Nichtbeachtung von Diagnosegraden (Ohrbach & Dworkin 2016). Es ist jedoch anzumerken, dass Mikrotraumata als Schmerzquelle, die „im Sinne einer solchen Beschädigung“ beschrieben werden, tatsächlich für CMD-Schmerzen ohne bekannte Ursache verantwortlich sein können (Slade et al. 2016).

Diesen einleitenden Worten zufolge werden Mikrotraumata insbesondere bei Erkrankungen des Kiefergelenks häufig als initiale Ursache für eine CMD benannt, was aber weitgehend auf Spekulationen und nicht auf Evidenz zu beruhen scheint. Überzeugende Evidenz aus einer Studie deutet eine Möglichkeit an, die Mikrotraumata entstehen und das Kiefergelenk beeinflussen lassen könnte. Gesunde Frauen weisen im Vergleich zu Männern während des normalen Kieferschlusses höhere Druckwerte innerhalb des Diskus auf (Iwasaki et al. 2017b). Entsprechend weisen Frauen mit Diskusverlagerungen (im Vergleich zu denen ohne Verlagerung) auch höhere Druckwerte im Kiefergelenk auf (Iwasaki et al. 2017a). Und schließlich weisen Frauen mit Diskusverlagerungen sowie Schmerzen (im Vergleich zu denen ohne) längere Perioden der Muskelkontraktion und höhere Druckverhältnisse während Episoden von nächtlichem Bruxismus auf (Wei et al. 2017). Zusammenfassend deuten diese Ergebnisse darauf hin, dass Diskusverlagerungen im Kiefergelenk sowie lokale Schmerzen die Biomechanik des Gelenks auf eine Weise beeinflussen, wonach Frauen anfälliger für wiederholt anfallende Belastungen bei nächtlichem Bruxismus sein können, die in die Kategorie der Mikrotraumata eingeordnet werden können. Diese Erkenntnisse könnten von Bedeutung für mögliche Effekte von Mikrotraumata anderer Überlastungserscheinungen auf die CMD sein.

Psychologische und Verhaltensfaktoren

Es ist sicherlich nicht übertrieben zu sagen, dass in jeder Querschnittsstudie zur Untersuchung psychologischer Variablen in Bezug auf CMDs mindestens eine dieser Variablen signifikant mit CMDs allgemein korreliert, insbesondere aber mit schmerzhaften CMDs. Eine ausführliche Evaluation nahezu jeder CMD-relevanten psychologischen Variable bestätigte vorherige Assoziationen zu einer schmerzhaften CMD mit einer standardisierten OR von 1,3–2,4 (Fillingim et al. 2011). Derartige Querschnittsstudien erlauben allerdings keinen Einblick in die Ätiologie. Wenn es um die Frage ging, welche Individuen eine schmerzhafte CMD entwickeln würden, wiesen dieselben Variablen eine zwar signifikante, dennoch nur schwache Assoziation auf, mit einer standardisierten OR von 1,2–1,4 beim Auftreten der Erkrankung (Fillingim et al. 2013). In der Kohorte der chronisch Erkrankten waren körperliche Symptome mit einer standardisierten OR von 2,4 der deutlich stärkste Prädiktor. Bezüglich der Inzidenz dagegen unterschied sich keiner der Prädiktoren deutlich von anderen. Zusammengefasst heben diese Ergebnisse heraus, dass eine psychologisch bedingte Ätiologie schmerzhafter CMDs vorrangig durch Stress allgemein oder psychosoziale Dysfunktionen bedingt ist. Ist der Schmerz allerdings erst einmal manifest, wird die damit verbundene Belastung sämtliche psychologischen Prozesse bei den Betroffenen beeinträchtigen, einige davon mehr als andere. In Übereinstimmung mit der Anwendung des biopsychosozialen Modells bei Schmerzsyndromen und unter besonderer Berücksichtigung von orofazialen Schmerzen weisen diese Ergebnisse darauf hin, dass sowohl im klinischen als auch wissenschaftlichen Bereich ein umfassendes multiaxiales Assessment essenziell ist, um die vielfältigen Aspekte der Schmerzverarbeitung zu verstehen (Durham et al. 2015; Ohrbach & Durham 2017).

Eine bezüglich der Ätiologie von CMDs häufig betrachtete Verhaltensvariable sind parafunktionale Verhaltensweisen, die bereits im Abschnitt über Mikrotraumata als Überlastungsverhalten beschrieben wurden. Die potenzielle Wichtigkeit derartiger Verhaltensweisen für CMDs wird breitflächig durch Querschnittsuntersuchungen bestätigt. Experimentelle Studien haben gezeigt, dass Verhaltensweisen, die man in ausreichendem Maß, ausreichender Dauer sowie Frequenz ausführt, zuverlässig Schmerzsymptome hervorrufen, die mit der Diagnose einer Myalgie übereinstimmen (Glaros 2007, 2008). Ambulante Studien konnten zeigen, dass Stressreaktionen parafunktionale Verhaltensweisen beinhalten, was zu Schmerzen führt (Glaros et al. 2016; Glaros et al. 2005). Hinsichtlich der tatsächlichen Prognose einer schmerzhaften CMD ist festzustellen: Individuen, die parafunktionale Verhaltensweisen zeigten und auf der Oral Behaviors Checklist (Kaplan & Ohrbach 2016; Markiewicz et al. 2006; Ohrbach et al. 2008b) einen Score über 25 aufwiesen (was 30 % des Maximalwerts entspricht), entwickelten mit 75 % höherer Wahrscheinlichkeit eine neu auftretende schmerzhafte CMD als solche, die einen Score von unter 17 aufwiesen. Diese Ergebnisse weisen darauf hin, dass derartige Verhaltensweisen nur dann verlässlich ins Gewicht fallen, wenn sie in ausreichender Dichte auftreten, also in entsprechender Anzahl und Häufigkeit. Dies steht im Einklang zur vorhergehenden Diskussion über Mikrotraumata.

Veränderte Schmerzverarbeitung

Es gibt deutlich Hinweise darauf, dass sich im Verlauf einer Schmerzchronifizierung Veränderungen im Schmerzverarbeitungssystem ergeben. Diese Veränderungen sind in mehreren Bereichen messbar: Druckschmerzschwellen, thermische Schmerzschwellen und Toleranz, thermische Wind-up-Phänomene und Aftersensations, kutane Pin-Prick-Schmerzschwellen und kutane Wind-up-Phänomene und Aftersensations (s. Kap. 6). Bei Personen mit chronisch schmerzhaften CMDs sind in jeder dieser Domänen Veränderungen messbar (Greenspan et al. 2011). Dagegen ist eine veränderte Schmerzverarbeitung vor Beginn einer schmerzhaften CMD weniger auffallend – mit nur kleineren Veränderungen über weniger Domänen hinweg (Greenspan et al. 2013). Insbesondere bei chronischen und inzidenten CMDs können Veränderungen in der Schmerzverarbeitung am deutlichsten über die Druckschmerzschwellen gemessen werden. Interessanterweise schwanken die Veränderungen der Druckschmerzempfindlichkeit mit Ausbruch einer schmerzhaftem CMD, sagen diesen Ausbruch aber nicht vorher (Slade et al. 2014).

Schmerzkomorbidität

Lokale Schmerzbeschwerden, die sich auf ein bestimmtes System beziehen (z. B. CMD innerhalb des Kauapparats mit einer ansonsten negativen Anamnese für relevante Faktoren), gegenüber Schmerzbeschwerden abzugrenzen, die im Rahmen allgemeiner gesundheitlich relevanter Faktoren oder anderer Schmerzstörungen vorliegen, ist der beträchtlichen empirischen Datenlage zufolge unverzichtbar. Allgemeine gesundheitlich relevante Faktoren assoziieren stark mit chronischen CMDs und prognostizieren auch den Ausbruch einer CMD (Aggarwal et al. 2010; Ohrbach et al. 2011; Sanders et al. 2013). Dazu gehören andere Schmerzstörungen, neurosensorische Störungen, Atemwegserkrankungen und Tabakkonsum – sowohl bei neu auftretender als auch bei chronischer CMD (Ohrbach et al. 2011; Sanders et al. 2013). Darüber hinaus ist ein zunehmend schlechter Schlaf wesentlicher Prädiktor für neu auftretende CMDs (Sanders et al. 2016). Der wohl am besten untersuchte Risikofaktor für schmerzhafte CMDs im Rahmen des allgemeinen Gesundheitszustands ist die Präsenz andere Schmerzsyndrome, wie Rückenschmerzen, Reizdarmsyndrom, Kopf- und Genitalschmerzen. Frühe Einblicke in die sich vermischenden Effekte von zwei oder mehreren gleichzeitig auftretenden Schmerzstörungen prägten die nachfolgende Gate-Control-Theorie und später die Neuromatrix-Theorie des Schmerzes (Livingston 1998; Melzack 1989; Melzack & Wall 1965) dahingehend, dass Schmerzen unterschiedlicher Genese keine additive Wirkung haben, sondern einen multiplikativen Effekt auf das Schmerzergebnis, einschließlich der Intensität der erlebten Schmerzen, psychologischen Variablen wie Stimmung und Katastrophierung, schmerzbedingter Invalidität sowie dem Risiko für den späteren Ausbruch einer weiteren Schmerzkrankheit (Aggarwal et al. 2006; Creed et al. 2012; Macfarlane et al. 2003; McBeth et al. 2002; Raphael et al. 2000). Diese Ergebnisse legen nahe, dass eine CMD unterschiedlich auf zustandsabhängige Behandlungen reagiert, je nachdem, ob es sich um eine von anderen Schmerzsyndromen unabhängige und lokale Störung handelt oder um eine mit anderen Störungsbildern vermischte CMD. Tatsächlich weist vieles darauf hin, dass etwa orale Hilfsmittel zur Behandlung von Bruxismus bedeutend weniger effektiv sind, wenn gleichzeitig ein generalisiertes Schmerzsyndrom vorliegt (Raphael & Marbach 2001).

Die CMD als muskuloskelettales Krankheitsbild präsentiert sich in der Gesichtsregion, die zwischen zwei anderen bedeutenden Strukturen gelegen ist, von denen jede ein eigenes komplexes Schmerzsyndrom aufweisen kann: Kopfschmerzen im Kopf und Nackenschmerzen in der Halswirbelsäule. Zusätzlich zu ihrer Verbindung zu anderen Schmerzsyndromen mittels generalisierten und schmerzverarbeitenden Mechanismen des zentralen Nervensystems weisen CMDs insbesondere funktionelle Gemeinsamkeiten sowohl mit Kopf- als auch Nackenschmerzen auf (Ballegaard et al. 2008; Häggman-Henrikson et al. 2016; Häggman-Henrikson et al. 2002; Wiesinger et al. 2013). Die Überlappung mehrerer Mechanismen schließt die periphere Nervenkonvergenz im kaudalen Trigeminuskern und mechanische aktivitätsbasierte motorische Kontrollstrategien, die Grundfunktionen wie Kauen beinhalten, ein sowie eher grobstrukturelle Überlappungen wie die temporale Region, in der sich der M. temporalis zur Steuerung der Kieferfunktion befindet und in der ein Großteil der Kopfschmerzen auftritt.

Schlussfolgerung

Die Gruppe der muskuloskelettalen Beschwerden wird durch unspezifischen Rückenschmerz, Nackenschmerz sowie CMD-bezogenen Schmerz dargestellt. Diesen Beschwerden sind zwei vorrangige Risikofaktoren gemein: psychologische Faktoren und Verletzungen sowie der mögliche Risikofaktor Rauchen. Diese sind an anderer Stelle gut zusammengefasst (McLean et al. 2010; Taylor et al. 2014; Sharma 2017). Wir wollen einen umfassenderen Blick auf schmerzhafte CMDs werfen und betrachten sie als nur eine von mehreren muskuloskelettalen Beschwerden. Von den beiden Hauptrisikofaktoren scheinen vor allem die psychologischen Komponenten eine entscheidende Rolle nicht nur bei der Entstehung derartiger Beschwerden, sondern auch bezüglich deren Dauer und der Entwicklung chronischer Schmerzen zu spielen. Die stärkere Gewichtung psychologischer Faktoren mag eine Folge der verstärkten und besseren Untersuchung dieser Faktoren sein – im Gegensatz zu der eher eingeschränkten Forschung zu Verletzungen. Rauchen ist ein bekannter Risikofaktor für Rückenschmerzen und CMDs. Obgleich es häufig stellvertretend für schlechte soziale oder gesundheitliche Bedingungen steht, scheint es der Evidenz nach auch direkten Einfluss auf das Schmerzempfinden zu haben. Berufsbedingte Faktoren spielen eine wesentliche Rolle bei Rückenschmerzen, während sie bei CMD eine weit schwächere oder sogar gar keine Rolle spielen und ihr Einfluss auf Nackenschmerzen derzeit unklar ist. Auf ähnliche Weise sind Bildungsstand, sozioökonomischer Status und körperliche Aktivität stärker mit Rückenschmerzen assoziiert als mit Nacken- oder CMD-bezogenen Schmerzen.

Die Rolle der Falldefinitionen und ihre Auswirkungen auf die Forschung haben sich nicht nur bei CMDs geändert, sondern auf dieselbe Art und Weise auch bei den anderen beiden genannten Schmerzformen des Bewegungsapparats. Entgegen der in letzter Zeit sehr gut operationalisierten und verlässlichen Definitionen einer CMD haben die unterschiedlichen Validitätslevel von Falldefinitionen bezüglich Rücken- und Nackenschmerzen die entsprechenden Studienprogramme eventuell beeinträchtigt. Es ist anzumerken, dass die verfügbaren und gut standardisierten CMD-Definitionen die Erforschung von CMD-bezogenem Schmerz zügig voranbringen (Ohrbach & Dworkin 2016).

Darüber hinaus deuten die verfügbaren Informationen zusammengenommen darauf hin, dass die Risikofaktoren für Schmerzen im Bewegungsapparat im Laufe der Zeit eine komplexere dynamische Beziehung aufweisen können, die auch die gegenseitige Kausalität einschließt. Muskuloskelettale Beschwerden werden heutzutage als komplexe Erkrankungen angesehen und entsprechend kristallisiert sich das Bild komplexer Ursachen heraus. Durch die OPPERA-Studie wurde erst jüngst ein Aspekt dieser Komplexität klarer, nämlich, dass ein einziger Risikofaktor nicht ausreicht, um eine Schmerzerkrankung auszulösen. Auch wenn dieses Verständnis muskuloskelettaler Beschwerden derzeit noch auf CMDs beschränkt ist, gibt es keinerlei Hinweise darauf, dass CMDs in dieser Hinsicht einzigartig sind. Allerdings verstehen wir noch nicht genau, wie sich Risikofaktoren letztlich zu manifesten Schmerzerkrankungen entwickeln. Lungenkrebs ist ein gutes Beispiel dafür, an was es bislang in der Literatur fehlt. Aus biologischer Sicht sind die entsprechenden Risikofaktoren wie Rauchen und Asbestexposition ausreichend und einfach zu erklären und lassen auf Gewebeniveau eine Entsprechung finden, was wiederum klare Folgen für die öffentliche Gesundheit hat. Auch wenn die Charakteristiken individueller Risikofaktoren auf der Basis bestehender CMD-Studien dargelegt wurden, liegen den unterschiedlichen Prädikatoren aber wesentliche neurobiologische Prozesse zugrunde, wenn es um die Entstehung allgemeiner muskuloskelettaler Schmerzen geht. Das Wesen dieser Prozesse ist komplex und weist auf ein hohes Maß an Interaktion zwischen den einzelnen Faktoren hin. Wir schließen dieses Kapitel daher, indem wir noch einmal hervorheben, dass für die Ausprägung einer schmerzhaften CMD und einer sich daraus entwickelnden Chronifizierung das Zusammenwirken unterschiedlicher multipler Risikofaktoren über einen längeren Zeitraum von Bedeutung ist.

Literatur

Agerberg G, Bergenholtz A. Craniomandibular disorders in adult populations of West Bothnia, Sweden. Acta Odontol Scand 1989; 47: 129–140.

Agerberg G, Carlsson GE. Functional disorder of the masticatory system: I. Distribution of symptoms according to age and sex as judged from investigation by questionnaire. Acta Odontol Scand 1972; 30: 597–613.

Aggarwal VR, McBeth J, Zakrzewska JM, Lunt M, Macfarlane GJ. The epidemiology of chronic syndromes that are frequently unexplained: do they have common associated factors? Int J Epidemiol 2006; 35: 468–476.

Aggarwal VR, Macfarlane GJ, Farragher TM, McBeth J. Risk factors for onset of chronic oro-facial pain: results of the North Cheshire oro-facial pain prospective population study. Pain 2010; 149: 354–359.

Ahn AH. Why does increased exercise decrease migraine? Current Pain and Headache Reports 2013; 17: 379.

Alanen P, Kirveskari P. Stomatognathic dysfunction in a male Finnish working population. Proc Finnish Dental Society 1982;78: 184–188.

Allareddy V, Allareddy V, Nalliah RP. Epidemiology of facial fracture injuries. J Oral Maxillofac Surg 2011; 69: 2613–2618. Creed

FH, Davies I, Jackson J et al. The epidemiology of multiple somatic symptoms. J Psychosom Res 2012; 72: 311–317.

Ambrose KR, Golightly YM. Physical exercise as non-pharmacological treatment of chronic pain: Why and when. Best Practice & Research. Clinical Rheumatology 2015; 29: 120–130.

Ballegaard V, Thede-Schmidt-Hansen P, Svensson P, Jensen R. Are headache and temporomandibular disorders related? A blinded study. Cephalalgia 2008; 28; 832–841.

Belfer I, Segall SK, Lariviere W et al. Pain modality- and sex-specific effects of COMT genetic functional variants. Pain 2013; 154:1368–1376.

Blau JN. How to take a history of head or facial pain. Br Med J 1982; 285: 1249–1251.

Cassidy JD, Boyle E, Carroll L. Population-based, inception cohort study of the incidence, course, and prognosis of mild traumatic brain injury after motor vehicle collisions. Arch Phys Med Rehabil 2014; 95: S278–285.

Cohen M, Quintner J. The horse is dead: let myofascial pain syndrome rest in peace. Pain Med 2008; 9: 464–465.

de Leeuw R, Klasser GD. Orofacial Pain: Guidelines for Assessment, Diagnosis, and Management. 5th ed. Hanover Park, IL: Quintessence Publishing, 2013.

Diatchenko L, Fillingim RB, Smith SB, Maixner W. The phenotypic and genetic signatures of common musculoskeletal pain conditions. Nature Rev Rheumatol 2013; 9: 340–350.

Dionne CE, Dunn KM, Croft PR et al. A consensus approach toward the standardization of back pain definitions for use in prevalence studies. Spine 2008; 33: 95–103.

Drangsholt M, LeResche L. Temporomandibular disorder pain. In Crombie IK, Croft PR, Linton SJ, LeResche L, Von Korff M (eds). Epidemiology of Pain. Seattle, WA: International Association for the Study of Pain, 1999.

Durham J, Raphael KG, Benoliel R, Ceusters W, Michelotti A, Ohrbach R. Perspectives on next steps in classification of oro-facial pain – part 2: role of psychosocial factors. J Oral Rehabilitation 2015; 42: 942–955.

Dworkin SF. Illness behavior and dysfunction: review of concepts and application to chronic pain. Can J Physiol Pharmacol 1991; 69: 662–671.

Dworkin SF, Huggins KH, LeResche L et al. Epidemiology of signs and symptoms in temporomandibular disorders: clinical signs in cases and controls. J Am Dent Assoc 1990; 120: 273–281.

Dworkin SF, LeResche L. Research diagnostic criteria for temporomandibular disorders: review, criteria, examinations and specifications, critique. J Craniomandib Disord 1992; 6: 301–355.

Epker J, Gatchel RJ, Ellis E. A model for predicting chronic TMD: practical application in clinical settings. JADA 1999; 130: 1470–1475.

Fernandez JE, Fredericks TK, Marley RJ. The psychophysical approach in upper extremities work. In Robertson SA (ed.) Contemporary Ergonomics. London: Taylor & Francis, 1995: 456–461.

Fillingim RB, Ohrbach R, Greenspan JD et al. Potential psychosocial risk factors for chronic TMD: descriptive data and empirically identified domains from the OPPERA case-control study. J Pain 2011; 2: T46-T60.

Fillingim RB, Ohrbach R, Greenspan JD et al. Psychological factors associated with development of TMD: the OPPERA prospective cohort study. J Pain 2013; 14: T75-T90.

Gatchel RJ, Peng YB, Peters ML, Fuchs PN, Turk DC. The biopsychosocial approach to chronic pain: scientific advances and future directions. Psychol Bull 2007; 133: 581–624.

Gerwin RD, Shannon S, Hong CZ, Hubbard D, Gevirtz R. Interrater reliability in myofascial trigger point examination. Pain 1997; 69: 65–73.

Glaros AG. EMG biofeedback as an experimental tool for studying pain. Biofeedback 2007; 35: 50–53.

Glaros AG. Temporomandibular disorders and facial pain: a psychophysiological perspective. Appl Psychophysiol Biofeedback 2008; 33: 161–171.

Glaros AG, Burton E. Parafunctional clenching, pain, and effort in temporomandibular disorders. J Behav Med 2004; 27: 91–100.

Glaros AG, Williams K, Lausten L. The role of parafunctions, emotions and stress in predicting facial pain. JADA 2005; 136: 451–458.

Glaros AG, Marszalek JM, Williams KB. Longitudinal multilevel modeling of facial pain, muscle tension, and stress. J Dent Res 2016; 95: 416–422.

Gonzalez YM, Schiffman E, Gordon SM et al. Development of a brief and effective temporomandibular disorder pain screening questionnaire: reliability and validity. J Am Dent Assoc 2011; 142: 1183–1191.

Gotouda A, Yamaguchi T, Okada K, Matsuki T, Gotouda S, Inoue N. Influence of playing wind instruments on activity of masticatory muscles. J Oral Rehabil 2007; 34: 645–651.

Greenspan JD, Slade GD, Bair E et al. Pain sensitivity risk factors for chronic TMD: descriptive data and empirically identified domains from the OPPERA case-control study. J Pain 2011; 12: T61–T74.

Greenspan JD, Slade GD, Bair E et al. Pain sensitivity and autonomic factors associated with development of TMD: the OPPERA prospective cohort study. J Pain 2013; 14: T63–T74.

Häggman-Henrikson B, Zafar H, Eriksson PO. Disturbed jaw behavior in whiplash-associated disorders during rhythmic jaw movements. J Dent Res 2002; 81: 747–751.

Häggman-Henrikson B, Lampa E, Marklund S, Wänman A. Pain and disability in the jaw and neck region following whiplash trauma. J Dental Res 2016; 95: 1155–1160.

Hauret KG, Jones BH, Bullock SH, Canham-Chervak M, Canada S. Musculoskeletal injuries: description of an under-recognized injury problem among military personnel. Am J Prev Med 2010; 38 S61–S70.

Heikinheimo K, Salmi K, Myllarniemi S, Kirveskari P. A longitudinal study of occlusal interferences and signs of craniomandibular disorder at the ages of 12 and 15 years. Eur J Orthod 1990; 12: 190–197.

Helkimo M. Studies on function and dysfunction of the masticatory system. IV. Age and sex distribution of symptoms of dysfunction of the masticatory system in Lapps in the north of Finland. Acta Odontol Scand 1974; 32: 255–267.

IASP. IASP Taxonomy, 2011. https://www.iasp-pain.org/Education/Content. aspx?ItemNumber=1698&navItemNumber=576.

Iwasaki L, Gonzalez Y, Liu Y et al. Mechanobehavioral scores in women with and without TMJ disc displacement. J Dent Res 2017a; 96: 895–901.

Iwasaki L, Gonzalez Y, Liu Y et al. TMJ energy densities in healthy men and women. Osteoarthritis and Cartilage 2017b; 25: 846–849.

Johansson AC, Gunnarsson LG, Linton SJ et al. Pain, disability and coping reflected in the diurnal cortisol variability in patients scheduled for lumbar disc surgery. Eur J Pain 2008; 12: 633–640.

Kaplan SEF, Ohrbach R. Self-report of waking-state oral parafunctional behaviors in the natural environment. J Oral Facial Pain Headache 2016; 30: 107–119.

Keefe FJ, Rumble ME, Scipio CD, Giordano LA, Perri LM. Psychological aspects of persistent pain: current state of the science. J Pain 2004; 5: 195–211.

Kight M, Gatchel RJ, Wesley L. Temporomandibular disorders: evidence for significant overlap with psychopathology. Health Psychol 1999; 18: 177–182.

Kitai N, Takada K, Yasuda Y, Verdonck A, Carels C. Pain and other cardinal TMJ dysfunction symptoms: a longitudinal survey of Japanese female adolescents. J Oral Rehabil 1997; 24: 741–748.

Leeuw M, Goossens ME, Linton SJ, Crombez G, Boersma K, Vlaeyen JW. The fear-avoidance model of musculoskeletal pain: current state of scientific evidence. J Behav Med 2007; 30: 77–94.

Lipton JA, Ship JA, Larach-Robinson D. Estimated prevalence and distribution of reported orofacial pain in the United States. J Am Dent Assoc 1993; 124: 115–121.

Livingston WK. Pain and Suffering. Seattle: IASP Press, 1998.

Macfarlane TV, Blinkhorn AS, Davies R, Kincey J, Worthington H. Factors associated with health care seeking behaviour for orofacial pain in the general population. Community Dent Health 2003; 20: 20–26.

Markiewicz MR, Ohrbach R, Mccall WD Jr. Oral behaviors checklist: reliability of performance in targeted waking-state behaviors. J Orofac Pain 2006; 20: 306–316.

McBeth J, Macfarlane GJ, Silman AJ. Does chronic pain predict future psychological distress? Pain 2002; 96: 239–245.

McLean SM, May S, Klaber-Moffett J, Sharp DM, Gardiner E. Risk factors for the onset of non-specific neck pain: a systematic review. J Epidemiol Community Health 2010; 64: 565–572.

Melis M, Lobo SL, Ceneviz C et al. Effect of cigarette smoking on pain intensity of TMD patients: a pilot study. Cranio 2010; 28: 187–192.

Melzack R. Phantom limbs, the self and the brain. Can Psychol 1989; 30: 1–16.

Melzack R, Wall PD. Pain mechanisms: a new theory. Science 1965; 150: 971–979.

Molin C, Carlsson GE, Friling B, Hedegard B. Frequency of symptoms of mandibular dysfunction in young in young Swedish men. J Oral Rehabil 1976; 3: 9–18.

Moseley GL. A pain neuromatrix approach to patients with chronic pain. Man Ther 2003; 8: 130–140.

Moulton B, Spence SH. Site-specific muscle hyper-reactivity in musicians with occupational upper limb pain. Behav Res Ther 1992; 30: 375–386.

NCHS. Summary Health Statistics Tables for the U.S. Population: National Health Interview Survey, 2014 (12/2015). CDC/National Center for Health and Statistics. http://www.cdc.gov/nchs/nhis/SHS/ tables.htm.

NIDCR. Facial Pain. National Institutes of Health, 2014. http://www.nidcr.nih.gov/DataStatistics/FindDataByTopic/FacialPain/.

Nørregaard J, Lykkegaard JJ, Mehlsen J, Danneskiold-Samsøe B. Exercise training in treatment of fibromyalgia. J Musculoskeletal Pain 1997; 5: 71–79.

Ohrbach R. Disability assessment in temporomandibular disorders and masticatory system rehabilitation. J Oral Rehabil 2001; 37: 452–480.

Ohrbach R, Durham J. Biopsychosocial aspects of orofacial pain. In Farah CS, Balasubramaniam R, Mccullough MJ (eds). Contemporary oral medicine. Heidelberg, Germany: Springer Meteor, 2017.

Ohrbach R, Dworkin SF. The evolution of TMD diagnosis: past, present, future. J Dental Res 2016; 95: 1093–1101.

Ohrbach R, Larsson P, List T. The jaw functional limitation scale: development, reliability, and validity of 8-item and 20-item versions. J Orofac Pain 2008a; 22: 219–230.

Ohrbach R, Markiewicz MR, Mccall WD. Waking-state oral parafunctional behaviors: specificity and validity as assessed by electromyography. Eur J Oral Sciences 2008b; 116: 438–444.

Ohrbach R, Fillingim RB, Mulkey F et al. Clinical findings and pain symptoms as potential risk factors for chronic TMD: descriptive data and empirically identified domains from the OPPERA case-control study. J Pain 2011; 12: T27–T45.

Ohrbach R, Bair E, Fillingim RB et al. Clinical orofacial characteristics associated with risk of first-onset TMD: the OPPERA prospective cohort study. J Pain 2013; 14: T33–T50.

Ohrbach R, Blasberg B, Greenberg MS. Temporomandibular disorders. In Glick M (ed.) Burket's– Oral Medicine. 12th ed. Shelton, CT: PMPH-USA, 2015.

Osterberg T, Carlsson GE. Symptoms and signs of mandibular dysfunction in 70-year old men and women in Gothenburg, Sweden. Community Dent Oral Epidemiol 1979; 7: 315–321.

Osterweis M, Kleinman A, Mechanic D (eds). Pain and disability: clinical, behavioral, and public policy perspectives. Institute of Medicine (US) Committee on Pain, Disability, and Chronic Illness Behavior. Washington DC: National Academies Press, 1987.

Plesh O, Adams SH, Gansky SA. Racial/ethnic and gender prevalences in reported common pains in a national sample. J Orofac Pain 2011a; 25: 25–31.

Plesh O, Adams SH, Gansky SA. Temporomandibular joint and muscle disorder-type pain and comorbid pains in a national US sample. J Orofac Pain 2011b; 25: 190–198.

Quintner JL, Bove GM, Cohen ML. A critical evaluation of the trigger point phenomenon. Rheumatology 2015; 54; 392–399.

Raphael KG, Marbach JJ. Widespread pain and the effectiveness of oral splints in myofascial face pain. J Am Dental Assoc 2001; 132: 305–316.

Raphael KG, Marbach JJ, Klausner J. Myofascial face pain: Clinical characteristics of those with regional vs widespread pain. JADA 2000; 131: 161–171.

Rodriguez-Lozano FJ, Saez-Yuguero MR, Bermejo-Fenoll A. Prevalence of temporomandibular disorder-related findings in violinists compared with control subjects. Oral Surg Oral Med Oral Pathol Oral Radiol Endod 2010; 109: e15–19.

Rothman KJ, Greenland S. Causation and causal inference in epidemiology. Am J Public Health 2005; 95: 144–150.

Sanders AE, Maixner W, Nackley AG et al. Excess risk of temporomandibular disorder associated with cigarette smoking in young adults. J Pain 2012; 13: 21–31.

Sanders AE, Slade GD, Bair E et al. General health status and incidence of first-onset temporomandibular disorder: the OPPERA prospective cohort study. J Pain 2013; 14: T51–T62.

Sanders AE, Akinkugbe AA, Bair E et al. Subjective sleep quality deteriorates before development of painful temporomandibular disorder. J Pain 2016; 17: 669–677.

Scheuermann RH, Ceusters W, Smith B. Toward an ontological treatment of disease and diagnosis. Proceedings of the 2009 AMIA summit on translational bioinformatics, 2009; 116–120.

Schiffman EL, Ohrbach R, Truelove EL et al. The Research Diagnostic Criteria for Temporomandibular Disorders. V: methods used to establish and validate revised Axis I diagnostic algorithms. J Orofac Pain 2010; 24: 63–78.

Sharma S. The associations of injury and stress with temporomandibular disorders. University at Buffalo, 2017. https:// www.researchgate.net/profile/Sonia_Sharma6.

Slade GD, Bair E, Greenspan JD et al. Signs and symptoms of first-onset TMD and sociodemographic predictors of its development: the OPPERA prospective cohort study. J Pain 2013; 14: T20–T32.

Slade GD, Sanders AE, Ohrbach R et al. Pressure pain thresholds fluctuate with, but do not usefully predict, the clinical course of painful temporomandibular disorder. Pain 2014; 155: 2134–2143.

Slade GD, Sanders AE, Ohrbach R et al. COMT Diplotype amplifies effect of stress on risk of temporomandibular pain. J Dent Res 2015; 94: 1187–1195.

Slade GD, Ohrbach R, Greenspan JD et al. Painful temporomandibular disorder: decade of discovery from OPPERA Studies. J Dental Res 2016; 95: 1084–1092.

Smith B, Ceusters W, Goldberg LJ, Ohrbach, R. Towards an ontology of pain. In Okada M (ed.). Proceedings of the Conference on Logic and Ontology. Tokyo: Keio University Press, 2011.

Smith SB, Mir E, Bair E et al. Genetic variants associated with development of TMD and its intermediate phenotypes: the genetic architecture of TMD in the OPPERA prospective cohort study. J Pain 2013; 14: T91–T101.

Steinmetz A, Ridder PH, Methfessel G, Muche B. Professional musicians with craniomandibular dysfunctions treated with oral splints. Cranio 2009; 27: 221–230.

Szentpetery A, Huhn E, Fazekas A. Prevalence of mandibular dysfunction in an urban population in Hungary. Community Dent Oral Epidemiol 1986; 14: 177–180.

Taylor JB, Goode AP, George SZ, Cook CE. Incidence and risk factors for first-time incident low back pain: a systematic review and meta-analysis. Spine J 2014; 14: 2299–2319.

Travell JG, Simons DG. Myofascial Pain and Dysfunction: The Trigger Point Manual. Baltimore: Williams and Wilkins, 1983.

Truelove E, Pan W, Look JO et al. The Research Diagnostic Criteria for Temporomandibular Disorders. III: validity of Axis I diagnoses. J Orofac Pain 2010; 24: 35–47.

Turk DC, Rudy TE. Towards a comprehensive assessment of chronic pain patients. Behav Res Ther 1987; 25: 237–249.

Türp JC, Schlenker A, Schröder J, Essig M, Schmitter M. Disk displacement, eccentric condylar position, osteoarthrosis – misnomers for variations of normality? Results and interpretations from an MRI study in two age cohorts. BMC Oral Health 2016; 16: 124.

van Selms M, Ahlberg J, Lobbezoo F, Visscher C. Evidence-based review on temporomandibular disorders among musicians. Occup Med (Lond) 2017; 67: 336–343.

Verkerk K, Luijsterburg PaJ, Heymans MW et al. Prognosis and course of pain in patients with chronic non-specific low back pain: A 1-year follow-up cohort study. Eur J Pain 2015; 19: 1101–1110.

Von Korff M. Studying the natural history of back pain. Spine (Phila Pa 1976) 1994; 19 (18 Suppl): 2041s–2046s.

Von Korff M, Dworkin SF, Le Resche L, Kruger A. An epidemiologic comparison of pain complaints. Pain 1988; 32: 173–183.

Von Korff M, Le Resche L, Dworkin SF. First onset of common pain symptoms: a prospective study of depression as a risk factor. Pain 1993; 55: 251–258.

Wakefield J. The concept of mental disorder: on the boundary between biological facts and social values. Am Psychologist 1992; 47: 373.

Wall PD. On the relation of injury to pain. Pain 1979; 6: 253–264.

Wasan AD, Davar G, Jamison R. The association between negative affect and opioid analgesia in patients with discogenic low back pain. Pain 2005; 117: 450–461.

Wei F, Van Horn MH, Coombs MC et al. A pilot study of nocturnal temporalis muscle activity in TMD diagnostic groups of women. J Oral Rehabil 2017; 44: 517–525.

Weingarten TN, Iverson BC, Shi Y, Schroeder DR, Warner DO, Reid KI. Impact of tobacco use on the symptoms of painful temporomandibular joint disorders. Pain 2009; 147: 67–71.

Wiesinger B, Häggman-Henrikson B, Hellström F, Wänman A. Experimental masseter muscle pain alters jaw-neck motor strategy. Eur J Pain 2013; 17: 995–1004.

Williams AC de C, Craig KD. Updating the definition of pain. Pain 2016; 157: 2420–2423.

Woolf CJ. Pain: moving from symptom control toward mechanism-specific pharmacologic management. Annals Intern Med 2004; 140: 441–451.

Wright LJ, Schur E, Noonan C, Ahumada S, Buchwald D, Afari N. Chronic pain, overweight, and obesity: findings from a community-based twin. J Pain 2010; 11: 628–635.

Kapitel 2

Klassifikation craniomandibulärer Dysfunktionen

Ambra Michelotti, Peter Svensson

Einführung

Definition

Als craniomandibuläre Dysfunktionen (CMD) bezeichnet man eine Gruppe muskulärer und neuromuskulärer Erkrankungen, die das Kiefergelenk, die Kaumuskulatur sowie das umgebende Bindegewebe umfassen. Sie sind durch regional begrenzten, akuten oder anhaltenden Schmerz im Gesicht und den präaurikulären Gebieten gekennzeichnet oder durch die Einschränkung und Beeinträchtigung der neuromuskulären Funktionen des orofazialen Bereichs, wie etwa Essen, Gähnen, Sprechen usw. Anzeichen oder Symptome können in der klinischen Untersuchung reproduzierbare Schmerzzustände der Kaumuskulatur oder des Kiefergelenks sein – oder auch Kiefergelenksgeräusche. Die häufigsten Subtypen einer CMD umfassen schmerzhafte Dysfunktionen (Myalgien und Arthralgien) sowie Dysfunktionen des Kiefergelenks (interne Derangements und degenerative Gelenkerkrankungen). Patienten leiden häufig unter schmerzhaften Begleitbeschwerden (Komorbiditäten), wie Kopf-, Nacken- und Schulterschmerzen, generalisierte Schmerzsyndrome und Fibromyalgie. CMDs werden nicht länger als ausschließlich lokale Dysfunktionen betrachtet, sondern vielmehr als Ergebnis risikoübergreifender Faktoren (Svensson & Kumar 2016; Slade et al. 2013). In diesem Rahmen ist es wichtig, den psychosozialen Bereich zu berücksichtigen, da chronische CMD-Formen eventuell zu einer Beeinträchtigung oder dem Verlust der Arbeit oder sozialer Interaktionen führen, was die Lebensqualität grundlegend vermindern kann und anfällig für übermäßigen Gebrauch oder Missbrauch von Medikamenten sowie erhöhten Behandlungsbedarf werden lässt (Ohrbach & Dworkin 2016; Verkerk et al. 2015; AADR 2015).

Zweck einer Klassifizierung

Aus klinischer Sicht herrscht allgemeine Übereinstimmung, dass die angemessene Behandlung einer Erkrankung oder gesundheitlichen Störung eine exakte Diagnose erfordert (Ceusters et al. 2015a). Aus wissenschaftlicher Sicht sind eine genaue Diagnose sowie Klassifizierung Voraussetzungen für die Sammlung verlässlicher Informationen, um das bisherige Wissen zu erweitern. Anatomisch betrachtet werden CMDs unter dem Oberbegriff des orofazialen Schmerzes zusammengefasst. Die Internationale Kopfschmerzgesellschaft (International Headache Society, IHS), die American Academy of Orofacial Pain (AAOP) und das International RDC/CMD Consortium Network beobachten und überarbeiten aufgrund des sich weiterentwickelnden Verständnisses und der wissenschaftlichen Erkenntnisse um diese Störungen kontinuierlich ihre entsprechenden Klassifizierungen (Renton et al. 2012). Das am meisten eingesetzte wissenschaftliche Klassifizierungssystem für CMDs sind die Research Diagnostic Criteria for Temporomandibular Disorders (RDC/CMD) (Dworkin & LeResche 1992). Diese Kriterien wurden aus dem Bedarf für ein diagnostisches System heraus entwickelt, welches im Rahmen epidemiologischer und klinischer Forschung nicht nur echte Fälle von Kontrollgruppen unterscheiden, sondern auch häufig vorkommende Subtypen von chronisch-schmerzhaften CMDs differenzieren und diagnostizieren konnte. Die diesem Ansatz zugrundeliegenden Hauptprinzipien umfassen auch das biopsychosoziale Modell mit einer Zwei-Achsen-Komponente. Um die Erkrankung zu klassifizieren, basiert das System einerseits auf der körperlichen Diagnose und damit den klinischen Anzeichen und Symptomen einer CMD (Achse I) und andererseits einem psychosozialen Profil, mit dem Aspekte der erkrankten Person beschrieben werden (Achse II). Die Diagnosen gründen sich dabei auf exakten und standardisierten Begriffsdefinitionen, einschließlich präziser Angaben zur klinischen Untersuchung.

Von Research Diagnostic Criteria (RDC) zu Diagnostic Criteria (DC)

Die RDC/CMD stellen einen Meilenstein auf dem Gebiet der Klinik und Forschung zu CMDs dar und werden flächendeckend genutzt und zitiert. Sie entwickelten sich etwa 20 Jahre später als Ergebnis eines Längsschnitts von Forschung und Datenanalyse. Die daraus entstandenen Veröffentlichungen beinhalteten zum einen die Diagnosekriterien für craniomandibuläre Dysfunktionen (DC/CMD) (Schiffman et al. 2014), die sowohl für das klinische als auch wissenschaftliche Setting reliable und valide Kriterien einer CMD zur Verfügung stellten, als auch die erweiterten DC/CMD (Peck et al. 2014), die Kriterien für seltenere CMDs beinhalteten. Zusammengefasst: Vergleicht man die RDC/CMD mit den DC/CMD, haben Letztere sich zu einem evidenzbasierten System mit größerer Validität für den klinischen Einsatz weiterentwickelt. Insbesondere basieren sie auf Evidenz hinsichtlich der Reliabilität und Validität der diagnostizierten Störung. Aber obwohl diagnostische Tests für häufig vorkommende schmerzhafte CMDs eine hohe Sensitivität und Spezifität von 0,90 aufweisen (Schiffman & Ohrbach 2016), bleibt der Zusammenhang zwischen Test und der zugrundeliegenden Pathologie der jeweiligen Störung nur unzureichend verstanden. Dennoch bieten die DC/CMD eine gemeinsame Grundlage für Kliniker und Wissenschaftler. Die Definition von einheitlichen Klassifizierungen und Diagnosekriterien ist wichtig für ein besseres Verständnis von Prävalenz, Inzidenz und anderen Charakteristika in unterschiedlichen Populationen weltweit. In der klinischen Praxis wird eine Klassifizierung insbesondere dann benötigt, wenn die Diagnose noch unklar ist oder ein Patient mehr als nur eine Diagnose erhält. In der Forschung sind Klassifizierungen unerlässlich, wenn es darum geht, Vergleiche zwischen unterschiedlichen Studien zu ziehen.

Beschreibung der Diagnosekriterien: Achse I und II

Die folgende neue und evidenzbasierte DC/CMD-Achse-I umfasst die häufigsten CMD-Diagnosen im Rahmen einer akzeptablen Einschätzung der Sensitivität und Spezifität (Idealwerte: Sensitivität von ≥ 70 % und Spezifität von ≥ 95 %). Namentlich schmerzbezogene CMDs: Arthralgien, Myalgien, myofasziale Schmerzen mit Ausstrahlungen und CMD-bezogene Kopfschmerzen. Außerdem intraartikuläre CMDs: Diskusverlagerung (DV) mit Reduktion, DV mit Reduktion bei intermittierender Blockade, DV ohne Reduktion mit eingeschränkter Mundöffnung, DV ohne Reduktion und ohne eingeschränkte Mundöffnung, degenerative Gelenkerkrankung sowie Subluxation oder Luxation. Darüber hinaus werden zwei weitere Diagnosen, nämlich die lokale Myalgie und myofasziale Schmerzen, auch in den auf Muskelschmerzen basierenden Diagnosen berücksichtigt, und es wird eine inhaltliche Validität angenommen. Im Gegensatz zu allen anderen Diagnosen der DC/CMD existieren jedoch keine festgelegten Maße für die Validität, d. h. Sensitivität und Spezifität sind derzeit nicht bekannt.

Auch das neue DC/CMD-Achse-II-Protokoll wurde erweitert. Neue Instrumente zur Bewertung des Schmerzverhaltens, des psychologischen Status sowie der psychosozialen Funktion wurden hinzugefügt, darunter Bewertungen, die vom Screening bis zur umfassenden Evaluation durch einen Experten reichen.

Kraniomandibuläre Diagnosen der Achse I

Screeningfragebogen der Achse I

Das CMD-Schmerzscreening für Achse I (Gonzalez et al. 2011) besteht aus einem einfachen, reliablen und validen Eigenbericht, der sechs Punkte umfasst und das Vorhandensein schmerzbezogener CMDs mit einer Sensitivität und Spezifität von ≥ 0,95 beurteilt (s. Kap. 7, Tab. 7.1). Der Fragebogen bewertet die Angaben über Schmerzen sowie Faktoren, die die Schmerzen beeinflussen können, einschließlich der Kieferfunktion und oraler Parafunktionen. Die routinemäßige Anwendung dieses Fragebogens für Eigenberichte wird in der Zahnarztpraxis empfohlen, um bei einer bereits bestehenden CMD zu intervenieren, Chronifizierungen zu verhindern und um zu möglichen Komplikationen durch die Zahnbehandlung aufzuklären. Damit können Patienten identifiziert werden, die an einer schmerzbezogenen CMD leiden oder Gefahr laufen, dass sich bereits bestehende Schmerzen während der Zahnbehandlung verschlimmern und möglicherweise behandlungsbedürftig werden. Der Fragebogen ist einerseits von Nutzen, um den Patienten über alle CMD-bezogenen Symptome zu informieren, die während der Behandlung auftreten können, und andererseits, um den Zahnarzt über den Zustand des Patienten zu informieren, damit er geeignete Vorsichtsmaßnahmen zum Schutz von dessen Kiefer treffen kann.

Körperliche Diagnosen der Achse I

Da sie sehr verbreitet und gut dokumentiert sind, können die DC/CMD-Diagnosen als „Kerndiagnosen" bei der Beurteilung von Patienten mit orofazialen Schmerzen angesehen werden. Abbildung 2.1 stellt die Beziehung der DC/CMD-Diagnosen in Relation zu anderen CMD-Diagnosen, orofazialen Schmerzen und Kopfschmerzen dar. Eine genauere Beschreibung der spezifisch schmerzhaften und nicht schmerzhaften DC/CMD-Diagnosen findet sich im Folgenden.

Myalgie

Als Myalgie bezeichnet man Muskelschmerzen, die im Kiefer, den Schläfen, an den Ohren oder davor auftreten und die durch Bewegung, Funktion oder Parafunktion

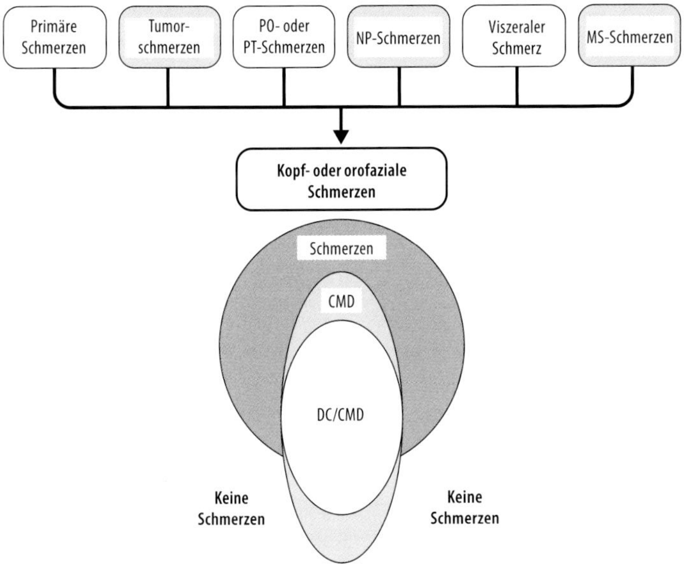

Abb. 2.1
Die DC/CMD-Diagnose umfasst gut dokumentierte Untergruppen aller Arten von CMDs. Nur eine dieser Untergruppen geht mit Schmerzen einher, die nach der IASP-Klassifikation in die Kategorie der Kopfschmerzen und orofazialen Schmerzen passen. Dazu gibt es sechs weitere Arten chronischer Schmerzen, die nebeneinander existieren oder sich mit chronischen orofazialen Schmerzen überschneiden können. DC: Diagnosekriterien; MS: muskuloskelettal; NP: neuropathisch; PO: postoperativ; PT: posttraumatisch; CMD: craniomandibuläre Dysfunktion.

des Kiefergelenks beeinflusst werden. Eine Reproduktion dieses Schmerzes tritt bei Provokationstests des Kiefergelenks oder der Kiefermuskulatur auf (Muskelpalpation und/oder Mundöffnung). Die Sensitivität beträgt 0,90, die Spezifität 0,99. Myalgien werden anhand der Provokationstests auf Basis einer standardisierten Muskelpalpation in drei Subgruppen unterteilt:

- ***Lokale Myalgie*** – eine Myalgie, bei der die Schmerzen am Ort der Palpation auftreten. Für diese Art der Myalgie existiert keine Sensitivität oder Spezifität.
- ***Myofasziale Schmerzen*** – eine Art der Myalgie, bei der die Schmerzen sich über den Bereich der Palpation hinaus ausbreiten, aber innerhalb der Grenzen des palpierten Muskels bleiben. Für diese Art der Myalgie existiert keine Sensitivität oder Spezifität.
- ***Myofaszial ausstrahlende Schmerzen*** – eine Myalgie, bei der sich die Schmerzen über die Grenzen des palpierten Muskels hinaus ausbreiten. Die Sensitivität beträgt hier 0,86, die Spezifität 0,98.

Arthralgie

Als Arthralgie bezeichnet man Kiefergelenkschmerzen, die durch Bewegung, Funktion oder Parafunktion ausgelöst werden. Eine Reproduktion dieses Schmerzes tritt bei Provokationstests des Kiefergelenks auf (Gelenkspalpation und/oder Mundöffnung). Die Sensitivität liegt bei 0,89 und die Spezifität bei 0,98.

CMD-induzierte Kopfschmerzen

Damit werden Kopfschmerzen im Bereich der Schläfen bezeichnet, die aus einer schmerzhaften CMD resultieren und durch Bewegung, Funktion und Parafunktion des Kiefers beeinflusst werden. Diese Schmerzen lassen sich durch Provokationstests der Kiefermuskulatur (Palpation der Temporalmuskulatur und/oder Mundöffnung) reproduzieren. Die Sensitivität beträgt 0,89, die Spezifität 0,87. „Kopfschmerzen, die einer CMD zugeschrieben werden" sind als neues Störungsbild in der International Classification of Headache Disorders II (ICHD-II 2004) und auch der Beta-Version der ICHD-III (2013) aufgelistet und ersetzen „Kopf- oder Gesichtsschmerzen, die einer Kiefergelenksstörung zugeschrieben werden".

Verlagerung des kraniomandibulären Diskus und degenerative Gelenkerkrankungen

Diskusverlagerung mit Reduktion – Sie beschreibt eine intrakapsuläre biomechanische Störung, an der der Diskus-Kondylus-Komplex beteiligt ist. Bei geschlossenem Mund befindet sich der Diskus in einer anterioren, medialen oder lateralen Position relativ zum Kondylenkopf, und der Diskus reduziert sich bei der Mundöffnung. Dabei können Klick-, Popp- oder Schnappgeräusche auftreten. Ohne Bildgebung beträgt die Sensitivität 0,34, die Spezifität 0,92. Eine MRT-Aufnahme des Kiefergelenks gilt als diagnostischer Referenzstandard.

Diskusverlagerung mit Reduktion mit intermittierender Blockierung – Sie beschreibt eine intrakapsuläre biomechanische Störung, die den Diskus-Kondylus-Komplex betrifft. Bei geschlossenem Mund befindet sich der Diskus in einer anterioren, medialen oder lateralen Position relativ zum Kondylenkopf, und der Diskus reduziert sich intermittierend bei der Mundöffnung. Tut er das nicht, kommt es zu einer intermittierenden eingeschränkten Kieferöffnung. Ist das der Fall, kann eine bestimmte Technik erforderlich sein, um das Kiefergelenk zu deblockieren. Bei dieser Erkrankung kann der Patient während der Untersuchung seinen Mund auch vorübergehend nicht vollständig öffnen, ohne dass er selber oder der Arzt eine Technik zur Deblockierung durchführt. Es können Klick-, Popp- oder Schnappgeräusche auftreten. Ohne Bildgebung beträgt die Sensitivität 0,38, die Spezifität 0,98. Referenzstandard für diese Diagnose sind bildgebende Verfahren.

Diskusverlagerung ohne Reduktion mit eingeschränkter Mundöffnung – Sie beschreibt eine intrakapsuläre biomechanische Störung des Diskus-Kondylus-Komplexes. Bei geschlossenem Mund befindet sich der Diskus in einer anterioren, medialen oder lateralen Position zum Kondylenkopf und reduziert sich nicht bei der Mundöffnung. Bei dieser Störung liegt eine dauerhaft eingeschränkte Mundöffnung vor, die sich auch nicht durch Manipulationen des Patienten oder Arztes reduzieren lässt. Man bezeichnet das auch als „Closed Lock". Die Einschränkung kann schwer genug sein, um die Nahrungsaufnahme zu beeinträchtigen. Die maximal assistiv mögliche Mundöffnung (passive Dehnung), einschließlich der vertikalen Inzisalüberlappung, beträgt < 40 mm. Ohne bildgebende Verfahren liegt die Sensitivität bei 0,80, die Spezifität bei 0,97. Referenzstandard für diese Diagnose sind bildgebende Verfahren.

Diskusverlagerung ohne Reduktion ohne eingeschränkte Mundöffnung – Sie beschreibt eine intrakapsuläre biomechanische Störung des Diskus-Kondylus-Komplexes. Bei geschlossenem Mund befindet sich der Diskus in einer anterioren, medialen oder lateralen Position zum Kondylenkopf und reduziert sich nicht bei der Mundöffnung. Diese Erkrankung ist NICHT mit einer akuten Einschränkung der Mundöffnung und einer maximalen assistiv unterstützten Öffnung durch passive Dehnung einschließlich einer vertikalen Inzisalüberlappung von ≥ 40 mm assoziiert. Ohne bildgebende Verfahren liegt die Sensitivität bei 0,54, die Spezifität bei 0,79. Referenzstandard für diese Diagnose sind bildgebende Verfahren.

Degenerative Gelenkerkrankung – Sie beschreibt eine degenerative Störung des Gelenks, die durch einen Verschleiß des Gelenkgewebes mit gleichzeitigen knöchernen Veränderungen des Kondylus und/oder Eminenz gekennzeichnet ist. Bei der klinischen Untersuchung ist mittels Palpation ein Krepitus bei mindestens einer der folgenden Bewegungen festzustellen: Öffnen, Schließen, laterale Bewegung nach rechts oder links oder protrusive Bewegung. Ohne bildgebende Verfahren beträgt die Sensitivität 0,55, die Spezifität 0,61. Referenzstandard für diese Diagnose ist eine Computertomografie des Kiefergelenks.

Subluxation ist eine Hypermobilitätsstörung, an der der Diskus-Kondylus-Komplex sowie die Eminenz beteiligt sind. Bei geöffnetem Mund liegt der Diskus-Kondylus-Komplex vor der Gelenkeminenz und kann ohne eine Manipulation nicht wieder geschlossen werden. Die Subluxation kann kurzzeitig oder länger anhalten. Kann der Patient sie selber reduzieren, spricht man von einer Subluxation.

Luxation oder vollständige Dislokation – Sie beschreibt einen Zustand, bei dem der Kondylus vor der Gelenkeminenz positioniert ist und ohne eine ärztliche Manipulation nicht wieder in seine ursprüngliche Position zurückgeführt werden kann. Während der Luxation können Schmerzen auftreten, anschließend Restschmerzen. Dieser Zustand wird auch als „Open Lock" bezeichnet. Sensitivität und Spezifität wurden nur für die Subluxation ermittelt. Ohne bildgebende Verfahren und nur anhand der Anamnese beträgt die Sensitivität 0,98, die Spezifität 1,00.

Evaluation der Achse II

Den Angaben der International Association for the Study of Pain (IASP) folgend, ist Schmerz definiert als „eine unangenehme sensorische und emotionale Erfahrung, die mit einer tatsächlichen oder potenziellen Gewebeschädigung verbunden oder in Form einer solchen beschrieben ist" und „Chronischer Schmerz in einer oder mehreren anatomischen Regionen ist gekennzeichnet durch eine signifikante emotionale Belastung (Angst, Wut, Frustration oder depressive Stimmung) und funktionelle Behinderung (Beeinträchtigung der täglichen Lebensaktivitäten und verminderte Beteiligung an sozialen Rollen)". Da biologische, psychologische und soziale Faktoren alle zum Schmerzzustand beitragen, sind die Reaktionen auf Schmerzen unabhängig von deren Quelle. Achse I befasst sich mit dem nozizeptiven Input aus peripherem Gewebe. Schmerz als Sinneserfahrung wird jedoch durch Aktivitäten in mehreren Bereichen des zentralen Nervensystems moduliert, sodass die Person als Ganzes beurteilt werden muss. Das Achse-II-Protokoll basiert auf dem biopsychosozialen Modell, das Schmerzen und deren Auswirkungen anhand und einschließlich von kognitiven, psychosozialen und verhaltensbezogenen Faktoren bewertet, die unter Umständen das Behandlungsergebnis erschweren und zu einer Chronifizierung beitragen können. Eine Beurteilung dieser Faktoren ist daher von Bedeutung, insbesondere wenn der Patient an chronischen Krankheiten leidet. Die DC/CMD empfehlen für eine Beurteilung des psychosozialen Status im Zusammenhang mit Schmerzbeschwerden und Kieferdysfunktionen bestimmte Screeninginstrumente. Die Kriterien für die Auswahl dieser Instrumente waren Reliabilität, Validität, Interpretierbarkeit, Akzeptanz von Patienten und Behandlern, Belastung des Patienten und Umsetzbarkeit sowie die Verfügbarkeit von übersetzten Versionen für verschiedene Sprachen und Kulturen (Durham et al. 2015).

Screeninginstrumente für Achse II

Zur Erkennung von Schmerzen, die mit psychosozialen und verhaltensbezogenen Funktionen assoziiert sind, stehen fünf einfache Instrumente zur Verfügung.

Patient Health Questionnaire-4

Der Patient Health Questionnaire-4 (PHQ-4) ist ein schnelles, reliables und valides Screeninginstrument zur Erkennung von „psychischer Belastung" aufgrund von Angst und/oder Depression bei Patienten in jedem klinischen Setting. Ein Cut-off-Wert von 6, der auf mäßigen psychischen Stress hindeutet, sollte als ein zu beobachtender Befund interpretiert werden, während ein Cut-off-Wert von > 9, der auf schwere psychische Belastung hindeutet, eine weitere Beurteilung oder Überweisung notwendig macht.

Graded Chronic Pain Scale

Die Graded Chronic Pain Scale (GCPS) ist ein schnelles, reliables und valides Instrument zur Beurteilung der Schmerzintensität und der schmerzbedingten Behinderung. Die beiden GCPS-Subskalen sind: 1) die charakteristische Schmerzintensität (CPI), die eine reliable Messung der Schmerzintensität zulässt, bei der Werte ≥ 50/100 als „hohe Intensität" bezeichnet werden, und 2) die schmerzbedingte Behinderung, basierend auf der Anzahl der Tage, an denen der Schmerz die sozialen, beruflichen oder normalen täglichen Aktivitäten beeinträchtigt, und dem Ausmaß, in dem dies geschieht. Starke Schmerzen und starke Interferenzen oder Modifikationen bis hin zu schweren Behinderungen (Klassifizierung als Grad 3 oder 4) sollten als schmerzbedingte Behinderungen interpretiert werden, die weitere Untersuchungen erfordern, und legen nahe, dass die CMD einen signifikanten Einfluss auf das Leben des Betroffenen hat.

Schmerzzeichnungen

Bei Schmerzzeichnungen werden alle Symptome, die im Kopf, Kiefer und Körper auftreten, gezeichnet und ermöglichen es dem Patienten so, den Sitz seines hauptsächlichen Schmerzes zu kennzeichnen. Weit gestreute Schmerzen machen eine umfassende Beurteilung des Patienten notwendig.

Jaw Functional Limitation Scale

Die Jaw Functional Limitation Scale (JFLS) ist ein reliabler und valider Kurzfragebogen (bestehend aus acht Teilen), der auf der Jaw Functional Limitation Scale basiert. Mit ihm werden allgemeine Einschränkungen in Bezug auf Kauen, Kieferbeweglichkeit sowie verbalen und emotionalen Ausdruck bewertet.

Oral Behaviors Checklist

Die Oral Behaviors Checklist (OBC) ist ein Screeninginstrument zur Beurteilung der Häufigkeit oraler parafunktionaler Verhaltensweisen.

Umfassendes Achse-II-Screeninginstrumentarium

Die Screeninginstrumente der Achse II sind bei entsprechender Indikation durch klinische Experten oder Wissenschaftler einzusetzen, um eine umfassendere Bewertung des psychosozialen Status zu erhalten. Sie basieren auf den Empfehlungen der Initiative on Methods, Measurement, and Pain Assessment in Clinical Trials (IMMPACT). Auch die Schmerzzeichnung und die OBC (s. o.) sind Bestandteil der Gesamtbewertung.

Graded Chronic Pain Scale

Die GCPS wird zur Messung der Schmerzintensität und der Schmerzbehinderung verwendet.

Jaw Functional Limitation Scale

Die JFLS ist eine 20-Punkte-Skala, mit der die krankheitsspezifischen körperlichen Funktionen gemessen werden.

Patient Health Questionnaire-9

PHQ-9 wird zur Beurteilung von Depressionen verwendet. Die Cut-offs von 5, 10, 15 und 20 stellen jeweils eine milde, mittlere, mittelschwere und schwere Depression dar.

Generalized Anxiety Disorder-7

GAD-7 wird zur Beurteilung von Angst verwendet. Die Grenzwerte von 10 und 15 stellen jeweils ein mittleres und schweres Maß an Angst dar.

Patient Health Questionnaire-15

PHQ-15 wird zur Bestimmung der körperlichen Symptome verwendet. Die Cut-offs von 5, 10 und 15 stellen eine niedrige, mittlere und starke Schwere der somatischen Symptome dar.

Von RDC/CMD zu DC/CMD: Was ist neu?

Mehrere Punkte haben sich, wie im Folgenden beschrieben, von den ursprünglichen RDC/CMD (Dworkin & LeResche 1992) zu den neuen DC/CMD (Schiffman et al. 2014; Peck et al. 2014) entwickelt:

1. Ein valider und reliabler Achse-I-Screeningfragebogen zur Identifizierung von schmerzbezogenen CMDs ist jetzt in den Kriterien enthalten.

2. Es wurden valide und reliable diagnostische Algorithmen der Achse I für die häufigsten schmerzbezogenen CMDs und für die häufigsten intraartikulären Erkrankungen eingeführt. Alle auf CMD-Schmerzen bezogenen Diagnosen weisen eine ausgezeichnete Sensitivität und Spezifität auf. Die diagnostischen Kriterien für alle – bis auf eine intraartikuläre Erkrankung – sind für die klinische Diagnose unzureichend, können aber für Screeningzwecke verwendet werden.

3. Außerdem wurden die Kerninstrumente der Achse II zur Beurteilung der Schmerzintensität, der schmerzbedingten Behinderung, der Kieferfunktion, der psychosozialen Belastung, des parafunktionalen Verhaltens und ausgedehnter Schmerzzustände eingeführt.

4. Ein Patientenbericht über Schmerzen, die sich durch Kieferfunktion, Bewegung oder Parafunktion verändern, d. h. bessern oder verschlechtern, ist heute Voraussetzung für alle schmerzbezogenen CMD-Diagnosen. Die Schmerzmodifikation ist in der Differenzialdiagnostik besonders wichtig, wenn komorbide Zustände vorliegen können, insbesondere andere Schmerzzustände des Trigeminalsystems. Ein Patientenbericht über bekannte Schmerzen ist erforderlich, wenn die Schmerzen durch Kieferbewegungen oder Palpation hervorgerufen werden, um alle schmerzbezogenen CMDs zu diagnostizieren, einschließlich Arthralgie, Myalgie, der drei Arten von Myalgie sowie von CMD zugeschriebenen Kopfschmerzen. Ziel ist es, die Hauptbeschwerden des Patienten zu reproduzieren, um falsch positive Befunde aus Schmerzprovokationstests bei asymptomatischen Probanden und zufällige Befunde bei symptomatischen Patienten zu minimieren. Es muss betont werden, dass das Vorhandensein bekannter Schmerzen nicht ausschließlich mit der Diagnose einer Arthralgie, Myalgie und den drei Arten von Myalgie zusammenhängt, da andere Erkrankungen ebenfalls gewohnte Schmerzen verursachen können (etwa Infektionen und rheumatoide Erkrankungen, die das Kiefergelenk betreffen).

5. Für die Myalgie und die drei Arten ihrer Diagnosen ist nun nur noch die Palpation des M. temporalis und des M. masseter erforderlich. Die obligatorische Palpation der Sehne des M. temporalis, des M. pterygoideus lateralis, des Submandibularbereichs und des hinteren Unterkiefers wurde wegen ihrer geringen Reliabilität abgeschafft.

6. Aus dem gleichen Grund wurde auch die Palpation des hinteren Teils des Kiefergelenks über dem äußeren Gehörgang abgeschafft, kann aber bei Indikation verwendet werden.

7. Geräusche des Kiefergelenks können selbst bei Auskultation mit einem Stethoskop nur schwer festzustellen sein und sporadisch auftreten. Es wurde geschlussfolgert, dass die Differenzierung von Geräuschen wie Klicken, Knirschen, Schleifen oder Reiben (Krepitation) eine inkonsistente Quelle für klinische Informationen darstellt.

8. Auf die Unterscheidung zwischen grober und feiner Krepitation wurde verzichtet, da diese Geräusche nicht zu-

verlässig unterschieden werden können und die Unterscheidung nicht zur diagnostischen Genauigkeit einer degenerativen Gelenkerkrankung beiträgt.

Erweiterte Taxonomie von Diagnosekriterien für CMDs

Die im vorigen Abschnitt beschriebenen DC/CMD bieten ein standardisiertes Assessment für eine begrenzte Anzahl von CMDs mit validierten Kriterien, die sowohl für Wissenschaftler als auch Ärzte von Nutzen sind. Die Klassifikationen müssen allerdings auch auf weniger verbreitete, aber klinisch bedeutende Erkrankungen ausgedehnt werden. Tatsächlich werden die meisten dieser Erkrankungen in den Klassifizierungen der American Academy of Orofacial Pain (AAOP 2008) beschrieben, allerdings ohne denselben Standard. Für die Entwicklung eines konsensorientierten Klassifizierungssystems und der damit verbundenen diagnostischen Kriterien, die für seltener auftretende CMDs einen klinischen und wissenschaftlichen Nutzen haben, hat eine Arbeitsgruppe (Mitglieder der International RDC/CMD Consortium Network of the International Association for Dental Research [IADR], der Orofacial Pain Special Group [SIG] der International Association for the Study of Pain [IASP] sowie andere Fachgesellschaften) Erkrankungsbilder auf Basis ihrer klinischen Signifikanz sowie der Verfügbarkeit plausibler Diagnosekriterien hinsichtlich einer Einbindung überprüft. Andere Störungen mit noch nicht dokumentierter Sensitivität und Spezifität wurden den DC/CMD hinzugefügt, in die erweiterte Taxonomie aufgenommen und in die folgenden Kategorien eingeordnet: Kiefergelenkerkrankungen, Erkrankungen der Kaumuskulatur, Kopfschmerzerkrankungen und Erkrankungen der zugehörigen Strukturen (Peck et al. 2014).

Störungen des Kiefergelenks

Arthritis

Als Arthritis bezeichnet man einen Schmerz gelenkigen Ursprungs, der mit den klinischen Merkmalen einer Entzündung oder Infektion über dem betroffenen Gelenk einhergeht: Ödem, Erythem und/oder erhöhte Temperatur. Zu den damit verbundenen Symptomen können dentale Veränderungen der Okklusion gehören. Es gibt keine medizinische Vorgeschichte bezüglich systemisch-entzündlicher Erkrankungen.

Hypomobilitätsdysfunktionen abseits von Diskuserkrankungen: Adhäsionen und Ankylosen

Intraartikuläre fibröse Adhäsionen (oder Adhärenzen) und Ankylosen sind hauptsächlich durch eine eingeschränkte Beweglichkeit des Unterkiefers mit Deflexionen zur betroffenen Seite bei der Mundöffnung gekennzeichnet. Im Falle einer bilateralen Beteiligung sind Asymmetrien bei der Bewegung des Unterkiefers während der Untersuchung weniger ausgeprägt oder fehlen. Die Erkrankung ist in der Regel nicht mit Schmerzen verbunden. Adhäsionen können als Folge von Gelenkentzündungen auftreten, die durch direktes Trauma, übermäßige Belastung oder systemische Zustände, wie z.B. eine polyarthritische Erkrankung, verursacht werden und typischerweise mit Diskuserkrankungen verbunden sind. Die häufigste Ursache einer Kiefergelenksankylose ist das Makrotrauma. Weniger häufig sind Infektionen des Proc. mastoideus oder des Mittelohrs, systemische Erkrankungen oder eine inadäquate operative Versorgung des Kondylenbereichs.

Systemische Arthritiden

Dabei handelt es sich um generalisierte systemische Entzündungskrankheiten, die Gelenksentzündungen mit Schmerzen oder strukturellen Veränderungen verursachen, z.B. rheumatoide Arthritis, juvenile idiopathische Arthritis, Spondylarthropathien (Morbus Bechterew, Psoriasis, infektiöse Arthritis, Reiter-Syndrom) sowie kristallinduzierte Arthritis (Gicht, Chondrokalzinose). Weitere rheumatologisch bedingte Erkrankungen, die das Kiefergelenk betreffen können, sind Autoimmunerkrankungen und andere gemischte Gewebeerkrankungen (Sklerodermie, Sjögren-Syndrom, Lupus erythematodes). Daher umfasst diese Gruppe von Arthritiden mehrere diagnostische Kategorien, die am besten von Rheumatologen mittels allgemeiner oder systemischer Therapie diagnostiziert und behandelt werden. Klinische Anzeichen und Symptome einer anhaltenden chronischen (Kiefergelenks-)Entzündung treten bei den Patienten unterschiedlich zutage und variieren bei einzelnen Patienten im Laufe der Zeit häufig. Sie können von vollständig fehlenden Anzeichen oder Symptomen bis hin zu Schmerzen, Schwellungen/Exsudaten, Gewebeabbau oder Wachstumsstörungen reichen. Aus der Resorption von Kondylenstrukturen kann sich eine Malokklusion, wie etwa ein zunehmend anteriorer offener Biss, oder eine Unterkieferasymmetrie entwickeln. Im Frühstadium der Erkrankung sind über bildgebende Verfahren eventuell keine Befunde am Knochen zu erkennen.

Idiopathische Kondylusresorption

Die Kondylusresorption bezeichnet die Resorption der Kondylen, die zu einem idiopathischen Verlust der Kondylenhöhe und einem zunehmend anterioren offenen Biss führt. Die Erkrankung tritt fast immer bilateral und überwiegend bei Teenagern und jungen Frauen auf. Schmerzen oder Gelenkgeräusche treten variabel auf. Im Frühstadium sind okklusale Veränderungen möglicherweise nicht ersichtlich, aber über bildgebende Verfahren nachweisbar. Die Ursache der Erkrankung ist unbekannt, aber es wird angenommen, dass Östrogen eine Rolle spielt.

Osteochondritis dissecans

Die Osteochondritis dissecans ist ein Gelenkleiden, bei dem es zu freien osteochondralen Fragmenten im Gelenk kommt. Die Pathophysiologie der Erkrankung ist unklar. Meist tritt sie im Knie und Ellenbogen auf und ist häufig mit sportlicher Aktivität assoziiert. Klinisch kommt es zum Erscheinungsbild einer Kombination aus Schmerzen, Schwellungen, Gelenkgeräuschen und Einschränkungen der Kieferbeweglichkeit.

Osteonekrose

Die Osteonekrose ist eine schmerzhafte Erkrankung des Unterkieferkondylus, die sich im MRT als vermindertes Signal in T1-gewichteten oder protonendichten Bildern und in T2-gewichteten Bildern (Sklerosemuster) manifestiert, die in Kombination mit einem erhöhten Signal in T2-Bildern auftreten können (Ödem). Die Osteonekrose wird in der Literatur auch als avaskuläre Nekrose (AVN) bezeichnet.

Neoplasmen

Neoplasmen entstehen durch Gewebeproliferation und können entweder gutartig (Chondrom oder Osteochondrom) oder bösartig (primär oder metastatisch) sein. Sie gehen eventuell mit Schwellungen, funktionsbedingten Schmerzen, eingeschränkter Mundöffnung, Krepitation, okklusalen Veränderungen und/oder sensorischen und motorischen Veränderungen einher. Bei Ausdehnung der Läsion kann eine Gesichtsasymmetrie mit einer Mittellinienverschiebung auftreten. Diagnostische Bildgebung, typischerweise mit Computertomografie (CT) oder Kegelstrahl-Computertomografie (CBCT) und/oder MRT sowie eine Biopsie sind bei Verdacht auf Neoplasie unerlässlich.

Synoviale Chondromatose

Als synoviale Chondromatose bezeichnet man die knorpelige Metaplasie der mesenchymalen Überreste des Synovialgewebes eines Gelenks. Hauptmerkmal ist die Bildung von knorpeligen Knoten, die gestielt und/oder von der Synovialmembran gelöst vorliegen können und dann zu freien Gelenkkörpern werden. Die Erkrankung kann mit einer Fehlstellung verbunden sein, wie z. B. einem zunehmend posterioren offenen Biss auf der betroffenen Seite. Für die Diagnose sind bildgebende Verfahren erforderlich.

Fraktur

Eine Fraktur ist ein nicht dislozierter oder verschobener Knochenbruch, an dem das Gelenk beteiligt ist (z. B. das Schläfenbein und/oder Unterkiefer). Die Fraktur kann sich auch auf den Knorpel erstrecken. Am häufigsten kommt die subkondyläre Fraktur vor. Die Erkrankung kann zu einer Fehlstellung (kontralateraler posteriorer offener Biss) und Funktionseinschränkungen (unkorrigierte ipsilaterale Abweichung mit Öffnung oder eingeschränkter kontralateraler Kieferbewegung) führen und resultiert in der Regel aus einer traumatischen Verletzung.

Angeborene oder Entwicklungsstörungen

Aplasie bezeichnet ein in der Regel einseitiges Fehlen des Kondylus und eine unvollständige Entwicklung der Gelenkfossa und Eminenz, was zu einer Gesichtsasymmetrie führt. Sie ist häufig mit anderen angeborenen Anomalien verbunden (Goldenhar-Syndrom, hemifaziale Mikrosomie und Treacher-Collins-Syndrom). Gelegentlich tritt die Aplasie bilateral auf. In diesen Fällen ist keine Asymmetrie vorhanden, dominante klinische Manifestation ist hier die Mikrognathie. Bei der Aplasie kann es zu einem Fehlbiss kommen, u. a. einem offenen Biss.

Als ***Hypoplasie*** bezeichnet man die unvollständige Entwicklung oder Unterentwicklung des Unterkieferkondylus. Sie kann Folge eines Gesichtstraumas sein, aber auch die von angeborenen Anomalien, die mit einer Aplasie assoziiert sind. Bei der Hypoplasie kommt es zu Gesichtsasymmetrien oder Mikrognathie, und sie kann mit einer Malokklusion assoziiert sein (z. B. nicht horizontale Okklusionsebene und kontralateraler posteriorer offener Biss in unilateralen Fällen oder anteriorer offener Biss in bilateralen Fällen).

Hyperplasie dagegen bezeichnet die Überentwicklung von Schädelknochen oder des Unterkiefers. Dabei kommt es zu einer nicht neoplastischen Zunahme der Anzahl normaler Zellen. Hyperplasie tritt typischerweise einseitig auf mit lokalen Vergrößerungen wie z. B. einer kondylären Hyperplasie, einer Überentwicklung des gesamten Unterkiefers oder der Gesichtshälfte.

Erkrankungen der Kaumuskulatur

Tendinitis

Tendinitis bezeichnet eine schmerzhafte Erkrankung der Sehnenursprünge, die durch Kieferbewegung, Funktion oder Parafunktion beeinflusst wird. Die Schmerzen können durch Provokationstests der Sehnen der Kaumuskulatur reproduziert werden. Als Folge der Schmerzen kann es zu Einschränkungen der Unterkieferbewegungen kommen. Häufig tritt eine Tendinitis an der Sehne des M. temporalis auf, von der ausgehend es zu ausstrahlenden Schmerzen in die Zähne und andere umliegende Strukturen kommen kann. Es können andere Sehnen der Kaumuskulatur betroffen sein.

Myositis

Als Myositis bezeichnet man Schmerzen muskulösen Ursprungs, die klinisch Merkmale von Entzündungen oder Infektionen wie Schwellung, Erythem und/oder erhöhte Temperatur aufweisen. Eine Myositis tritt in der Regel akut nach einem direkten Trauma des Muskels oder durch eine Infektion oder chronisch bei einer Autoimmunerkrankung auf. Häufig kommt es zu einer schmerzhaften Einschränkung von nicht assistiven Unterkieferbewegungen. Tritt zusätzlich eine Verkalkung des Muskels auf, so spricht man von einer Myositis ossificans.

Spasmus

Als Spasmus bezeichnet man die plötzliche, unwillkürliche und reversible tonische Kontraktion eines Muskels. Er kann jeden Muskel des Kauapparats betreffen. Es kann eine akute Malokklusion vorliegen.

Kontraktur

Kontraktur meint die Verkürzung eines Muskels durch Fibrose der Sehnen, Bänder oder von Muskelfasern. Sie ist in der Regel nicht schmerzhaft, es sei denn, der Muskel ist überdehnt. In der Vorgeschichte finden sich häufig Strahlentherapie, Traumata oder Infektionen. Eine Kontraktur findet sich häufig im M. masseter oder dem M. pterygoideus medialis.

Hypertrophie

Hypertrophie bezeichnet eine in der Regel nicht schmerzhafte Vergrößerung eines oder mehrerer Kaumuskeln. Sie kann in Folge einer Überbeanspruchung und/oder chronischen Anspannung auftreten. In einigen Fällen ist sie familiären oder genetischen Ursprungs. Die Diagnose basiert auf der Beurteilung der Muskelgröße durch den Arzt und erfordert die Berücksichtigung der kraniofazialen Morphologie und Ethnizität.

Neoplasmen

Neoplasmen entstehen durch Gewebeproliferation und können gutartig (Myom) oder bösartig (Rhabdomyosarkom oder metastasierend) sein. Sie sind eher selten. Sie gehen eventuell mit Schwellungen, Spasmen, funktionsbedingten Schmerzen, eingeschränkter Mundöffnung und/oder sensorischen oder motorischen Veränderungen (Parästhesie, Schwäche) einher. Bei Verdacht auf Neoplasie sind bildgebende Verfahren, typischerweise per CT/CBCT und/oder MRT, sowie Biopsie für die Diagnose unerlässlich.

Bewegungsstörungen

Orofaziale Dyskinesie ist eine unfreiwillige, hauptsächlich choreatische (tanzähnliche) Bewegung, die das Gesicht, die Lippen, die Zunge und/oder den Kiefer betreffen kann.

Die oromandibuläre Dystonie ist eine übermäßige, unwillkürliche und anhaltende Muskelkontraktion, die Gesicht, Lippen, Zunge und/oder Kiefer betreffen kann.

Bewegungsstörungen wurden in die erweiterte DC/CMD-Taxonomie aufgenommen, da sie in einigen Fällen primär als Störungen der Kaumuskulatur auftreten können.

Schmerzen der Kaumuskulatur aufgrund systemischer oder zentraler Schmerzstörungen

Fibromyalgie bezeichnet einen ausgedehnten Schmerzzustand bei gleichzeitig schmerzhafter Kaumuskulatur.

Erkrankungen zugehöriger Strukturen

Die ***koronoide Hyperplasie*** ist eine zunehmende Vergrößerung des Proc. coronoideus mandibulae, die zu einer zunehmenden Einschränkung der Kieferöffnung führt, wenn sie durch den Proc. zygomaticus behindert wird.

Schlussfolgerung und Ausblick

Kraniomandibuläre Schmerzen

Die diagnostischen Algorithmen in den neuen DC/CMD für Arthralgie und Myalgie beinhalten nun Kriterien zur Modifikation von Schmerzen durch Funktion, Bewegung oder Parafunktion. Tatsächlich hat sich gezeigt, dass Probanden, die im Fragebogen der Oral Behaviors Checklist über mehrere parafunktionale Verhaltensweisen berichteten, 16-mal wahrscheinlicher an einer chronischen CMD leiden als Probanden, die über weniger berichten (Slade et al. 2016). Es ist darauf zu achten, zwischen Eigenberichten über parafunktionale Aktivität, z. B. Bruxismus mit Zähnepressen oder -knirschen, und elektrophysiologisch dokumentierter Kiefermuskelaktivität (bei polysomnografischen Aufnahmen, Audio- und Videoüberwachung usw.) zu unterscheiden, da zwischen Patientenangaben und tatsächlicher Aktivität nur eine schwache Korrelation besteht (für eine Übersicht s. Svensson et al. 2008; Lobbezoo et al. 2013; Castrillonon et al. 2016). Die klinische Untersuchung umfasst Provokationstests von Schmerzen bei Kieferbewegungen, Muskelschmerzen und/oder Schmerzen bei Palpation des Kiefergelenks. Durch diese Provokationstests ausgelöste Schmerzen müssen die Schmerzen des Patienten reproduzieren. Bekannte Schmerzen sind Schmerzen, die den Schmerzbeschwerden des Patienten der vergangenen 30 Tage ähneln. Bekannte Kopfschmerzen sind Schmerzen, die den Kopfschmerzbeschwerden des Patienten ähneln. Der Zeitrahmen für die Beurteilung von schmerzbezogenen CMD-Diagnosen einschließlich Kopfschmerzen bezieht sich auf die vergangenen 30 Tage, da die Validität für diese Zeitrahmen festgelegt wurde.

Muskelschmerzen

Der Palpationsdruck für Myalgien beträgt 1 kg für den Zeitraum von zwei Sekunden. Um allerdings die drei Arten der Myalgie zu unterscheiden, wird die Dauer dieses Drucks auf fünf Sekunden erhöht, um mehr Zeit für die Auslösung möglicher ausstrahlender oder weitergeleiteter Schmerzen zu haben. Ein Assessment für myofasziale Schmerzen mit Ausstrahlungen ist bei nicht odontogenen „Zahnschmerzen" sinnvoll, da die Kiefermuskulatur Schmerzen auf die Zähne übertragen kann. Bei der Anwendung von Achse-I-Diagnosen muss der Arzt zunächst odontogene Erkrankungen und andere Schmerzstörungen des Kauapparats ausschließen. Taubheitsgefühl, Schwellungen und Rötungen sind bei den gängigen CMDs typischerweise nicht vorhanden, und wenn sie vorhanden sind, muss der Arzt andere wesentliche Krankheitsbilder ausschließen, einschließlich Infektionen, Neoplasmen und systemische Erkrankungen. Darüber hinaus muss der Arzt auch die seltenen CMDs berücksichtigen.

Es wurde die Unterteilung der Myalgie in drei Subgruppen (lokale Myalgie, myofasziale Schmerzen und myofasziale Schmerzen mit Ausstrahlung) angeregt, um eine mögliche zeitliche Progression von Muskelschmerzen von einer lokalisierten Myalgie hin zu weiter ausgedehnten Schmerzen zu beurteilen. Es ist jedoch noch nicht bekannt, ob myofasziale Schmerzen als singuläre Erkrankung anzusehen sind, ob es klinisch bedeutsame Subtypen gibt und, wenn ja, wie die Mechanismen und klinischen Implikationen zur Definition dieser Subtypen aussehen (Svensson et al. 2015). Die aus biologischer Sicht plausible Argumentation lautet, dass die drei Störungen eventuell unterschiedlich auf eine Behandlung reagieren und eine unterschiedliche Prognose aufweisen. Obwohl diese Argumentation stichhaltig scheint, muss doch auf die Tatsache hingewiesen werden, dass eine Unterscheidung zwischen den Arten von Muskelschmerzen, betrachtet von einem mechanistischen oder therapeutischen Standpunkt aus, möglicherweise nicht eindeutig ist. Auch wenn es plausibel erscheinen mag, dass eine lokale Myalgie sich zu einem ausgedehnten myofaszialen Schmerz und weiter zu einem myofaszialen Schmerz mit Ausstrahlungen entwickeln könnte, gibt es derzeit keine Beweise für eine solche Hypothese. Die Ausbreitung von Muskelschmerzen könnte nach der Beobachtung in Tierversuchen mit Erhöhungen in den rezeptiven Feldern von Neuronen zweiter Ordnung im trigeminalen Sensorik-Nukleuskomplex zusammenhängen, eine Schmerzausstrahlung könnte mit der zentralen Konvergenz von nozizeptiven afferenten Eingängen in Neuronen zweiter Ordnung zusammenhängen (Sessle 2000) sowie mit der zentralen Sensibilisierung und schließlich Veränderungen in absteigenden Hemmungsbahnen (Svensson & Graven-Nielsen 2001; Graven-Nielsen 2006). In experimentellen Studien an Menschen konnte beobachtet werden, dass schmerzhafte Injektionen in den M. masseter bei einigen

Probanden zu einer Ausbreitung der Schmerzen innerhalb der Grenzen des injizierten Muskels führten.

Bei anderen Probanden, die genau dieselben Injektionen erhielten, kam es dagegen zu einem Referred Pain in den Zähnen, dem Kiefergelenk oder den Schläfen. Diese Beobachtung in Bezug auf akute Muskelschmerzen mahnt zur Vorsicht, denn beide Arten von Reaktionen (Ausbreitung oder Ausstrahlung) könnten einfach Epiphänomene von tiefergelegenen noxischen Inputs sein (Svensson & Kumar 2016). Die Kriteriumsvalidität für Myalgie ist etabliert und ausgezeichnet, ebenso wie für den klinischen Subtyp „myofasziale Schmerzen mit Referred Pain". Vermutlich wird eine gründliche Palpation der Muskeln schmerzhafte Stellen aufdecken, wenn der Druck mindestens fünf Sekunden lang ausgeübt wird. Ist die Schmerzausstrahlung kein notwendiges Kriterium mehr für die Identifizierung solcher Punkte, sind „myofasziale Schmerzen" und „myofasziale Schmerzen mit Referred Pain" möglicherweise als Erkrankung gleichzusetzen und ähneln dem „myofaszialen Schmerzsyndrom", das bekanntlich in anderen Körperregionen auftritt. Es sei darauf hingewiesen, dass der Begriff „Triggerpunkte" in diesem Zusammenhang vermieden wurde, da die genaue Definition, die diagnostische Validität sowie die zugrundeliegende Pathophysiologie nicht geklärt sind. Obwohl sie eine eigenständige klinische Entität im AAOP-Klassifizierungssystem darstellte, wurde die zentral vermittelte Myalgie nicht in die erweiterte Taxonomie aufgenommen, da sie sich mit den „myofaszialen Schmerzen mit Referred Pain" und der Fibromyalgie überschneidet. Möglicherweise repräsentiert eine zentral vermittelte Myalgie weniger eine Erkrankung als vielmehr einen Mechanismus, wie es beispielsweise bei der Fibromyalgie der Fall ist. Die charakteristischen Myalgiesubtypen sollten im Rahmen methodologisch gut designter Studienprotokolle bewertet werden, die auf dem multidimensionalen, integrierten Ansatz basieren, der kürzlich in der ACTTION – American Pain Society Pain Taxonomy (AAPT) vorgeschlagen wurde (Fillingim et al. 2014). Daher müssen für jeden Subtyp der Myalgie Unterscheidungsmerkmale nach fünf Hauptdimensionen beschrieben werden:

1. grundlegende diagnostische Kriterien,
2. gemeinsame Merkmale,
3. mögliche häufige medizinische Komorbiditäten,
4. neurobiologische, psychosoziale und funktionelle Konsequenzen und
5. mutmaßliche neurobiologische und psychosoziale Mechanismen, Risikofaktoren und Schutzfaktoren.

Dieser Ansatz kann letztlich der entscheidende für den eindeutigen Nachweis sein, ob es sich bei den beiden Arten myofaszialer Schmerzen gemäß DC/CMD um eine einzige Erkrankung mit unverwechselbaren klinischen Entitäten der lokalen Myalgie handelt, bei denen sowohl die pathophysiologischen als auch die psychosozialen Mechanismen sowie die Ansprache auf eine Behandlung und die Prognose sich signifikant unterscheiden (Michelotti et al. 2016).

Arthritis

Die Arthritis stellt eine unspezifische Pathophysiologie dar, bei der nicht festzustellen ist, ob sie zur diagnostischen Gruppe der Gelenkschmerzen oder der Gelenkerkrankungen gehört (Michelotti et al. 2016). Eine Definition der Kiefergelenksarthritis sollte die Kardinalzeichen einer Entzündung (Ödem, Erythem, erhöhte Temperatur über dem Gelenk sowie Gelenkschmerzen) beinhalten. Allerdings sind Schwellungen und erhöhte Temperaturen nur selten zu beobachten. In der Tat kann eine chronische Entzündung des Kiefergelenks auch im fortgeschrittenen Stadium keine der genannten Anzeichen aufweisen, sich aber in Form von Funktionsverlust und Gewebeabbau oder Wachstumsstörung präsentieren. Eine Kiefergelenksarthritis kann einerseits eine Arthralgie verursachen. Andererseits kann eine Arthralgie aber auch auf andere Faktoren zurückzuführen sein, die artikuläre Nozizeptoren auslösen. Wichtig ist die frühzeitige Diagnose einer akuten Kiefergelenksarthritis. Laut dem American College of Rheumatology können Schmerzen des Kiefergelenks bei Bewegung und bei Belastung sowie vor Kurzem zunehmende okklusale Veränderungen klinische Symptome und Anzeichen sein, die für eine frühzeitige und spezifischere Diagnose in Betracht gezogen werden sollten. Ruheschmerz, Schmerzen bei Palpation oder Bewegungsschmerz im Kiefergelenk weisen eine hohe Sensitivität für entzündliche Aktivitäten des Gelenks auf. Kein Ruheschmerz, Schmerzen bei Palpation oder Bewegungsschmerzen weisen dagegen eine hohe Spezifität für entzündliche Aktivitäten auf. Bewegungsschmerzen im Kiefergelenk assoziieren dabei stark mit dem Grad der entzündlichen Aktivität. Biomarker könnten zukünftig für eine objektivere Identifizierung dieser Erkrankungen sorgen und radiografische Bildgebung erforderlich sein, um die Zerstörung von Knorpel- oder Knochengewebe des Kiefergelenks nachzuweisen (Ceusters et al. 2015b). Derzeit ist die radiologische Differenzialdiagnose zur Unterscheidung entzündlicher Kiefergelenkerkrankungen allerdings nicht möglich.

CMD-induzierte Kopfschmerzen

Die aktuelle DC/CMD-Klassifikation „Headache attributed to CMD" (HA-CMD) weist eine ausgezeichnete Kriteriumsvalidität auf (Sensitivität 89 %, Spezifität 87 %). Mit dem gleichen Referenzstandard weist die Kriteriumsvalidität des ICHD-II eine Sensitivität von 84 % und eine Spezifität von 33 % auf. Die geringe Spezifität des ICHD-II war zum Teil auf die Notwendigkeit eines positiven bildgebenden Befunds von intraartikulären Kiefergelenkerkrankungen, reduzierter oder unregelmäßiger Öffnung sowie Kiefergelenksgeräuschen zurückzuführen, die sämtlich bei Kopfschmerzpatienten ohne andere CMDs oder Symptome, einschließlich Kopfschmerzen, präsent sein können. Die DC/CMD für HA-CMD erfordern dagegen keine bildgebenden Untersuchungen, um das Vorhandensein einer Kiefergelenkerkrankung nachzuweisen. Die Kriterien setzen stattdessen voraus, dass der Patient eine schmerzhafte CMD hat. Dieser Ansatz erscheint logischer, da er den Kopfschmerz bei CMD direkt auf die schmerzhafte CMD verknüpft und nicht auf die Befunde der bildgebenden Verfahren, die bei asymptomatischen Individuen auftreten können (Michelotti et al. 2016). Bei der Verwendung des Begriffs „attribuiert" ist möglicherweise aber noch Vorsicht geboten, da jüngste Ergebnisse darauf hindeuten, dass schmerzhafte CMDs auf Kopfschmerzen zurückzuführen sind und der Ursache-Wirkung-Zusammenhang zwischen CMDs und Kopfschmerzen weitere Untersuchungen erfordert, um die zugrundeliegenden Schmerzmechanismen besser zu verstehen (Conti et al. 2016).

Gelenkerkrankungen

Das klinische Prozedere zur Beurteilung von Diskusverlagerungen (DV) mit Reduktion, DV ohne Reduktion und ohne eingeschränkte Mundöffnung und degenerative Gelenkerkrankungen (DJD) führen uns zu klinischen Diagnosen, deren grundlegende Verfahren zwar auf einer geringer Sensitivität basieren, dafür aber eine gute bis ausgezeichnete Spezifität aufweisen (Schiffman et al. 2014). Daher können diese Tests nur zu Screeningzwecken verwendet werden, um vorläufige Diagnosen einer DV oder DJD zu stellen. Entscheidungen bezüglich der Behandlung erfordern in bestimmten Fällen daher die Bestätigung der vorläufigen Diagnose über bildgebende Verfahren: Definitive Diagnosen erfordern ein MRT für das Kiefergelenk bei DV sowie ein CT bei degenerativen Gelenkerkrankungen. Für die Diagnose DV mit Reduktion weisen die klinischen Kriterien im Vergleich zu MRT-Befunden eine geringe Sensitivität, aber eine hohe Spezifität auf. Bei vielen Patienten mit im MRT ersichtlicher DV mit Reduktion sind keine klinisch feststellbaren Gelenkgeräusche registrierbar oder aber nur sporadische Geräusche. Die diagnostischen Kriterien weisen für diese Erkrankung daher nur eine geringe Sensitivität auf. Im Gegensatz dazu weisen die klinischen Verfahren zur Beurteilung einer DV ohne Reduktion mit eingeschränkter Mundöffnung eine akzeptable Sensitivität und Spezifität auf, sodass eine klinische Bewertung für die erste Arbeitsdiagnose ausreichend sein kann. Für eine sichere Diagnose ist jedoch ein MRT erforderlich, da diese diagnostischen Kriterien bei Patienten mit anderen Erkrankungen, die zu einer eingeschränkten Mundöffnung führen, nicht auf ihre Kriteriumsvalidität geprüft wurden. In der Vergangenheit beinhalteten die Kriterien für eine DV ohne Reduktion mit eingeschränkter Mundöffnung auch andere Befunde, wie z. B. die Deviation bei Mundöffnung zur betroffenen Seite; aber derartige Befunde sind nicht immer präsent und wurden daher nicht berücksichtigt. Bei degenerativen Gelenkerkrankungen kann eine Krepitation ohne offensichtliche knöcherne Veränderungen auftreten und muss nicht immer vorliegen. Das MRT ist ein ausgezeichnetes bildgebendes Verfahren für Diskusverlagerungen und Gelenkergüsse, aber die Sensitivität zum Nachweis einer degenerativen Gelenkerkrankung beträgt nur 59 %, wenn ein CT als Referenzstandard verwendet wird. Um die falsch negativen Ergebnisse einer MRT-Aufnahme zu korrigieren, ist für die Beurteilung einer degenerativen Gelenkerkrankung daher ein CT erforderlich. Panoramaröntgenaufnahmen schließlich sind in der Regel in Zahnarztpraxen durchführbar. Im Vergleich zu einem CT weisen derartige Aufnahmen jedoch nur eine Sensitivität von 26 % für den Nachweis einer degenerativen Gelenkerkrankung auf und produzieren somit eine klinisch signifikante Anzahl falsch negativer Ergebnisse.

Gelenkgeräusche in der Vorgeschichte stellen ein Kriterium für ein Assessment hinsichtlich DV mit Reduktion und degenerativer Gelenkerkrankung dar. Dieses Anamnesekriterium wird eventuell durch die Angaben des Patienten zu Gelenkgeräuschen (Klicken oder Krepitation) im Verlauf von 30 Tagen vor der Untersuchung oder durch die Angaben von Geräuschen bei Kieferbewegungen während der klinischen Untersuchung durch den

Patienten erfüllt. Darüber hinaus erfordert die Diagnose einer DV mit Reduktion, dass der Behandler während der klinischen Untersuchung Klick-, Knall- oder Schnappgeräusche wahrnimmt. Die Diagnose einer degenerativen Gelenkerkrankung ist abhängig von der Feststellung einer Krepitation (Knirschen, Schleifen oder Reiben) während der Untersuchung. Dabei wird nicht zwischen feiner und grober Krepitation unterschieden. Schließlich ergibt eine Messung der assistiv ausgeführten Mundöffnung (einschließlich der Höhe der vertikalen Inzisalüberlappung) von < 40 mm für DV ohne Reduktion den Subtyp „mit eingeschränkter Mundöffnung", während die Messung ≥ 40 mm den Subtyp „ohne eingeschränkte Mundöffnung" ergibt. DV mit Reduktion bei intermittierender Blockierung sowie die Subluxation des Kiefergelenks sind als neue Störungen aufgenommen worden. Die diagnostischen Algorithmen für diese Erkrankungen beinhalten spezifische Kriterien aus der Patientenanamnese, einschließlich einer akuten intermittierenden Blockierung mit eingeschränkter Mundöffnung für eine DV mit Reduktion und mit intermittierender Blockierung sowie Kieferblockade bei weit geöffnetem Mund für eine Subluxation des Kiefergelenks. Der Begriff der Arthrose gilt als Unterklasse der DJD.

Störungen des Diskus-Kondylus-Komplexes

Komplexe Störungen des Diskus-Kondylus-Komplexes führen typischerweise zu Veränderungen der Kieferbeweglichkeit, einschließlich Hypomobilität und Hypermobilität (Michelotti et al. 2016). Einige Gelenkerkrankungen treten relativ häufig auf (z. B. liegen Diskusverlagerungen bei 18–35 % einer nicht klinischen Population). Epidemiologische Daten, die für die Beurteilung der Ätiologie und die Entwicklung dieser Erkrankungen von Bedeutung sein könnten, sind jedoch nicht verfügbar. Eine aktuelle Studie konnte keinen Zusammenhang zwischen dem intraartikulären Status einer Person und den Angaben zu Schmerzen, Funktion und Behinderung nachweisen (Chantaracherd et al. 2015). Während eine bestimmte Anzahl von Diskusverlagerungen mit Reduktion sich hin zu einem Zustand ohne Reduktion entwickelt (Schiffman et al. 2017), weiß man wenig über die Entwicklung anderer Störungen, wie etwa Luxationen. Es ist auch nicht bekannt, ob diese Störungen isolierte Entitäten darstellen, die spezifische Interventionen erfordern, oder ob sie in Gruppen zusammengefasst und gleich behandelt werden können. Obwohl die Ätiologien und Pathophysiologien dieser Störungen nicht klar und vollständig verstanden sind, wird davon ausgegangen, dass sowohl die anatomischen (strukturellen) als auch die biomechanischen (funktionellen) Rahmenbedingungen zu diesen Störungen beitragen. Querschnittsstudien deuten darauf hin, dass zur Ätiologie folgende anatomische Variablen beitragen: eine steil ansteigende Vorderwand der kondylären Fossa, eine hohe artikuläre Eminenz, Inkongruenzen zwischen Kondylus, Diskus und Fossa, Bandlaxität, Winkel des Muskelverlaufs sowie der Ansatz des M. pterygoideus lateralis an den Diskus. In Bezug auf die Biomechanik spielen vermutlich folgende Faktoren eine Rolle: hohe Druck-, Zug- und/oder Scherkräfte, die z. B. durch orale Parafunktion, Trauma oder beeinträchtigte Gelenklubrikation entstehen. Für vielschichtigere Störungen des Diskus-Kondylus-Komplexes wurden ebenfalls diagnostische Kriterien vorgeschlagen. Vier davon wurden jedoch nicht auf ihre Kriteriumsvalidität hin untersucht, und die restlichen weisen keine akzeptable Sensitivität und Spezifität für eine endgültige Diagnose auf (d. h. Sensitivität > 70 % und Spezifität > 95 %).

Diagnoseverfahren, die relativ hohe falsch negative Ergebnisse produzieren (solche mit geringer Sensitivität), besitzen aus wissenschaftlicher Sicht keine hohe Priorität, wenn die Erkrankung selber nur geringe klinische Auswirkungen hat, wie z. B. die Diskusverlagerung mit Reduktion. Die Forschung sollte sich daher darauf konzentrieren, ob es sich bei den komplexen Störungen des Diskus-Kondylus-Komplexes um unterschiedliche Entitäten handelt, und auf wirkungsvolle Behandlungsstrategien, die deren Auswirkungen reduzieren oder ein weiteres Fortschreiten der Erkrankung verhindern.

Biopsychosozialer Bereich

Zu Screeningzwecken wurden in den Fragebögen der Achse II einzelne wesentliche Faktoren angesprochen (Schiffman et al. 2014; Durham et al. 2015; Michelotti et al. 2016). Sind diese Faktoren präsent, muss der Arzt sie weitergehend bewerten oder den Patienten an einen Psychiater verweisen, um eine umfassende Beurteilung vorzunehmen, die in den Behandlungsplan aufgenommen werden sollte. Umgekehrt kann der Arzt die Screeningfragebögen verwenden, um den Patienten zu testen und, falls klinisch signifikante Befunde vorliegen, ihn an eine Facharzt überweisen, anstatt eine Behandlung zu beginnen, die höchstwahrscheinlich scheitert. Ist eine Überweisung nicht möglich ist, kann der Arzt dem Patienten die Problematik erklären, und eine vollständige Beseitigung der Schmerzen ist eventuell nicht möglich. So wird der Patient umfassend informiert und kann noch vor Behandlungsbeginn eine Einwilligungserklärung hinsichtlich der potenziell zu seinen Schmerzbeschwerden beitragenden Faktoren abgeben. Sind Schmerzen das Problem, ist der Referenzstandard für die Diagnose psychischer Belastungen ein Assessment durch einen Psychologen, idealerweise einen Gesundheitspsychologen. Die GCPS bewertet sowohl die Schmerzintensität als auch die schmerzbedingte Behinderung in Bezug auf das Ausmaß, in dem der Schmerz das Leben des Patienten beeinträchtigt. Hohe Schmerzintensitäten deuten auf die Notwendigkeit hin, zuerst eine ernsthafte klinische Erkrankung auszuschließen, können aber auch darauf hinweisen, dass sich die Symptome des Patienten aufgrund von emotionaler Belastung oder zentraler Sensibilisierung verstärken. Die JFLS, als spezifisches Instrument für den Kauapparat, bewertet Funktionseinschränkungen und ergänzt die Ergebnisse der GCPS. Die JFLS bietet einen Kurzfragebogen zur globalen Beurteilung der Patientenangaben in Bezug auf das Kauen, die Kieferbeweglichkeit sowie andere Funktionen und einen längeren Fragebogen, in dem sich die Ergebnisse in drei Säulen gruppieren lassen: Kauen, Beweglichkeit sowie emotionaler und verbaler Ausdruck.

Die Schmerzzeichnung bewertet lokale, regionale oder ausgedehnte Schmerzen. Lokale Schmerzen beschränken sich auf den Bereich des Kauapparats. Regionale Schmerzen kommen häufig vor, da viele CMD-Patienten auch gleichzeitig an zervikalen Erkrankungen leiden. Liegen Halsschmerzen vor, kann ein medizinisches Assessment in Betracht gezogen werden, einschließlich der Bewertung durch einen Arzt oder Physiotherapeuten. Ausgedehnte Schmerzzustände im gesamten Körper deuten auf systemische Schmerzstörungen wie rheumatische Erkrankungen hin, einschließlich rheumatoider Arthritis und Fibromyalgie. Liegen solche ausgedehnten Schmerzen vor, kann eine Beurteilung des systemischen Zustands erforderlich sein, um einen klinischen Effekt auf die „lokale" CMD zu erzielen. Ausgedehnte multiple körperliche Beschwerden können darauf hinweisen, dass eine Schmerzverstärkung aufgrund zentraler Sensibilisierung und emotionaler Dysregulation vorliegt. Solche Patienten benötigen multidisziplinäre Behandlungsteams. Schließlich ist eine umfassende Bewertung parafunktionaler Verhaltensweisen (z. B. Mundgewohnheiten) wichtig, da sie den Kauapparat überlasten können. Die verfügbare Evidenz stützt den Verdacht, dass ein solches Verhalten die Schmerzen des Patienten entweder verursachen oder aufrechterhalten kann.

Zukünftige Schmerzklassifikation bei orofazialen und kraniomandibulären Erkrankungen

Derzeit arbeitet die IASP Task Force an einem einfachen und pragmatischen Klassifikationsmodell für chronische Schmerzen mit sieben vorgeschlagenen Hauptkategorien (Treede et al. 2015) (s. Abb. 2.1, S. XX):

1. Primäre Schmerzen
2. Tumorschmerzen
3. Postoperative und posttraumatische Schmerzen
4. Neuropathische Schmerzen
5. Kopf- und orofaziale Schmerzen
6. Viszerale Schmerzen
7. Muskuloskelettale Schmerzen

Die Bedeutung dieser neuen Schmerzklassifikation besteht darin, dass CMD-Schmerzen mehrere „Eltern" haben könnten, d. h. CMD-Schmerzen könnten als eine primäre Art von Schmerz (idiopathischer Schmerz) angesehen werden, könnten aber zusätzlich zu ihrem offensichtlichen Charakter als orofazialer (anatomischer) Schmerz auch ein Schmerz des Bewegungsapparats (Muskel, Gelenk, Bänder, Sehnen) sein. Darüber hinaus können CMD-Schmerzen mit einer Reihe anderer chronischer Schmerzzustände einhergehen. Es sei darauf hingewiesen, dass „chronisch" gemäß der neuen Definition eine Dauer von mehr als drei Monaten anstelle der alten IASP-Definition von sechs Monaten bedeutet. Die Untergruppe der Kopf-und orofazialen Schmerzen wird sich an die ICHD-III- und die DC/CMD-Klassifikation anschließen, was eine stärkere Betonung der übrigen Arten chronischer orofazialer Schmerzen ermöglicht. Als Letztes sei angemerkt, dass dieses neue IASP-Klassifizierungssystem einen Kompromiss zwischen einer mechanistischen (neuropathischer Schmerz), einer topografischen (Kopf- und orofaziale Schmerzen) sowie einer Gewebeklassifikation (viszerale und muskuloskelettale Schmerzen) darstellt. Dennoch ist diese Klassifizierung hinreichend nützlich und klinisch anwendbar und wird, was weit wichtiger ist, in die International Classification of Diseases (ICD) aufgenommen.

Da dieses Unterfangen von Natur aus multidisziplinär angelegt ist, sind Debatten wünschenswert und Kompromisse erforderlich. Es ist zu hoffen, dass die derzeitigen Fortschritte bei der Klassifizierung nicht nur von CMDs, sondern auch der chronischen Schmerzen zu verbesserten wissenschaftlichen Untersuchungen führen, die sich auf die Risikofaktoren und zugrundeliegende Schmerzmechanismen konzentrieren und damit eine bessere Behandlung von Patienten mit CMD-Schmerzen ermöglichen.

Literatur

AADR – American Association for Dental Research. Temporomandibular disorders (TMD). Science Policy, 2015. http://www.iadr.org/AADR/About- Us/Policy-Statements/Science-Policy#TMD.

AAOP – American Academy of Orofacial Pain. de Leeuw R (ed.) Orofacial Pain: Guidelines for Assessment, Diagnosis and Management. 4th ed. Chicago, IL: Quintessence Publishing Co., Inc., 2008.

Castrillon EE, Ou KL, Wang K et al. Sleep bruxism: an updated review of an old problem. Acta Odontol Scand 2016; 74: 328–334.

Ceusters W, Michelotti A, Raphael KG, Durham J, Ohrbach R. Perspectives on next steps in classification of orofacial pain – Part 1: role of ontology. J Oral Rehabil 2015a; 42: 926–941.

Ceusters W, Nasri-Heir C, Alnaas D et al. Perspectives on next steps in classification of orofacial pain – Part 3: biomarkers of chronic orofacial pain – from research to clinic. J Oral Rehabil 2015b; 42: 956–966.

Chantaracherd P, John MT, Hodges JS, Schiffman EL. Temporomandibular joint disorders' impact on pain, function, and disability. J Dent Res 2015; 94: 79S–86S.

Conti PC, Costa YM, Gonçalves DA, Svensson P. Headaches and myofascial temporomandibular disorders: overlapping entities, separate managements? J Oral Rehabil 2016; 43: 702–715.

Durham J, Raphael KG, Benoliel R et al. Perspectives on next steps in classification of orofacial pain – Part 2: role of psychosocial factors. J Oral Rehabil 2015; 42: 942–955.

Dworkin SF, LeResche L. Research diagnostic criteria for temporomandibular disorders: review, criteria, examinations and specifications, critique. J Craniomandib Disord 1992; 6: 301–355.

Fillingim RB, Bruehl S, Dworkin RH et al. The ACTTION-American Pain Society Pain Taxonomy (AAPT): an evidence-based and multidimentional approach to classifying chronic pain conditions. J Pain 2014; 15: 241–249.

Gonzalez YM, Schiffman EL, Gordon SM et al. Development of a brief and effective TMD-pain screening questionnaire: Reliability and validity. J Am Dent Assoc 2011; 24: 1183–1191.

Graven-Nielsen T. Fundamentals of muscle pain, referred pain, and deep tissue hyperalgesia. Scand J Rheumatol 2006; 122: S1–S43.

ICHD-II. Headache Classification Subcommittee of the International Headache Society (IHS). The International Classification of Headache Disorders, 2nd ed. Cephalalgia 2004; 24:S9–S160.

ICHD-III. Headache Classification Committee of the International Headache Society (IHS). The International Classification of Headache Disorders, 3rd ed. Cephalalgia 2013; 33: 629–808.

Lobbezoo F, Ahlberg J, Glaros AG et al. Bruxism defined and graded: an international consensus. J Oral Rehabil 2013; 40: 2–4.

Michelotti A, Alstergren P, Goulet JP et al. Next steps in development of the diagnostic criteria for temporomandibular disorders (DC/TMD): Recommendations from the International RDC/TMD Consortium Network workshop. J Oral Rehabil 2016; 43: 453–467.

Ohrbach R, Dworkin SF. The evolution of TMD diagnosis: past, present, future. J Dental Res 2016; 95: 1093–1101.

Peck CC, Goulet J-P, Lobbezoo F et al. Expanding the taxonomy of the diagnostic criteria for temporomandibular disorders. J Oral Rehab 2014; 41: 2– 23.

Renton T, Durham J, Aggarwal VR. The classification and differential diagnosis of orofacial pain. Expert Rev Neurother 2012; 12: 569–576.

Schiffman E, Ohrbach R, Truelove E et al. Diagnostic criteria for temporomandibular disorders (DC/TMD) for clinical and research applications: recommendations of the International RDC/TMD Consortium Network and Orofacial Pain Special Interest Group. J Oral Facial Pain Headache 2014; 28: 6–27.

Schiffman E, Ohrbach R. Executive summary of the diagnostic criteria for temporomandibular disorders for clinical and research applications. J Am Dent Assoc 2016; 147: 438–445.

Schiffman EL, Ahmad M, Hollender L et al. Longitudinal stability of common TMJ structural disorders. J Dent Res 2017; 9: 270–276.

Sessle BJ. Acute and chronic craniofacial pain: brainstem mechanisms of nociceptive transmission and neuroplasticity, and their clinical correlates. Crit Rev Oral Biol Med 2000; 11: 57–91.

Slade GD, Fillingim RB, Sanders AE et al. Summary of findings from the OPPERA prospective cohort study of incidence of first-onset temporomandibular disorder: implications and future directions. J Pain 2013; 14: S116–S124.

Slade GD, Ohrbach R, Greenspan JD et al. Painful temporomandibular disorder: decade of discovery from OPPERA Studies. J Dent Res 2016; 95: 1084–1092.

Svensson P, Graven-Nielsen T. Craniofacial muscle pain: review of mechanisms and clinical manifestations. J Orofac Pain 2001; 15: 117–145.

Svensson P, Jadidi F, Arima T, Baad-Hansen L, Sessle BJ. Relationships between craniofacial pain and bruxism. J Oral Rehabil 2008; 35: 524–547

Svensson P, Michelotti A, Lobbezoo F, List T. The many faces of persistent orofacial muscle pain. J Oral Facial Pain Headache 2015; 29: 207–208.

Svensson P, Kumar A. Assessment of risk factors for oro-facial pain and recent developments in classification: implications for management. J Oral Rehabil 2016; 43: 977–989.

Treede RD, Rief W, Barke A et al. A classification of chronic pain for ICD-11. Pain 2015; 156: 1003–1007.

Verkerk K, Luijsterburg PA, Heymans MW et al. Prognosis and course of pain in patients with chronic non-specific low back pain: a 1-year follow-up cohort study. Eur J Pain 2015; 19: 1101–1110.

Kapitel 3

Trigeminale nozizeptive Verarbeitung

Brian E. Cairns

Verlauf trigeminaler Nozizeption

Patienten mit einer craniomandibulären Dysfunktion (CMD) berichten häufig über Schmerz im Kiefergelenk, dem M. masseter und M. temporalis, aber auch andere Bereiche der Kaumuskulatur (z. B. M. pterygoideus medialis, M. digastricus und mylohyoideus) sowie eine Ausbreitung in andere kraniofaziale Bereiche werden angegeben. Die Kaumuskulatur und das Kiefergelenk werden von Ästen des N. mandibularis versorgt. Dünne, unmyelinisierte (C) sowie myelinisierte (Aδ) Fasern mit freien Nervenendigungen werden als die wichtigsten Überträger nozizeptiver Reize aus diesem Gewebe angesehen. Tatsächlich werden diese Gewebe auch von Aβ-Fasern innerviert, die eine wichtige Rolle bei der Wahrnehmung nicht noxischer mechanischer Reize in der Muskulatur und dem Gelenk spielen und die vermutlich zur Schmerzwahrnehmung in diesem Bereich beitragen. Außerdem werden die Muskeln zur Kieferschließung auch von afferenten Fasern aus der Muskelspindel versorgt, die bei der Reflexmodulation und auch der Propriozeption der Kiefermuskulatur wichtig sind. Den Muskeln der Kieferöffnung fehlen grundsätzlich afferente Muskelspindelfasern, weswegen das Kiefergelenk nicht dieselben gegenläufigen Reflexe zeigt wie andere Gelenke (etwa das Knie) (Capra et al. 2007). Auch wenn afferente Fasern aus der Muskelspindel nicht direkt an der Transduktion nozizeptiver Reize beteiligt sind, verändern Schmerzen in der Kiefermuskulatur deren Output, was zu einer veränderten Reflexaktivität der Kiefermuskulatur führt, etwa einer Verstärkung des Masseterreflexes (Capra et al. 2007).

Die dünnen, afferenten Fasern aus der Kiefermuskulatur und dem Kiefergelenk projizieren über das Ganglion trigeminale in den gegenüberliegenden Hirnstamm, wo zweite sowie höher geordnete sensorische trigeminale Neuronen verortet sind. Die trigeminalen Ganglione enthalten die Zellkörper (Soma) der Nervenfasern, die die kraniofaziale Region innervieren. Die Neuronen innerhalb des Ganglion trigeminale sind rund und haben keine Snyapsen (Abb. 3.1). Sie sind vollständig von mehreren Zellen umringt, die man als Mantel- oder Satellitenzellen bezeichnet und von denen man annimmt, dass sie eine ähnliche Funktion haben wie die Astrozyten des zentralen Nervensystems (ZNS) (Ohara et al. 2009; Takeda et al. 2009). Bei weiteren Untersuchungen stellte sich heraus, dass diese Neuronen eine hohe Anzahl von Rezeptoren besitzen, einschließlich NMDA(N-Methyl-D-Aspartat)-Rezeptoren und P_2X_3-Purinorezeptoren, die man normalerweise mit nozizeptiven Neuronen des ZNS assoziiert (Kondo et al 1995; Sahara et al. 1997; Quartu et al. 2002; Dong et al. 2007; Wang et al. 2012; Cairns et al. 2014). Die Mantelzellen ähneln den Astrozyten des ZNS insoweit, als dass sie Ionen und Neurotransmitter aus dem Extrazellulärraum um das Ganglion herum entfernen und neurotrophische sowie andere Faktoren bereitstellen, die zum Erhalt und zur Funktion der trigeminalen Nervenfasern beitragen (Takeda et al. 2009). Diese Beobachtungen decken sich mit der Auffassung, dass die Mantelzellen die unmittelbare Umgebung des Ganglions kontrollieren (Takeda et al. 2009; Ohara et al. 2009; Goto et al. 2016).

Interessanterweise enthalten die Mantelzellen Neurotransmitter wie Glutamat und Adenosintriphosphat (ATP), die wiederum NMDA- und P_2X_3-Rezeptoren aktivieren. Das könnte bedeuten, dass die im Ganglion enthaltenen Neuronen mit den sie umgebenden Mantelzellen kommunizieren, was wiederum vielleicht den nozizeptiven Input verändert, bevor er ins ZNS gelangt.

Der im Hirnstamm verortete trigeminale sensorische Kernkomplex (TSNC [Trigeminal Sensory Nuclear Complex]) ist röhrenfömig und besteht aus Neuronen, die Input aus der kraniofazialen Region erhalten. Er besteht aus mehreren Subkernen, die offenbar unterschiedliche Funktionen in der Verarbeitung orofazialer Schmerzen erfüllen.

Die drei rostralen Subkerne werden als Subnucleus principalis (hauptsächlich sensorisch), Subnucleus oralis und Subnucleus interpolaris bezeichnet und spielen eine wichtige Rolle bei der Koordination des Bewegungsreflexes und des nicht schädlichen thermischen und mechanischen sensorischen Inputs aus dem Gesicht, den darunterliegenden Muskeln und Gelenken sowie beim Empfang nicht schädlicher als auch schädlicher Einflüsse aus der Mundhöhle (Abb. 3.2). Im Gegensatz dazu finden sich trigeminale Neuronen, die auf nozizeptiven Input aus der orofazialen Region außerhalb der Mundhöhle reagie-

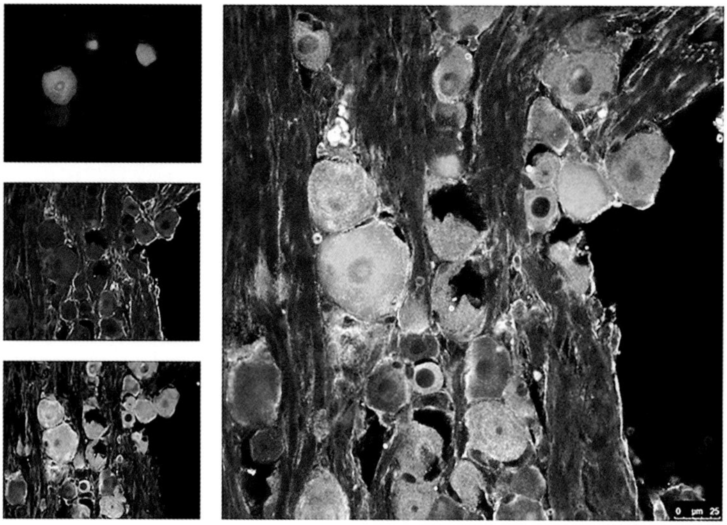

Abb. 3.1
Die Bilder zeigen trigeminale Ganglienneuronen, die auf den M. temporalis und die damit verbundenen Satellitengliazellen (SGCs) projizieren (Bild rechts). Die Ganglienneuronen wurden durch Injektion des Fluoreszenzfarbstoffs Fast Blue in den M. temporalis gekennzeichnet (Bild oben links). SGCs sind durch ihre Expression von Glutamin-Synthetase gekennzeichnet (Bild Mitte links). Es ist zu sehen, dass diese Zellen das Soma des Ganglienneurons umgeben. Die Expression des Rezeptors für Fraktalkin, ein chemotaktisches Zytokin (Chemokin), ist im unteren linken Bild dargestellt. Fraktalkin soll zu einem Cross-Talk zwischen trigeminalen Ganglienneuronen und SGCs beitragen (Cairns et al. 2017).

ren, im Allgemeinen im hinteren Drittel der Subnucleus interpolaris und im weitesten kaudal gelegenen Subkern des TSNC, dem Subnucleus caudalis (Sessle 2005). Die Struktur des Subnucleus caudalis ist in Lamellen angelegt, je mehr er sich dem zervikalen Rückenmark nähert, und ähnelt damit der Struktur des Hinterhorns des Rückenmarks. Daher wird er häufig als medulläres Hinterhorn bezeichnet (Sessle 2005). Es konnte gezeigt werden, dass dünne, afferente Fasern aus der Kiefermuskulatur und dem Kiefergelenk vorwiegend in diese Region des trigeminalen Kernkomplexes projizieren – genauso wie in den rostralen Teil des zervikalen Hinterhorns (Nishimori et al. 1986; Capra & Dessem 1992).

Eine Untergruppe von Neuronen innerhalb der Pars interpolaris und der Pars caudalis reagiert auf noxische Reize in der orofazialen Region, einschließlich der Kiefermuskulatur und des Kiefergelenks. Die nozizeptiven Informationen steigen dann über den Tractus trigeminothalamicus in den ventrobasalen Komplex, die posteriore Kerngruppe und den medialen Anteil des Thalamus auf, wo die entsprechenden Neuronen für die orofaziale Region verortet sind (Sessle 2005). Außerdem verlaufen wichtige Projektionsbahnen aus dem kaudalen Anteil des trigeminalen sensorischen Kernkomplexes in die motorischen Kerngebiete, zum Nucleus parabrachialis und in die Formatio reticularis, die jeweils an der Motorik sowie der Kontrolle des autonomen Nervensystems beteiligt sind (Sessle 2005). Die wichtigste Projektionsbahn der nozizeptiv reagierenden Thalamusneurone zieht in den primären somatosensorischen Kortex, wo vermutlich die Schmerzwahrnehmung stattfindet.

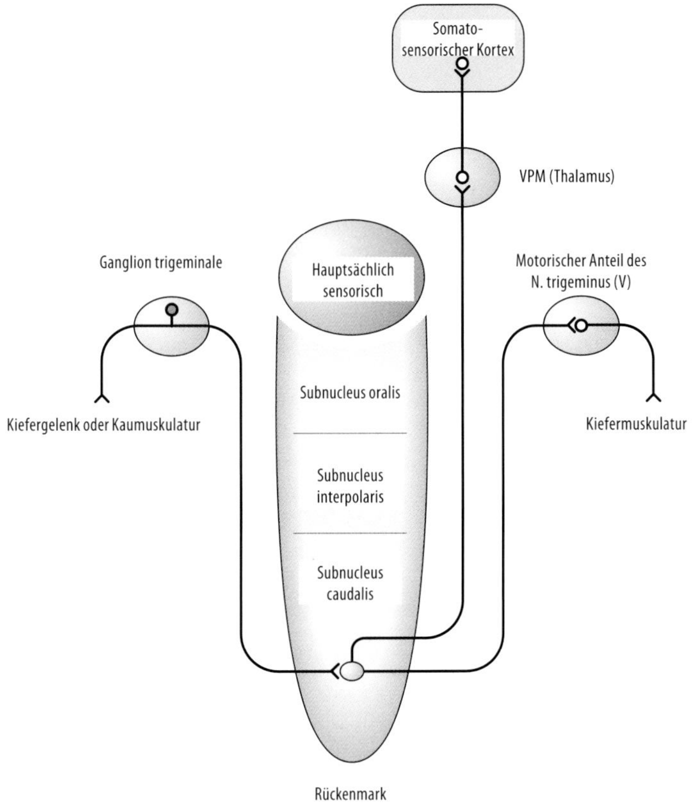

Abb. 3.2
Afferente trigeminale Fasern, die die kraniofaziale Region versorgen, projizieren über das Ganglion trigeminale in den trigeminalen sensorischen Kernkomplex, wo die zweiten Neuronen zur Integration sensorischer Informationen lokalisiert sind. Die Pars caudalis des Trigeminuskerns erhält nozizeptiven Input zum Großteil aus den Kiefermuskeln und dem Kiefergelenk. Der hauptsächliche Output des trigeminalen sensorischen Kernkomplexes wird an den Nucleus ventralis posteromedialis des Thalamus geleitet, der wiederum in verschiedene Kortexregionen projiziert.

Funktionelle Eigenschaften von Kiefermuskulatur und kraniomandibulären Nozizeptoren und Rolle der peripheren Sensibilisierung

Aδ- und C-Fasern, die sowohl das Kiefergelenk als auch die Kiefermuskulatur innervieren, reagieren auf noxisch-mechanische und noxisch-chemische Reize mit Aktionspotenzialen, genauso wie auch bei nozizeptiven Reizen. Diese tief im Gewebe liegenden Nozizeptoren werden durch mechanische Reize aktiviert, die von der Intensität her mindestens solchen Reizen entsprechen müssen, die Rückzugsreflexe bei Ratten oder Schmerzempfindungen bei Menschen hervorrufen (Cairns 2007). Die Nozizeptoren werden außerdem durch exzessive Protrusion, laterale oder Kreisbewegungen des Kiefergelenks aktiviert und beginnen zu depolarisieren, wenn derartige Bewegungen das normale Bewegungsausmaß übersteigen (Cairns 2007). Anhaltende noxisch-mechanische Stimulation der Muskulatur oder des Gelenks führt zu ausgedehnten Entladungen von Aktionspotenzialen in den zugehörigen afferenten Fasern, die zum Teil auch nach Abklingen des Reizes weiter andauern. Gewebeverletzungen führen außerdem zur Freisetzung unterschiedlicher Substanzen, darunter sind Prostaglandine, Neurotransmitter und Zytokine, die ihrerseits Nozizeptoren aktivieren und damit Aktionspotenziale auslösen (Sessle 2005). Viele dieser Fasern reagieren außerdem stark auf die Injektion schmerzauslösender Substanzen in den Muskel oder das Gelenk, was darauf hindeutet, dass es sich bei ihnen um polymodale Nozizeptoren handelt. Glutamatinjektionen in die Kiefermuskulatur z. B., die bei Menschen akute Schmerzen auslösen, verursachen anhaltende Entladungen von Aktionspotenzialen, die mittels Gabe von NMDA-Rezeptor-Antagonisten wie Ketamin abgeschwächt werden können (Cairns et al. 2002a; Cairns et al. 2003; Castrillon et al. 2007). Neben der Initialisierung von Aktionspotenzialen setzen Glutamatinjektionen außerdem die mechanische Reizschwelle für die Aktivierung der Nervenendigungen herab, was man als periphere Sensibilisierung bezeichnet. Diese Sensibilisierung kann noch mehrere Stunden nach der Injektion anhalten.

Untersuchungen haben gezeigt, dass eine Reihe anderer, vermutlich schmerzerzeugender Substanzen – einschließlich Serotonin, ATP, Prostaglandin E2, Nerve Growth Factor (NGF), Tumornekrosefaktor-alpha und Kalium – zu einer peripheren Sensibilisierung führen, wenn sie in die Kiefermuskulatur oder das Kiefergelenk injiziert werden (Gerdle et al. 2014). Für mindestens zwei Substanzen – Glutamat und Serotonin – konnte ein erhöhtes Vorkommen in der Kiefermuskulatur von CMD-Patienten nachgewiesen werden. Auch gibt es Hinweise darauf, dass Antagonisten für NMDA- und 5-Hydroxytryptamin-3-Rezeptoren bei manchen Patienten selektiv Schmerzsymptome abschwächen (Castrillon et al. 2008; Chrisditis et al. 2015). Darüber hinaus scheinen nichtsteroidale Antirheumatika, die die Prostaglandinsynthese blockieren, ein wirksames Analgetikum für manche CMD-bezogenen Schmerzzustände zu sein. Es konnte gezeigt werden, dass ein erhöhter NGF-Spiegel in der Kiefermuskulatur zu einer besonders lang anhaltenden peripheren Sensibilisierung führte, die sowohl bei Tieren als auch Menschen Tage bis Wochen andauern kann. (Svensson et al. 2003; Wong et al. 2014). Der Wirkmechanismus des NGF scheint eine „phänotypische“ Umstellung mit sich zu bringen, aufgrund derer sich bislang nicht nozizeptive afferente Fasern mehr wie Nozizeptoren zu verhalten beginnen (Wong et al. 2014). In welchem Ausmaß eine periphere Sensibilisierung zu anhaltenden Schmerzen bei einer CMD beiträgt, wird weiterhin diskutiert. Es ist allerdings wahrscheinlich, dass der zugrundeliegende Mechanismus nicht nur für die Entstehung von Kiefermuskel- und Kiefergelenkschmerzen von Bedeutung ist, sondern auch für deren Aufrechterhaltung. An den Enden der Nozizeptoren sitzen Vesikel, die bei Reizung mit der Zellmembran verschmelzen und Neuromodulatoren ins Gewebe abgeben können. Das können Neuropeptide sein, z. B. Substanz P oder das Calcitonin Gene-Related Peptide (CGRP), oder auch Neurotransmitter wie etwa Glutamat (Ichikawa et al. 1990; Kido et al. 1995; Lundeberg et al. 1996; Loughner et al. 1997). Die Neuropeptide erzeugen eine Vasodilatation sowie den Austritt von Plasmaproteinen, während ein neurogene Freisetzung von Glutamat zur Erregung und Sensibilisierung der afferenten Endigung führt (Gazerani et al. 2010). Diesen Mechanismus bezeichnet man als neurogene Entzündung, und auch wenn man eine Beteiligung bei Migräne vermutet, ist bislang nicht bekannt, ob er auch entscheidend zur Entstehung einer CMD beiträgt.

Früher betrachtete man die trigeminalen Ganglione als passive Leitungsbahnen für zum ZNS gerichtete Aktionspotenziale. Allerdings führt eine Aktivierung der Ganglienneuronen zu einer veränderten Ausprägung von Ionenkanälen sowie Neuropeptiden, was nahelegt, dass diese Zellen nicht so passiv sind, wie bislang gedacht (Goto et al. 2016). Darüber hinaus wurde die Theorie aufgestellt, dass die Mantelzellen die Aktivität der Ganglienneuronen steuern, indem sie neuroaktive Substanzen in einen etwa 20-nm-breiten Spalt zwischen den Membranen der Neuronen und der Mantelzellen freisetzen (Ohara et al. 2009; Takeda et al. 2009). In den trigeminalen Ganglionen wurden Glutamatrezeptoren gefunden (Kondo et al. 1995; Sahara et al. 1997; Quartu et al. 2002; Dong et al. 2007; Wang et al. 2012; Cairns et al. 2014), was zu der Theorie geführt hat, dass Glutamat vor Ort als „Neuro-Glia“-Transmitter fungiert (Kung et al. 2013) (Abb. 3.3). Sowohl die Neuronen der trigeminalen Ganglien als auch die Mantelzellen setzen Glutamat frei, wenn sie aktiviert werden (Puil & Spigelman 1988; Kung et al. 2013; Laursen et al. 2014). Die für die Kiefermuskulatur zuständigen Ganglienneuronen initiieren Aktionspotenziale, sobald sich die Glutamatkonzentration innerhalb des Ganglions erhöht (Laursen et al. 2014). Eine verstärkte Entladung von Aktionspotenzialen in den afferenten Fasern von Kiefermuskulatur und -gelenk könnte zu einem erhöhten Glutamatspiegel in den trigeminalen Ganglionen führen, was wiederum zu ektopen Entladungen der Ganglienneuronen führen könnte. Das dient vermutlich der Signalverstärkung und lässt Raum für die Möglichkeit neuroplastischer Veränderungen innerhalb der Ganglien, die die Übertragung sensorischer Informationen aus dem Gewebe ins Gehirn abändern und Empfindungen beeinflussen.

Die Erhöhung der intraganglionären Glutamatkonzentration verringert auch die mechanische Schwelle der afferenten Nervenendigungen in der Kaumuskulatur (Laursen et al. 2014). Diese mechanische Sensibilisierung hielt nach einer einzigen Injektion von Glutamat mehr als drei Stunden an und wurde durch die Aktivierung von NMDA-Rezeptoren vermittelt. Der dem Effekt zugrundeliegende Mechanismus ist noch nicht bekannt, scheint aber nicht mit einer ZNS-Aktivierung verbunden zu sein, da er auch

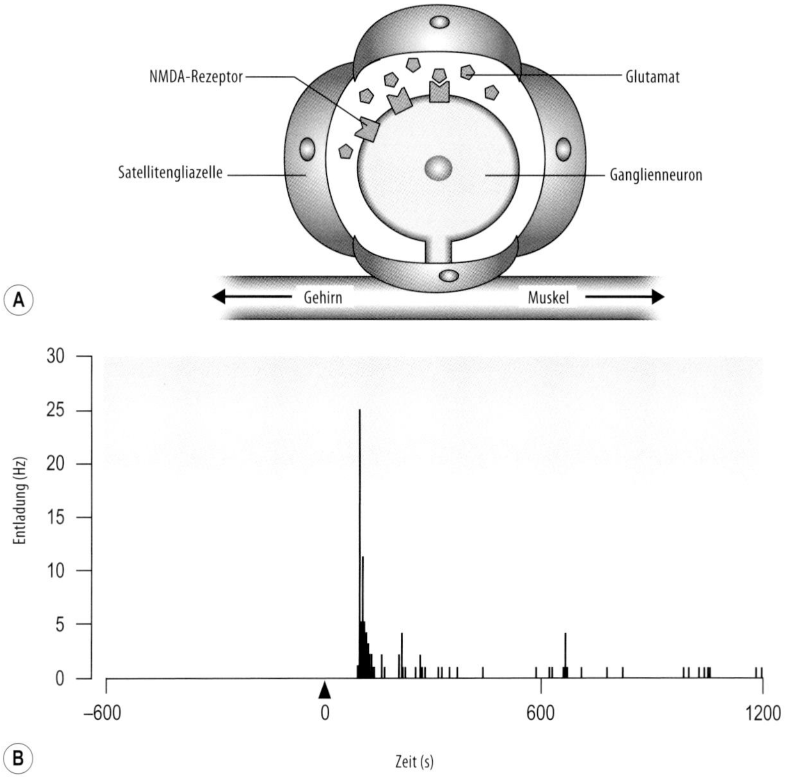

Abb. 3.3
(A) Die Darstellung zeigt, wie ein erhöhter Glutamatspiegel im trigeminalen Ganglion ektope Aktionspotenziale derjenigen Ganglienneuronen induzieren könnte, die den M. temporalis innervieren.
(B) Eine Glutamatinjektion in das Ganglion zum Zeitpunkt 0 (Pfeil) produziert ein kurzes, aber starkes Aktionspotenzial, gefolgt von einer länger anhaltenden Periode sporadischer Entladungen aus demselben Ganglienneuron.

dann auftritt, wenn der Input aus dem trigeminalen Ganglion zum kaudalen Hirnstamm durch ein Lokalanästhetikum blockiert ist (Laursen et al. 2014). Es scheint auch nicht erforderlich zu sein, dass Aktionspotenziale im untersuchten Ganglienneuron entstehen, da die intraganglionäre Injektion eines Stickoxid-Donators oder von Fraktalkin (ein Molekül, das die Kommunikation zwischen Ganglienneuronen und SGC in sensorischen Ganglien vermitteln soll) beide eine anhaltende mechanische Sensibilisierung der Afferenzfasern der Kaumuskulatur induzierten, ohne eine potenzielle Entladung hervorzurufen (Cairns et al. 2014; Cairns et al. 2017). Durch Stickoxid induzierte Veränderungen schienen durch die Freisetzung von Prostaglandin E2 durch SGCs vermittelt zu werden (Laursen et al. 2013; Cairns et al. 2014). Eine Erklärung dafür, wie sich die Aktivität im Trigeminusganglion auf die weit von ihnen entfernten afferenten Nervenendigungen auswirken kann, ist, dass Neuronen oder SGCs in der Lage sind, neuromodulatorische Substanzen im systemischen Kreislauf freizusetzen. Sollte das zutreffen, würde dies bedeuten, dass sensorische Ganglien eine endokrine organähnliche Rolle spielen, die die sensorische Übertragung und vielleicht andere physiologische Funktionen beeinflusst.

Es wurde ebenfalls vermutet, dass Ganglienneuronen über SGCs miteinander kommunizieren können (Takeda et al. 2009; Goto et al. 2016). Einige trigeminale Ganglienneuronen und die damit verbundenen SGCs setzen ATP frei (Villa et al. 2010; Goto et al. 2016). Es wurde vermutet, dass das freigesetzte ATP auf ATP-Rezeptoren wirkt, die von SGCs exprimiert werden, was wiederum dazu führt, dass SGCs mehr ATP freisetzen, das benachbarte SGCs beeinflussen kann. Diese setzen es ihrerseits frei, um auf das sie umgebende Ganglienneuron zu wirken und das Signal zum nächsten Ganglion weiterzugeben (Goto et al. 2016). Die Erhöhung des ATP-Spiegels im Trigeminusganglion führt ebenfalls zu einer peripheren Sensibilisierung. Die Ausbreitung eines exzitatorischen Neurotransmitters, wie ATP oder Glutamat, durch das trigeminale Ganglion könnte zur Aktivierung benachbarter Ganglienneuronen führen, die verschiedene Gewebe anregen und eine Ausbreitung des Schmerzes sowie Ausstrahlungen hervorrufen. Zusammengenommen deuten diese jüngsten Studien darauf hin, dass einige Merkmale von CMD-Schmerzen wie sekundäre Hyperalgesie und Schmerzausstrahlungen teilweise sowohl im peripheren als auch im zentralen Nervensystem entstehen.

Trigeminale nozizeptive Neuronen

Genau wie im Rückenmark können die Reaktionseigenschaften der Neuronen des TSNC in drei funktionelle Kategorien eingeteilt werden: niederschwellige Mechanorezeptoren, Wide-Dynamic-Range(WDR)-Neuronen und nozizeptiv-spezifische (NS) Neuronen (Sessle 2005). Niederschwellige Mechanorezeptoren werden durch harmlose mechanische Stimuli im Gesicht und am Kopf aktiviert und reagieren am stärksten auf Reize unterhalb der nozizeptiven Schwelle. WDR-Neuronen sind durch die Fähigkeit charakterisiert, die Intensität mechanischer Hautreize von harmlos bis noxisch durch eine erhöhte Entladungsfrequenz an Aktionspotenzialen kodieren zu können. Nozizeptiv-spezifische Neuronen werden ausschließlich durch noxische Hautreize aktiviert. Auch wenn im rostralen Teil des TSNC einige NS- und WDR-Neuronen zu finden sind, die auf eine noxische Stimulation in der Mundhöhle (etwa den Zähnen) reagieren, sitzt der größte Teil der Neuronen, die auf noxische Stimulationen der Kaumuskulatur sowie des Kiefergelenks ansprechen, in der Pars interpolaris und Pars caudalis des Nucleus spinalis nervi trigemini (Sessle 2005). Diese trigeminalen Nozizeptoren werden meist durch eine harmlose und/oder noxische Reizung sowohl der Haut als auch des tieferen kranofazialen Bindegewebes aktiviert. Diese Konvergenz von Input aus unterschiedlichen kraniofazialen Geweben auf ein einzelnes Neuron könnte, zumindest teilweise, nicht nur Schmerzübertragungen erklären, bei denen eine starke noxische Stimulation der Kaumuskulatur oder des Kiefergelenks Schmerzen in anderen Arealen des Gesichts auslöst. Sie erklärt vielleicht auch die grundsätzlich schwierige Lokalisierung von Schmerzen aus den tiefergelegenen Strukturen der kraniofazialen Region (Sessle 2005).

Die meisten trigeminalen Nozizeptoren können durch die Reizung einzelner Bereiche des Gesichts und bestimmter tiefergelegener Gewebe aktiviert werden. Den Bereich einer Gewebestruktur, der stimuliert werden muss, um den trigeminalen Nozizeptor zu aktivieren, bezeichnet man als rezeptives Feld. Die Gewebeschädigung induziert einen anhaltenden schädlichen Input, der nachweislich die Reizintensität innerhalb des rezeptiven Feldes senkt, die zur Aktivierung trigeminaler nozizeptiver Neuronen erforderlich ist. Gleichzeitig vergrößert er das Feld und führt gelegentlich zur Entstehung neuartiger Felder (Gesichtsbereiche, die vor der Verletzung nicht zu einer Entladung des neuronalen Aktionspotenzials geführt haben). Diese durch Verletzungen verursachten Veränderungen neuronaler Reaktionen werden als „zentrale Sensibilisierung“ bezeichnet und zeigen sich bei CMD-Patienten als Hyperalgesie und Schmerzübertragung. Wichtig dabei ist, dass eine zentrale Sensibilisierung in den trigeminalen Nozizeptoren durch eine noxische Stimulation der kraniofazialen Region außerhalb des rezeptiven Feldes des Rezeptors ausgelöst werden kann. Schäden an tiefergelegenem Gewebe, insbesondere der Kaumuskulatur oder dem Kiefergelenk, führen deutlich schneller zu einer zentralen Sensibilisierung als eine noxische Stimulation der Haut (Sessle 2005). Man nimmt an, dass die von CMD-Patienten berichtete grundsätzlich höhere Empfindlichkeit gegenüber schmerzhaften Reizen in der kraniofazialen Region und anderen Bereichen des Körpers auf diesen Effekt zurückzuführen ist.

Es ist mittlerweile anerkannt, das ein beträchtlicher Austausch zwischen Neuronen und Gliazellen stattfindet, der zu den durch anhaltenden noxischen Input aus dem kraniofazialen Gewebe bedingten nachhaltigen Veränderungen der ZNS-Erregbarkeit beiträgt (Ren & Dubner 2016). Gliazellen (Astrozyten und Mikroglia) weisen nach einer Verletzung des Kiefergelenks oder der Kiefermuskulatur eine erhöhte Aktivität auf, von der man annimmt, dass sie an der Auslösung und Aufrechterhaltung einer zentralen Sensibilisierung beteiligt ist (Ren & Dubner 2016). Es wurde die Theorie aufgestellt, dass die starke Reizung sensorischer Neuronen zur Ausschüttung von Fraktalkin führt, das mittels des Fraktalkin-Rezeptors (CX3CR1) seinerseits Mikroglia aktiviert (Ren & Dubner 2016). Diese gesteigerte Aktivität des Gliagewebes geht mit einem erhöhten Spiegel entzündungsfördernder Zytokine einher (z. B. der Interleukine [IL] 1b und 6) sowie Glutamat und ATP innerhalb des TSNC, die ebenfalls die neuronale Erregbarkeit steigern. Inhibitoren der Gliaaktivierung, wie Methioninsulfoximin und Minocyclin, können die Sensibilisierung von TSNC-Neuronen, die nach einer Gewebeverletzung auftritt, stark abschwächen, was auf eine bedeutende Rolle für die Mechanismen der Gliazellen in diesem Phänomen hinweist.

Es ist auch möglich, die Aktivität der nozizeptiven Neuronen im TSNC zu modulieren. Eine Reihe von Hirnzentren sind an der absteigenden Modulation der neuronalen TSNC-Aktivität beteiligt, z. B. das periaquäduktale Grau, das rostrale ventromediale Mark sowie der sensomotorische Kortex. Die Aktivierung dieser Zentren kann die Aktivität von nozizeptiven WDR- und NS-Neuronen als Folge eines erhöhten Niveaus von Neurochemikalien wie Serotonin, Enkephalinen und g-Aminobuttersäure (GABA) im TSNC entweder fördern oder hemmen. Darüber hinaus ist es möglich, die Erregbarkeit trigeminaler nozizeptiver Neuronen zu verringern, indem man außerhalb der orofazialen Region einen noxischen Reiz appliziert – ein Phänomen, das als Diffuse Noxious Inhibitory Control (DNIC) bezeichnet wird. Es wurde gemutmaßt, dass ein Teil der erhöhten Schmerzempfindlichkeit bei CMD-Patienten auf verminderte endogene Schmerzkontrollmechanismen zurückzuführen ist (King et al. 2009).

Thalamische Verarbeitung von nozizeptivem Input aus der orofazialen Region

Eine Untergruppe von Neuronen des Nucleus ventralis posteromedialis (VPM), der hinteren Kerngruppe sowie des mittleren Anteils des Thalamus reagiert auf noxische Stimulation der kraniofaszialen Region (Sessle 2005). Diese Neuronen können weiterhin in WDR- und nozizeptiv-spezifische Neuronen unterteilt werden, ähnlich wie die TSNC-Neuronen (Sessle 2005). Allerdings zeigen diese Thalamusneuronen mit weitaus größerer Wahrscheinlichkeit spontane Entladungen von Aktionspotenzialen als die nozizeptiven Neuronen der Pars caudalis. Die nozizeptiven VPM-Neuronen sind mit dem somatosensorischen Kortex verbunden, der ihnen die Lokalisation und Unterscheidung von Schmerzreizen ermöglicht. Sie sind nach einer Gewebeverletzung außerdem zentral sensibilisiert, allerdings tritt dieser Effekt nur auf, wenn die Pars caudalis intakt ist (Park et al. 2006), was darauf hindeutet, dass er durch die weiter oben beschriebenen Veränderungen der Neuronen der Pars caudalis bedingt ist. Die nozizeptiven Neuronen der Nuclei intralaminares und medialen Thalamuskerne dagegen sind mit dem Hypothalamus sowie dem Gyrus cinguli verbunden, sodass sie vermutlich eher die affektiv-motivationale Komponente kraniofazialer Schmerzen vermitteln (Sessle 2005; Sugiyo et al.2006).

Mit der Verarbeitung orofazialer nozizeptiver Informationen assoziierte kortikale Regionen

Diejenigen Neuronen des Thalamus, die auf eine noxische Stimulation des Gesichts reagieren, projizieren hauptsächlich in den primären somatosensorischen Kortex des Großhirns. Genau wie im Hirnstamm und Thalamus können die Neuronen in diesem Bereich durch noxische Stimuli der Gesichtsregion aktiviert werden und sowohl Reaktionen im Sinne von WDR- als auch NS-Antworten zeigen (Sessle 2005; Takeda et al. 2010). Man nimmt daher an, dass diese Neuronen die sensorisch-diskriminative Dimension des Schmerzes kodieren. Auch andere Kortexareale beherbergen nozizeptive Neuronen, etwa der anteriore Gyrus cinguli und die Insula. Die hier angesiedelten Neuronen können Ort und Intensität eines Reizes nur eingeschränkt anzeigen, daher wird angenommen, dass sie eher zu affektiven, aufmerksamkeitsbezogenen und motivationalen Aspekten chronischer orofazialer Schmerzzustände beitragen.

Trigeminale Schmerzverarbeitung und Schmerzen bei Kiefergelenksstörungen

Den Großteil dessen, was wir über die neuronale Verarbeitung von Schmerzen der Kiefermuskulatur und des Kiefergelenks wissen, stammt aus Tiermodellen, denen akute und zumeist entzündliche Verletzungen beigebracht wurden. Insofern sind aus diesen Modellen abgeleitete

Schmerzmechanismen eventuell nicht auf die chronischen Schmerzen einer CMD übertragbar, auch wenn Versuche unternommen wurden, Modelle mit längerer Lebensdauer zu entwickeln. So führt eine einseitige Ligatur der Sehne im anterosuperioren Anteil des M. masseter z. B. zu einer mehr als acht Wochen anhaltenden mechanischen Sensibilisierung dieses Bereichs (Guo et al. 2010). Diese Sensibilisierung schließt eine starke Aktivierung von Astrozyten und Mikroglia in der Pars caudalis des Nucleus spinalis nervi trigemini ein. In einem weiteren Modell wurde dem M. masseter Nervenwachstumsfaktor (NGF) injiziert, der normalerweise bei Gewebeverletzungen ausgeschüttet wird. Dieser Versuch ist vor allem deshalb interessant, weil er zu einer punktförmigen muskulären Sensibilisierung führt, der auf den Bereich der Injektion begrenzt ist. Die schnelle Sensibilisierung muskulärer Nozizeptoren auf mechanische Reize durch NGF-Injektionen erfolgt aufgrund einer Aktivierung der Rezeptoren der Tropomyosin-Rezeptor-Kinase A (TrkA). Dabei handelt es sich um Neurotrophin-Rezeptoren, die selektiv NGF binden. NGF scheint in nicht nozizeptiven Afferenzen der Muskulatur eine phänotypische Veränderung dahingehend hervorzurufen, dass sie Eigenschaften nozizeptiver Fasern zeigen (Wong et al. 2014). Auswirkungen intramuskulärer NGF-Injektionen konnten auch beim Menschen beobachtet werden. Versuchspersonen, denen NGF injiziert wurde, berichteten über einen klar abgegrenzten Bereich am Injektionspunkt, innerhalb dessen der Muskel druckempfindlich war. Der Bereich breitete sich nicht aus und war nur bei Berührung schmerzhaft, mitunter auch bei der Kieferöffnung (z. B. beim Gähnen oder Kauen).

Die Sensibilisierung hielt nach einer einzigen Injektion mehrere Wochen an und war bei Frauen stärker ausgeprägt als bei Männern. Die beschriebene Versuchsanordnung ist daher geeignet, örtlich begrenzte Schmerzen der Kiefermuskulatur zu untersuchen, die eine durchgängige Eigenschaft myofaszialer CMDs darstellen.

CMD-Patienten, die an Schmerzen leiden und deshalb medizinische Hilfe suchen, sind mehrheitlich Frauen. Schon seit Längerem wird darauf hingewiesen, dass Sexualhormone – insbesondere Östrogene – für geschlechtsspezifische Unterschiede hinsichtlich der Prävalenz von CMDs verantwortlich sein könnten (LeResche et al. 1997; LeResche et al. 2003). Es wurden sowohl periphere als auch zentrale Wirkungsorte identifiziert, an denen Östrogen die Nozizeption reguliert. Östrogenrezeptoren werden zum einen in denjenigen Neuronen des Ganglion trigeminale exprimiert, die die Kaumuskulatur innervieren (Wang et al. 2012), zum anderen in nozizeptiven Neuronen der Pars caudalis (Amandusson & Blomqvist 2010). Eine noxische Stimulation des Kiefergelenks oder der Kaumuskulatur ruft bei Frauen stärkere afferente Entladungen und reflexhafte Kiefermuskelaktivität hervor als bei Männern (Cairns et al. 2002b; Dong et al. 2007). Dieser Effekt scheint zumindest teilweise durch Östrogene vermittelt zu werden, da er durch eine Ovarektomie eliminiert wird, während eine Hormonersatztherapie ihn wiederherstellt. Zusammengenommen stützen diese Ergebnisse die Ansicht, dass Frauen im Vergleich zu Männern eine erhöhte Reaktionsfähigkeit auf Verletzungen der Kiefermuskulatur und des Kiefergelenks aufweisen.

Die derzeitigen pharmakologischen Behandlungsansätze CMD-bezogener Schmerzen bleiben aufgrund eines Mangels an klinischen Studien größtenteils empirisch. Nichtsteroidale Antirheumatika (NSAR) wie Naproxen, Ibuprofen und Diclofenac, die systemisch, lokal oder oberflächlich verabreicht werden, können bei der Behandlung von CMD-Schmerzen hilfreich sein. Die Evidenz deutet außerdem darauf hin, dass eine lokale Gabe von Diclofenac und Ketorolac nicht nur die Prostaglandinproduktion hemmt, sondern außerdem dazu beitragen kann, NMDA-Rezeptoren vollständig zu hemmen, die in der Kiefermuskulatur und den Nozizeptoren des Kiefergelenks vorhanden sind (Cairns et al. 2002b; Dong et al. 2007). Dieser Mechanismus trägt möglicherweise zur Wirkung diclofenachaltiger topischer Medikamente bei CMD-bezogenen Schmerzen bei.

Schlussfolgerung

Die Pathogenese CMD-bezogener Schmerzen bleibt derzeit unklar (Cairns 2010). Es herrscht weiterhin Uneinigkeit über die jeweilige Bedeutung peripherer und zentraler Mechanismen bei der Entwicklung und Aufrechterhaltung von Muskel- oder Gelenkschmerzen bei CMD-Patienten. Allerdings ist klar, dass bei den zugrundeliegenden Mechanismen einiger CMD-bezogenen Schmerzen die zentrale Sensibilisierung eine entscheidende Rolle spielt. Das erklärt insbesondere, warum manche Patienten auch außerhalb der kraniofazialen Regionen verringerte Schmerzschwellen aufweisen. Auch der ungewöhnlichen Ausbreitung eines Referred Pain bei manchen CMD-Patienten könnte eine zentrale Sensibilisierung zugrunde liegen. Schmerzen im tiefen Anteil des M. masseter könnten z. B. in die hinteren Zahnreihen ausstrahlen, während Schmerzen aus dem M. temporalis oder dem mittleren Anteil des M. masseter in die vorderen Zähne ausstrahlen. Lokale Muskel- oder Gelenkschmerzen sowie Schmerz- und Druckempfindlichkeit könnten allerdings auch eher eine periphere Sensibilisierung widerspiegeln. Nach jüngsten Untersuchungen wäre es denkbar, dass auch einige der eher ungewöhnlichen Ausbreitungsmuster CMD-bezogener Schmerzen durch periphere Mechanismen hervorgerufen werden, etwa durch Interaktionen von Mantel- mit Nervenzellen innerhalb des Ganglion trigeminale. Den jeweiligen Anteil peripherer und zentraler Schmerzmechanismen bei einzelnen CMD-Patienten zu bestimmen, kann dabei helfen, die voraussichtlich wirksamste Behandlungsmethode zu ermitteln.

Literatur

Amandusson A, Blomqvist A. Estrogen receptor-alpha expression in nociceptive-responsive neurons in the medullary dorsal horn of the female rat. Eur J Pain 2010; 14: 245–258.

Cairns BE. Nociceptors in the orofacial region (temporomandibular joint & masseter muscle). In Schmidt RF, Willis WD (eds). Encyclopedia of Pain. Heidelberg, Germany: Springer-Verlag, 2007.

Cairns BE. Pathophysiology of TMD pain: basic mechanisms and their implications for pharmacotherapy. J Oral Rehabil 2010; 37: 391–410.

Cairns BE, Gambarota G, Svensson P, Arendt-Nielsen L, Berde CB. Glutamate-induced sensitization of rat masseter muscle fibers. Neuroscience 2002a; 109: 389–399.

Cairns BE, Sim Y, Bereiter DA, Sessle BJ, Hu J. Influence of sex on reflex jaw muscle activity evoked from the rat temporomandibular joint. Brain Res 2002b; 957: 338–344.

Cairns BE, Svensson P, Wang K et al. Activation of peripheral NMDA receptors contributes to human pain and rat afferent discharges evoked by injection of glutamate into the masseter muscle. J Neurophysiol 2003; 90: 2098–2105.

Cairns BE, Laursen JC, Dong XD, Gazerani P. Intraganglionic injection of a nitric oxide donator induces afferent mechanical sensitization that is attenuated by palmitoylethanolamide. Cephalalgia 2014; 34: 686–694.

Cairns BE, O'Brien M, Dong XD, Gazerani P. Elevated fractalkine (CX3CL1) levels in the trigeminal ganglion mechanically sensitize temporalis muscle nociceptors. Mol Neurobiol 2017; 54: 3695–3706.

Capra NF, Dessem D. Central connections of trigeminal primary afferent neurons: topographical and functional considerations. Crit Rev Oral Biol Med 1992; 4: 1–52.

Capra NF, Hisley CK, Masri RM. The influence of pain on masseter spindle afferent discharge. Arch Oral Biol 2007; 52: 387–390.

Castrillon EE, Cairns BE, Ernberg M et al. Effect of a peripheral NMDA receptor antagonist on glutamate-evoked masseter muscle pain and mechanical sensitization in women. J Orofac Pain 2007; 21: 216–224.

Castrillon EE, Cairns BE, Ernberg M et al. Effect of peripheral NMDA receptor blockade with ketamine on chronic myofascial pain in temporomandibular disorder patients: a randomized, double-blinded, placebo-controlled trial. J Orofac Pain 2008; 22: 122–130.

Christidis N, Omrani S, Fredriksson L et al. Repeated tender point injections of granisetron alleviate chronic myofascial pain – a randomized, controlled, double-blinded trial. J Headache Pain 2015; 16: 104.

Dong XD, Mann MK, Kumar U et al. Sex-related differences in NMDA-evoked rat masseter muscle afferent discharge result from estrogen-mediated modulation of peripheral NMDA receptor activity. Neuroscience 2007; 146: 822–832.

Gazerani P, Au S, Dong X et al. Botulinum neurotoxin type A (BoNTA) decreases the mechanical sensitivity of nociceptors and inhibits neurogenic vasodilation in a craniofacial muscle targeted for migraine prophylaxis. Pain 2010; 151: 606–616.

Gerdle B, Ghafouri B, Ernberg M, Larsson B. Chronic musculoskeletal pain: review of mechanisms and biochemical biomarkers as assessed by the microdialysis technique. J Pain Res 2014; 7: 313–326.

Goto T, Oh SB, Takeda M et al. Recent advances in basic research on the trigeminal ganglion. J Physiol Sci 2016; 66: 381–386.

Guo W, Wang H, Zou S et al. Long lasting pain hypersensitivity following ligation of the tendon of the masseter muscle in rats: a model of myogenic orofacial pain. Mol Pain 2010; 6: 40.

Ichikawa H, Matsuo S, Wakisaka S, Akai M. Fine structure of calcitonin gene- related peptide-immunoreactive nerve fibres in the rat temporomandibular joint. Arch Oral Biol 1990; 35: 727–730.

Kido MA, Kiyoshima T, Ibuki T et al. A topographical and ultrastructural study of sensory trigeminal nerve endings in the rat temporomandibular joint as demonstrated by anterograde transport of wheat germ agglutinin-horseradish peroxidase (WGA-HRP). J Dent Res 1995; 74: 1353–1359.

King CD, Wong F, Currie T et al. Deficiency in endogenous modulation of prolonged heat pain in patients with irritable bowel syndrome and temporomandibular disorder. Pain 2009; 143: 172–178.

Kondo E, Kiyama H, Yamano M, Shida T, Ueda Y, Tohyama M. Expression of glutamate (AMPA type) and gamma-aminobutyric acid (GABA) A receptors in the rat caudal trigeminal spinal nucleus. Neurosci Lett 1995; 186: 169–172.

Kung LH, Gong K, Adedoyin M et al. Evidence for glutamate as a neuroglial transmitter within sensory ganglia. PLOS One 2013; 8: e68312.

Laursen JC, Cairns BE, Kumar U et al. Nitric oxide release from trigeminal satellite glial cells is attenuated by glial modulators and glutamate. Int J Physiol Pathophysiol Pharmacol 2013; 5: 228–238.

Laursen JC, Cairns BE, Dong XD et al. Glutamate dysregulation in the trigeminal ganglion: a novel mechanism for peripheral sensitization of the craniofacial region. Neuroscience 2014; 256: 23–35.

LeResche L, Saunders K, Von Korff MR, Barlow W, Dworkin SF. Use of exogenous hormones and risk of temporomandibular disorder pain. Pain 1997; 69: 153–160.

LeResche L, Mancl L, Sherman JJ, Gandara B, Dworkin S. Changes in temporomandibular pain and other symptoms across the menstrual cycle. Pain 2003; 106: 253–261.

Loughner B, Miller J, Broumand V, Cooper B. The development of strains, forces and nociceptor activity in retrodiscal tissues of the temporomandibular joint of male and female goats. Exp Brain Res 1997; 113: 311–326.

Lundeberg T, Alstergren P, Appelgren A et al. A model for experimentally induced temporomandibular joint arthritis in rats: effects of carrageenan on neuropeptide-like immunoreactivity. Neuropeptides 1996; 30: 37–41.

Nishimori T, Sera M, Suemune S et al. The distribution of muscle primary afferents from the masseter nerve to the trigeminal sensor nuclei. Brain Res 1986; 372: 375–381.

Ohara PT, Vit JP, Bhargava A et al. Gliopathic pain: when satellite glial cells go bad. Neuroscientist 2009; 15: 450–463.

Park SJ, Zhang S, Chiang CY et al. Central sensitization induced in thalamic nociceptive neurons by tooth pulp stimulation is dependent on the functional integrity of trigeminal brainstem subnucleus caudalis but not subnucleus oralis. Brain Res 2006; 1112: 134–145.

Puil E, Spigelman I. Electrophysiological responses of trigeminal root ganglion neurons in vitro. Neuroscience 1988; 24: 635–646.

Quartu M, Serra MP, Ambu R, Lai ML, Del Fiacco M. AMPA-type glutamate receptor subunits 2/3 in the human trigeminal sensory ganglion and subnucleus caudalis from prenatal ages to adulthood. Mech Ageing Dev 2002; 123: 463–471.

Ren K, Dubner R. Activity-triggered tetrapartite neuron-glial interactions following peripheral injury. Curr Opin Pharmacol 2016; 26: 16–25.

Sahara Y, Noro N, Iida Y, Soma K, Nakamura Y. Glutamate receptor subunits GluR5 and KA-2 are coexpressed in rat trigeminal ganglion neurons. J Neurosci 1997; 17: 6611–6620.

Sessle BJ. Peripheral and central mechanisms of orofacial pain and their clinical correlates. Minerva Anestesiol 2005; 71: 117–136.

Sugiyo S, Takemura M, Dubner R, Ren K. Demonstration of a trigeminothalamic pathway to the oval paracentral intralaminar thalamic nucleus and its involvement in the processing of noxious orofacial deep inputs. Brain Res 2006; 1097: 116–122.

Svensson P, Cairns BE, Wang K, Arendt-Nielsen L. Injection of nerve growth factor into human masseter muscle evokes long-lasting mechanical allodynia and hyperalgesia. Pain 2003; 104: 241–247.

Takeda M, Takahashi M, Matsumoto S. Contribution of the activation of satellite glia in sensory ganglia to pathological pain. Neurosci Biobehav Rev 2009; 33: 784–792.

Takeda M, Takahashi M, Nasu M, Matsumoto S. In vivo patch-clamp analysis of response properties of rat primary somatosensory cortical neurons responding to noxious stimulation of the facial skin. Mol Pain 2010; 6: 30.

Villa G, Fumagalli M, Verderio C, Abbracchio MP, Ceruti S. Expression and contribution of satellite glial cells purinoceptors to pain transmission in sensory ganglia: an update. Neuron Glia Biol 2010; 6: 31–42.

Wang MW, Kumar U, Dong XD, Cairns BE. Expression of NMDA and oestrogen receptors by trigeminal ganglion neurons that innervate the rat temporalis muscle. Chin J Dent Res 2012; 15: 89–97.

Wong H, Kang I, Dong XD et al. NGF-induced mechanical sensitization of the masseter muscle is mediated through peripheral NMDA receptors. Neuroscience 2014; 269: 232–344.

Kapitel 4
Pathophysiologie von Kiefergelenkschmerzen

Abhishek Kumar, Fernando G. Exposto, Hau-Jun You, Peter Svensson

Grundlegende Schmerzforschung zu kraniomandibulären Dysfunktionen

Die Wegbereiter auf dem Gebiet der grundlegenden Schmerzforschung bei craniomandibulären Dysfunktionen (CMDs) haben in den vergangenen vier Jahrzehnten sorgfältig und systematisch das trigeminale nozizeptive System analysiert. In Untersuchungen wurden die peripheren Nozizeptoren beschrieben, ebenso die Eigenschaften afferenter Fasern, der im Hirnstamm gelegenen sensorischen Trigeminuskerne, der Thalamuskerne sowie der kortikalen Netzwerke (Sessle 2000; Woda 2003; Stohler & Zubieta 2010; Ren & Dubner 2011). Dass sowohl eine periphere als auch zentrale Sensibilisierung sich aus der Anfälligkeit des nozizeptiven Systems sowie der Neuroplastizität des Gehirns ergeben, konnte schlüssig dargelegt werden, und stellt sicherlich ein Kernelement dieser Forschung dar (Hucho & Levine 2007; Woolf 2011; Denk et al. 2014). Neuroplastizität bezieht sich in diesem Zusammenhang auf die Veränderung der Relation von Input (externe Stimuli) und Output (neuronale und verhaltensbezogener Output). Der Begriff der „Plastizität" meint zunächst einmal, dass ein System sich irreversibel verändert. Allerdings haben zahlreiche Studien an Mensch und Tier gezeigt, dass „neuroplastische" Veränderungen temporär auftreten und sich wieder zurückbilden können, damit also reversibel sind. Es stellt sich daher die Frage: Repräsentieren derzeitige experimentelle Schmerzmodelle in Mensch und Tier adäquat eine (reversible) „Neuroelastizität" im Gegensatz zur (irreversiblen) „Neuroplastizität"?

Bei CMD-bezogenen Schmerzen kann eine periphere Sensibilisierung sowohl auf der Ebene der Nozizeptoren der Muskulatur als auch des Gelenks auftreten (Cairns 2010; Sessle 2011). Bezogen auf das Gelenk kann eine periphere Sensibilisierung aufgrund erhöhter Belastung und damit einhergehendem Umbau auftreten, was zur Freisetzung von Entzündungsmediatoren wie Substanz P, Calcitonin Gene-Related Peptide (CGRP), Tumornekrosefaktor(TNF)-alpha sowie von Interleukinen führt (Alstergren et al. 1998). Die Freisetzung verschiedener Substanzen bezeichnet man gemeinhin als neurogene Entzündung, die für die Kardinalzeichen und -symptome einer Entzündung verantwortlich sind: Rötung, Schwellung, Erwärmung und Schmerz (Takahashi et al. 1998; Sato et al. 2004; Takeuchi et al. 2004; Sato et al. 2007).

Bezüglich der Muskulatur nimmt man an, dass Adenosintriphosphat (ATP) und Protonen die entsprechenden Nozizeptoren aktivieren können, die wiederum ähnliche Substanzen wie die genannten freisetzen, z. B. ebenfalls Substanz P, CGRP, Bradykinin, TNF-alpha sowie Nerve Growth Factor (NGF). Diese Substanzen führen zu einer Sensibilisierung der Nozizeptoren sowohl in der Muskulatur als auch dem Kiefergelenk, was die Reizschwelle für eine Depolarisierung herabsetzt und zu einer Hyperalgesie führt (einer Überempfindlichkeit gegenüber Schmerzreizen) (Cairns 2010; Sessle 2011). Als Folge kann zu einer gesteigerten Empfindlichkeit gegenüber Reizen normaler Kiefergelenksfunktionen kommen, was Schmerzen beim Kauen, Gähnen und Sprechen verursacht. Hält die periphere Sensibilisierung mit ausreichender Intensität an, kann sie in der Folge zu einer Sensibilisierung sowohl der nozizeptiv-spezifischen als auch der Wide-Dynamic-Range(WDR)-Neuronen der Pars caudalis im zentralen Nervensystem (ZNS) führen, was man als zentrale Sensibilisierung bezeichnet. Diese könnte für das Phänomen der Allodynie verantwortlich sein (Schmerzen aufgrund nicht noxischer Reize) (Woolf 2011; Chichorro et al. 2017). Findet eine derartige Sensibilisierung innerhalb des trigeminalen Systems statt, wird sich eine Hyperalgesie und Allodynie auf die Gebiete beschränken, die vom N. trigeminus innerviert werden. Wenn die Sensibilisierung sich auf dritte Neuronen im Thalamus ausbreitet, kann das zu einer Hypersensibilisierung in weiter ausgedehnten, nicht vom N. trigeminus innervierten Bereichen führen (Burstein et al. 2000; Woolf 2011).

Klinisch zeigt sich, dass CMD-Patienten (sowohl mit Muskel- als auch Gelenkschmerzen) niedrigere Schmerzschwellen in den schmerzhaften Bereichen aufweisen – verglichen mit gesunden Personen (Svensson et al. 2001; Vierck et al. 2014). Dieses Phänomen lässt sich mit der peripheren Sensibilisierung erklären, die durch die oben genannten Entzündungsmediatoren ausgelöst wurde. Andererseits haben Studien, die nach psychophysischen Korrelaten einer zentralen Sensibilisierung suchten, etwa einer zeitweiligen Schmerzsummation, unterschiedliche Resultate erbracht. Einige Studien konnten im Vergleich mit Kontrollgruppen eine derartige Summation bei CMD-Patienten nachweisen (Sarlani et al. 2004a; Sarlani et al. 2004b) ebenso wie verminderte Schmerzschwellen in anderen Körperbereichen außerhalb des Kopfes (Ayesh et al. 2007; Fernández-de-las-Peñas et al. 2009). Dagegen gibt es allerdings auch Studien, bei denen keine Summation erkennbar war (Pfau et al. 2009; Garrett et al. 2013). Das könnte bedeuten, dass es verschiedene Subtypen von CMD-Patienten gibt, von denen einige nur eine periphere Beteiligung und andere sowohl eine zentrale als auch eine periphere Komponente zeigen. Die Untersuchungen von Pfau et al. (2009) scheinen das zu bestätigen: Sie beobachteten, dass CMD-Patienten mit empfindlichen Bereichen am gesamten Körper verminderte Reizschwellen bezüglich Druck und Temperatur zeigen, verglichen mit CMD-Patienten ohne oder mit weniger empfindlichen Bereichen.

Darüber hinaus konnte gezeigt werden, dass das körpereigene Schmerzregulierungssystem – inhibitorisch als auch fazilitierend – sowohl bei Tieren (Millan 2002; Ren & Dubner 2002) als auch Menschen (Bushnell et al. 2013; Yarnitsky et al. 2014) einen tiefgreifenden Einfluss auf die Reaktivität von Nozizeptoren sowie das nozifensive Verhalten ausübt. Bezüglich dieses Systems wurde eine neue Hypothese aufgestellt: die Existenz eines sogenannten supraspinalen nozizeptiven Diskriminators, der in den mediodorsalen und ventromedialen Nuclei des Thalamus verortet ist (You et al. 2010). Von einem anatomischen und physiologischen Standpunkt aus betrachtet, geht dieses Konzept davon aus, dass von thermischen oder mechanischen Stimuli ausgelöste periphere nozizeptive Reize von den Thalamuskernen überwacht und differenziert werden können. Die Generierung und Kontrolle körpereigener Schmerzregulierung – sowohl die inhibitorischen als auch fazilitierenden Effekte sind durch die thalamischen Diskriminatoren organisiert – sind physiologisch zunächst inaktiv oder „stumm". Die absteigende Schmerzregulierung auszulösen, erfordert hinreichende, über C-Fasern – speziell capsaicinsensible Fasern – vermittelte Afferenzen, verstärkt durch räumliche und zeitliche zentrale Reizsummation. Vor allem aber werden mechanisch vermittelte noxische Reize über eine absteigende Fazilitierung kontrolliert, thermisch hervorgerufene Reaktionen dagegen über eine absteigende Hemmung. Die Bedeutung eines solchen thalamischen Diskriminators liegt darin, dass seine Existenz erklären würde, wieso in der Literatur zwar über eine sekundäre mechanische, aber kaum über eine sekundäre thermische Hyperalgesie berichtet wird. Dieses Konzept erklärt außerdem die Komplexität der Schmerzreaktionen von CMD-Patienten, sowohl in Bezug auf psychophysische Auswirkungen (quantitativ sensorisches Testungen) als auch in Studien zur Conditioned Pain Modulation (CPM) (Lei et al. 2017).

Weiterhin wurde in Experimenten nachgewiesen, dass das nozizeptive System mit Gliazellen (Chiang et al. 2011) und auch dem Immunsystem interagiert (Marchand et al. 2005). Tatsächlich gibt es starke Hinweise darauf, dass das nozizeptive System auch mit dem motorischen System (Graven-Nielsen & Arendt-Nielsen 2008; Hodges & Smeets 2015), autonomen Funktionen (Drummond 2013), dem Schlaf (Lavigne et al. 2011), Emotionen (Tracey & Mantyh 2007) und kognitiven Funktionen (Moriarty et al. 2011) interagiert.

Woolf et al. (1998) veröffentlichten eine wegweisende Abhandlung zur Klassifizierung unterschiedlicher Schmerzmechanismen, das eine Einteilung in kurzzeitige, entzündliche, neuropathische und funktionelle Schmerzen vornimmt, wobei eine derartige Klassifikation als zu starke Vereinfachung komplexer und sich überlappender Mechanismen angesehen werden muss und auch mehrere Mechanismen zugleich auftreten können. Nichtsdestotrotz bietet eine Klassifizierung einen klinisch relevanten Rahmen für das Verständnis unterschiedlicher Typen von orofazialem Schmerz. Insbesondere weist der Artikel auf ein mechanismusbasiertes Management unterschiedlicher Schmerzarten hin. Wenn etwa ein orofazialer Schmerz durch einen Entzündungsmechanismus hervorgerufen wird, wäre es nur logisch und vernünftig, die betreffende Entzündung zu regulieren, ungeachtet dessen, ob der Schmerz in der Zahnpulpa (Pulpitis) oder der Synovialis (Synovitis) des Kiefergelenks lokalisiert ist. Der Ansatz und die zum Einsatz kommenden Werkzeuge wären in diesem Beispiel für beide Erkrankungen unterschiedlich, oberstes Ziel für beide wäre es aber, die Entzündung zu eliminieren. Abbildung 4.1 zeigt schematisch die vorgeschlagene, für die orofaziale Region modifizierte Klassifikation verschiedener Schmerzmechanismen.

1992 legten Dworkin und LeResche eine wegweisende Abhandlung über das zweiachsige System zur klinischen Klassifizierung von CMDs vor. Demnach entspricht die Achse I der körperlichen Ausprägung des Problems und Achse II dem psychosozialen Stress für den Patienten (Dworkin & LeResche 1992). Die Bedeutung dieser Klassifikation lag darin, dass mit ihr zum ersten Mal CMD-bezogene Schmerzen als biopsychosoziales Problem anerkannt wurden – oder vielleicht besser als „psychobiosoziales“ Problem – und damit auch anerkannt wurde, dass psychologische Aspekte wie etwa Depressionen und Ängste entscheidend zum klinischen Bild beitragen können. Neueres Wissen über CMD-bezogene Schmerzen, z. B. über genetische Marker, deutet auf eine mögliche dritte Achse hin, über die wir später in diesem Kapitel sprechen werden.

Mit dem Ziel, die grundlegenden Forschungserkenntnisse zur orofazialen Region in klinische Konzepte zu übertragen, wurde versucht, Biomarker und Risikofaktoren für eine Reihe von spezifischen wie auch nicht spezifischen CMDs zu identifizieren. Einige dieser Studien sind in den folgenden Absätzen und Tabelle 4.1 zusammengefasst.

Biomarker und Risikofaktoren für craniomandibuläre Dysfunktionen

Der Begriff Biomarker bezieht sich im Allgemeinen auf den messbaren Indikator eines biologischen Zustands oder einer Erkrankung. Laut der National Academy of Medicine (NAM, vormals Institute of Medicine, IoM) ist ein Biomarker definiert als „ … Eigenschaften, die objektiv als Indikatoren eines normalen biologischen Prozesses, pathogenen Prozesses oder der Reaktionen auf eine Maßnahme gemessen und evaluiert werden.“ Das Konsortium der International Research Diagnostic Criteria for CMD

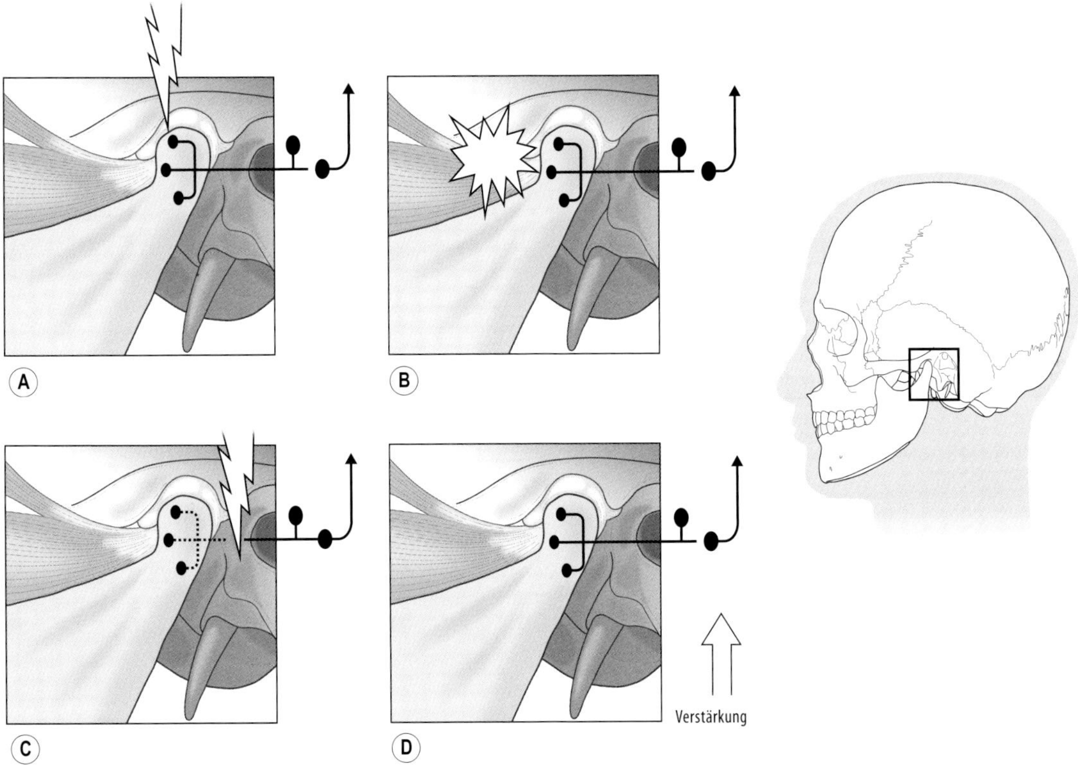

Abb. 4.1
Vereinfachter Überblick der vermuteten Schmerzmechanismen und Schlussfolgerungen für die Klassifizierung (modifiziert nach Woolf et al. 1998 mit freundlicher Genehmigung). (A) Nozizeptiver Schmerz. (B) Entzündlicher Schmerz. (C) Neuropathischer Schmerz. (D) Funktioneller Schmerz.

(RDC/CMD) fasste gemeinsam mit der Special Interest Group for Orofacial Pain der International Association for the Study of Pain (IASP) auf einem Symposium im Jahr 2011 mehrere mutmaßliche Biomarker für orofazialen Schmerz zusammen. Es wurden die folgenden, primär auf verfügbaren Techniken basierenden, sieben Verfahren vorgeschlagen:

1. Gewebebasierte Untersuchungen (Blut, Speichel, Muskel-Dialysat, weitere Gewebe usw.);
2. Bildgebung des zentralen Nervensystems (Neuroimaging) (Elektroenzephalografie, Positronenemissionstomografie, Magnetoenzephalografie, funktionelle Magnetresonanztomografie);
3. Anderweitige bildgebende Verfahren (Computertomografie, Ultraschall, Magentresonanztomografie);
4. Neurophysiologische Messungen (trigeminale Reflexe, Mikroneurografie, Elektromyografie);
5. Psychophysische Messungen (quantitativ sensorische Testung);
6. Psychophysiologische Messungen (Herzfrequenz-variabilität,Blutdruck);
7. Kiefergelenksfunktionmessungen (Beißkraft, Bewegungsqualität).

Diese Biomarker wurden in Bezug auf Invasivität, Kosten, Verfügbarkeit und potenzielle Einsatzmöglichkeiten im Rahmen groß angelegter Studien beurteilt. Unter dem Vorbehalt der Entdeckung neuer Biomarker wurde daraus gefolgert, dass nach derzeitigem Stand Gewebeproben, bildgebende Verfahren, funktionelle MRT, quantitative sensorische Testung (s. Kap. 6) sowie Conditioned Pain Modulation (CPM) hinreichend als Biomarker gelten können (Ceusters et al. 2015). Dennoch sind diese Biomarker nicht unbedingt optimal, denn Aspekte wie Komplexität, Kosten, Zeitaufwand oder auch Reproduzierbarkeit schränken ihre Erforschung und die konsequente Anwendung im klinischen Gebrauch ein.

Risikofaktoren können definiert werden als Variablen, die mit einem erhöhten Risiko der Ausprägung einer Krankheit einhergehen, z. B. orofazialem Schmerz, und können in Form einer Odds Ratio (OR) ausgedrückt werden, wie Szumilas erklärt: „Die OR repräsentiert die Wahrscheinlichkeit, mit der ein Resultat aufgrund einer bestimmten Exposition eintreffen wird, verglichen mit der Wahrscheinlichkeit eines anderen Resultats, das ohne diese spezielle Exposition auftritt." OR wird am häufigsten in Fall-Kontroll-Studien benutzt, allerdings kann sie unter Zuhilfenahme einiger Modifizierungen und/oder Annahmen auch bei Querschnitts- und Kohortenstudien eingesetzt werden (Szumilas 2010). Auch wenn das Vorhandensein von Biomarkern und/oder Risikofaktoren nicht zwingend auf eine Kausalkette hinweist, ist es dennoch wichtig, die zahlreichen Variablen zu verstehen, die mit orofazialem Schmerz assoziiert sind, und sie bei der Forschung oder Untersuchung eines Patienten im Hinterkopf zu behalten.

Eine Suche nach den Begriffen „Risikofaktor", „Odds Ratio", „craniomandibuläre Dysfunktion" und „orofazialer Schmerz" liefert eine lange Liste veröffentlichter Studien. Tabelle 4.1 bietet einen vorläufigen Überblick über die häufigsten Suchergebnisse. Auch wenn die einbezogenen Studien mit unterschiedlichen Definitionen von CMD und Schmerz arbeiteten, ist ersichtlich, dass viele verschiedene Risikofaktoren (Trauma, Fehlbiss, Geschlecht, Bruxismus, Kopfschmerzen, Katastrophisieren, Depressionen, Genetik usw.) relevant sind und in unterschiedlicher Ausprägung vorliegen, wie die variierenden OR zeigen. Tatsächlich stellt die Studie zu Orofacial Pain Prospective Evaluation and Risk Assessment (OPPERA) einen einzigartigen Versuch dar, Risikofaktoren innerhalb von klinischen, autonomen, genetischen, somatosensorischen und psychologischen Domänen zu identifizieren (Fillingim et al. 2011a; Maixner et al. 2011; Slade et al. 2013a). Der in der OPPERA-Studie genutzte Begriff des „Risikofaktors" spiegelt die Vorgänge und Erfahrungen, die zur Ausprägung einer CMD, und auch solche wider, die zu einer Persistenz und Verschlimmerung führen können (Maixner et al. 2011). In diesem Sinne verschmelzen Risikofaktoren und Biomarker. Die ursprüngliche Stichprobe bestand aus rund 3.300 gesunden Individuen. Diese wurden mittels Tests, Fragebögen und klinischer Untersuchungen (somatosensorisch, autonom, genetisch) ausgiebig charakterisiert. Um zu ermitteln, ob und wie viele CMD-Fälle sich entwickelt hatten, wurden die Teilnehmer in regelmäßigen Abständen mehrfach wiederbefundet. Aus der Analyse dieser Variablen vor Behandlungsbeginn wurde die geschätzte Ausprägung von Risikofaktoren als OR festgelegt. Die OPERRA-Studie hat bislang ein breites Spektrum an Risikofaktoren für die Ausprägung einer CMD aufgezeigt. Bei klinischen Faktoren etwa weisen 59

Tab. 4.1
Risikofaktoren für spezifische und nicht spezifische CMDs.

	Risikofaktor	Autor / Jahr	CMD
1.	Trauma	Huang et al. (2002) Choi et al. (2002)* Ohrbach et al. (2011)*	
2.	Malokklusion	Pullinger et al. (1993) Marklund & Wanman (2010) Miamoto et al. (2011)*	Arthrose, Myalgie, Diskusverlagerung Anzeichen und Symptome einer CMD
3.	Geschlecht	Michelotti et al. (2010) Marklund & Wanman (2010) Huang et al. (2002) Chang et al. (2015)* Pereira et al. (2010)*	Myofaszialer Schmerz Myofaszialer Schmerz Myofaszialer Schmerz mit Arthralgie
4.	Zähneknirschen	Marklund & Wanman (2010) Fernandes et al. (2012) Choi et al.(2002)*	Anzeichen und Symptome einer CMD Myofaszialer Schmerz und Arthralgie
5.	Kopfschmerzen und Migräne	Akhter et al. (2013) Stuginski-Barbosa et al. (2010) Gonçalves et al. (2013)* Choi et al. (2002)* Slade et al. (2013b)*	Klicken, Kiefergelenkschmerzen, Schwierigkeiten beim Mundöffnen Schmerzempfindlichkeit der Kiefermuskulatur und des Kiefergelenks
6.	Zähne zusammenpressen und Knirschen	Marklund & Wanman (2010) Michelotti et al. (2010) Miyake et al. (2004) Huang et al. (2002)	Anzeichen und Symptome einer CMD Myofaszialer Schmerz und Diskusverlagerung Kiefergelenksgeräusche und -schmerz, eingeschränkte Mundöffnung Myofaszialer Schmerz mit Arthralgie
7.	Katastrophisieren und Depressionen	Velly et al. (2011)	Zunehmender Schmerz in der Kaumuskulatur und dem Kiefergelenk
8.	Genetische Faktoren	Smith et al. (2011)*	
9.	Rauchen	Sanders et al. (2012)* Sanders et al. (2013)*	
10.	Adipositas	Jordani et al. (2017)	

*nicht spezifische CMD

von 71 Variablen eine signifikante Assoziation zwischen den Ausgangswerten und dem Einsetzen von CMD-bezogenem Schmerz auf, z. B.:

- Trauma, parafunktionales Verhalten und erhöhte Häufigkeit von anderen Schmerzbeschwerden, einschließlich Kopfschmerzen, in der Vorgeschichte (Ohrbach et al. 2011);
- Genetische Risikofaktoren wie Catechol-O-Methyltransferase (COMT), Serotonin-Rezeptor 2A (HTR2A) und mehr als 20 andere Einzelnukleotid-Polymorphismen (SNPs) (von 3.295 SNP);
- Risikofaktoren des autonomen Nervensystems (z. B. Herzfrequenz);
- Somatosensorische Risikofaktoren (z. B. Schmerz bei Druck oder Hitze), insgesamt 14 von 39 Variablen;
- Psychologische Risikofaktoren (z. B. psychologischer Notlagen, Stress und Katastrophisieren sowie körperliche Wahrnehmung) (Fillingim et al.2011b).

Da es schwierig ist, all diese wissenschaftlichen Erkenntnisse aus der OPPERA-Studie und anderen in ein klinisches Setting umzusetzen, schlagen wir ein neues Risiko-Assessment-Diagramm für orofazialen Schmerz (RADOP) vor. Die ursprüngliche Idee entstammt der Parodontologie, für die ein sechsspeichiges Netzdiagramm der Risikofaktoren für Parodontitis entwickelt wurde. Dessen Anwendung in der Parodontologie hatte einen positiven Einfluss auf das Patientenmanagement. Um die unterschiedlichen Domänen orofazialer Risikofaktoren vollständig einzubeziehen, schlagen wir ein achtspeichiges Netzdiagramm vor (Abb. 4.2). Derzeit sind die Bezeichnungen der einzelnen Speichen noch willkürlich gewählt, können aber je nach Bedarf und im Rahmen neuer wissenschaftlicher Erkenntnisse modifiziert werden. Bezogen auf „Schmerzempfindlichkeit" könnten z. B. die vorgeschlagenen Biomarker der quantitativ sensorischen Testung (QST) und der Conditioned Pain Modulation (CPM) genutzt werden. In diesem Sinne könnte man festlegen, dass für die Schmerzempfindlichkeit ein geringes Risiko vorliegt, wenn einer von drei Tests positiv ausfällt. Wenn andererseits alle drei Tests positiv ausfielen, hätte der Patient ein erhöhtes Risiko, was wiederum auf eine erhöhte Schmerzempfindlichkeit hindeuten würde. Dieser Vorschlag sollte mittels Studien auf seinen klinischen Nutzen hin untersucht werden.

Auch wenn das RADOP-Diagramm die Komplexität von Patienten mit orofazialem Schmerz auf einfache Art und Weise zu erfassen versucht, bietet es kein konzeptionelles Modell dafür, wie die verschiedenen Risikofaktoren miteinander interagieren und wie die Interaktionen sich

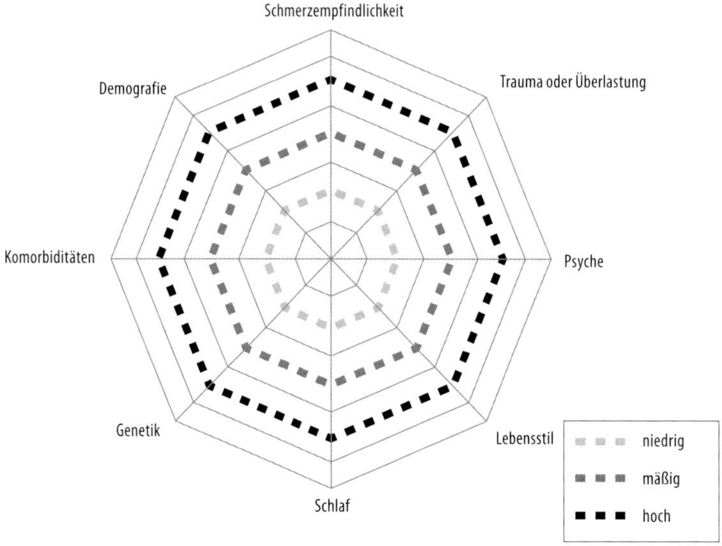

Abb. 4.2
Diagramm zur Risikobeurteilung für orofazialen Schmerz (Risk Assessment Diagram for Orofacial Pain, RADOP) (Svensson & Kumar 2016). Acht Felder für orofazialen/CMD-bezogenen Schmerz werden auf einem Radar- oder Netzdiagramm ausgerichtet. Für jedes Feld wird das Risiko als niedrig, mittel oder hoch eingestuft. Personalisierte Versionen des Diagramms erlauben einen sofortigen Überblick über den Zustand des Patienten.

mit der Zeit verändern. Um das zu erklären, wird im Folgenden ein neues, auf stochastischer Variation basierendes Modell präsentiert (Svensson & Kumar 2015; Svensson & Kumar 2016).

Stochastische Variation als Modell für craniomandibuläre Dysfunktionen

Die Idee für diesen Ansatz zur Darstellung komplexer Systeme stammt aus der Mikrobiologie, in der beobachtet wurde, dass für den Wirt schädliche und nützliche Bakterien willkürlich interagieren, was – je nachdem – zu Gingivitis, Parodontose oder Karies führen kann (Manji & Nagelkerke 1989). Nehmen wir an, es gäbe für jedes Individuum 100 aussagekräftige Faktoren, die festlegen, ob diese Person zu einem CMD-Patienten wird. Diese Faktoren können sowohl als Risikofaktoren kategorisiert werden, die die Entstehung oder Fortdauer von CMD-bezogenem Schmerz beschleunigen, als auch als Schutzfaktoren, die eine solche Entstehung verhindern oder ihr entgegenwirken. Weiter gedacht, könnte jeder dieser Faktoren ein bestimmtes Potenzial besitzen, rangierend von 0 (neutral) bis hin zu 100 (außerordentlich wirksam). Wenn diese Faktoren zufällig in Erscheinung treten und schützende und schädigende Aspekte sich dabei ausgleichen, stellen sie lediglich ein „Hintergrundrauschen" im System dar. Wenn die Risikofaktoren ferner einen additiven Effekt hätten, die Schutzfaktoren das aber ebenfalls ausgleichen würden, dann würden alle diese Faktoren gemäß dem Zufallsprinzip in einem nicht schmerzhaften Zustand oszillieren, niemals einen beliebigen Grenzwert überschreiten, außerhalb dessen es zur Ausprägung und klinischen Manifestation von Schmerzen kommt (Abb. 4.3A–C). Es ist daher klar, dass sich immer wieder unterschiedliche Muster ausprägen würden und aufgrund der zufälligen Verteilung auch ein Muster auftreten könnte, in dem die Risikofaktoren sich addieren und die Schutzfaktoren das nicht ausgleichen können. Wenn das passiert, kann es zu anhaltenden Schmerzen kommen, wohingegen die zufälligen Interaktionen in anderen Fällen (bei anderen Patienten) nur zu kurzzeitigen und vorübergehenden Schmerzen führen würden, wie etwa bei Kopfschmerzen. Abbildung 4.3 zeigt einige der theoretisch möglichen Ergebnisse eines einfachen stochastischen Prozesses, die durch die Addition von Zufallszahlen zustande kommen. Die praktische Herausforderung eines solchen stochastischen Modells für orofaziale Schmerzen liegt zuallererst darin, die wichtigsten oder signifikanten Risikofaktoren festzulegen, zweitens, ihre relatives Potenzial zu beschreiben, und letztlich, mithilfe der Bioinformatik biologische Modelle zu erstellen, um den zeitlichen Verlauf der Interaktionen zu bestimmen. Das ist natürlich eine ziemlich einschüchternde Aufgabe, aber zukünftige Forschungen sind vielleicht mutig genug, diesen Ansatz zu wählen. Das Prinzip der stochastischen Variation wird derzeit auch in Bezug auf neurodegenerative Erkrankungen wie der Alzheimer-Demenz diskutiert. Das vorgeschlagene Modell soll dazu anregen, unser Denken bezüglich der Pathophysiologie orofazialer Schmerzen und ihres Managements zu verändern – und uns außerdem von einem univariaten hin zu einem multivariaten Modell führen.

Klinische Auswirkungen

Wenn CMD-Therapeuten ihre Patienten anhand eines univariaten Modells betrachten, ist es sehr wahrscheinlich, dass sie nicht das Gesamtbild erfassen und sich in der Behandlung nur mit einem Faktor befassen. Malokklusion als Ursache einer CMD und orofazialer Schmerzen ist ein gutes Beispiel für ein solches univariates Denken. Bei dieser Art des Denkens wird eine geradlinige Herangehensweise an das Problem, etwa die Korrektur einer Malokklusion mittels Kieferorthopädie, okklusaler Ausgleich und/oder Rehabilitation, als Therapie betrachtet. Unglücklicherweise versäumt ein solcher Ansatz es, die oben beschriebenen Risikofaktoren zu thematisieren, etwa Schlafstörungen oder psychologische Aspekte. Für ein Review verweisen wir auf zwei Artikel zu dieser Thematik (Turp et al. 2008; Michelotti & Iodice 2010). Den besten epidemiologischen Studien zufolge gilt Okklusion weiterhin als relativ gering einzustufender Risikofaktor und andere Faktoren spielen vermutlich eine Rolle. Das bedeutet, dass andere therapeutische Ansätze genutzt werden sollten. So haben Studien etwa ergeben, dass Patienten von kognitiven Verhaltenstherapien profitieren könnten (Dworkin et al. 1994; Dworkin et al. 2002). Die unterschiedlichen Arten derartiger Verhaltenstherapien reichen von der Vermittlung grundlegender Informationen und Beratung bis hin zu Hypnose und Achtsamkeitstherapie. Basierend auf dem stochastischen Modell und den unterschiedlichen Arten von Risiko- und vorbeugenden Faktoren sowie unter Einbeziehung der Evidenz neurobiologischer Mechanismen, die den meisten orofazialen Schmerzzuständen zugrunde liegen, kann es ebenfalls sinnvoll sein, pharmakologische Behandlungen in Betracht zu ziehen. Allerdings sollte man im Hinterkopf behalten, dass die Wirksamkeit der meisten Medikamente bei der Behandlung chronischer Schmerzen eher gering ausfällt (Finnerup et al. 2015). Mit Ausnahme

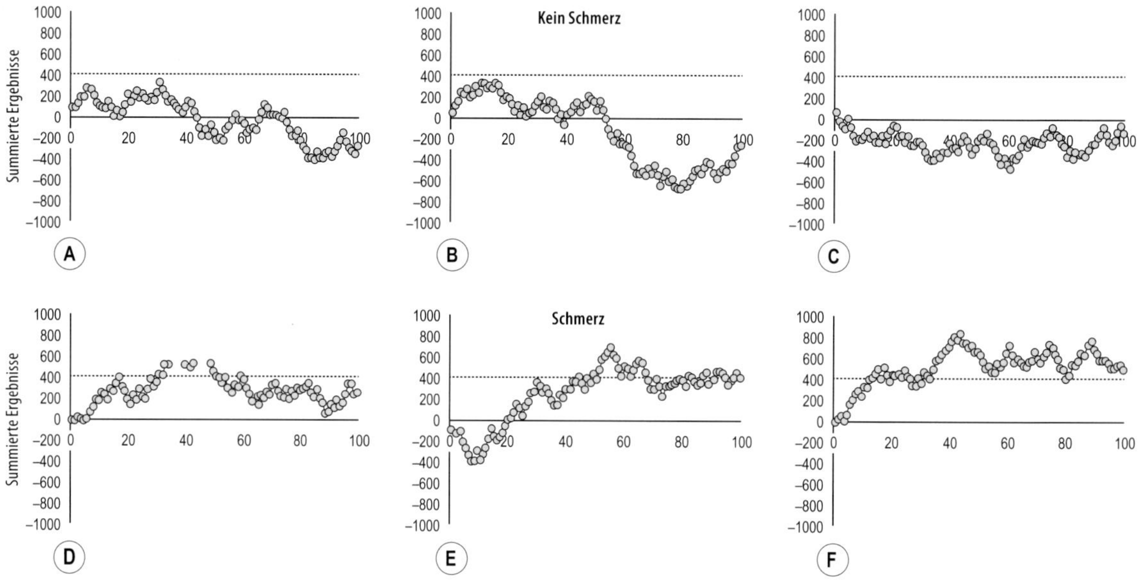

Abb. 4.3
Stochastisches Variationsmodell für orofazialen Schmerz. Die einzelnen Schaubilder setzen sich aus der Addition zufälliger Zahlen von 0 bis 100 zusammen. Schaubilder A–C repräsentieren die „nicht schmerzhaften" Resultate, da die Summen den hier willkürlich gewählten Schwellenwert für Schmerz (400) nicht übersteigen. Die Schaubilder D–F dagegen repräsentieren einen „schmerzhaften Zustand", bei dem die Summen an einem bestimmten Punkt über den Schwellenwert hinausgehen, was zu auf stochastischer Variation basierenden abweichenden Verläufen führt.

von Triptanen, die bei der Migränebehandlung eingesetzt werden, sind in den vergangenen Jahren nur wenige wirklich revolutionäre Schmerzmedikamente entwickelt worden. Es scheint, dass eine Kombination von kognitiver Verhaltenstherapie, Physiotherapie und Pharmakologie einen praktikablen Ansatz darstellt. Könnten wir Phäno- und Genotyp von Patienten exakt bestimmen, wäre ein individualisiertes und auf unterschiedliche Ziele ausgerichtetes Schmerzmanagement der nächste logische Schritt. Schlussendlich sollte klargestellt werden, dass das Ausmaß einer Therapie sich aufgrund der Dynamik der beschriebenen Interaktionen im Verlauf der Zeit ändern kann.

Konzeptionell betrachtet, bieten das „biopsychosoziale" Schmerzmodell und der ursprüngliche Ansatz des RDC/CMD-Konzepts mit den Achsen I und II einen logischen Behandlungsansatz für das Management chronischer orofazialer Schmerzen (Abb. 4.4A, C, D). In der Tat basieren die meisten Schmerzmanagementprogramme auf einer Kombination aus Pharmakologie, Physiotherapie, Selbsthilfeprogrammen und vermehrter Verhaltenstherapie. Ein solcher multimodaler Ansatz hat sich bei der Schmerzbehandlung als wirksam erwiesen, heilt Patienten mit chronischen Schmerzen aber selten vollständig (Abb. 4.4C, D). Die vielleicht wichtigste Lehre aus dem stochastischen Variationsmodell lautet, dass ein Schmerzmanagement individualisiert werden muss und das wir bei der Suche nach derartigen personalisierten Behandlungen individuelle Risikofaktoren und Biomarker berücksichtigen müssen. Daher muss vielleicht zusätzlich zu den beiden bestehenden Achsen von RDC/CMD und DC/CMD eine dritte Achse in Betracht gezogen werden. Abbildung 4.4B veranschaulicht, wie sich ein solcher Ansatz von einem einachsigen zu einem dreiachsigen entwickelt und welche Konsequenzen

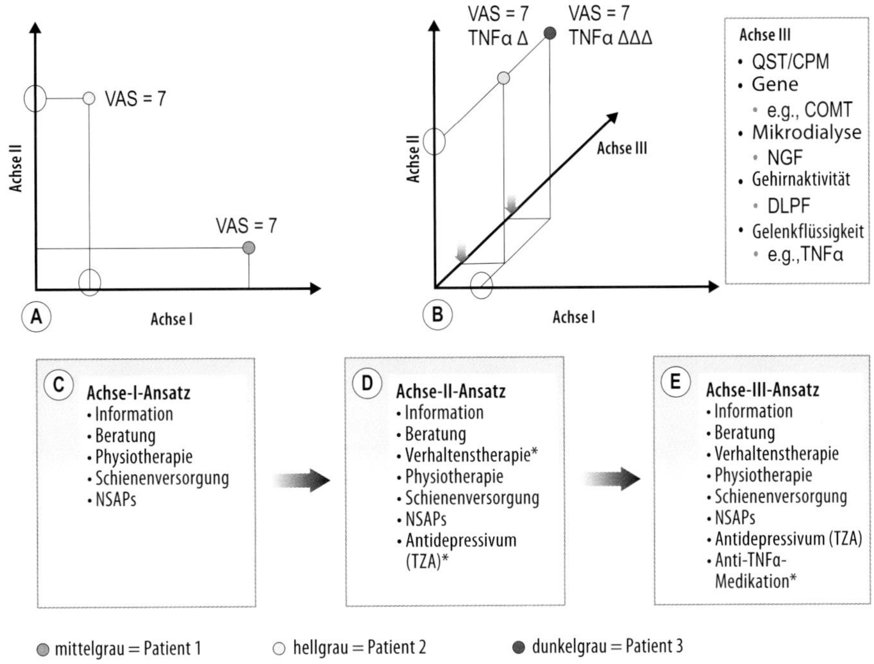

Abb. 4.4

Maßnahmen für das individualisierte Management orofazialer Schmerzen. (A) Der „zweiachsige“ Ansatz zum Verständnis orofazialer Schmerzen nach Dworkin und LeResche (1992). Achse I repräsentiert körperliche Symptome, Achse II psychosoziale Belastungen. Patient 1 (mittelgrau) leidet an Schmerzen, die er auf der visuellen Analogskala (VAS) mit 7/10 angibt. Patient 2 (hellgrau) gibt ebenfalls 7/10 an, allerdings setzt sein Schmerz sich aus einer anderen Kombination körperlicher Symptome und psychosozialer Belastungen zusammen. (B) Zusätzlich betrachten wir jetzt eine dritte Achse, die verschiedene Biomarker repräsentiert: quantitative sensorische Testung (QST, CPM); Gene, Catechol-O-Methyltransferase (COMT)); Mikrodialyse, z. B. des Nerve Growth Factor (NGF); Gehirnaktivität, etwa des dorsolateralen-präfrontalen Kortex (DLPFC); oder Gelenkflüssigkeit (Tumornekrosefaktor-alpha [TNF-α]). Patient 3 (dunkelgrau) unterscheidet sich hinsichtlich Achse I und Achse II vielleicht nicht von Patient 2, aber eventuell in einem der Biomarker von Achse III. In diesem Beispiel sind bei Patient 3 vielleicht erhöhte Level von TNF-α im Kiefergelenk nachweisbar.
(C) Therapeutisch wäre die Folge aus einem einfachen Achse-I-Ansatz, dass Patient 1 und 2 eine ähnlich Behandlung mit Selbsthilfe, einer Schienenversorgung und nichtsteroidalen Antiphlogistika (NSAP) erhalten würden.
(D) Bei einem Achse-II-Ansatz wird deutlich, dass Patient 2 zusätzlich zu der beschriebenen Behandlung außerdem von einer Verhaltenstherapie und vielleicht einem niedrig dosierten trizyklischen Antidepressivum (TZA) profitieren würde (*).
(E) Mit der vorgeschlagenen Achse III würde Patient 3, zusätzlich zum Achse-II-Ansatz, ebenfalls für eine Behandlung mit einer Anti-TNFα-Medikation in Betracht kommen (*).

sich daraus für das Management ergeben (Abb. 4.4E). Da multimodale Ansätze augenscheinlich zu besseren Ergebnissen führen, sollten Zahnärzte und CMD-Therapeuten diese häufiger einsetzen und dafür alte Paradigmen, wie etwa schwerpunktmäßig auf Okklusion gerichtete Behandlungen, verwerfen. Es ist nicht allein eine zukünftige Herausforderung für Wissenschaftler, die Komplexität chronischer orofazialer Schmerzen zu entwirren, sondern auch für Kliniker, neue Schmerzklassifizierungen, Konzepte und umfassende Risikofaktorassessments zu akzeptieren. Wir hoffen, dass dieses Kapitel den aktuellen Stand der Dinge in Bezug auf CMD-bezogene Schmerzmechanismen umrissen hat und auf zukünftige Wege für weitere Fortschritte auf diesem Gebiet hinweisen konnte.

Schlussfolgerung

Dieses Kapitel basiert zum Teil auf einem neueren Review (Svensson & Kumar 2016) und bietet eine kurze Bewertung grundlegender Mechanismen des orofazialen Schmerzes sowie einer Reihe kürzlich identifizierter Risikofaktoren, die zur Ausprägung eines CMD-bezogenen Schmerzes führen. Um im klinischen Setting einen Überblick über die vielen Risikofaktoren für CMDs zu erhalten, empfehlen wir das RADOP-Diagramm. Darüber hinaus schlagen wir ein stochastisches Variationsmodell vor, um die Interaktionen der vielen unterschiedlichen Risiko- und Schutzfaktoren zu berechnen, die an der Ausprägung und der Fortdauer von orofazialen Schmerzen beteiligt sind. Wir glauben, dass dieses Modell dabei helfen kann, individuelle zeitliche Abläufe sowie Schmerzverläufe beim Einsetzen orofazialer Schmerzen und von CMDs zu verstehen. Schließlich regen wir dazu an, univariates Denken im Rahmen von konzeptionellen Modellen und Managementansätzen durch multivariates Denken oder einen multifaktoriellen Ansatz zu ersetzen. Es besteht kontinuierlicher Bedarf nicht nur für mehr Forschung, sondern auch für eine bessere Forschung auf dem Gebiet des orofazialen und CMD-bezogenen Schmerzes, bevor wir zu einer exakten mechanischen Diagnose kommen, gefolgt von einem nachhaltigen und sinnvollen Management des Patienten.

Literatur

Akhter R, Morita M, Ekuni D, Hassan NM, Furuta M, Yamanaka R, Matsuka Y, Wilson D. Self-reported aural symptoms, headache and temporomandibular disorders in Japanese young adults. BMC Musculoskelet Disord 2013; 14: 58.

Alstergren P, Ernberg M, Kvarnstrom M, Kopp S. Interleukin-1beta in synovial fluid from the arthritic temporomandibular joint and its relation to pain, mobility, and anterior open bite. J Oral Maxillofac Surg 1998; 56: 1059–1065.

Ayesh EE, Jensen TS, Svensson P. Hypersensitivity to mechanical and intraarticular electrical stimuli in persons with painful temporomandibular joints. J Dental Res 2007; 86: 1187–1192.

Burstein R, Yarnitsky D, Goor-Aryeh I, Ransil BJ, Bajwa ZH. An association between migraine and cutaneous allodynia. Ann Neurol 2000; 47: 614–624.

Bushnell MC, Ceko M, Low LA. Cognitive and emotional control of pain and its disruption in chronic pain. Nat Rev Neurosci 2013; 14: 502–511.

Cairns B. Pathophysiology of TMD pain: basic mechanisms and their implications for pharmacotherapy. J Oral Rehabil 2010; 37: 391–410.

Ceusters W, Nasri-Heir C, Alnaas D, Cairns BE, Michelotti A, Ohrbach R. Perspectives on next steps in classification of oro-facial pain – Part 3: biomarkers of chronic orofacial pain – from research to clinic. J Oral Rehabil 2015; 42: 956–66.

Chang TH, Yuh DY, Wu YT, Cheng WC, Lin FG, Shieh YS, Fu E, Huang RY. The association between temporomandibular disorders and joint hypermobility syndrome: a nationwide population-based study. Clin Oral Investig 2015; 19: 2123–2132.

Chiang CY, Dostrovsky JO, Iwata K, Sessle BJ. Role of glia in orofacial pain. Neuroscientist 2011; 17: 303–320.

Chichorro JG, Porreca F, Sessle B. Mechanisms of craniofacial pain. Cephalalgia 2017; 37: 613–626.

Choi YS, Choung PH, Moon HS, Kim SG. Temporomandibular disorders in 19-year-old Korean men. J Oral Maxillofac Surg 2002; 60: 797–803.

Denk F, McMahon SB, Tracey I. Pain vulnerability: a neurobiological perspective. Nat Neurosci 2014; 17: 192–200.

Drummond PD. Sensory-autonomic interactions in health and disease. Handb Clin Neurol 2013; 117: 309–319.

Dworkin SF, LeResche L. Research diagnostic criteria for temporomandibular disorders: review, criteria, examinations and specifications, critique. J Craniomandib Disord 1992; 6: 301–355.

Dworkin SF, Turner JA, Wilson L et al. Brief group cognitive-behavioral intervention for temporomandibular disorders. Pain 1994; 59: 175–187.

Dworkin SF, Huggins KH, Wilson L et al. A randomized clinical trial using research diagnostic criteria for temporomandibular disorders-axis II to target clinic cases for a tailored self-care TMD treatment program. J Orofac Pain 2002; 16: 48–63.

Fernandes G, Franco AL, Siqueira JT, Gonçalves DA, Camparis CM. Sleep bruxism increases the risk for painful temporomandibular disorder, depression and non-specific physical symptoms. J Oral Rehabil 2012; 39: 538–544.

Fernández-de-las-Peñas C, Galán-del-Río F, Fernández-Carnero J, Pesquera J, Arendt-Nielsen L, Svensson P. Bilateral widespread mechanical pain sensitivity in women with myofascial temporomandibular disorder: evidence of impairment in central nociceptive processing. J Pain 2009; 10: 1170–1178.

Fillingim RB, Slade GD, Diatchenko L et al. Summary of findings from the OPPERA baseline case-control study: implications and future directions. J Pain 2011a; 12: T102–107.

Fillingim RB, Ohrbach R, Greenspan JD et al. Potential psychosocial risk factors for chronic TMD: descriptive data and empirically identified domains from the OPPERA case-control study. J Pain 2011b; 12: T46–60.

Finnerup NB, Attal N, Haroutounian S et al. Pharmacotherapy for neuropathic pain in adults: a systematic review and meta-analysis. Lancet Neurol 2015; 14: 162–173.

Garrett PH, Sarlani E, Grace EG, Greenspan JD. Chronic temporomandibular disorders are not necessarily associated with a compromised endogenous analgesic system. J Orofac Pain 2013; 27: 142–150.

Gonçalves MC, Florencio LL, Chaves TC, Speciali JG, Bigal ME, Bevilaqua-Grossi D. Do women with migraine have higher prevalence of temporomandibular disorders? Braz J Phys Ther 2013; 17: 64–68.

Graven-Nielsen T, Arendt-Nielsen L. Impact of clinical and experimental pain on muscle strength and activity. Curr Rheumatol Rep 2008; 10: 475–481.

Hodges PW, Smeets RJ. Interaction between pain, movement, and physical activity: short-term benefits, long-term consequences, and targets for treatment. Clin J Pain 2015; 31: 97–107.

Huang GJ, LeResche L, Critchlow CW, Martin MD, Drangsholt MT. Risk factors for diagnostic subgroups of painful temporomandibular disorders (TMD). J Dental Res 2002; 81: 284–288.

Hucho T, Levine JD. Signaling pathways in sensitization: toward a nociceptor cell biology. Neuron 2007; 55: 365–376.

Jordani PC, Campi LB, Circeli GZ, Visscher CM, Bigal ME, Gonçalves DA. Obesity as a risk factor for temporomandibular disorders. J Oral Rehabil 2017; 44: 1–8.

Lavigne GJ, Nashed A, Manzini C, Carra MC. Does sleep differ among patients with common musculoskeletal pain disorders? Curr Rheumatol Rep 2011; 13: 535–542.

Lei J, Ye G, Wu JT, Pertovaara A, You HJ. Role of capsaicin- and heat- sensitive afferents in stimulation of acupoint-induced pain and analgesia in humans. Neuroscience 2017; 358: 325–335.

Maixner W, Diatchenko L, Dubner R, Fillingim RB, Greenspan JD, Knott C, Ohrbach R, Weir B, Slade GD. Orofacial pain prospective evaluation and risk assessment study--the OPPERA study. J Pain 2011; 12: T1–2.

Manji F, Nagelkerke N. A stochastic model for periodontal breakdown. J Periodontal Res 1989; 24: 279–281.

Marchand F, Perretti M, McMahon SB. Role of the immune system in chronic pain. Nat Rev Neurosci 2005; 6: 521–532.

Marklund S, Wanman A. Risk factors associated with incidence and persistence of signs and symptoms of temporomandibular disorders. Acta Odontol Scand 2010; 68: 289–299.

Miamoto CB, Pereira LJ, Paiva SM, Pordeus IA, Ramos-Jorge ML, Marques LS. Prevalence and risk indicators of temporomandibular disorder signs and symptoms in a pediatric population with spastic cerebral palsy. J Clin Pediatr Dent 2011; 35: 259–263.

Michelotti A, Iodice G. The role of orthodontics in temporomandibular disorders. J Oral Rehabil 2010; 37: 411–429.

Michelotti A, Cioffi I, Festa P, Scala G, Farella M. Oral parafunctions as risk factors for diagnostic TMD subgroups. J Oral Rehabil 2010; 37: 157–162.

Millan MJ. Descending control of pain. Prog Neurobiol 2002; 66: 355–474.

Miyake R, Ohkubo R, Takehara J, Morita M. Oral parafunctions and association with symptoms of temporomandibular disorders in Japanese university students. J Oral Rehabil 2004; 31: 518–523.

Moriarty O, McGuire BE, Finn DP. The effect of pain on cognitive function: a review of clinical and preclinical research. Prog Neurobiol 2011; 93: 385–404.

Ohrbach R, Fillingim RB, Mulkey F et al. Clinical findings and pain symptoms as potential risk factors for chronic TMD: descriptive data and empirically identified domains from the OPPERA case-control study. J Pain 2011; 12: T27–45.

Pereira LJ, Pereira-Cenci T, Del Bel Cury AA, Pereira SM, Pereira AC, Ambosano GM, Gavião MB. Risk indicators of temporomandibular disorder incidences in early adolescence. Pediatr Dent 2010; 32: 324–328.

Pfau DB, Rolke R, Nickel R, Treede RD, Daublaender M. Somatosensory profiles in subgroups of patients with myogenic temporomandibular disorders and Fibromyalgia Syndrome. Pain 2009; 147: 72–83.

Pullinger AG, Seligman DA, Gornbein JA. A multiple logistic regression analysis of the risk and relative odds of temporomandibular disorders as a function of common occlusal features. J Dental Res 1993; 72: 968–979.

Ren K, Dubner R. Descending modulation in persistent pain: an update. Pain 2002; 100: 1–6.

Ren K, Dubner R. The role of trigeminal interpolaris-caudalis transition zone in persistent orofacial pain. Int Rev Neurobiol 2011; 97: 207–225.

Sanders AE, Maixner W, Nackley AG, Diatchenko L, By K, Miller VE et al. Excess risk of temporomandibular disorder associated with cigarette smoking in young adults. J Pain 2012; 13: 21–31.

Sanders AE, Slade GD, Bair E, Fillingim RB, Knott C, Dubner R et al. General health status and incidence of first-onset temporomandibular disorder: the OPPERA prospective cohort study. J Pain 2013; 14: T51–62.

Sarlani E, Grace EG, Reynolds MA, Greenspan JD. Evidence for up-regulated central nociceptive processing in patients with masticatory myofascial pain. J Orofac Pain 2004a; 18: 41–55.

Sarlani E, Grace EG, Reynolds MA, Greenspan JD. Sex differences in temporal summation of pain and aftersensations following repetitive noxious mechanical stimulation. Pain 2004b; 109: 115–123.

Sato J, Segami N, Kaneyama K, Yoshimura H, Fujimura K, Yoshitake Y. Relationship of calcitonin gene-related peptide in synovial tissues and temporomandibular joint pain in humans. Oral Surg Oral Med Oral Pathol Oral Radiol 2004; 98: 533–540.

Sato J, Segami N, Yoshitake Y, Kaneyama K, Yoshimura H, Fujimura K, Kitagawa Y. Specific expression of substance P in synovial tissues of patients with symptomatic, non-reducing internal derangement of the temporo- mandibular joint: comparison with clinical findings. Br J Oral Maxillofac Surg 2007; 45: 372–377.

Sessle BJ. Acute and chronic craniofacial pain: brainstem mechanisms of nociceptive transmission and neuroplasticity, and their clinical correlates. Crit Rev Oral Biol Med 2000; 11: 57–91.

Sessle BJ. Peripheral and central mechanisms of orofacial inflammatory pain. Int Rev Neurobiol 2011; 97: 179–206.

Slade GD, Fillingim RB, Sanders AE, Bair E, Greenspan JD, Ohrbach R et al. Summary of findings from the OPPERA prospective cohort study of incidence of first-onset temporomandibular disorder: implications and future directions. J Pain 2013a; 14: T116–124.

Slade GD, Sanders AE, Bair E et al. Preclinical episodes of orofacial pain symptoms and their association with health care behaviors in the OPPERA prospective cohort study. Pain 2013b; 154: 750–760.

Smith SB, Maixner DW, Greenspan JD et al. Potential genetic risk factors for chronic TMD: genetic associations from the OPPERA case control study. J Pain 2011; 12: T92–101.

Stohler CS, Zubieta JK. Pain imaging in the emerging era of molecular medicine. Methods Mol Biol 2010; 617: 517–537.

Stuginski-Barbosa J, Macedo HR, Bigal ME, Speciali JG. Signs of temporomandibular disorders in migraine patients: a prospective, controlled study. Clin J Pain 2010; 26: 418–421.

Svensson P, Kumar A. Trigeminal pain and sensitization: proposal of a new stochastic model. In: Kasch H, Turk D, Jensen T (eds) Whiplash injury: perspectives on the development of chronic pain. Philadelphia: Wolters Kluwer Health, 2015: 77–88.

Svensson P, Kumar A. Assessment of risk factors for orofacial pain and recent developments in classification. Implications for management. J Oral Rehabil 2016; 43: 977–989.

Svensson P, List T, Hector G. Analysis of stimulus-evoked pain in patients with myofascial temporomandibular pain disorders. Pain 2001; 92: 399–409.

Szumilas M. Explaining Odds Ratios. J Can Acad Child Adolesc Psychiatry 2010; 19: 227–229.

Takahashi T, Kondoh T, Fukuda M, Yamazaki Y, Toyosaki T, Suzuki R. Proinflammatory cytokines detectable in synovial fluids from patients with temporomandibular disorders. Oral Surg Oral Med Oral Pathol Oral Radiol Endod 1998; 85: 135–141.

Takeuchi Y, Zeredo JL, Fujiyama R, Amagasa T, Toda K. Effects of experimentally induced inflammation on temporomandibular joint nociceptors in rats. Neurosci Lett 2004; 354: 172–174.

Tracey I, Mantyh PW. The cerebral signature for pain perception and its modulation. Neuron 2007; 55: 377–391.

Turp JC, Greene CS, Strub JR. Dental occlusion: a critical reflection on past, present and future concepts. J Oral Rehabil 2008; 35: 446–453.

Velly AM, Look JO, Carlson C et al. The effect of catastrophizing and depression on chronic pain–a prospective cohort study of temporomandibular muscle and joint pain disorders. Pain 2011; 152: 2377–2383.

Vierck CJ, Wong F, King CD, Mauderli AP, Schmidt S, Riley JL, 3rd. Characteristics of sensitization associated with chronic pain conditions. Clin J Pain 2014; 30: 119–128.

Woda A. Pain in the trigeminal system: from orofacial nociception to neural network modeling. J Dental Res 2003; 82: 764–768.

Woolf CJ. Central sensitization: implications for the diagnosis and treatment of pain. Pain 2011; 152: 2–15.

Woolf CJ, Bennett GJ, Doherty M et al. Towards a mechanism-based classification of pain? Pain 1998; 77: 227–229.

Yarnitsky D, Granot M, Granovsky Y. Pain modulation profile and pain therapy: between pro- and antinociception. Pain 2014; 155: 663–665.

You HJ, Lei J, Sui MY et al. Endogenous descending modulation: spatiotemporal effect of dynamic imbalance between descending facilitation and inhibition of nociception. J Physiol 2010; 588: 4177–4188.

Kapitel 5

Muskuloskelettaler Schmerz der kraniofazialen Region

Thomas Graven-Nielsen, César Fernández-de-las-Peñas, Megan McPhee, Lars Arendt-Nielsen

Einleitung

Schmerzen in der kraniofazialen Region können vielerlei Ursachen haben. Zunächst einmal können sie offensichtliche Folge eines Traumas oder noxischer Stimulation einzelner Strukturen sein, z. B. von Haut, Muskeln, Gelenken, Sehnen, Knochen oder Zähnen, was zu lokalen Schmerzen führt. Allerdings können auch extrasegmentale Strukturen kraniofaziale Schmerzen verursachen. Eine „weitergeleitete Schmerzempfindlichkeit" wurde als Begriff ursprünglich in den ersten Berichten über weitergeleitete Empfindungen (Referred Sensations) benutzt (Head 1893), wird heutzutage aber als weitergeleiteter Schmerz (Referred Pain) bezeichnet. Innerhalb des spinalen Systems können Schmerzen im Knie oder Oberschenkel klinischen Berichten zufolge ursächlich aus einem arthritischen Hüftgelenk stammen. Häufig wird ein weitergeleiteter Schmerz über die Palpation myofaszialer Triggerpunkte (TrPs) wahrgenommen (Simons et al. 1999). Bei viszeralen Schmerzen wird ein weitergeleiteter (und nicht lokaler) Schmerz häufig in körperlichen Strukturen wahrgenommen, die weiter von den betroffenen Organen entfernt liegen. Die Definition eines Referred Pain als Schmerz, der nicht am Entstehungsort wahrgenommen wird, ist seit Jahren bekannt, aber nur eingeschränkt anwendbar, wenn es um Schmerzen geht, die aus einer bestimmten Struktur stammen. Schmerzen aus dem M. trapezius können z. B. großflächig im M. trapezius, dem Nacken und dem Kopf wahrgenommen werden. Als weitergeleiteter Schmerz oder Referred Pain wird in diesem Kapitel Schmerz definiert, der vom Ursprungsort entfernt und außerhalb des betroffenen Bereichs wahrgenommen wird.

Ziel dieses Kapitels ist es, die nozizeptiven Kapazitäten verschiedener Strukturen aufzuzeigen sowie ihre Fähigkeit, einen Referred Pain und entsprechende Empfindungen zu vermitteln. Maßgebliche Erkenntnisse über die Mechanismen eines Referred Pain stammen aus Studien zur Extremitätenmuskulatur, deren Ergebnisse zusammen mit konkreten Beispielen über Referred Pain der kranofazialen Region vorgestellt werden.

Triggerpunktinduzierte Schmerzen in der kraniofazialen Region

Definition

Auch wenn unterschiedliche Definitionen myofaszialer TrPs existieren, definiert die gebräuchlichste Version einen TrP als „übermäßig irritierbaren Punkt innerhalb eines Skelettmuskelstrangs, der schmerzhaft auf Kompression, Dehnung, Überlastung oder Kontraktion reagiert, was einen Referred Pain oder vegetative Phänomene auslöst" (Simons et al. 1999). Klinisch unterteilt man TrPs in aktiv oder latent. Aktive TrPs sind dabei solche, bei denen ein lokaler oder weitergeleiteter Schmerz die vom Patienten berichteten sensorischen oder motorischen Symptome reproduziert und diese Symptome vom Patienten als sein oder ihr üblicher Schmerz erkannt werden (Simons et al. 1999). Latente TrPs sind dagegen solche, bei denen ein lokaler oder weitergeleiteter Schmerz keinerlei bekannte oder üblicherweise auftretende Symptome beim Patienten auslöst (Simons et al. 1999). Die Bedeutung einer „Schmerzerkennung" wird in den aktuellen Diagnostic Criteria for Temporomandibular Disorders (DC/CMD) diskutiert (Peck et al. 2014; Schiffman et al. 2014). Klinisch ist zu beobachten, dass aktive TrPs einen großflächigeren Referred Pain sowie eine höhere Schmerzintensität induzieren als latente TrPs (Hong et al. 1997). Diese klinische Unterscheidung wurde durch eine Studie untermauert, bei der in der Umgebung von aktiven TrPs höhere Level chemischer Mediatoren und proinflammatorischer Substanzen nachgewiesen wurden als bei latenten TrPs, etwa Substanz P, Bradykinin und Serotonin (Shah et al. 2005).

Sensibilisierungsmechanismen von Triggerpunkten

Ein von TrPs hervorgerufener Referred Pain wird höchstwahrscheinlich von zentralen Mechanismen vermittelt (s. u.), wohingegen TrPs an sich wahrscheinlich aufgrund peripherer Mechanismen entstehen, bei denen sensibilisierende Wirkstoffe eine gesteigerte Schmerzempfindlichkeit in speziellen lokalen Punkten hervorrufen (Shah et al. 2005). Wissenschaftliche Erkenntnisse deuten auf das Vorhandensein nozizeptiver und nicht nozizeptiver Überempfindlichkeit an den TrPs hin (Li etal. 2009; Wang et al.

2010b), an der spinale Mechanismen des Hinterhorns beteiligt sein könnten (Kuan et al. 2007). Schmerz aus aktiven TrPs wird offenbar auf der supraspinalen Ebene verarbeitet, und es konnte gezeigt werden, dass eine TrP-Hyperalgesie verschiedene, mit Schmerzempfinden assoziierte Hirnregionen anregt (Niddam et al. 2008; Niddam 2009). Eine jüngere Studie kam zu dem Ergebnis, dass Personen mit TrPs Abweichungen auf mikrostruktureller Hirnebene zeigten, vor allem im limbischen System und denjenigen Hirnregionen, die an der Schmerz-Neuromatrix beteiligt waren (Xie et al. 2016).

Triggerpunkte bei craniomandibulären Dysfunktionen

Schmerzmuster bei CMDs können sich aus einem Referred Pain aus muskulären TrPs im Nacken, den Schultern und der Kiefermuskulatur zusammensetzen. Simons et al. (1999) beschrieben ein aus unterschiedlichen Muskeln stammende Muster eines Referred Pain und auch, wie ein Referred Pain sich in den Kopf und das Gesicht ausbreiten kann (s. Abbildungen verschiedener Schmerzmuster eines Referred Pain in Kap. 8). Auch wenn diese Muskeln Schmerz zum Gesicht weiterleiten (durch den N. trigeminus innervierter Bereich), können sie auch Kopf und Nacken betreffen (zervikal innervierter Bereich) und so Kopfschmerzen vortäuschen. Daher wurde die Theorie aufgestellt, dass mehrere Muskeln an der Pathophysiologie einer CMD (M. masseter) und von Kopfschmerzen (M. trapezius descendens und subokzipitale Muskulatur) beteiligt sind (Conti et al. 2016; Svensson 2007).

Nur wenige klinische Studien haben bislang das Vorhandensein von TrPs in CMD-Patienten untersucht. Wright (2000) berichtet, dass der obere Anteil des M. trapezius, der laterale M. pterygoideus und M. masseter die häufigsten Quellen eines Referred Pain im Nacken und des kraniofazialen Bereichs waren. Die Patienten wurden hier allerdings unverblindet untersucht und die Studie bezog keine Kontrollgruppe ein (Wright 2000). Fernández-de-las-Peñas et al. (2010) führten eine verblindetete, kontrollierte Studie durch, in der Patienten mit einer myalgischen CMD und gesunde Kontrollpersonen auf TrPs im Nacken, den Schultern und der Kopfmuskulatur untersucht wurden. Es wurde beobachtete, dass TrPs häufiger in der Kiefermuskulatur (M. masseter und M. temporalis) zu finden waren als in den Nacken- und Schultermuskeln (M. trapezius descendens, M. sternocleidomastoideus und subokzipitale Muskulatur) (Fernández-de-las-Peñas et al. 2010). Diese Ergebnisse unterstützen die Auffassung, dass TrPs in der Kiefermuskulatur eine größere Rolle bei CMDs spielen, während bei Kopfschmerzen eher TrPs im Nacken und den Schultern vorliegen. Die Hypothese wird durch eine klinische Studie gestützt, die zeigte, dass ein Referred Pain bei CMD-Patienten stärker in der orofazialen Region ausgeprägt war, bei weiblichen Fibromyalgie-Patienten dagegen mehr in der Halswirbelsäule (Alonso-Blanco et al. 2012). Experimentelle Schmerzstudien unterstützen diese Ansicht (s. u.).

Experimenteller muskuloskelettaler Schmerz

Um einen muskulären Referred Pain zu untersuchen, wurden häufig intramuskuläre Injektionen einer hypertonen Salzlösung genutzt (Graven-Nielsen 2006) (Abb. 5.1). Auch andere, tiefer liegende Strukturen, wie Sehnen, Bänder,

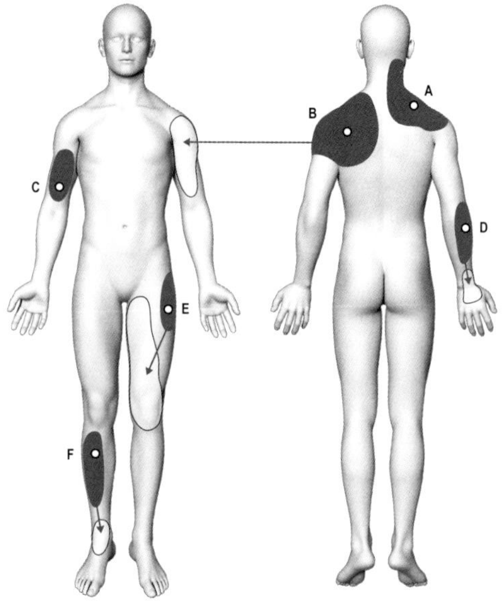

Abb. 5.1
Typisch vergrößerte lokale Schmerzareale (dunkelgrau) und entfernte Referred-Pain-Areale (weiß), wie sie nach intramuskulärer Injektion hypertoner Salzlösung (weißer Punkt) wahrgenommen wurden. Injektion in den M. trapezius (A), M. infraspinatus (B), M. biceps brachii (C),M. brachioradialis (D), M. vastus lateralis (E) und M. tibialis anterior (F).

Bandscheiben und Gelenkstrukturen, können eventuell ebenso einen Referred Pain hervorrufen, wurden aber bislang weniger untersucht.

Im Gegensatz zum oberflächlich wahrgenommenen Schmerz eines Referred Pain der inneren Organe (Ness et al. 1990) produziert Muskelschmerz oder Schmerz des tiefer liegenden Gewebes häufig einen Referred Pain, der auch in tiefergelegenen Strukturen empfunden wird (Kellgren 1938). Das kann es schwierig machen zu unterscheiden, welche Strukturen tatsächlich ursächlich für den Schmerz sind und welche lediglich weitergeleitete Symptome präsentieren.

Experimentelle Untersuchungen von Schmerz der perikranialen Muskulatur und angrenzender Gelenke, Bänder sowie der Muskeln der Halswirbelsäule haben ergeben, dass diese Strukturen dazu in der Lage sind, unterschiedliche Muster eines Referred Pain zu erzeugen. So haben frühe, wegweisende Arbeiten gezeigt, dass Injektionen mit hypertoner Salzlösung in die subokzipitalen (Kellgren 1938) sowie zervikalen paravertebralen Muskeln (Feinstein et al. 1954) einen tiefsitzenden Schmerz in der Stirn produzieren können, ähnlich einem Kopfschmerz. Auf ähnliche Art und Weise wird ein durch Injektionen am Atlantookzipitalgelenk (Campbell & Parsons 1944), dem M. splenius capitis (Falla et al. 2007) und dem M. sternocleidomastoideus hervorgerufener Schmerz häufig im Schädel empfunden, insbesondere dem parieto-frontalen, okulo-frontotemporalen und occipito-parietalen Anteil.

Interessanterweise gibt es deutliche Unterschiede zwischen den einzelnen Muskeln, was das Ausmaß eines Referred Pain betrifft. Bei einigen Muskeln, z.B. dem M. tibialis anterior und M. infraspinatus, entsteht Schmerz in ganz bestimmten Gebieten, während andere Muskeln (z.B. M. biceps brachii) primär lokalen Schmerz hervorrufen (Graven-Nielsen 2006). Das trifft auch auf die kraniofaziale Region zu, wie Schmidt-Hansen (2006) gezeigt hat, der einen durch Salzlösung hervorgerufenen Schmerz systematisch einzelnen Muskeln mit trigeminaler Innervation (M. masseter, M. temporalis anterior und posterior) und/oder zervikaler Innervation (M. trapezius, M. splenius capitis und M. sternocleidomastoideus) zuordnete (Abb. 5.2). In diese Studie konnte beobachtet werden, dass der M. masseter und M. temporalis anterior häufig einen trigeminalen Referred Pain in das Gesicht, den Kiefer und die parieto-frontale Region projizierten. Der M. temporalis posterior dagegen projizierte einen Referred Pain in die zervikalen Bereiche, etwa die occipito-temporale Region und gelegentlich auch in die obere Halswirbelsäule. Der M. trapezius produziert fast ausschließlich Schmerzen in der oberen Halswirbelsäule, während der M. splenius capitis und der M. sternocleidomastoideus einen Referred Pain sowohl in den kraniozervikalen Regionen als auch in den vom N. trigeminus und N. ophtalmicus innervierten Bereichen hervorrufen, der, wie gesagt, mit einem Kopfschmerz vergleichbar ist. Diese Ergebnisse stimmen mit früheren Untersuchungen von experimentell hervorgerufenen Schmerzen in der perikranialen Muskulatur überein (Jensen & Norup 1992; Svensson & Graven-Nielsen 2001). Es scheint daher eine klare Unterscheidung zwischen trigeminal und zervikal innervierten Muskeln zu geben, die sich nur begrenzt überlappen, obwohl in Tierstudien über großflächige Konvergenzen dieser beiden Systeme berichtet wurde (Sessle et al. 1986).

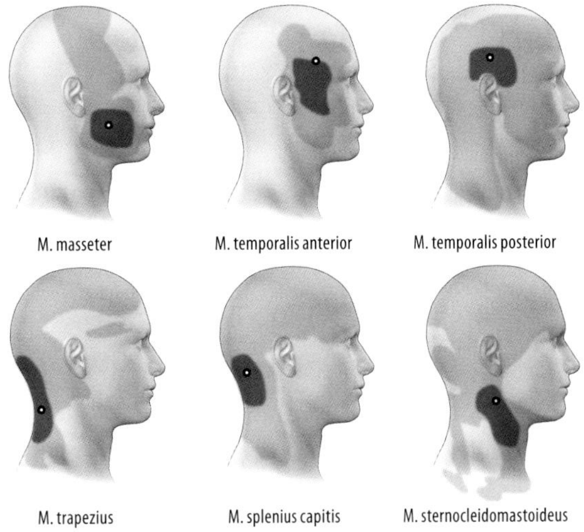

Abb. 5.2
Areale der Schmerzwahrnehmung nach Injektion von Salzlösung in die Mm. masseter, temporalis anterior und posterior, trapezius, splenius capitis und sternocleidomastoideus. Die dunkelgrauen Areale stellen die am häufigsten markierten Bereiche dar (> 5 Personen). Die mittelgrauen Schatten zeigen die jeweilige Ausdehnung der Schmerzzonen (≥ 1 Person) und die weißen Punkte die Injektionsstellen (nach den Originaldaten von 20 Versuchspersonen bei Schmidt-Hansen et al. 2006).

Ursprünglich hieß es, ein Referred Pain folge einem segmentalen Muster (Kellgren 1938) und sei daher auf das Dermatom, Myotom oder Sklerotom des betroffenen spinalen Segments begrenzt. Diese Sichtweise wird allerdings als nicht mehr zutreffend betrachtet. Die Verteilung sowohl eines klinischen wie experimentell induzierten Referred Pain folgt nicht immer einem strikt segmentalen Muster.

Tatsächlich wurde über einen Referred Pain berichtet, der drei Segmente von einem elektrisch stimulierten Hinterhornsegment entfernt auftrat (Bogduk 1980). Damit übereinstimmend können TrPs im M. temporalis (mandibulärer Bereich des N. trigeminus) Schmerzen in die Zähne (maxillärer Bereich des N. trigeminus) weiterleiten, und TrPs innerhalb des M. suboccipitalis (C1) und M. splenius capitis (C2–C4) können einen Referred Pain in der trigeminal innervierten Temporalregion auslösen (Simons et al. 1999). Ein muskulär bedingter Referred Pain breitet sich daher höchstwahrscheinlich in diejenigen Bereiche aus, die neben dem afferenten Nerv liegen, der die schmerzhafte Struktur versorgt.

Eine weitere interessante Eigenschaft eines Referred Pain ist sein semidirektionaler Charakter, häufig mit Ausstrahlungen in die distalen Extremitätengelenke. Ein experimentell im M. tibialis anterior hervorgerufener Schmerz z. B. produziert häufig einen Referred Pain im Sprunggelenk. Umgekehrt aber wird ein starker druckinduzierter Schmerz am Sprunggelenk keinen Schmerz im M. tibialis anterior hervorrufen (Graven-Nielsen 2006). Dagegen gibt es einige Beispiele für bidirektionalen Referred Pain aus der Muskulatur (Feinstein et al. 1954), die für den kraniofazialen Bereich gut dargestellt werden können. Ein experimentell induzierter Schmerz der Kiefermuskulatur (M. masseter) kann demnach in die Zähne ausstrahlen (Svensson et al. 1998), während Zahnschmerz häufig Schmerzen der Kiefermuskulatur und des Gesichts vortäuscht (Falace et al. 1996). Wie bereits betont, können kraniomandibuläre Strukturen entsprechend Nackenschmerzen und kopfschmerzähnliche Symptome hervorrufen, während die Temporalismuskulatur und die Muskeln der oberen Halswirbelsäule Kiefer- und Gesichtsschmerz produzieren.

Das klinische Bild einer Koxarthrose wird oft von Knieschmerzen begleitet (und umgekehrt), was in Einzelfällen das einzige Symptom darstellen kann und einen gelenkbetonten Referred Pain verdeutlicht. Ein einigermaßen lokaler Schmerz wird dagegen durch die Stimulation des Hoffa-Fettkörpers im Knie hervorgerufen (Joergensen et al. 2013). Im Gegensatz dazu löst die elektrische Stimulierung der Facettengelenke Rückenschmerzen in der Lendenwirbelsäule aus (Low Back Pain), mit ausstrahlenden Schmerzen in die ipsilaterale Beinvorderseite, proximal des Kniegelenks. Ein vergleichbares klinisches Bild ergibt sich beim Facettengelenkschmerz (O'Neill et al. 2009). Schmerzmuster aus den zervikalen Wirbelgelenken wurden ausgiebig untersucht, normalerweise durch eine Gelenksprovokation mit anschließender Protokollierung der Bereiche, in denen ein Referred Pain auftrat. Die Schmerzmuster der zervikalen Zygapophysealgelenke wurden bei gesunden Personen z. B. mittels einer Dehnung der Gelenkkapsel durch Injektion eines Kontrastmittels unter Fluoroskopiekontrolle beurteilt (Dwyer et al. 1990). Ebenso wurden die Muster eines Referred Pain der oberen zervikalen Zygapophysealgelenke von Aprill et al. (2002) beschrieben. Eine umgekehrte Vorgehensweise wurde genutzt, indem man den Referred Pain aus den Zygapophysealgelenken bei Patienten durch selektive Nervenblockaden ausschaltete (Cooper et al. 2007). Die zervikalen Facettengelenke stellen aufgrund der charakteristischen Schmerzmuster in Kopf und Nacken daher wahrscheinlich eine Ursache für Kopfschmerzen dar. Zur Stimulierung des Kiefergelenks liegen dagegen nur wenige Informationen vor. Im Rahmen einer Studie wurde Glutamat in das Kiefergelenk injiziert, was einen Schmerz produzierte, der mehr oder weniger in der orofazialen Region lokalisierbar war, in einigen Fällen auch in der okzipitalen Region (Alstergren et al. 2010).

Zusätzlich zu den Schmerzen können im betroffenen Gebiet auch Veränderungen der Oberflächen- oder Tiefensensibilität auftreten. Allerdings wird derzeit noch diskutiert, in welche Richtung sich diese Veränderungen vollziehen. Die grundlegenden Studien zeigen eine Hyperalgesie im Bereich des Referred Pain (Feinstein et al. 1954; Kellgren 1938), spätere experimentelle Studien dagegen eine Hypalgesie (Graven-Nielsen et al. 1998). Klinische Studien sind in dieser Hinsicht auch schwierig zu interpretieren, weil häufig eine generalisierte Hypersensibilität vorliegen mag, was bedeutet, dass sowohl der lokale als auch der weiter entfernt gelegene Bereich betroffen sind, unabhängig davon, ob überhaupt ein Referred Pain in der entfernteren Region vorliegt.

Zeitliche und räumliche Merkmale des Referred Pain

Ein Referred Pain tritt im Vergleich zu einem lokalen Schmerz häufig verspätet auf. Bei einer einmaligen Injektion von Kochsalzlösung tritt der Referred Pain etwa 20 Sekunden nach der vergleichsweise sofortigen Empfindung eines lokalen Schmerzes auf (Graven-Nielsen et al. 1997). In ähnlicher Weise induziert eine kontinuierliche intramuskuläre elektrische Stimulation sofortige und konstante lokale nozizeptive Aktivität und damit auch einen weitgehend sofortigen Lokalschmerz, während der Referred Pain ebenfalls mit etwa 40 Sekunden Verzögerung auftritt (Laursen et al. 1997). Ein experimentell hervorgerufener und anhaltender Muskelschmerz mittels Infusion von Salzlösung (Graven-Nielsen et al. 1998) oder schmerzhafter mechanischer Stimulation (Gibson et al. 2006) produziert darüber hinaus häufiger einen Referred Pain als während der Initialphase oder einer nur kurzzeitigen Exposition. Diese Erkenntnisse deuten darauf hin, dass ein Referred Pain zumindest bis zu einem gewissen Grad ein zeitabhängiger Prozess ist.

Zusätzlich hängen sowohl Auftreten als auch Ort eines Referred Pain eventuell mit der grundsätzlichen Intensität des Schmerzes zusammen (Graven-Nielsen, 2006; Jensen & Norup 1992). Wenn sich zusätzlich zu einem lokalen Schmerz auch ein Referred Pain ausprägt, korrelieren die Stärken dieser beiden Empfindungen entsprechend gut miteinander (Graven-Nielsen 2006). Einen Zusammenhang zwischen Schmerzintensität und Größe des Ausbreitungsgebiets vorausgesetzt, kann es dazu kommen, dass ein lokaler Schmerz sich in das Gebiet eines Referred Pain hinein ausdehnt. In diesem Fall handelt es sich der Definition zufolge streng genommen nicht mehr um einen Referred Pain (also einen Schmerz, der nicht auf den tatsächlich betroffenen Bereich begrenzt ist). Daher mag es sein, dass die Prävalenz eines Referred Pain unterschätzt wird. Damit im Einklang stehend, scheint weniger als die Hälfte der intramusklären Injektionen mit Kochsalzlösung einen echten Referred Pain hervorzurufen, allerdings entwickeln viele Versuchsteilnehmer (mehr als 60 %) einen Schmerz außerhalb der Injektionsstelle oder auch Schmerzen, die sich von der Injektionsstelle aus in typische Regionen eines Referred Pain hinein ausbreiten (Graven-Nielsen 2006). Der genaue Ort einer schmerzhaften Stimulation der Muskulatur scheint ebenfalls eine Rolle bei der Ausprägung und dem Ausmaß eines Referred Pain zu spielen, wobei eine Injektion in den Bereich der motorischen Endplatte zu einer höheren Schmerzintensität und größeren Arealen eines Referred Pain führen als an einer Kontrollstelle (Qerama et al. 2004). Allerdings wurde dieser Unterschied nicht bei der Verwendung von Capsaicin beobachtet (Qerama etal. 2004) und könnte stattdessen auf den Unterschied der evozierten Schmerzintensität in Bereichen mit hypertoner Kochsalzlösung zurückzuführen sein. Die Schmerzintensität wäre demnach der entscheidende Faktor für die Ausprägung eines Referred Pain aus der Muskulatur.

In einigen Fällen entwickeln Versuchsteilnehmer nur einen Referred Pain und keinen lokalen Schmerz. Das stellt ein interessantes Rätsel dar, vergleichbar mit den häufigen Beobachtungen bezüglich eines Referred Pain aus den inneren Organen (Ness & Gebhart 1990) und ist bislang nicht eindeutig geklärt. Möglicherweise ist dieses Phänomen auf anatomische Variationen zurückzuführen, die Aktivierung unterschiedlicher intramuskulärer Nozizeptorengruppen oder Unterschiede in den absteigenden Schmerzmodulationssystemen, ist aber noch nicht geklärt.

Notwendigkeit afferenter somatosensorischer Informationen aus dem Bereich des Referred Pain

An der Entstehung eines Referred Pain ist peripherer somatosensorischer Input zumindest teilweise beteiligt. Gezeigt werden konnte das anhand verschiedener Nervenblockadetechniken, bei denen nach einer Blockade der myelinisierten Afferenzen aus dem betroffenen Gebiet eine geringere Schmerzintensität im Gebiet des Referred Pain nachweisbar war (Laursen et al. 1999). Interessanterweise führte die Blockade unmyelinisierter Afferenzen zu keiner weiteren Schmerzreduktion, was darauf hindeutet, dass propriozeptive Fasern die wichtigste periphere Komponente eines Referred Pain darstellen (Laursen et al. 1999). Allerdings konnte ein Referred Pain auch in Gebieten mit vollständigem sensorischem Ausfall induziert werden, etwa nach einer Rückenmarksverletzung, Nervenläsionen, Amputationen oder einer regionalen Anästhesie und mit unveränderter oder nur leicht verringerter Schmerzintensität (Feinstein et al. 1954; Harman 1948; Kellgren 1938; Whitty & Willison 1958). Das Ausmaß des peripheren somatosensorischen Inputs, der für die Ausprägung eines Referred Pain verantwortlich ist, variiert daher, je nach Gebiet, Struktur und zentralen Fazilitationsmechanismen.

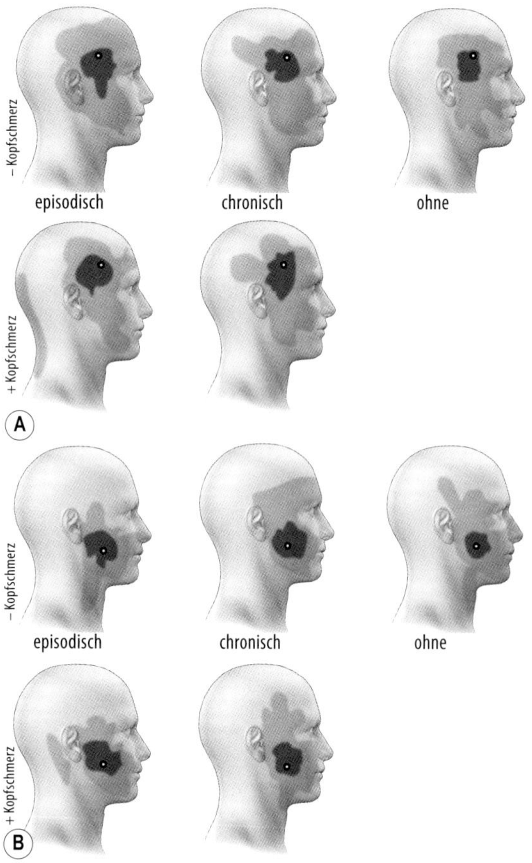

Abb. 5.3
Schmerzgebiete, die durch Injektionen mit Salzlösung (0,5 ml, 5,8 %) in den M. temporalis anterior (A) und den M. masseter (B) bei Patienten mit Kopfschmerzen sowie gesunden Versuchsteilnehmern induziert wurden. Patienten mit regelmäßig episodischen oder chronischen Spannungskopfschmerzen wurden sowohl während schmerzhafter (+) als auch schmerzfreier Episoden (–) untersucht und zeigten größere Schmerzgebiete als gesunde Versuchsteilnehmer, insbesondere bezogen auf den M. temporalis anterior. Dunkelgraue Bereiche repräsentieren die am häufigsten benannten Schmerzgebiete (> 5 Personen), hellgraue Bereiche die Ausdehnung der Schmerzgebiete insgesamt (≥ 1 Person) und weiße Punkte markieren die Injektionsstellen (basierend auf den Originaldaten von Schmidt-Hansen et al. 2007).

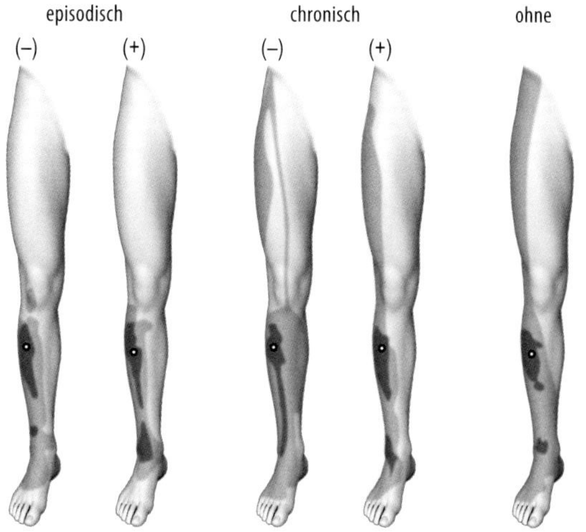

Abb. 5.4
Schmerzgebiete, die durch Injektionen mit Salzlösung (0,5 ml, 5,8 %) in den M. tibialis anterior (TA) bei Patienten mit Kopfschmerzen sowie gesunden Versuchsteilnehmern induziert wurden. Patienten mit regelmäßig episodischen oder chronischen Kopfschmerzen wurden sowohl während schmerzhafter (+) als auch schmerzfreier Episoden (–) untersucht. Dunkelgraue Bereiche repräsentieren die am häufigsten benannten Schmerzgebiete (> 5 Personen), hellgraue Bereiche die Ausdehnung der Schmerzgebiete insgesamt (≥ 1 Person) und weiße Punkte markieren die Injektionsstellen (basierend auf den Originaldaten von Schmidt-Hansen et al. 2007).

Experimentell hervorgerufener Referred Pain bei muskuloskelettalen Schmerzen und Kopfschmerzen

Das Vorhandensein eines chronischen muskuloskelettalen Schmerzes oder von Kopfschmerzbeschwerden verändert das Verhalten eines experimentell induzierten Muskelschmerzes. Injektionen mit Kochsalzlösung in den M. temporalis anterior führen bei Patienten mit chronischem und episodischem Spannungskopfschmerz zu einem weiter ausgedehnten Referred Pain als bei gesunden Kontrollpersonen (Schmidt-Hansen et al. 2007). Eine größere Schmerzausdehnung entstand auch aus der Injektion in benachbarte oder weiter entfernte Gebiete, z. B. den

M. masseter (Abb. 5.3) und den M. tibialis anterior (Abb. 5.4), was darauf hindeutet, dass bei diesen Patienten eine generelle Sensibilisierung vorliegt (Schmidt-Hansen et al. 2007). Derartige Unterschiede sind auch bei anderen Schmerzbeschwerden zu beobachten, etwa Fibromyalgie, bei der als Reaktion auf eine Injektion höhere Schmerzintensitäten und größere Bereiche eines Referred Pain zu beobachten sind als bei gesunden Kontrollpersonen (Arendt-Nielsen & Graven-Nielsen 2003).

Fibromyalgiepatienten zeigen außerdem häufig einen deutlich proximal gelegenen Referred Pain, anders als die vorrangig distalen Schmerzmuster bei gesunden Personen, was ebenfalls auf eine zentrale Sensibilisierung schließen lässt. Größere Bereiche eines Referred Pain als Folge einer Injektion mit Kochsalzlösung in normalerweise nicht schmerzhafte Muskeln wurden ebenso bei Patienten mit chronischem Schleudertrauma (Johansen et al. 1999), CMD-bezogenen Schmerzen (Svensson et al. 2001), symptomatischer Gonarthrose (Bajaj et al. 2001) und Rückenschmerzen (Low Back Pain) (O'Neill et al. 2007) beobachtet. Diese Ausdehnung der schmerzhaften Bereiche legen das Vorhandensein einer sensibilisierten zentralen Schmerzverarbeitung nahe oder aber den Verlust einer wirksamen efferenten Inhibition, möglicherweise als Folge eines fortlaufenden noxischen Inputs.

Mechanismen des Referred Pain

In Tierversuchen, bei denen Aufnahmen einzelner Neuronen genutzt wurden, konnte eine ausgedehnte Konvergenz innerhalb des kaudalen sensorischen Trigeminus-Kernkomplexes zwischen zervikalen und trigeminalen Afferenzen nachgewiesen werden (Sessle et al. 1986). Diese Theorie der Konvergenzprojektion ist eine der ältesten neuroanatomischen Erklärungen für einen Referred Pain und geht davon aus, dass eine Konvergenz mehrerer afferenter Neuronen auf dasselbe Spinalneuron einen Referred Pain erzeugt, weil dadurch höher angesiedelte Hirnregionen davon abgehalten werden, die eigentliche Schmerzquelle zu identifizieren. Allerdings erklärt die Theorie nicht das verzögerte Auftreten eines Referred Pain. Stattdessen könnte ein Referred Pain zum Teil aufgrund einer zentralen Übererregbarkeit und der Ausprägung neuer rezeptiver Felde entstehen (Graven-Nielsen 2006; Mense & Simons 2001; Neugebauer & Schaible 1990). Die Annahme einer Übererregbarkeit wird dadurch gestützt, dass ein Referred Pain bei gesunden Personen seltener auftritt, wenn diese mit einer geringen Dosis Ketamin behandelt wurden (einem NMDA-Rezeptor-Antagonisten), um eben einer solchen zentralen Übererregbarkeit entgegenzuwirken (Schulte et al. 2003). Die Ausprägung neuer rezeptiver Felder wurde in Tierversuchen als Folge noxischer Muskelstimulation gezeigt (Hoheisel et al. 1993; Hu et al. 1992). Man nimmt an, dass für jeden Muskel ein ausgedehntes und komplexes Netzwerk kollateraler synaptischer Verbindungen existiert – mit Afferenzen auf verschiedene Hinterhornneuronen (Mense & Simons 2001). Einige dieser Verbindungen sind unter normalen Umständen voll funktionsfähig, während andere ruhen. Ein anhaltender und stark noxischer Input könnte nun die ruhenden Verbindungen aktivieren, was eine größere Konvergenz afferenten Inputs aus benachbarten Gebieten erlaubt und damit einen verzögerten Referred Pain erzeugt.

Sensibilisierung kraniofazialer Schmerzmechanismen

Sowohl eine periphere als auch zentrale Sensibilisierung ist an der Ausprägung und Aufrechterhaltung kraniofazialer Schmerzen beteiligt. Eine periphere Sensibilisierung tritt grundsätzlich bei verletzungs- oder entzündungsbedingter Aktivierung von afferenten Nozizeptoren der Muskeln und/oder des Kiefergelenks auf (Cairns 2010; Sessle 2011). Peripher gelegene Nozizeptoren des Muskels werden eventuell von mehreren Substanzen aktiviert (Mense 2009), die beiden wichtigsten Faktoren allerdings sind wahrscheinlich die Freisetzung von Adenosintriphosphat (ATP) und von Protonen (H+). Die daraus resultierende neuronale Aktivierung beschleunigt die Freisetzung von Neuropeptiden an der freien Nervenendigung, was man als neurogene Entzündung bezeichnet. Bekanntermaßen daran beteiligte Stoffe sind u.a. Substanz P (SP), Bradykinin (BK), Calcitonin Gene Related Peptide (CGRP), Serotonin (5HT) und Prostaglandin E2 (PGE2) (Xanthos & Sandkühler 2014), darüber hinaus Tumornekrosefaktor-alpha (TNF-α) sowie Nerve Growth Factor (NGF), die eine zusätzliche Sensibilisierung der muskulären Nozizeptoren bewirken können (Mense 2009).

Eine durch vermehrte Gelenkbelastung, Remodeling und damit einhergehender Freisetzung proinflammatorischer Mediatoren (TNF-α und Interleukine [ILs]) verursachte Entzündung könnte bei einigen Schmerzbeschwerden die stärkste Triebkraft darstellen (insbesondere bei gelenkbezogenen Beschwerden). Eine Hochregulierung proinflammatorischer Mediatoren kann ihrerseits wieder zu einer verstärkten Freisetzung von Entzündungsmediatoren führen, etwa SP, BK, CGRP und PGE2, die eine neurogene Entzündung und deren Kardinalzeichen bewirken: Röte, Schwellung, Wärme und Schmerz (Takeuchi et al. 2004). Auch Gliazellen sind eventuell an einer peripheren Sensibilisierung beteiligt, wie einige Versuche an Tiermodellen für orofazialen Schmerz gezeigt haben (Zhao et al. 2015). Dabei wurden Satellitenzellen als Reaktion auf Stress (der bekanntermaßen zu einer Vielzahl chronischer orofazialer Beschwerden beiträgt) aktiviert, was mit einer übermäßigen Freisetzung proinflammatorischer Mediatoren und der Ausprägung einer mechanischen Allodynie assoziiert wird (Zhao et al. 2015). Wie vielleicht erwartet, konnte gezeigt werden, dass die Plasmawerte für proinflammatorische Zytokine (etwa IL-1β, IL-6, IL-10 und TNF-α) bei Patienten mit CMD erhöht waren (Park & Chung 2016; Takahashi et al. 1998). Interessanterweise war das Ausmaß dieser Erhöhung bei den Patienten mit dem Ausmaß ihrer Beschwerden sowie Schlafstörungen assoziiert (Park & Chung 2016), was darauf hindeutet, dass eine CMD eine Erkrankung ist, bei der in der Tat die Entzündung einen Hauptfaktor für Schmerzen und Beschwerden darstellt und diese durch Faktoren wie Schlafqualität und Stress aufrechterhalten oder weiter verschlimmert wird.

Eine starke Exzitation nozizeptiv spezifischer Afferenzen (C-Fasern) aus tiefer liegendem Gewebe kann zu einer Übererregbarkeit dorsaler Hinterhornneuronen führen, die eventuell für eine Hyperalgesie verantwortlich sind (Woolf 2011). Wenn diese Übererregbarkeit oder Sensibilisierung auf das jeweils zweite afferente Neuron beschränkt ist, sind Schmerzen und eine Hyperalgesie auf das innervierte Gebiet begrenzt. Wenn die Sensibilisierung sich aber auf dritte afferente Neuronen ausbreitet, könnten diesem Mechanismus der ausgedehnte Schmerz zugrunde liegen, den Patienten mit orofazialen Schmerzen angeben (Burstein et al. 2000). Je weiter sich ein muskuloskelettaler Schmerz folglich ausbreitet, desto mehr Anzeichen für eine generalisierte Überempfindlichkeit gibt es (Carli et al. 2002).

Für mehrere CMDs wurden weitreichende Veränderungen der mechanischen Schwellenwerte für eine Schmerzwahrnehmung beobachtet (Ayesh et al. 2007; Fernández-de-las-Peñas et al. 2009), zusammen mit einer verstärkten kurzzeitigen Summation von Schmerz (Maixner et al. 1995) sowie längere Nachwirkungen (Sarlani et al. 2004). Ähnliche lokale und ausgedehnte Veränderungen der Schmerzempfindlichkeit sowie eine kurzzeitig gesteigerte Summation wurden ebenfalls bei Patienten mit chronischen Spannungskopfschmerzen (Abboud et al. 2013; Ashina et al. 2006), Migräne (Burstein et al. 2000) Cluster-Kopfschmerzen (Fernández-de-las-Peñas et al. 2011) und zu einem geringeren Grad auch bei Personen mit episodischen Spannungskopfschmerzen nachgewiesen (Bendtsen & Jensen 2000). Derartige Beobachtungen können nicht allein durch periphere Sensibilisierung oder eine neurogene Entzündung erklärt werden, sondern implizieren zentrale nozizeptive Prozesse, etwa eine Übererregbarkeit und den Verlust absteigender Inhibition. (Zu weiterführenden Informationen zu den Auswirkungen von sensibilisierenden Mechanismen auf CMDs s. Kap. 4 und 6.)

Schmerzmodulierende Systeme

Zunehmende Evidenz deutet darauf hin, dass chronische Schmerzen mit einer gestörten Balance zwischen absteigender Schmerzinhibition und -fazilitation assoziiert sind, ein Phänomen, das bei der anhaltenden Sensibilisierung zentraler Schmerzmechanismen einen Rolle spielen könnte (You et al. 2010). Um die absteigende inhibitorische Funktionsfähigkeit zu messen, wird das Modell einer Analgesie durch Gegenirritation genutzt. Dabei setzt man außerhalb des betroffenen Segments einen dauerhaften Schmerzreiz, um dadurch die Schmerzwahrnehmung zu verändern. Daraus resultiert eine verringerte Schmerzempfindlichkeit, die als Ergebnis einer Aktivierung medullärer Inhibitionsprojektionen angesehen wird, die postsynaptisch spinale und trigeminale WDR-Neuronen des Hinterhorns inhibieren (Le Bars et al. 1975). Dieses Beispiel und die daraus folgenden Effekte werden beim Tier als Diffuse Noxious Inhibitory Control (DNIC), beim Menschen als Conditioned Pain Modulation (CPM) bezeichnet (Yarnitsky et al. 2010). CPM kann experimentell durch einen dauerhaften konditionierenden Schmerzreiz (etwa anhaltenden Druck oder das Eintauchen einer Extremität in Eiswasser) hervorgerufen werden, wobei gleichzeitig oder darauf folgend ein klar abgegrenzter, anderer schmerzhafter Testreiz gesetzt wird (etwa ein Druck- oder Temperaturreiz an der Schmerzschwelle oder ein anderer definierter Reiz oberhalb des Schwellenwerts). Das Ausmaß des CPM-Effekts wird dann als Differenz zwischen der empfundenen Stärke des akuten nozizeptiven Reizes mit und ohne Konditionsreiz gewertet, wobei die Konditionierung typischerweise zu einer Verbesserung führt (also einer erhöhten Schmerzschwelle oder einer geringeren Schmerzempfindung). Da der CPM-Effekt allerdings die Summe aus absteigender Schmerzhemmung und -fazilitierung darstellt, scheint bei chronischen Schmerzpatienten ein geringerer hemmender Effekt vorzuliegen (Yarnitsky 2015).

Interessanterweise wurde die CPM-Kapazität der kraniofazialen Region noch nicht eingehend untersucht. Es ist bekannt, dass das spinale nozizeptive System hemmende Auswirkungen auf die Schmerzwahrnehmung in der kraniofazialen Region haben kann, und das scheint auch umgekehrt möglich zu sein, wird aber häufig übersehen. Ein Konditionierungsmodell ist der sogenannte druckinduzierte Kopfschmerz, der wirksam die Schmerzwahrnehmung im M. masseter und dem M. tibialis anterior beeinflusst (Sowman et al. 2011). Auf ähnliche Weise wurde ein durch Kälte induzierter Kopfschmerz genutzt, um Schmerzen im M. masseter, dem Nacken, Ellbogen und den Fingern zu modulieren (Wang et al. 2010a). Es scheint daher, dass CPM-Mechanismen tatsächlich durch und über trigeminale und spinale nozizeptive Systeme arbeiten.

Entsprechend wurde eine gestörte absteigende Schmerzregulierung als relevanter Mechanismus bei mehreren kraniofazialen Schmerzbeschwerden impliziert, zumeist bei Spannungskopfschmerz und Migräne (Drummond & Knudsen 2011; Sandrini et al. 2006). Obwohl noch unklar ist, ob ein solcher Mechanismus bei der Ätiologie dieser Schmerzbeschwerden wirklich beteiligt ist, trägt eine gestörte absteigende Schmerzhemmung doch vermutlich zur Ausprägung von Symptomen bei. Bei anderen kraniofazialen Erkrankungen, etwa CMDs, konnten CPM-Veränderungen nicht durchgängig aufgezeigt werden. Bei einigen Studien war die CPM mit derjenigen der Kontrollgruppe vergleichbar, bei anderen waren Störungen nachweisbar (Garrett et al. 2013; Kothari et al. 2015; Oono et al. 2014). Diese Unregelmäßigkeiten könnten unterschiedlichen Methodologien oder unterschiedlichen Ätiologien der untersuchten CMDs geschuldet sein (Kothari et al. 2015). Nichtsdestotrotz könnte eine gestörte absteigende Schmerzhemmung ein häufig auftretender Mechanismus bei unterschiedlichen kraniofazialen und anderen muskuloskelettalen Beschwerden sein und möglicherweise zur Ausbreitung von Schmerzüberempfindlichkeit beitragen. Man weiß, dass Überschneidungen zwischen schmerzhaften CMDs und Kopfschmerzerkrankungen existieren, genauso wie eine hohe Prävalenz von CMDs bei Personen mit Fibromyalgie, Schleudertrauma und anderen chronischen Schmerzerkrankungen. Eine gestörte absteigende Schmerzhemmung könnte hier das Bindeglied darstellen.

Schlussfolgerung

Ein muskulär bedingter Referred Pain in der kraniofazialen Region kann experimentell untersucht werden. Diese Untersuchungen haben klare Schmerzgebiete für einzelne Muskeln aufgezeigt, was für die Schmerzwahrnehmung in der orofazialen Region von Bedeutung sein könnte. Bei craniomandibulären Dysfunktionen und anderen muskuloskelettalen Schmerzbeschwerden wurden ein ausgedehnter Referred Pain, beschleunigte kurzzeitige Schmerzsummation sowie gesteigerte Schmerzempfindlichkeit beobachtet – ebenso eine Beeinträchtigung der absteigenden Schmerzhemmung. Zusammen könnten diese Mechanismen für die Ausprägung, Erhaltung und/oder Verschlimmerung von chronischen kraniofazialen Schmerzzuständen verantwortlich sein. Sie sollten daher Ziel für die Entwicklung sinnvoller Behandlungsansätze sein.

Danksagung

Das Center for Neuroplasticity and Pain (CNAP) wird von der Danish National Research Foundation (DNRF121) unterstützt.

Literatur

Abboud J, Marchand AA, Sorra K, Descarreaux M. Musculoskeletal physical outcome measures in individuals with tension-type headache: a scoping review. Cephalalgia 2013; 33: 1319–1336.

Alonso-Blanco C, Fernández-de-las-Peñas C, de-la-Llave-Rincón AI, Zarco- Moreno P, Galán-del-Río F, Svensson P. Characteristics of referred musclepain to the head from active trigger points in women with myofascial temporomandibular pain and fibromyalgia syndrome. J Headache Pain 2012; 13: 625–637.

Alstergren P, Ernberg M, Nilsson M, Hajati AK, Sessle BJ, Kopp S. Glutamate- induced temporomandibular joint pain in healthy individuals is partially mediated by peripheral NMDA receptors. J Orofac Pain 2010; 24: 172–180.

Aprill C, Axinn MJ, Bogduk N. Occipital headaches stemming from the lateral atlanto-axial (C1–2) joint. Cephalalgia 2002; 22: 15–22.

Arendt-Nielsen L, Graven-Nielsen T. Central sensitization in fibromyalgia and other musculoskeletal disorders. Curr Pain Headache Rep 2003; 7: 355–361.

Ashina S, Bendtsen L, Ashina M, Magerl W, Jensen R. Generalized hyperalgesia in patients with chronic tension-type headache. Cephalalgia 2006; 26: 940–948.

Ayesh EE, Jensen TS, Svensson P. Hypersensitivity to mechanical and intra- articular electrical stimuli in persons with painful temporomandibular joints. J Dent Res 2007; 86: 1187–1192.

Bajaj P, Bajaj P, Graven-Nielsen T, Arendt-Nielsen L. Osteoarthritis and its association with muscle hyperalgesia: an experimental controlled study. Pain 2001; 93: 107–114.

Bendtsen L, Jensen R. Amitriptyline reduces myofascial tenderness in patients with chronic tension-type headache. Cephalalgia 2000; 20: 603–610.

Bogduk N. Lumbar dorsal ramus syndrome. Med J Aust 1980; 2: 537–541.

Burstein R, Cutrer MF, Yarnitsky D. The development of cutaneous allodynia during a migraine attack: clinical evidence for the sequential recruitment of spinal and supraspinal nociceptive neurons in migraine. Brain 2000; 123: 1703–1709.

Cairns BE. Pathophysiology of TMD pain – basic mechanisms and their implications for pharmacotherapy. J Oral Rehabil 2010; 37: 391–410.

Campbell DG, Parsons CM. Referred head pain and its concomitants. J Nerv Mental Dis 1944; 99: 544–551.

Carli G, Suman AL, Biasi G, Marcolongo R. Reactivity to superficial and deep stimuli in patients with chronic musculoskeletal pain. Pain 2002; 100: 259–269.

Conti PC, Costa YM, Gonçalves DA, Svensson P. Headaches and myofascial temporomandibular disorders: overlapping entities, separate managements? J Oral Rehabil 2016; 43: 702–715.

Cooper G, Bailey B, Bogduk N. Cervical zygapophysial joint pain maps. Pain Med 2007; 8: 344–353.

Drummond PD, Knudsen L. Central pain modulation and scalp tenderness in frequent episodic tension-type headache. Headache 2011; 51: 375–383.

Dwyer A, Aprill C, Bogduk N. Cervical zygapophyseal joint pain patterns. I: A study in normal volunteers. Spine 1990; 15: 453–457.

Falace DA, Reid K, Rayens MK. The influence of deep (odontogenic) pain intensity, quality, and duration on the incidence and characteristics of referred orofacial pain. J Orofac Pain 1996; 10: 232–239.

Falla D, Farina D, Dahl MK, Graven-Nielsen T. Muscle pain induces task-dependent changes in cervical agonist/antagonist activity. J Appl Physiol 2007; 102: 601–609.

Feinstein B, Langton JNK, Jameson RM, Schiller F. Experiments on pain referred from deep somatic tissues. J Bone Joint Surg Am 1954; 36A: 981- 997.

Fernández-de-las-Peñas C, Galán-del-Río F, Fernández-Carnero J, Pesquera J, Arendt-Nielsen L, Svensson P. Bilateral widespread mechanical pain sensitivity in women with myofascial temporomandibular disorder: evidence of impairment in central nociceptive processing. J Pain 2009; 10: 1170–1178.

Fernández-de-las-Peñas C, Galán-del-Río F, Alonso-Blanco C, Jímenez- García R, Arendt-Nielsen L, Svensson P. Referred pain from muscle trigger points in the masticatory and neck-shoulder musculature in women with temporomandibular disorders. J Pain 2010; 11: 1295–1304.

Fernández-de-Las-Penas C, Ortega-Santiago R, Cuadrado ML, López-de- Silanes C, Pareja JA. Bilateral widespread mechanical pain hypersensitivity as sign of central sensitization in patients with cluster headache. Headache 2011; 51: 384–391.

Garrett PH, Sarlani E, Grace EG, Greenspan JD. Chronic temporomandibular disorders are not necessarily associated with a compromised endogenous analgesic system. J Orofac Pain 2013; 27: 142–150.

Gibson W, Arendt-Nielsen L, Graven-Nielsen T. Referred pain and hyperalgesia in human tendon and muscle belly tissue. Pain 2006; 120: 113- 123.

Graven-Nielsen T. Fundamentals of muscle pain, referred pain, and deep tissue hyperalgesia. Scand J Rheumatol 2006; 35: S1–S43.

Graven-Nielsen T, Arendt-Nielsen L, Svensson P, Jensen TS. Stimulus- response functions in areas with experimentally induced referred muscle pain: a psychophysical study. Brain Res 1997; 744: 121–128.

Graven-Nielsen T, Babenko V, Svensson P, Arendt-Nielsen L. Experimentally induced muscle pain induces hypoalgesia in heterotopic deep tissues, but not in homotopic deep tissues. Brain Res 1998; 787: 203–210.

Harman JB. The localization of deep pain. Br Med J 1948; 188–192.

Head H. On disturbances of sensation with especial reference to the pain of visceral disease. Brain 1893; 16: 1–133.

Hoheisel U, Mense S, Simons DG, Yu XM. Appearance of new receptive fields in rat dorsal horn neurons following noxious stimulation of skeletal muscle: a model for referral of muscle pain? Neurosci Lett 1993; 153: 9–12.

Hong CZ, Kuan TS, Chen JT, Chen SM. Referred pain elicited by palpation and by needling of myofascial trigger points: a comparison. Arch Phys Med Rehabil 1997; 78: 957–960.

Hu JW, Sessle BJ, Raboisson P, Dallel R, Woda A. Stimulation of craniofacial muscle afferents induces prolonged facilitatory effects in trigeminal nociceptive brain-stem neurones. Pain 1992; 48: 53–60.

Jensen K, Norup M. Experimental pain in human temporal muscle induced by hypertonic saline, potassium and acidity. Cephalalgia 1992; 12: 101–106.

Joergensen TS, Henriksen M, Danneski-old-Samsoee B, Bliddal H, Graven- Nielsen T. Experimental knee pain evoke [sic] spreading hyperalgesia and facilitated temporal summation of pain. Pain Med 2013; 14: 874–883.

Johansen MK, Graven-Nielsen T, Olesen AS, Arendt-Nielsen L. Generalised muscular hyperalgesia in chronic whiplash syndrome. Pain 1999; 83: 229–234.

Kellgren JH. Observations on referred pain arising from muscle. Clin Sci 1938; 3: 175–190.

Kothari SF, Baad-Hansen L, Oono Y, Svensson P. Somatosensory assessment and conditioned pain modulation in temporomandibular disorders pain patients. Pain 2015; 156: 2545–2555.

Kuan TS, Hong CZ, Chen JT, Chen SM, Chien CH. The spinal cord connections of the myofascial trigger spots. Eur J Pain 2007; 11: 624–634.

Laursen RJ, Graven-Nielsen T, Jensen TS, Arendt-Nielsen L. Quantification of local and referred pain in humans induced by intramuscular electrical stimulation. Eur J Pain 1997; 1: 105–113.

Laursen RJ, Graven-Nielsen T, Jensen TS, Arendt-Nielsen L. The effect of compression and regional anaesthetic block on referred pain intensity in humans. Pain 1999; 80: 257–263.

Le Bars D, Menétrey D, Conseiller C, Besson JM. Depressive effects of morphine upon lamina V cells activities in the dorsal horn of the spinal cat. Brain Res 1975; 98: 261–277.

Li LT, Ge HY, Yue SW, Arendt-Nielsen L. Nociceptive and non-nociceptive hyper-sensitivity at latent myofascial trigger points. Clin J Pain 2009; 25: 132- 137.

Maixner W, Fillingim R, Booker D, Sigurdsson A. Sensitivity of patients with painful temporomandibular disorders to experimentally evoked pain. Pain 1995; 63: 341–351.

Mense S. Algesic agents exciting muscle nociceptors. Exp Brain Res 2009; 196: 89–100.

Mense S, Simons DG. Muscle Pain: Understanding its Nature, Diagnosis, and Treatment. Philadelphia, USA: Lippincott Williams & Wilkins, 2001.

Ness TJ, Gebhart GF. Visceral pain: A review of experimental studies. Pain 1990; 41: 167–234.

Ness TJ, Metcalf AM, Gebhart GF. A psychophysiological study in humans using phasic colonic distension as a noxious visceral stimulus. Pain 1990; 43: 377–386.

Neugebauer V, Schaible HG. Evidence for a central component in the sensitization of spinal neurons with joint input during development of acute arthritis in cat's knee. J Neurophysiol 1990; 64: 299–311.

Niddam DM. Brain manifestation and modulation of pain from myofascial trigger points. Curr Pain Headache Rep 2009; 13: 370–375.

Niddam DM, Chan RC, Lee SH, Yeh TC, Hsieh JC. Central representation of hyperalgesia from myofascial trigger point. Neuroimage 2008; 39: 1299–1306.

O'Neill S, Manniche C, Graven-Nielsen T, Arendt-Nielsen L. Generalized deep- tissue hyperalgesia in patients with chronic low-back pain. Eur J Pain 2007; 11: 415–420.

O'Neill S, Graven-Nielsen T, Manniche C, Arendt-Nielsen L. Ultrasound guided, painful electrical stimulation of lumbar facet joint structures: an experimental model of acute low back pain. Pain 2009; 144: 76–83.

Oono Y, Wang K, Baad-Hansen L, Futarmal S, Kohase H, Svensson P,

Arendt-Nielsen L. Conditioned pain modulation in temporomandibular disorders (TMD) pain patients. Exp Brain Res 2014; 232: 3111–3119.

Park JW, Chung JW. Inflammatory cytokines and sleep disturbance in patients with temporomandibular disorders. J Oral Facial Pain Headache 2016; 30: 27- 33.

Peck CC, Goulet JP, Lobbezoo F et al. Expanding the taxonomy of the diagnostic criteria for temporomandibular disorders. J Oral Rehabil 2014; 41: 2–23.

Qerama E, Fuglsang-Frederiksen A, Kasch H, Bach FW, Jensen TS. Evoked pain in the motor endplate region of the brachial biceps muscle: an experimental study. Muscle Nerve 2004; 29: 393–400.

Sandrini G, Rossi P, Milanov I, Serrao M, Cecchini AP, Nappi G. Abnormal modulatory influence of diffuse noxious inhibitory controls in migraine and chronic tension-type headache patients. Cephalalgia 2006; 26: 782–789.

Sarlani E, Grace EG, Reynolds MA, Greenspan JD. Sex differences in temporal summation of pain and aftersensations following repetitive noxious mechanical stimulation. Pain 2004; 109: 115–123.

Schiffman E, Ohrbach R, Truelove E et al. Diagnostic Criteria for Temporomandibular Disorders (DC/TMD) for Clinical and Research Applications: recommendations of the International RDC/TMD Consortium Network and Orofacial Pain Special Interest Group. J Oral Facial Pain Headache 2014; 28: 6–27.

Schmidt-Hansen PT, Svensson P, Jensen TS, Graven-Nielsen T, Bach FW. Patterns of experimentally induced pain in pericranial muscles. Cephalalgia 2006; 26: 568–577.

Schmidt-Hansen PT, Svensson P, Bendtsen L, Graven-Nielsen T, Bach FW. Increased muscle pain sensitivity in patients with tension-type headache. Pain 2007; 129: 113–121.

Schulte H, Graven-Nielsen T, Sollevi A, Jansson Y, Arendt-Nielsen L, Segerdahl M. Pharmacological modulation of experimental phasic and tonic muscle pain by morphine, alfentanil and ketamine in healthy volunteers. Acta Anaesthesiol Scand 2003; 47: 1020–1030.

Sessle BJ. Peripheral and central mechanisms of orofacial inflammatory pain. Int Rev Neurobiol 2011; 97: 179–206.

Sessle BJ, Hu JW, Amano N, Zhong G. Convergence of cutaneous, tooth pulp, visceral, neck and muscle afferents onto nociceptive and non-nociceptive neurones in trigeminal subnucleus caudalis (medullary dorsal horn) and its implications for referred pain. Pain 1986; 27: 219–235.

Shah JP, Phillips TM, Danoff JV, Gerber LH. An in vivo microanalytical technique for measuring the local biochemical milieu of human skeletal muscle. J Appl Physiol 2005; 99: 1977–1984.

Simons DG, Travell JG, Simons L. Myofascial Pain and Dysfunction: The Trigger Point Manual. Philadelphia, USA: Lippincott Williams & Wilkins, 1999.

Sowman PF, Wang K, Svensson P, Arendt-Nielsen L. Diffuse noxious inhibitory control evoked by tonic craniofacial pain in humans. Eur J Pain 2011; 15: 139–145.

Svensson P. Muscle pain in the head: overlap between temporomandibular disorders and tension-type headaches. Curr Opin Neurol 2007; 20: 320–325.

Svensson P, Graven-Nielsen T. Craniofacial muscle pain: review of mechanisms and clinical manifestations. J Orofac Pain 2001; 15: 117–145.

Svensson P, De Laat A, Graven-Nielsen T, Arendt-Nielsen L. Experimental jaw-muscle pain does not change heteronymous H-reflexes in the human temporalis muscle. Exp Brain Res 1998; 121: 311–318.

Svensson P, List T, Hector G. Analysis of stimulus-evoked pain in patients with myofascial temporomandibular pain disorders. Pain 2001; 92: 399–409.

Takahashi T, Kondoh T, Fukuda M, Yamazaki Y, Toyosaki T, Suzuki R. Proinflammatory cytokines detectable in synovial fluids from patients with temporomandibular disorders. Oral Surg Oral Med Oral Pathol Oral Radiol Endod 1998; 85: 135–141.

Takeuchi Y, Zeredo JL, Fujiyama R, Amagasa T, Toda K. Effects of experimentally induced inflammation on temporomandibular joint nociceptors in rats. Neurosci Lett 2004; 354: 172–174.

Wang K, Svensson P, Sessle BJ, Cairns BE, Arendt-Nielsen L. Painful conditioning stimuli of the craniofacial region evokes diffuse noxious inhibitory controls in men and women. J Orofac Pain 2010a; 24: 255–261.

Wang YH, Ding XL, Zhang Y, Chen J, Ge HY, Arendt-Nielsen L, Yue SW. Ischemic compression block attenuates mechanical hyperalgesia evoked from latent myofascial trigger points. Exp Brain Res 2010b; 202: 265–270.

Whitty CWM, Willison RG. Some aspects of referred pain. Lancet 1958; 2: 226–231.

Woolf CJ. Central sensitization: implications for the diagnosis and treatment of pain. Pain 2011; 152: 2–15.

Wright EF. Referred craniofacial pain patterns in patients with temporomandibular disorder. J Am Dent Assoc 2000; 131: 1307–1315.

Xanthos DN, Sandkühler J. Neurogenic neuroinflammation: inflammatory CNS reactions in response to neuronal activity. Nat Rev Neurosci 2014; 15: 43–53.

Xie P, Qin B, Song G et al. Microstructural abnormalities were found in brain gray matter from patients with chronic myofascial pain. Front Neuroanat 2016; 10: 122.

Yarnitsky D. Role of endogenous pain modulation in chronic pain mechanisms and treatment. Pain 2015; 156: 24–31.

Yarnitsky D, Arendt-Nielsen L, Bouhassira D et al. Recommendations on terminology and practice of psychophysical DNIC testing. Eur J Pain 2010; 14: 339.

You HJ, Lei J, Sui MY, Huang L, Tan YX, Tjølsen A, Arendt-Nielsen L. Endogenous descending modulation: spatiotemporal effect of dynamic imbalance between descending facilitation and inhibition of nociception. J Physiol 2010; 588: 4177–4188.

Zhao YJ, Liu Y, Zhao YH, Li Q, Zhang M, Chen YJ. Activation of satellite glial cells in the trigeminal ganglion contributes to masseter mechanical allodynia induced by restraint stress in rats. Neurosci Lett 2015; 602: 150–155.

Kapitel 6

Quantitative sensorische Testung bei CMD

César Fernández-de-las-Peñas, Peter Svensson, Lars Arendt-Nielsen

Sensibilisierungsmechanismen bei CMD

Craniomandibuläre Dysfunktionen (CMD) stellen ein klinisch bedeutsames Gesundheitsproblem dar, dessen Verständnis, Diagnose und Management sich im Rahmen der Erkennung peripherer und zentraler Sensibilisierungen verbessert haben. Die Rolle peripherer und zentraler Sensibilisierungsmechanismen ist dabei weiterhin Bestandteil einer anhaltenden Debatte. Es ist wahrscheinlich, dass bei einer CMD beide Mechanismen miteinander verbunden sind und auch beide zu einem gewissen Grad zur klinischen Ausprägung beitragen.

Als *periphere Sensibilisierung* definiert man eine gesteigerte Reaktivität peripherer Nozizeptoren auf eine Stimulation ihrer rezeptiven Felder bei gleichzeitig herabgesetzter Reizschwelle. Sie ist hauptsächlich durch eine erhöhte Spontanaktivität, eine verringerte Reizschwelle und eine erhöhte Reaktivität in Bezug auf noxische Reize und/oder größere rezeptive Felder gekennzeichnet. Das trifft auf neuropathischen Schmerz (Meacham et al. 2017), muskuloskelettalen Schmerz (Mense et al. 2001; Arendt-Nielsen et al. 2011) und viszeralen Schmerz zu (Gebhart & Bielefeldt 2016). Die klinische Ausprägung einer peripheren Sensibilisierung besteht in einer Hyperalgesie des tiefer liegenden Gewebes im Bereich einer Verletzung oder eines schmerzhaften Gebiets, also einer erhöhten Empfindlichkeit gegenüber schmerzhaften Reizen (Graven-Nielsen & Mense 2001; Graven-Nielsen & Arendt-Nielsen 2010). Es scheint, dass verschiedene Stoffe die primär nozizeptiven Fasern sensibilisieren können. Besonders wirksame Stimulanzien für muskuläre Nozizeptoren sind endogene Stoffe, wie Substanz P, Glutamat, Bradykinin, Serotonin, Histamin und Prostaglandine, sowohl beim Tier (Mense et al. 2001) als auch beim Menschen (Babenko et al. 1999). Die Freisetzung dieser Stoffe führt zu einer antidromischen Freisetzung weiterer Neuropeptide, wie Calcitonin Gene-Related Peptide und Neurokinin A aus den Nervenendigungen, die den pH-Wert absenken und den Arachidonsäurezyklus aktivieren (Mense et al. 2001). Tatsächlich wurde die exzitatorische Aminosäure Glutamat in primär afferenten Fasern des tiefen kraniofazialen Gewebes nachgewiesen (z. B. dem M. masseter und M. temporalis sowie dem Kiefergelenk), ebenfalls bei Tieren (Cairns et al. 2003) und auch beim Menschen (Cairns et al. 2007).

Als *zentrale Sensibilisierung* definiert man bei Tieren eine gesteigerte Antwort auf schmerzhafte Reize, die mittels einer verstärkten Reizübertragung in das zentrale Nervensystem (ZNS) geleitet werden und aufgrund einer erhöhten Exzitation (Sensibilisierung) oder einer verringerten Schmerzhemmung auftreten. Bei Menschen kann die ZNS-Aktivität nicht direkt gemessen werden, sodass stellvertretend andere Werte erhoben werden müssen. Eine zentrale Sensibilisierung kann bei Vorliegen einer peripheren Nozizeption innerhalb von Minuten entstehen, wobei lang anhaltende Reize im ZNS zu dauerhaften plastischen Veränderungen führen können. Interessanterweise scheint eine zentrale Sensibilisierung dennoch innerhalb von Minuten reversibel zu sein. Ein nozizeptiver Input aus tiefer liegendem Gewebe (Muskeln) führt dabei eher zu dauerhaften Veränderungen in den Neuronen des Hinterhorns als Input aus Oberflächengewebe (Haut) (Wall & Woolf 1984). Im Rahmen einer zentralen Sensibilisierung reagiert das Hinterhorn übermäßig stark auf noxische Reize und erzeugt dabei neue rezeptive Felder, die vom Ursprungsort des Schmerzes entfernt liegen und damit zumindest in Tierversuchen einen Referred Pain begünstigen (Mense et al. 2001). Die Ausdehnung oder Ausbildung von rezeptiven Feldern zentraler Neuronen erklärt damit den Referred Pain, der mit Verletzungen von tiefer liegendem Gewebe assoziiert ist. Im Kontext orofazialer Schmerzen ist von Bedeutung, dass die zweiten Neuronen im Hinterhorn des Rückenmarks im trigeminozervikalen Nucleus caudalis integriert sind. Damit konvergieren trigeminale und zervikale Afferenzen in Neuronen des Hirnstamms (Goadsby & Bartsch, 2010). Eine aktuelle Studie kam zu dem Ergebnis, dass chronische CMDs mit Veränderungen der Anatomie des medullären Hinterhorns und dessen afferenten und efferenten Projektionen assoziiert sind (Wilcox et al. 2015).

Der nozizeptive Input aus den Hinterhornneuronen erreicht supraspinale Strukturen und führt zu einer gesteigerten Erregbarkeit der kortikalen Neuronen, einer verringerten zentralen Schmerzhemmung oder einer gesteigerten Fazilitation nozizeptiver Übertragungen in das Hinterhorn. Eine Sensibilisierung supraspinaler Strukturen manifestiert sich klinisch als eine erhöhte Empfindlichkeit auch über schmerzfreie Bereiche hinweg, also als eine generalisierte oder ausgedehnte Überempfindlichkeit gegenüber Schmerzen.

Wie bereits erwähnt, wird eine zentrale Sensibilisierung entweder durch anhaltende nozizeptive Reize oder eine verringerte Schmerzhemmung induziert, also eine Störung der Diffuse Noxious Inhibitory Control (DNIC), beim Menschen bekannt als Conditioned Pain Modulation (CPM). Nach aktuellen Erkenntnisse sind sowohl eine gesteigerte Schmerzfazilitation als auch eine ineffektive Schmerzhemmung ein prädisponierender Faktor für chronische Schmerzen beim Menschen (Staud 2012). Eine physiologische Aktivierung der CPM reguliert die Erregbarkeit des ZNS im Hinterhorn und auf supraspinaler Ebene, indem bei Vorliegen nozizeptiver Reize eine kurzzeitige Hypalgesie begünstigt wird. Es gibt Hinweise auf eine weniger effiziente CPM bei verschiedenen Schmerzbeschwerden im Kopfbereich, etwa eine CMD (King et al. 2009), Spannungskopfschmerzen (Pielstickera et al. 2005) und Migräne (Sandrini et al. 2006). Andere Studien dagegen haben keine Unterschiede hinsichtlich der CPM zwischen Patienten mit CMD und gesunden Kontrollpersonen gefunden (Kothari et al. 2015).

Schließlich haben auch bildgebende Verfahren zu einem besseren Verständnis zentraler Schmerzverarbeitungsprozesse beigetragen (May 2008). Verschiedene Studien konnten bei Patienten mit CMD (Lin 2014), Spannungskopfschmerzen (Schmidt-Wilcke et al. 2005) und Migräne (Kim et al. 2008) eine veränderte Morphologie des Gehirns in den schmerzhaften Arealen nachweisen. Unabhängig von der genauen Art dieser Veränderungen ist allgemein anerkannt, dass Patienten mit chronischen Schmerzen häufig einen Rückgang an grauer Substanz aufweisen sowie Überlappungen in einigen Hirnarealen, einschließlich des Gyrus cinguli, der Insula und des dorsolateralen präfrontalen Kortex, auch wenn die exakten Bereiche sich von Gruppe zu Gruppe unterscheiden (May 2008). Bei myofaszialen CMDs konnten Younger et al. (2010) Masseveränderungen der grauen Substanz in verschiedenen Arealen der trigeminalen und thalamokortikalen Bahnen zeigen, ebenso eine Zunahme an grauer Substanz in einigen Regionen des limbischen Systems. Diese Veränderungen scheinen mit der Intensität und Dauer von Schmerzsymptomen assoziiert zu sein, was darauf hindeutet, dass sie eine Folge der Schmerzen sind (Apkarian et al. 2009).

Quantitative sensorische Testung

Die quantitative sensorische Testung (QST) wird üblicherweise zur Untersuchung nozizeptiver Verstärkungen oder somatosensorischer Defizite angewandt und kann Vibrations- und Temperaturreize sowie mechanische und elektrische Reize umfassen (Hansson et al. 2007). Obwohl die QST keinen diagnostischen Test für ein bestimmtes Krankheitsbild darstellt, verfügt sie über diagnostisches Potenzial bei Patienten mit CMD, Burning-Mouth-Syndrom oder atypischen Zahnschmerzen (Svensson et al. 2011).

Es existieren mehrere Protokolle für ein QST-Assessment. Der Deutsche Forschungsverbund Neuropathischer Schmerz (DFNS) hat eine standardisierte QST-Testreihe zur Testung sensorischer Defizite (Funktion dicker oder dünner Nervenfasern), von gesteigertem Schmerzempfinden (Hyperalgesie, Allodynie) und oberflächlicher und tiefer Schmerzempfindlichkeit entwickelt (Rolke et al. 2006a). Dieses Protokoll wurde für die Beurteilung neuropathischer Schmerzbeschwerden optimiert und eignet sich daher am besten zur Untersuchung von Schmerzen aus tiefer liegenden Strukturen. Grundsätzlich benötigt man für das Protokoll zwischen 30 und 60 Minuten pro Patient. Dabei wird das gesamte Spektrum somatosensorischer Funktionen der primären afferenten Nervenfasern beurteilt. Untersucht werden:

- ***Aβ-Fasern*** auf Empfindlichkeit gegenüber mechanischen Reizen durch von-Frey-Haaren und Vibration;
- ***Aδ-Fasern*** auf Kälteempfindlichkeit und Schwelle für mechanisch induzierten Schmerz durch PinPrick-Stimulation;
- ***C-Fasern*** auf Wärmeempfindlichkeit und Schwelle für Hitzeschmerz;
- ***Aδ-Fasern*** auf Vorhandensein paradoxer Wärmeempfindungen.

Die Intra- und Interraterreliabilität des QST-Protokolls reicht von akzeptabel bis exzellent (Geber et al. 2011), das schließt auch die orofaziale Region mit ein (Pigg et al. 2010). Die Tests können, wie weiter unten beschrieben, in Gruppen zusammengefasst werden (Rolke et al. 2006a).

Wahrnehmungsschwelle für Temperaturen

Die Schwelle für Wärmeempfindlichkeit wird definiert als die erste, leichteste Wärmeempfindung des Patienten, während die Schwelle für Kälteempfindungen als erste, leichteste Kälteempfindung definiert ist. Schwellenwerte für Hitze- und Kälteschmerz werden definiert als der Moment, in dem die Wahrnehmung sich von reiner Wärme oder Kälte in einen Wärme- oder Kälteschmerz wandelt. Die Testpersonen werden dabei angewiesen, einen Schalter zu betätigen, sobald sie eine Temperaturänderung verspüren.

Für das Assessment des Temperaturschwellenwerts werden unterschiedliche Geräte genutzt, je nach untersuchtem Bereich. Für die orofaziale Region wird eine Thermodengröße von 4 cm^2 empfohlen, für den intraoralen Bereich eine Größe von 0,81 cm^2 (Pigg et al. 2010). Für die Untersuchung der trigeminalen Nervenkonduktion empfiehlt Jääskeläinen (2004) eine Thermodengröße von 9 mm^2 (Abb. 6.1). Aus drei bis fünf Messungen pro Testgebiet wird abschließend der Mittelwert errechnet und zur Analyse verwendet. Zwischen wiederholten Messungen sollte eine Pause von mindestens fünf Sekunden bestehen. Paradoxe Wärmeempfindungen können ermittelt werden, indem man die Testperson während der Testung der unterschiedlichen thermischen Schwellenwerte (warm/kalt) danach fragt (Rolke et al. 2006a).

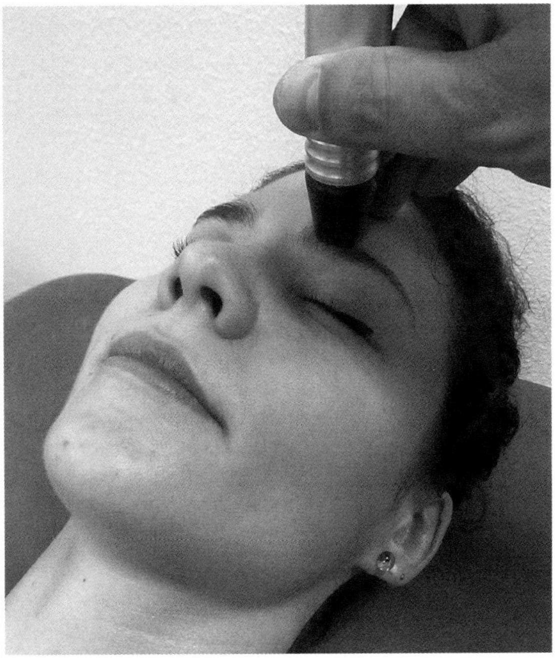

Abb. 6.1
Assessment der Wahrnehmungsschwelle für Temperaturen am Foramen supraorbitale.

Wahrnehmungsschwelle für Vibration

Das am häufigsten eingesetzte Testwerkzeug zur Untersuchung des Vibrationsempfindens ist das VIBRAMETER® (SOMEDIC, Schweden). Die Spannbreite des Vibrationsreizes reicht von 0,1–130 µm bei einer Änderungsrate von 0,5 µm/s. Der Patient schließt während des Tests seine Augen (Abb. 6.2). Im deutschen QST-Protokoll besteht der Test für das Vibrationsempfinden ausschließlich aus dem Schwellenwert für eine gerade nicht mehr wahrgenommene Vibration (Rolke et al. 2006a). Allerdings haben mehrere Untersuchungen sowohl den Schwellenwert für die Wahrnehmung als auch für das Nachlassen der Wahrnehmung genutzt. Die Onset-Amplitude (appearance-ON) wird definiert als diejenige Amplitude (µm), an der die Testperson einen Vibrationsreiz wahrnimmt, während die Offset-Amplitude (disappearance-OFF) diejenige Amplitude kennzeichnet, an der die Testperson keinen Vibrationsreiz mehr wahrnimmt. Beide Schwellenwerte werden dreimal erhoben und der Mittelwert berechnet. Der Mittelwert aus der Onset- und Offset-Amplitude wird genutzt, um den Schwellenwert für das Vibrationsempfinden zu berechnen.

Taktiler Schwellenwert

Der taktile Schwellenwert wird normalerweise mit von-Frey-Haaren untersucht (Semmes-Weinstein-Monofilamente, abgerundete Spitze, 0,5 mm Durchmesser). Das Filament wird dabei vertikal auf den zu untersuchenden Bereich aufgesetzt und ein leichter Druck ausgeübt, bis es sich biegt (Abb. 6.3). Dieser Reiz wird für etwa 1,5 Sekunden aufrechterhalten und dann langsam innerhalb weiterer 1,5 Sekunden aufgelöst. Die Testperson schließt während der Prozedur die Augen und wird instruiert, eine Hand zu heben, sobald sie einen Reiz im getesteten Bereich spürt. Am häufigsten wird die modifizierte Grenzwertmethode eingesetzt: Dabei werden im Rahmen einer Serie auf- und absteigender Stimulusintensitäten verschiedene Schwellenwerte ermittelt.

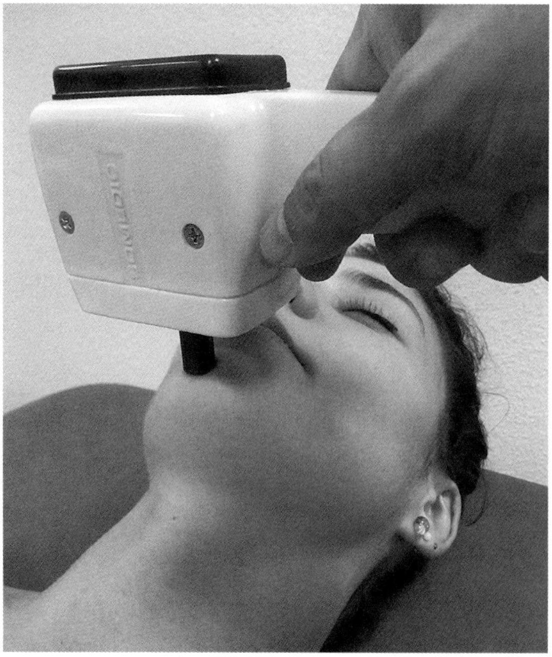

Abb. 6.2
Assessment der Wahrnehmungsschwelle für Vibration am Kinn.

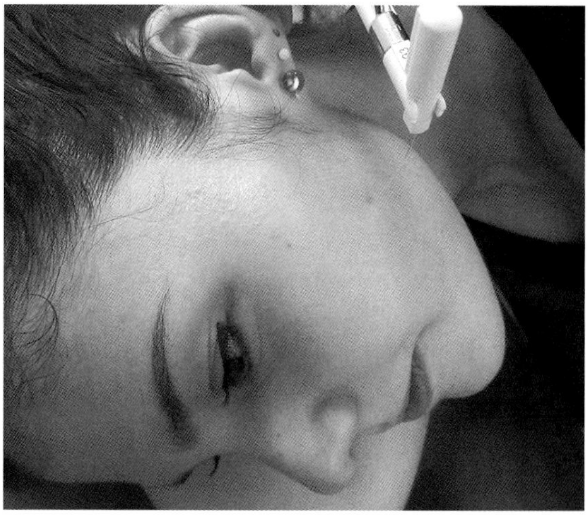

Abb. 6.3
Untersuchung des taktilen Schwellenwerts mit von-Frey-Haaren am M. masseter.

Mechanische Schmerzschwelle

Die mechanische Schmerzschwelle wird mittels maßgeschneiderter und beschwerter Nadelreizstimulatoren (PinPrick) durchgeführt. Benutzt wird dazu ein Satz unterschiedlicher Stimulatoren mit festgelegten Stimulusintensitäten (Kontaktareal: 0,2 mm im Durchmesser). Die Stimulatoren werden in aufsteigender Reihenfolge jeweils zwei Sekunden mit einer anschließenden Pause von ebenfalls zwei Sekunden aufgesetzt, bis die erste Schmerzwahrnehmung empfunden wird. Der endgültige Schwellenwert wird als geometrisches Mittel aus fünf Serien mit auf- und absteigenden Stimuli ermittelt.

Druckschmerzschwelle

Das Assessment der Druckschmerzschwelle erfolgt im Allgemeinen mit einem Druckalgometer (Abb. 6.4). Üblicherweise werden unterschiedliche Schwellenwerte getestet: die Druckschmerzschwelle (Pressure Pain Threshold, PPT), entsprechend dem niedrigsten Druck, der als schmerzhaft empfunden wird, und die Drucktoleranzschwelle (Pressure Tolerance Threshold, PTOL), entsprechend dem maximal tolerierten Druck. Für das Assessment der mechanischen Schmerzsensitivität wird am häufigsten ein elektronisches Algometer eingesetzt (SOMEDIC, Schweden). Die Testperson wird angewiesen, den Stoppschalter zu betätigen, wenn die Empfindung sich von Druck zu Schmerz wandelt (PPT) oder sie keinen weiteren Druck mehr toleriert (PTOL). Aus drei Messungen wird der Mittelwert berechnet. Zwischen den Testungen ist jeweils eine Pause von 30 Sekunden erlaubt, um eine temporale Summation zu vermeiden. Die Methode weist eine mittlere bis exzellente Test-Retest-Reliabilität für das mechanisch-sensorische Assessment der Kaumuskulatur auf (Costa et al. 2017).

Druckalgometrie kann ebenfalls angewendet werden, um eine kurzzeitige Schmerzsummation zu ermitteln, die eine initiale Wind-up-Phase vortäuscht (Arendt-Nielsen & Graven-Nielsen 2008). Um eine solche Summation hervorzurufen, wird der mechanische Reiz in konstanten Abständen wiederholt, z. B. fünfmal mit einer vorgegebenen Frequenz von 1 Hz und bei konstanter Intensität. Die Intensität der fünf aufeinanderfolgenden Reize wird langsam erhöht, bis die Testperson einen Anstieg des Schmerzempfindens spürt.

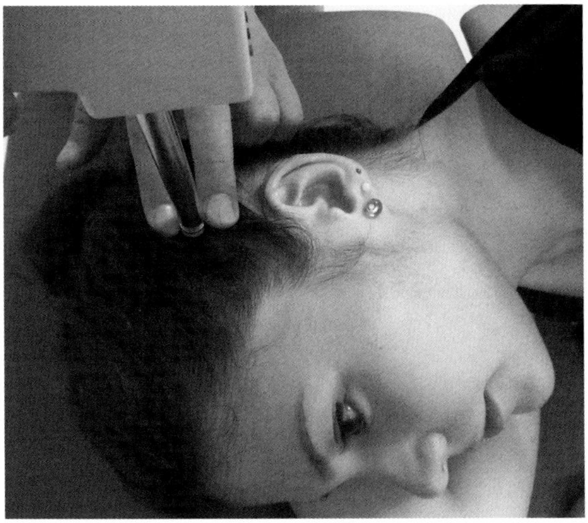

Abb. 6.4
Untersuchung der Druckschmerzschwelle am M. temporalis.

Überlegungen zur quantitativen sensorischen Testung

Frauen reagieren auf viele QSTs grundsätzlich sensibler als Männer, unabhängig von Ethnizität (Komiyama et al. 2007), untersuchtem Bereich (Matos et al.2011) oder Alter (Rolke et al. 2006b). Darüber hinaus reagieren ältere Versuchspersonen tendenziell weniger sensibel als jüngere (Rolke et al. 2006b; Blankenburg et al. 2010). Drittens kann die Ethnizität über die Reaktion auf schmerzhafte Stimuli entscheiden (Campbell et al. 2005), da Kaukasier höhere Schwellenwerte aufweisen als Asiaten oder Afrikaner (Komiyama et al. 2007). Tatsächlich weisen Kaukasier auch niedrigere Schwellenwerte für die elektrische exterozeptive Suppression im Trigeminusbereich auf als Japaner (Komiyama et al. 2009).

Schließlich variiert die Sensitivität je nach untersuchtem Körperareal. Mehrere Studien haben gezeigt, dass das Gesicht auf Temperatur- und mechanische Reize sensibler reagiert (niedrigere Schwellenwerte aufweist), als dies bei Händen oder Füßen der Fall ist (Rolke et al. 2006b; Blankenburg et al. 2010). Darüber hinaus sind Gesicht und Zunge sensibler als das Zahnfleisch (Pigg et al. 2010). Interessanterweise unterscheidet sich die Schmerzempfindlichkeit gegenüber unterschiedlichen Stimuli auch je nach Bereich des N. trigeminus (Matos et al. 2011; Yekta et al. 2010). Yang et al. (2104) konnten zeigen, dass die sensorische Variabilität von der getesteten Region und dem Stimulus abhängt. Einige Körperareale sind demnach sensibler gegenüber bestimmten Reizen, andere Areale gegenüber anderen. Faktoren, die zu einer solchen ortsabhängigen Sensibilität beitragen, beinhalten Unterschiede der Innervationsdichte, die Überlappung rezeptiver Felder, Artefakte der Reaktionszeit aufgrund der Entfernung zum Gehirn sowie umweltbedingte Verdickungen der Epidermis.

QST-Einsatz bei CMD

Der Einsatz der quantitativen sensorischen Testung hat zu einem besseren Verständnis der mechanisch basierten Diagnose eines orofazialen Schmerzes geführt. Mehrere Studien, die unterschiedliche QSTs bei CMD-Patienten und Patienten mit orofazialem Schmerz untersucht haben, lassen das Vorhandensein eines Sensibilisierungsprozesses vermuten (La Touche et al. 2018). Tatsächlich zeigen 85 % aller CMD-Patienten mindestens eine oder mehrere sensorische Auffälligkeiten (Kothari et al. 2015).

Es gibt Hinweise auf das Vorhandensein sowohl einer peripheren als auch zentralen Sensibilisierung bei CMD-Patienten (s. Kap. 4). Diese Vermutung wird gestützt durch das Vorliegen einer Druckschmerzhyperalgesie in der trigeminalen Region, insbesondere der Kaumuskulatur (Maixner et al. 1998; Farella et al. 2000), und der Assoziation von großflächiger Druckschmerzempfindlichkeit (Fernández-de-las-Peñas et al. 2009) oder den Veränderungen der grauen Substanz (Younger et al. 2010) mit der Intensität und Dauer der CMD-Symptome. Mehrere Studien berichteten außerdem darüber, dass CMD-Patienten eine großflächige Überempfindlichkeit auf Druckschmerz als Zeichen einer zentralen Sensibilisierung zeigten (Maixner et al. 1995; Svensson et al. 2001; Sarlani & Greenspan 2003; Fernández-de-las-Peñas et al. 2009). Das Ausmaß dieser Sensibilisierung scheint allerdings im Versorgungsgebiet des N. trigeminus stärker ausgeprägt zu sein. Tatsächlich fand die größte Fall-Kontroll-Studie mit 185 CMD-Patienten und einer 1.633 gesunde Personen umfassenden Kontrollgruppe heraus, dass die größten Unterschiede sich auf die Druckschmerzschwelle sowohl im Versorgungsbereich des N. trigeminus als auch außerhalb davon bezogen (Greenspan et al. 2011). Zusätzlich haben einige Autoren auf Druckschmerz bezogene Grenzwerte zur Identifizierung von Patienten mit einer CMD und orofazialen Schmerzen vorgeschlagen (Cunha et al. 2014).

Andere wiederum vertreten die Auffassung, eine anhaltende Sensibilisierung auf mechanisch induzierten Schmerz (linear absteigende Schwellenwerte während der aufeinanderfolgenden Sitzungen) im M. masseter zu nutzen, um zwischen CMD-Patienten und gesunden Personen zu unterscheiden (Quartana et al. 2015).

Schwellenwerte für Druckschmerz stellen beim ersten Auftreten einer Symptomatik einen mäßig guten Prädikator für eine anhaltende CMD dar und sind ein schlechter Prädiktor für die Inzidenz einer CMD (Slade et al. 2014).

Wichtig ist allerdings, dass das gleichzeitige Vorliegen von Nackenschmerzen (Muñoz-García et al. 2017), Migräne (Pinto Fiamengui et al. 2013) oder großflächigen Symptomatiken (Chen et al. 2012), nicht aber CMD-assoziierter Kopfschmerzen (Costa et al. 2016), mit einer erhöhten Druckschmerzempfindlichkeit in den trigeminalen und extratrigeminalen Versorgungsgebieten in Zusammenhang steht. Das mag mit der Tatsache zusammenhängen, dass chronische Schmerzen – je nach Gewebe – offenbar zur Ausprägung unterschiedlicher Schmerzsyndrome führen, was eine häufige Beteiligung zentraler Sensibilisierungsprozesse deutlich macht (Woolf 2011). Die These wird durch eine Studie gestützt, die gezeigt hat, dass sich die Schmerzprofile von Patienten mit einer Arthralgie des Kiefergelenks und solchen mit einer Kiefergelenksarthrose, einschließlich somatosensorischer Funktion, deutlich unterschieden. Das legt nahe, dass unterschiedlichen orofazialen Schmerzerkrankungen auch unterschiedliche Schmerzmechanismen zugrunde liegen, obwohl sie ähnliche Sensibilisierungsmechanismen aufweisen (Kothari et al. 2016).

Einige Studien berichten, dass Personen mit einer myofaszialen CMD anormale Schwellenwerte für thermische Reize und eine entsprechende zeitliche Summation über der Kaumuskulatur aufwiesen (Maixner et al. 1998; Fernández-de-las-Peñas et al. 2010a; Carvalho et al. 2016; Janal et al. 2016), während andere keine derartigen Unterschiede nachweisen konnten (Svensson et al. 2001; Raphael 2009). Auch bei Patienten mit orofazialen Schmerzen arthrogener Genese fand sich eine Hyperalgesie auf thermische Reize (Park et al. 2010).

Schließlich sollte man bedenken, dass somatosensorische Störungen bei Patienten mit orofazialen Schmerzen heterogen auftreten. Pfau et al. (2009) beschrieben anhand einer höheren Anzahl an Fibromyalgie-Tenderpunkten zwei Subgruppen von CMD-Patienten, sensible und nicht sensible. Die sensible CMD-Gruppe reagierte demnach empfindlicher auf Druck- und Thermalreize als die nicht sensible oder eine Kontrollgruppe (Pfau et al. 2009). Die Autoren gehen davon aus, dass CMD innerhalb eine kontinuierlichen Spektrums als Vorstufe der Fibromyalgie fungiert, indem sie dieselbe zugrundeliegende Pathologie mir ihr teilt und gemeinsame nozizeptive Leitbahnen bei chronischen Schmerzzuständen nutzt. Allerdings kann es für die Identifizierung spezieller Subtypen von CMD-Patienten hilfreich sein, somatosensorische Profile zu benutzen, die sich eher auf das Management und die Prognose auswirken. Es sind weitere Studien notwendig, um diese These zu überprüfen, aber es ist wichtig betonen, dass unser derzeitiges Wissen und die Methoden (QST) es derartigen Studien auch erlauben werden, die Betreuung von CMD-Patienten wirklich voranzubringen. Im Folgenden findet sich eine kurze Beschreibung der klinischen Anwendung der QST bei CMD-bezogenen Schmerzen.

Klinische Anwendung

Klinische Identifikation einer zentralen Sensibilisierung

Auch wenn die QST-Forschung das Vorhandensein einer zentralen Sensibilisierung bei CMD-Patienten nahelegt, kann es im klinischen Setting eine Herausforderung darstellen, die jeweiligen Sensibilisierungsmechanismen überhaupt zu erkennen (Nijs et al. 2010). Liegt eine zentrale Sensibilisierung vor, kann das über die Behandlungsparameter, wie Ausmaß, Umfang und Häufigkeit der therapeutischen Interventionen, und außerdem über die Notwendigkeit einer multimodalen Behandlung, einschließlich physikalischer Therapie, Aufklärung, Verhaltenstherapie und Training, entscheiden (Nijs et al. 2014a). Das Hauptproblem für Kliniker liegt darin, dass keine klaren Symptome und/oder Zeichen von hohem diagnostische Wert existieren, um eine zentrale Sensibilisierung festzustellen, und dass nicht alle Patienten mit demselben Krankheitsbild eine solche Sensibilisierung aufweisen. Es wurde vorgeschlagen, dass die Klassifizierung einer zentralen Sensibilisierung zwei grundlegende Schritte impliziert: den Ausschluss eines neuropathischen Schmerzes sowie die Unterscheidung von nozizeptivem und durch zentrale Sensibilisierung verursachtem Schmerz (Nijs et al. 2014b). Das Erkennen einer zentralen Sensibilisierung im klinischen Setting sollte daher auf einem Cluster von Symptomen und Zeichen basieren (Nijs et al. 2016).

Erstens bietet die Anamnese eine Reihe von Hinweisen, die möglicherweise auf eine zentrale Sensibilisierung hindeuten. Beispielsweise sind eine Überempfindlichkeit gegenüber hellem Licht, Geräuschen oder Gerüchen, abnorme Temperaturempfindungen, Druckschmerzhyperalgesie oder eine Allodynie alle mit einer zentralen Sensibilisierung assoziiert. Mehrere dieser Faktoren liegen auch bei verschiedenen Kopfschmerzerkrankungen vor, was die Überschneidung von Symptomen bei CMD-Patienten und Patienten mit Spannungskopfschmerz oder Migräne erklärt (Svensson 2007). Tatsächlich korrelieren großflächigere und spontan symptomatische Gebiete mit einigen Merkmalen einer zentralen Sensibilisierung, zumindest bei Patienten mit Gonarthrose (Lluch-Girbés et al. 2016). Großflächigere Schmerzgebiete wurden auch in der Gruppe mit sensiblen CMD-Patienten beobachtet (Pfau et al. 2009).

Zweitens sollte die körperliche Untersuchung eines CMD-Patienten sowohl symptomatische als auch nicht symptomatische Areale umfassen, um eine generalisierte Empfindlichkeit gegenüber manueller Palpation festzustellen. Einige Autoren gehen davon aus, dass ein weit ausgedehnter Referred Pain bei der palpatorischen Untersuchung des Muskelgewebes ein Zeichen für eine zentrale Sensibilisierung ist (Graven-Nielsen & Arendt-Nielsen 2010). Eine Studie zeigte, dass Patienten mit einer myofaszialen CMD einen großflächigeren, durch Triggerpunkte bedingten Referred Pain aufwiesen als eine gesunde Kontrollgruppe (Fernández-de-las-Peñas et al. 2010b).

Management zentraler Sensibilisierung

Die Herausforderung für Kliniker liegt darin, den passenden Behandlungsansatz für diejenigen CMD-Patienten auszuwählen, deren individuelles klinisches Bild möglicherweise komplexe nozizeptive Schmerzmechanismen aufweist. Ein korrekter multimodaler Ansatz sollte daher prüfen, ob eine periphere und zentrale Sensibilisierung vorliegt (Nijs et al. 2010). So ist im klinischen Setting z. B. häufiger zu beobachten, dass Patienten mit einer nur gering ausgeprägten zentralen Sensibilisierung mit weniger Behandlungen gute Ergebnisse erzielen.

Es ist wichtig sich ins Gedächtnis zu rufen, dass normalerweise eine anhaltende periphere Nozizeption erforderlich ist, ehe ein solcher peripherer Input eine zentrale Sensibilisierung befeuert (Woolf 2011). Daher ist es entscheidend, die afferente Stimulation peripherer Nozizeptoren zeitlich zu limitieren und einer zentralen Sensibilisierung durch eine früh einsetzende Therapie vorzubeugen (Arendt-Nielsen et al. 2011).

Die Therapie sollte sich am vorherrschenden Sensibilisierungsprozess, ob peripher oder zentral, orientieren. Bei einem peripher nozizeptiven Mechanismus (periphere Sensibilisierung) sollten die Behandlung der symptomatischen Strukturen und der Einsatz von angemessenen Übungen und funktionellen Aktivitäten gefördert werden. Bei Patienten mit einer zentralen Sensibilisierung ist dagegen ein multimodaler Ansatz (pharmakologisch, physikalisch, verhaltenstherapeutisch) gefragt.

Schließlich sollte auch bedacht werden, dass Patienten mit einer zentralen Sensibilisierung anomal auf ein therapeutisches Training reagieren können. Bei gesunden Personen führt ein Training normalerweise zu einer Hypalgesie, indem die absteigende Schmerzhemmung aktiviert wird. Bei Personen mit orofazialen Schmerzen dagegen, die eine zentrale Sensibilisierung aufweisen, führt körperliches Training zu einer Hyperalgesie anstatt zu einer Hypalgesie (Mohn et al. 2008).

Derzeitige Theorien schlagen die Anwendung der Prinzipien eines Graded Exposure während des Trainings vor, um auf die von der Amygdala (dem Angsterinnerungszentrum) regulierten Schaltkreise des Gehirns abzuzielen. Eine Trainingstherapie sollte auch immer neurowissenschaftliche Erkenntnisse einbeziehen, einschließlich der über die Mechanismen einer zentralen Sensibilisierung (Nijs et al. 2015).

Schlussfolgerung

Der Einsatz quantitativer sensorischer Testung erlaubt ein besseres Verständnis in Bezug auf Positiv- oder Negativzeichen der nozizeptiven Bahnen bei Patienten mit CMD-bezogenem oder orofazialem Schmerz. Das Vorliegen derartiger Sensibilisierungen bei einer CMD kann über die klinische Prognose sowie die therapeutischen Strategien bei der Behandlung der betroffenen Patienten entscheiden.

Für den Kliniker kann ein Cluster aus Zeichen und Symptomen daraufhinweisen, mit welcher Wahrscheinlichkeit eine zentrale Sensibilisierung bei orofazialen Schmerzen vorliegt. Diese Prozesse in der Klinik zu erkennen, ist entscheidend für eine angemessene Aufklärung des Patienten sowie für ein entsprechendes Therapiemanagement.

Literatur

Apkarian AV, Baliki MN, Geha PY. Towards a theory of chronic pain. Prog Neurobiol 2009; 87: 81–97.

Arendt-Nielsen L, Graven-Nielsen T. Translational aspects of musculoskeletal pain: from animals to patients. In Graven-Nielsen T, Arendt-Nielsen L, Mense S (eds). Fundamentals of Musculoskeletal Pain. Seattle: IASP Press, 2008: pp. 347–366.

Arendt-Nielsen L, Fernández-de-las-Peñas C, Graven-Nielsen T. Basic aspects of musculoskeletal pain: from acute to chronic pain. J Manual Manipul Ther 2011; 19: 186–193

Babenko VV, Graven-Nielsen T, Svensson P, Drewes AM, Jensen TS, Arendt- Nielsen L. Experimental human muscle pain induced by intramuscular injections of bradykinin, serotonin, and substance P. Eur J Pain 1999; 3: 93– 102.

Blankenburg M, Boekens H, Hechler T et al. Reference values for quantitative sensory testing in children and adolescents: developmental and gender differences of somatosensory perception. Pain 2010; 149: 76–88.

Cairns BE, Wang K, Hu JW, Sessle BJ, Arendt-Nielsen L, Svensson P. The effect of glutamate-evoked masseter muscle pain on the human jaw-stretch reflex differs in men and women. J Orofac Pain 2003; 17: 317–325.

Cairns BE, Dong X, Mann MK, Svensson P, Sessle BJ, Arendt-Nielsen L, McErlane KM. Systemic administration of monosodium glutamate elevates intramuscular glutamate levels and sensitizes rat masseter muscle afferent fibers. Pain 2007; 132: 33–41.

Campbell CM, Edwards RR, Fillingim RB. Ethnic differences in responses to multiple experimental pain stimuli. Pain 2005; 113: 20–26.

Carvalho GF, Chaves TC, Florencio LL, Dach F, Bigal ME, Bevilaqua-Grossi

D. Reduced thermal threshold in patients with temporomandibular disorders. J Oral Rehabil 2016; 43: 401–408.

Chen H, Slade G, Lim PF, Miller V, Maixner W, Diatchenko L. Relationship between temporomandibular disorders, widespread palpation tenderness, and multiple pain conditions: a case-control study. J Pain 2012; 13: 1016–1027.

Costa YM, Porporatti AL, Stuginski-Barbosa J, Bonjardim LR, Speciali JG, Conti PC. Headache attributed to masticatory myofascial pain: impact on facial pain and pressure pain threshold. J Oral Rehabil 2016; 43: 161–168.

Costa YM, Morita-Neto O, de Araújo-Júnior EN, Sampaio FA, Conti PC, Bonjardim L. Test-retest reliability of quantitative sensory testing for mechanical somatosensory and pain modulation assessment of masticatory structures. J Oral Rehabil 2017; 44: 197–204.

Cunha CO, Pinto-Fiamengui LM, Castro AC, Lauris JR, Conti PC. Determination of a pressure pain threshold cut-off value for the diagnosis of temporomandibular joint arthralgia. J Oral Rehabil 2014; 41: 323–329.

Farella M, Michelotti A, Steenks MH, Romeo R, Cimino R, Bosman F. The diagnostic value of pressure algometry in myofascial pain of the jaw muscles. J Oral Rehabil 2000; 27: 9–14.

Fernández-de-las-Peñas C, Galán del Río F, Fernández Carnero J, Pesquera J, Arendt-Nielsen L, Svensson P. Bilateral widespread mechanical pain sensitivity in myofascial temporomandibular disorder: Evidence of impairment in central nociceptive processing. J Pain 2009; 10: 1170–1178.

Fernández-de-las-Peñas C, Galán-del-Río F, Ortega-Santiago R, Jiménez- García R, Arendt-Nielsen L, Svensson P. Bilateral thermal hyperalgesia in trigeminal and extra-trigeminal regions in patients with myofascial temporomandibular disorders. Exp Brain Res 2010a; 202: 171–179.

Fernández-de-las-Peñas C, Galán-del-Río F, Alonso-Blanco C, Jiménez- García R, Arendt-Nielsen L, Svensson P. Referred pain from muscle trigger points in the masticatory and neck-shoulder musculature in women with temporomandibular disorders. J Pain 2010b; 11: 1295–1304.

Geber C, Klein T, Azad S et al. Test-retest and inter-observer reliability of quantitative sensory testing according to the protocol of the German Research Network on Neuropathic Pain (DFNS): a multi-centre study. Pain 2011; 152: 548–556.

Gebhart GF, Bielefeldt K. Physiology of visceral pain. Compr Physiol 2016; 6: 1609–1633.

Goadsby PJ, Bartsch T. The anatomy and physiology of the trigeminocervical complex. In Fernández-de-las-Peñas C, Arendt-Nielsen L, Gerwin RD (eds).

Tension-Type and Cervicogenic Headache: Pathophysiology, Diagnosis, and Management. Boston: Jones & Bartlett Publishers, 2010: 109–116.

Graven-Nielsen T, Arendt-Nielsen L. Assessment of mechanisms in localized and widespread musculoskeletal pain. Nat Rev Rheumatol 2010; 6: 599–606.

Graven-Nielsen T, Mense S. The peripheral apparatus of muscle pain: evidence from animal and human studies. Clin J Pain 2001; 17: 2–10.

Greenspan JD, Slade GD, Bair E et al. Pain sensitivity risk factors for chronic TMD: descriptive data and empirically identified domains from the OPPERA case control study. J Pain 2011; 12: T61–74.

Hansson P, Backonja M, Bouhassira D. Usefulness and limitations of quantitative sensory testing: clinical and research application in neuropathic pain states. Pain 2007; 129: 256–259.

Jääskeläinen SK. Clinical neurophysiology and quantitative sensory testing in the investigation of orofacial pain and sensory function. J Orofac Pain 2004; 18: 85–107.

Janal MN, Raphael KG, Cook DB, Sirois DA, Nemelivsky L, Staud R. Thermal temporal summation and decay of after-sensations in temporomandibular myofascial pain patients with and without comorbid fibromyalgia. J Pain Res 2016; 9: 641–652.

King CD, Wong F, Currie T et al. Deficiency in endogenous modulation of prolonged heat pain in patients with irritable bowel syndrome and temporomandibular disorder Pain 2009; 143: 172–178.

Kim JH, Suh SI, Seol HY et al. Regional grey matter changes in patients with migraine: a voxel-based morphometry study. Cephalalgia 2008; 28: 598–604.

Komiyama O, Kawara M, De Laat A. Ethnic differences regarding tactile and pain thresholds in the trigeminal region. J Pain 2007; 8: 363–369.

Komiyama O, Wang K, Svensson P, Arendt-Nielsen L, Kawara M, De Laat A. Ethnic differences regarding sensory, pain, and reflex responses in the trigeminal region. Clin Neurophysiol 2009; 120: 384–389.

Kothari SF, Baad-Hansen L, Oono Y, Svensson P. Somatosensory assessment and conditioned pain modulation in temporomandibular disorders pain patients. Pain 2015; 156: 2545–2555.

Kothari SF, Baad-Hansen L, Hansen LB et al. Pain profiling of patients with temporomandibular joint arthralgia and osteoarthritis diagnosed with different imaging techniques. J Headache Pain 2016; 17: 61.

La Touche R, Paris-Alemany A, Hidalgo-Pérez A, López-de-Uralde-Villanueva I, Angulo-Diaz-Parreño S, Muñoz-García D. Evidence for central sensitization in patients with temporomandibular disorders: a systematic review and meta- analysis of observational studies. Pain Pract 2018; 18: 388–409.

Lin C. Brain signature of chronic orofacial pain: a systematic review and meta- analysis on neuroimaging research of trigeminal neuropathic pain and temporomandibular joint disorders. PLoS One 2014; 9: e94300.

Lluch-Girbés E, Dueñas L, Barbero M, Falla D, Baert IAC, Meeus M, Sánchez- Frutos J, Aguilella L, Nijs J. Expanded distribution of pain as a sign of central sensitization in individuals with symptomatic knee osteoarthritis. Phys Ther 2016; 96: 1196–1207.

Maixner W, Fillingim R, Booker D, Sigurdsson A. Sensitivity of patients with painful temporo-mandibular disorders to experimentally evoked pain. Pain 1995; 63: 341–351.

Maixner W, Fillingim R, Sigurdsson A, Kincaid S, Silva S. Sensitivity of patients with painful temporomandibular disorders to experimentally evoked pain: evidence for altered temporal summation of pain. Pain 1998; 76: 71–81.

Matos R, Wang K, Jensen JD, Jensen T, Neuman B, Svensson P, Arendt- Nielsen L. Quantitative sensory testing in the trigeminal region: site and gender differences. J Orofac Pain 2011; 25: 161–169.

May A. Chronic pain may change the structure of the brain. Pain 2008; 137: 7–15.

Meacham K, Shepherd A, Mohapatra DP, Haroutounian S. Neuropathic pain: central vs. peripheral mechanisms. Curr Pain Headache Rep 2017; 21: 28.

Mense S, Simons DG, Russell IJ. Muscle Pain: Understanding its Nature, Diagnosis and Treatment. Philadelphia: Lippincott, Williams & Wilkins, 2001.

Mohn C, Vassend O, Knardahl S. Experimental pain sensitivity in women with temporomandibular disorders and pain-free controls: the relationship to orofacial muscular contraction and cardiovascular responses. Clin J Pain 2008; 24: 343–352.

Muñoz-García D, López-de-Uralde-Villanueva I, Beltran-Alacreu H, La Touche R, Fernández-Carnero J. Patients with concomitant chronic neck pain and myofascial pain in masticatory muscles have more widespread pain and distal hyperalgesia than patients with only chronic neck pain. Pain Med 2017; 18: 526–537.

Nijs J, Van Houdenhove B, Oostendorp RA. Recognition of central sensitization in patients with musculoskeletal pain: application of painneurophysiology in manual therapy practice. Man Ther 2010; 15: 135– 141.

Nijs J, Malfliet A, Ickmans K, Baert I, Meeus M. Treatment of central sensitization in patients with unexplained chronic pain: an update. Expert Opin Pharmacother 2014a; 15: 1671–1683.

Nijs J, Torres-Cueco R, van Wilgen CP et al. Applying modern pain neuroscience in clinical practice: criteria for the classification of central sensitization pain. Pain Physician 2014b; 17: 447–457.

Nijs J, Lluch Girbés E, Lundberg M, Malfliet A, Sterling M. Exercise therapy for chronic musculoskeletal pain: Innovation by altering pain memories. Man Ther 2015; 20: 216–220.

Nijs J, Goubert D, Ickmans K. Recognition and treatment of central sensitization in chronic pain patients: not limited to specialized care. J Orthop Sports Phys Ther 2016; 46: 1024–1028.

Park JW, Clark GT, Kim YK, Chung JW. Analysis of thermal pain sensitivity and psychological profiles in different subgroups of

TMD patients. Int J Oral Maxillofac Surg 2010; 39: 968–974.

Pfau DB, Rolke R, Treede RD, Daublaender M. Somato-sensory profiles in subgroups of patients with myogenic temporomandibular disorders and fibromyalgia syndrome. Pain 2009; 147: 72–83.

Pielstickera A, Haagc G, Zaudigh M, Lautenbachera S. Impairment of pain inhibition in chronic tension-type headache. Pain 2005; 118: 215–223.

Pigg M, Baad-Hansen L, Svensson P, Drangsholt M, List T. Reliability of intraoral quantitative sensory testing (QST). Pain 2010; 148: 220–226.

Pinto Fiamengui LM, Freitas de Carvalho JJ, Cunha CO, Bonjardim LR, Fiamengui Filho JF, Conti PC. The influence of myofascial temporomandibular disorder pain on the pressure pain threshold of women during a migraine attack. J Orofac Pain 2013; 27: 343–349.

Quartana PJ, Finan PH, Smith M. Evidence for sustained mechanical pain sensitization in women with chronic temporomandibular disorder versus healthy female participants. J Pain 2015; 16: 1127–1135.

Raphael KG. Temporal summation of heat pain in temporomandibular disorder patients. J Orofac Pain 2009; 23: 54–64.

Rolke R, Andrews Campbell K, Magerl W, Birklein F, Treede RD. Quantitative sensory testing: a comprehensive protocol for clinical trials. Eur J Pain 2006a; 10: 77–88.

Rolke R, Baron R, Maier C et al. Quantitative sensory testing in the German Research Network on Neuropathic Pain (DFNS): standardized protocol and reference values. Pain 2006b; 123: 231–243.

Sandrini G, Rossi P, Milanov L, Serrao M, Cecchini AP, Nappi G. Abnormal modulatory influence of diffuse noxious inhibitory controls in migraine and chronic tension-type headache patients. Cephalalgia 2006; 26: 782–789.

Sarlani E, Greenspan J. Evidence for generalized hyperalgesia in temporomandibular disorders patients. Pain 2003; 10: 221–226.

Schmidt-Wilcke T, Leinisch E, Straube A, Kampfe N, Draganski B, Diener HC, Bogdahn U, May A. Gray matter decrease in patients with chronic tension type headache. Neurology 2005; 65: 1483–486.

Slade GD, Sanders AE, Ohrbach R et al. Pressure pain thresholds fluctuate with, but do not usefully predict, the clinical course of painful temporomandibular disorder. Pain 2014; 155: 2134–2143.

Staud R. Abnormal endogenous pain modulation is a shared characteristic of many chronic pain conditions. Expert Rev Neurother 2012; 12: 577–585.

Svensson P. Muscle pain in the head: overlap between temporomandibular disorders and tension-type headaches Curr Opin Neurol 2007; 20: 320–325.

Svensson P, List T, Hector G. Analysis of stimulus-evoked pain in patients with myofascial temporomandibular pain disorders Pain 2001; 92: 399–409.

Svensson P, Baad-Hansen L, Pigg M et al. Guidelines and recommendations for assessment of somato-sensory function in orofacial pain conditions: a taskforce report. J Oral Rehabil 2011; 38: 366–394.

Wall PD, Woolf CJ. Muscle but not cutaneous C-afferent input produces prolonged increases in the excitability of the flexion reflex in the rat. J Physiol 1984; 356: 443–458.

Wilcox SL, Gustin SM, Macey PM, Peck CC, Murray GM, Henderson LA. Anatomical changes within the medullary dorsal horn in chronic temporomandibular disorder pain. Neuroimage 2015; 117: 258–266.

Woolf CJ. Central sensitization: implications for the diagnosis and treatment of pain. Pain 2011; 152: 2–15.

Yang G, Baad-Hansen L, Wang K, Xie QF, Svensson P. A study on variability of quantitative sensory testing in healthy participants and painful temporomandibular disorder patients. Somatosens Mot Res 2014; 31: 62–71.

Yekta SS, Smeets R, Stein JM, Ellrich J. Assessment of trigeminal nerve functions by quantitative sensory testing in patients and healthy volunteers. J Oral Maxillofac Surg 2010; 68: 2437–2451.

Younger JW, Shen YF, Goddard G, Mackey SC. Chronic myofascial temporomandibular pain is associated with neural abnormalities in the trigeminal and limbic systems. Pain 2010; 149: 222–228.

2

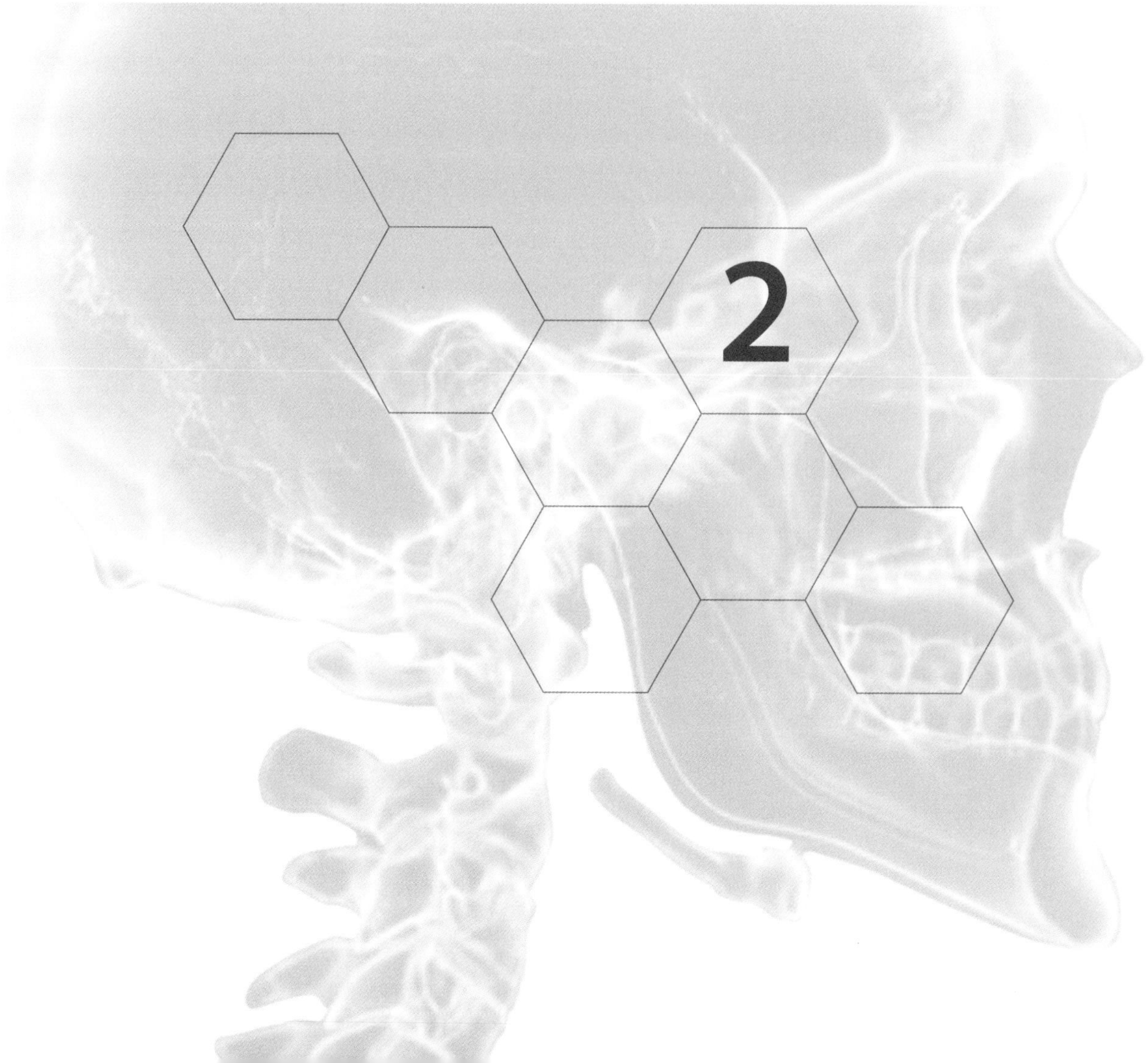

TEIL 2

Untersuchungen bei craniomandibulären Dysfunktionen

Kapitel 7

Anamnese bei CMD und orofazialem Schmerz

Gary M. Heir, José L. de-la-Hoz

„Wenn man das Unmögliche ausgeschlossen hat, muss das, was übrig bleibt, die Wahrheit sein, so unwahrscheinlich sie auch klingen mag."

— **Arthur Conan Doyle, 1890**

Einleitung

Kliniker für orofazialen Schmerz werden oft hinzugezogen, um im Falle unklarer Erkrankungen zu ermitteln, häufig nach einer ganzen Reihe ineffektiver Behandlungsansätze. Eine Differenzialdiagnostik orofazialer Schmerzen erfordert dieselben deduktiven und induktiven analytische Prozesse, die vielleicht auch der fiktive Detektiv Sherlock Holmes anwenden würde. Dieses Kapitel nähert sich dem komplexen chronischen orofazialen Schmerzpatienten daher auf ähnliche Art und Weise, wie es ein Detektiv tun würde.

Diagnostische Detektivarbeit sollte einem Schema aus Faktensammeln, der Beobachtung von Hinweisen und der Verarbeitung von Informationen befolgen, bevor eine erste Schlussfolgerung gezogen wird. Ein wichtiger Aspekt des diagnostischen Modells findet sich in einer Mahnung von William Osler (1849–1919), der von vielen als Vater der modernen medizinischen Ausbildung angesehen wird und einer der Gründer der Johns Hopkins University war. Er wies uns an:

„Beobachte, zeichne auf, ordne, kommuniziere. Benutze Deine fünf Sinne. [ ] Lerne zu sehen, lerne zu hören, lerne zu riechen und wisse, dass Du nur durch Praxis alleine zum Experten wirst ... Höre auf Deinen Patienten, er verrät Dir die Diagnose."

—**William Osler (zitiert nach Bryan, 1997)**

Wir müssen die Hinweise zusammenfügen, das Problem definieren, eine Differenzialdiagnose in Betracht ziehen und eine passende Behandlung anwenden.

„Ohne exakte Diagnose ist eine Behandlung nur mit Glück erfolgreich."

—**Weldon Bell, ca. 1980**

Orofazialer Schmerz als Fachdisziplin

Die International Association for the Study of Pain (IASP) definiert orofazialen Schmerz als Schmerz, der im Gesicht und/oder der Mundhöhle wahrgenommen wird und durch Krankheit, Störungen lokaler Strukturen, Dysfunktionen des Nervensystems oder Ausstrahlungen aus anderen Bereichen verursacht wird (IASP 2016).

Die Behandlung orofazialer Schmerzen ist in vielen Teilen der Welt eine Fachrichtung der Zahnmedizin, in anderen kommt sie gerade auf. Orofazialer Schmerz wird typischerweise von denjenigen Zahnärzten diagnostiziert und behandelt, die regelmäßig mit Schmerzpatienten zu tun haben. Ein Großteil der Gesichtsschmerzen geht vermutlich von den Zähnen aus, aber das gilt nicht für alle orofazialen Schmerzen. Daher gilt: „Nimm niemals das Offensichtliche als wahr an" (Safire o. J.). Nur, weil es sich um Gesichtsschmerzen handelt und sich in diesem Bereich die Zähne befinden, darf man nicht annehmen, dass das eine etwas mit dem anderen zu tun hätte, solange es nicht nachgewiesen ist. Die Ätiologie von Schmerzen und ihre Mechanismen nicht zu verstehen, kann zu falschen Diagnosen, ineffektiven und schädigenden Behandlungen oder „mehr noch" Fehldiagnosen anderer Erkrankungen führen. Es liegt in der Verantwortung des behandelnden Zahnarztes, eine richtige Diagnose zu stellen und sowohl odontogene als auch nicht odontogene Ursachen eines Gesichtsschmerzes angemessen zu behandeln.

Konzept der klinischen Untersuchung

Die Fachliteratur ist zunehmend voll von Erkenntnissen zu Epidemiologie, Schmerzmechanismen und Ätiologie. Evidenzbasierte Protokolle zur Diagnose und Behandlung für chronische kraniomandibuläre und orofaziale Schmerzerkrankungen sind sicher, effektiv und weit verbreitet. Die zunehmende Nutzung des Internets bringt es mit sich, dass Patienten häufig bereits über eine Fülle mehr oder weniger korrekter Informationen verfügen, von einer bestimmten Diagnose überzeugt sind und eine bestimmte Behandlung erwarten. Daher müssen wir wachsam bleiben. Ob es sich also um eine routinemäßige Zahnuntersuchung handelt oder die umfassende Beurteilung eines orofazialen Schmerzes – die Vorgehensweise bei jedem Patienten muss die Suche nach Zeichen, Symptomen und Anhaltspunkten beinhalten, eine genaue Beobachtung des Patienten sollte eher die Regel sein als die Ausnahme. Das Mindeste sind ein Screening und eine Begutachtung für jeden Patienten.

Screening und Evaluierung

Es liegt in der Verantwortung der Zahnärzte, bei der Untersuchung jedes Patienten die zahnmedizinischen Minimalstandards einzuhalten. Jeder neue oder wieder begutachtete Patient sollte als Bestandteil einer umfassenden orodentalen Untersuchung auf craniomandibuläre Dysfunktionen (CMDs) und andere orofaziale Schmerzen gescreent werden. Dieses Screening führt den Kliniker bei Bedarf zu einer tiefer gehenden und genaueren Untersuchung. Idealerweise sollte das Screening aus einem kurzen Fragebogen wie dem CMD-Pain-Screener bestehen (Tab. 7.1) oder dem detaillierteren Diagnostic Criteria for Temporomandibular Disorders Symptom Questionnaire (International RDC/CMD Consortium Network, 2013a, s. Anhang 7.1 [übersetzte Fassung, Medizinische Fakultät der Universität Leipzig]).

Auf die Anamnese sollte eine körperliche Untersuchung folgen. Ein detailliertes Formular zum Screening (International RDC/CMD Consortium Network, 2013b) ist in Anhang 7.2 (übersetzte Fassung, Medizinische Fakultät der Universität Leipzig) beigefügt. Die Untersuchung sollte die Beurteilung des passiven und aktiven Bewegungsausmaßes des Kiefergelenks beinhalten (Range of Motion, ROM), laterale und protrusive Bewegungen, Abweichungen und Deviationen, Palpation und Auskultation der Kiefergelenke sowie die Palpation der Kiefermuskulatur (oberflächliche und tiefe Anteile des M. masseter und M. temporalis). Sollten irgendwelche Abweichungen festgestellt werden, ist eine eingehendere Untersuchung angezeigt.

Tab. 7.1
Screeninginstrument für CMD-Schmerzen (CMD-Pain-Screener, International RC/CMD Consortium Network 2011, nicht autorisierte Übersetzung).

1. Bezogen auf die vergangenen 30 Tage: Wie lange hielten Schmerzen im Kiefer oder den Schläfen auf der jeweiligen Seite an?
   a. Keine Schmerzen
   b. Schmerz kommt und geht
   c. Schmerz ist immer präsent
2. Traten in den vergangenen 30 Tagen beim Aufwachen Schmerzen oder Steifheit im Kiefer auf?
   a. Nein
   b. Ja
3. Bezogen auf die vergangenen 30 Tage: Hat eine der folgenden Aktivitäten den Schmerz im Kiefer oder den Schläfen auf der einen oder anderen Seite beeinflusst (ihn reduziert oder verschlimmert)?
   A. Hartes oder zähes Essen kauen
      a. Nein
      b. Ja
   B. Den Mund öffnen oder Kieferbewegungen nach vorne oder zur Seite
      a. Nein
      b. Ja
   C. Den Kiefer betreffende Gewohnheiten wie Zähneknirschen, -zusammenbeißen oder Kaugummikauen
      a. Nein
      b. Ja
   D. Andere den Kiefer betreffende Aktivitäten wie Sprechen, Küssen oder Gähnen
      a. Nein
      b. Ja

Die Punkte 1 bis 3A bilden die Kurzfassung des Screeninginstruments, die Punkte 1 bis 3D die Langfassung. Eine a-Antwort erhält 0 Punkte, eine b-Antwort 1 Punkt und eine c-Antwort 2 Punkte.

Umfassende Untersuchung

Der erste Schritt zu einer wirksamen Behandlung besteht in einer korrekten Diagnose: Füge die Hinweise zusammen und erstelle eine Differenzialdiagnose. Bevor irgendein Behandlungsansatz gewählt wird, sollte der sorgfältig arbeitende Kliniker innehalten, hinsehen und zuhören.

Erkennen problematischer diagnostischer Vorgehensweisen

Der erfahrene Praktiker erwirbt bei der Untersuchung von Patienten gewohnheitsmäßige Routine. Mit zunehmender Erfahrung tendieren wir dazu, einige diagnostische Schritte zu überspringen, wenn wir es mit offensichtlichen Beschwerdebildern zu tun haben. Allerdings erfordern orofaziale Schmerzen häufig eine tiefer gehende Analyse. Einige der Probleme und Fallstricke, die es zu vermeiden gilt, sind:

1. An einer vorgefertigten Diagnose festhalten

„Wer als Werkzeug nur einen Hammer hat, sieht in jedem Problem einen Nagel."

— **(Mark Twain zugeschrieben)**

Wenn wir orofaziale Schmerzen trotz Mangel an klinischen oder radiologischen Nachweisen ursächlich immer als odontogene Schmerzen betrachten, bekommen viele Patienten eventuell eine unnötige auf Odontogenese zentrierte Behandlung bei Beschwerden wie Trigeminusneuralgie oder Cluster-Kopfschmerzen.

2. Inadäquate oder zu ausführliche Anamnese

Patienten mit chronischen orofazialen Schmerzen sind typischerweise schon seit mehreren Jahren auf der Suche nach einer Lösung, haben tausende Euros ausgegeben und mehrere Behandlungen erhalten, die nichts gebracht haben. Sie haben eine Geschichte zu erzählen, und der Behandler muss zuhören. Dem Patienten zu erlauben, sein oder ihr Problem genau zu erklären, kann therapeutische Wirkung haben. Häufig werden Patienten sagen: „Niemand hört mir zu." Allerdings sollte man wachsam bleiben und sich auf das aktuelle Problem und die entscheidenden Fakten fokussieren. Übertrieben viele und überflüssige Informationen anzuhäufen, kann sich genauso nachteilig auswirken, wie die falschen Informationen zu sammeln.

3. „Ärzte denken, Maschinen nicht."

(Weldon Bell, ca. 1980)

Es gibt viele diagnostische Hilfsmittel zur Messung und Überwachung physiologischer Parameter. Diese Hilfsmittel sollten nur angewendet werden, um Informationen zu erhalten, die man nicht aus der Anamnese oder der körperlichen Untersuchung erhält. Zusätzliche diagnostische Testungen sind geeignet, um Informationen zu sammeln, die anderweitig nicht verfügbar sind, und notwendig, um eine Diagnose zu erhalten, sie zu bestätigen oder zu verwerfen oder um einen Behandlungsplan zu entwerfen. Zusätzliche Tests können ebenso bei unwirksamen Behandlungen nützlich sein, um eine Diagnose zu überprüfen oder einen Behandlungsplan abzuändern. Das Ergebnis jeden diagnostischen Tests sollte mit den klinischen Untersuchungen übereinstimmen und nicht als eigenständiges diagnostisches Instrument genutzt werden. Stets sind die Sensitivität und Spezifität der genutzten Hilfsmittel zu beachten.

4. Nie Entscheidungen auf Basis unvollständiger Informationen treffen

Vermeiden Sie es, den ersten positiven Befund gleich als Ursache des Problems zu akzeptieren und führen Sie immer eine vollständige Anamnese sowie eine körperliche Untersuchung durch. Frühzeitige Schlussfolgerungen auf der Basis von unzureichenden Informationen unterbinden weitere Gedankengänge.

„Die Versuchung, eine unausgereifte Theorie auf Basis unzureichender Informationen aufzustellen, ist der Fluch unseres Berufsstands."

—**Arthur Conan Doyle, 1914**

Hinweise sammeln und Fälle analysieren

Es müssen ganz bestimmte Bausteine zusammengesetzt werden. Die folgenden Schritte sind daher für jeden Patienten mit orofazialen Schmerzen zu empfehlen, von einfachen bis hin zu komplexen Fällen.

1. Fragebögen

Lassen Sie den Patienten vor der ersten Befundung Fragebögen zur allgemeinen Gesundheit und zu orofazialen Schmerzen ausfüllen. Diese Fragebögen erfüllen mehrere Zwecke. Zum einen erlauben sie dem Patienten, seine klinische Symptomatik adäquat zu beschreiben, und helfen dabei, zusätzliche Besonderheiten oder Beschwerden abzufragen, die eine Rolle bei seinen Beschwerden spielen, ihm aber vielleicht nicht bewusst sind. Darüber hinaus dienen sie als Leitfaden für die Anamnese. Am besten schickt man die Fragebögen dazu bereits vor dem ersten Termin zum Patienten. Falls das nicht möglich sein sollte, erhält der Patient die Bögen am Empfang, wenn er zum ersten Termin erscheint. Allerdings ist eine Zustellung vor dem ersten Termin besser, weil es dem Patienten erlaubt, die Fragebögen zu Hause auszufüllen – ohne Druck oder Ablenkung.

2. Patientenbeobachtung

Die klinische Beurteilung sollte dann folgendermaßen ablaufen:

- Beobachtung des Patienten
- Erstellung einer korrekten und detaillierten Anamnese

- Durchführung einer umfassenden körperlicher Untersuchung
- Durchführung zusätzlicher geeigneter Tests, wenn notwendig
- Erstellung einer Differenzialdiagnose
- Aufstellung eines zielgerichteten und zielorientierten Behandlungsplans

Anamnese

„Wenn Sie eine Stunde mit dem Patienten haben, nehmen Sie sich 59 Minuten Zeit für die Anamnese.“

—Weldon Bell, ca. 1980

Es ist wichtig zu verstehen, dass Patienten mit orofazialen Schmerzen, insbesondere mit chronischen Beschwerden, aufgrund vorhergehender unwirksamer Behandlungen frustriert und/oder deprimiert und niedergeschlagen sein können. Es ist daher essenziell, eine gute Beziehung zum Patienten aufzubauen. Beginnen Sie die Anamnese, indem Sie dem Patienten auf Augenhöhe ins Gesicht schauen, um eventuelle Asymmetrien in der Form oder Funktion zu ermitteln. Fragen Sie „Wie kann ich Ihnen helfen?“ und „Was glauben Sie, was das Problem ist?“ Heutzutage, in Zeiten von Managed Care, fühlen sich Patienten häufig schnell durch eine Untersuchung geschleust – mit fehlenden Möglichkeiten zur eigenen Darstellung ihrer Beschwerden oder ihrer bisherigen Krankheitsgeschichte. Ihnen diese Möglichkeit zu bieten, und sei es nur für ein paar Minuten, zeigt Empathie und wird eine zukünftige Behandlung erleichtern. Nichtsdestotrotz muss der Behandler das Gespräch führen und sollte es vermeiden, die Anamnese durch irrelevante Details durcheinanderzubringen, und sich hüten, das primäre Ziel aus den Augen zu verlieren. Die wichtigsten Punkte, die man bei der Anamnese im Hinterkopf behalten sollte, sind im Folgenden aufgeführt.

1. Hauptbeschwerden

Das sind die primären Symptome oder Beschwerden, derentwegen der Patient Hilfe sucht. Geben Sie dem Patienten die Möglichkeit, diese Beschwerden in kurzer, geordneter Form darzulegen. Dafür bitten Sie ihn, Ihnen den primären Grund für seinen Besuch zu nennen. Erklären Sie ihm, dass Sie damit lediglich am Ausgangspunkt stehen und dass der Rest seiner Geschichte sich während der Anamnese und der körperlichen Untersuchung ergeben wird.

Ziel: Es ist wichtig herauszufinden, warum der Patient seine orofazialen Schmerzen begutachten lassen will. Dabei sollte es nur um ein hauptsächliches Symptom gehen. Alle anderen Beschwerden sind diesem Symptom unterzuordnen. Sekundäre Beschwerden sollten gesammelt und dokumentiert und in der Reihenfolge ihrer Ausprägung detailliert beschrieben werden. Eine genaue Beschreibung der Hauptbeschwerden oder chronischen Erkrankung beinhaltet: die Chronologie des Problems, Ort, Dauer, Qualität, Intensität und Häufigkeit der Beschwerden, auslösende und lindernde Faktoren, vorherige Krankheitsgeschichte, bisherige Behandlungen, bisherige und aktuelle Medikation sowie eine Bewertung der psychosozialen Vorgeschichte.

Chronologie

„Erzählen Sie mir, wie Ihr Problem begonnen hat.“ Geben Sie dem Patienten die Möglichkeit, seine oder ihre Geschichte zu erzählen. Kontrollieren Sie das Gespräch. Stellen Sie grundsätzlich offene Fragen, die es dem Patienten erlauben, zusätzliche Informationen darzulegen. Geschlossene Fragen, die nur ein „ja“ oder „nein“ als Antwort zulassen, klammern eventuell wichtige Details aus.

Ziel: Finden Sie heraus, ob die Beschwerden spontan aufgetreten sind oder als Folge einer Erkrankung oder Verletzung.

Lokalisation

„Wo haben Sie Schmerzen?“ „Wandern Ihre Schmerzen?“ „Gibt es dermatomale oder nicht dermatomale Ausstrahlungen?“ „Sind die Schmerzen einseitig oder beidseitig?“ Bitten Sie den Patienten darum, Ihnen den genauen Ort der Schmerzen zu zeigen – entweder mit einem Finger oder der Hand, und lassen Sie ihn sowohl den primären Ort als auch mögliche Ausstrahlungen beschreiben.

Ziel: Dermatomale oder unspezifische Schmerzmuster erkennen. Diese Informationen können dabei helfen, periphere von zentralen Schmerzen zu unterscheiden.

Dauer

„Wie lange hält der Schmerz schon an?“

Ziel: Notwendige Information, um festzustellen, ob es sich um konstante oder episodische Schmerzen handelt. Wenn konstant: Sind die Schmerzen mal stärker und mal schwächer? Wie lange halten die stärkeren Phasen an? Wenn episodisch: Wie lange dauert jeweils eine Episode?

Zu berücksichtigende Fragen: „Haben Sie den ganzen Tag über Schmerzen?" „Haben Sie nachts Schmerzen?" „Wachen Sie vor Schmerzen auf?" „Haben Sie nach dem Aufwachen Schmerzen?" „Wann sind die Schmerzen am stärksten: morgens, tagsüber oder abends?"

Ziel: Unterschiedliche Beschwerdebilder weisen charakteristische zeitliche Muster auf, die sich über die jeweilige Schmerzdauer ermitteln lassen.

Qualität

„Beschreiben Sie Ihre Schmerzen." Orofaziale Schmerzen können als muskuloskelettal, neurogen oder neurovaskulär klassifiziert werden. Jede dieser Klassifizierungen beinhaltet charakteristische Schmerzqualitäten.

- Muskuloskelettal – typische Schmerzen:
  - Die Reaktion auf eine Provokation erfolgt stufenweise, je stärker die Provokation, desto mehr Schmerzen
  - Eventuell mit Dysfunktionen assoziiert
- Neuropathisch – sensorische Verzerrungen:
  - Dysästhesie
  - Allodynie
  - Hyperalgesie
  - Hypalgesie usw.
- Vaskulär – möglicherweise mit einer pulsierenden oder pochenden Komponente

Ziel: Die Angaben sollen helfen, das betroffene System oder die Schmerzquelle zu identifizieren.

Intensität

„Wie stark sind Ihre Schmerzen oder die schmerzhaften Episoden?"

Ziel: Unterschiedliche Schmerzerkrankungen können sich in unterschiedlichen Ausprägungen zeigen. Die Beurteilung der Schmerzintensität, -qualität und -dauer hilft bei der Identifizierung der Ursache.

Es kann hilfreich sein, bestimmte Hinweise zu geben. So deutet „mild" etwa keine Notwendigkeit einer medikamentösen Analgesie an, „moderate" Schmerzen erfordern vielleicht gelegentlich Analgetika, während „starke" Schmerzen bedeuten, dass der Patient wiederholt starke Analgetika benötigt.

Häufigkeit

„Wie häufig treten Ihre Schmerzen auf?" „Wie lange sind jeweils die schmerzfreien Episoden?" „Wenn Sie konstante Schmerzen haben, treten diese wellenförmig auf?"

Ziel: Die typische Dauer und Häufigkeit vieler Schmerzbeschwerden können die Diagnostik unterstützen.

Auslösende und lindernde Faktoren

„Was lindert und was verschlimmert Ihre Schmerzen?"

Zu berücksichtigende Fragen: Werden die Schmerzen ausgelöst oder gelindert durch Kälte, Wärme, Bewegung der Gelenke, z. B. beim Sprechen, Gähnen, Anspannen des Kiefers, Berührung, körperliches Training, Schlaf, Wetterumschwünge, Stehen, Liegen, Stress, Lärm, Müdigkeit oder die Menstruation?

Ziel: Zu wissen, was die Schmerzen beeinflusst oder welche bisherigen Behandlungen keine Wirkung gezeitigt haben, hilft häufig dabei, die Ursache zu identifizieren, eine unwahrscheinliche zu verwerfen und sich auf die wahrscheinlichere zu fokussieren.

2. Medizinische Vorgeschichte

Das Wissen um den derzeitigen Gesundheitszustand des Patienten, seine Vorgeschichte bezüglich Erkrankungen oder Traumata, vorherige Krankenhausaufenthalte und derzeitige und vorherige Medikationen sind essenziell. Falls die aktuellen Beschwerden des Patienten bereits behandelt wurden, ist eine Beurteilung der Behandlung selbst sowie des Ergebnisses notwendig. Insbesondere sollten Einzelheiten zur Behandlung der Hauptbeschwerden gesammelt werden. Möglicherweise wurden die richtigen Medikamente verabreicht, aber in zu geringer Dosis oder für einen zu geringen Zeitraum. Der Patient hat vielleicht keine Compliance gezeigt. Eventuell wurden weitere Therapieformen falsch angewendet, z. B. eine zu fordernde Physiotherapie. Eine zurückliegende Medikation kann aufzeigen, welche bisherigen Diagnosen gestellt wurden. So deutet die Anwendung von Carbamazepin etwa auf eine diagnostizierte Trigeminusneuralgie hin. Wurden Medikamente und Behandlungen bei korrekter Dosierung und angemessenem Zeitraum richtig angewendet, brachten aber keinen Erfolg, muss die Diagnose neu bewertet werden. Zusätzlich kann die aktuelle Medikation eine Rolle bei neu auftretenden oder anhaltenden Symptomatiken spielen. Selektive Serotonin-Wiederaufnahmehemmer (SSRIs) können Zähneknirschen induzieren oder verstärken. Serotonin-Noradrenalin-Wiederaufnahmehemmer (SNRIs) sind mit Kopfschmerzen assoziiert. Angiotensin Converting Enzyme-Hemmer (ACE-Hemmer) sowie Statine können unter Umständen zu Muskel- und Gelenkschmerzen sowie intraoralem Brennen führen. Eine detaillierte Vorgeschichte aufzunehmen, verrät eher, welche Medikation aufgegeben anstatt welche neuen hinzugefügt werden sollten.

Bewertung einzelner Organsysteme

Eine systemische Bewertung erfordert die medizinische Historie aller vorangegangenen oder aktuellen Beschwerden bezüglich Kopf, Ohren, Nase oder Hals, des Herz-Kreislauf- und Atmungssystems, des gastrointestinalen Systems, des urogenitalen Systems, des muskuloskelettalen Systems, die Beurteilung von Hauterkrankungen, endokrinen Problematiken, Bluterkrankungen oder immunologischen Problemen.

Bewertung der psychosozialen Vorgeschichte

Achten Sie auf mögliche psychologische Beschönigungen. Wichtige Faktoren sind:

- Familienstand
- Familiäre Erkrankungen und Vorbelastungen
- Veränderungen im persönlichen oder beruflichen Umfeld
- Vorgeschichte von körperlichem, sexuellem oder Drogenmissbrauch
- Gewohnheiten, z. B. Kiefer zusammenpressen, Zähneknirschen, Nägelkauen
- Mögliches Suchtverhalten, vorheriger Medikamentenmissbrauch, diesbezügliche familiäre Vorbelastung usw.

Screening auf obstruktive Schlafapnoe

Der Patient sollte gescreent werden auf:

- Schnarchen
- Häufiges Aufwachen aufgrund von Luftmangel
- Lange Einschlafdauer
- Tagesmüdigkeit

Klinische Untersuchung

Die essenziellen Bestandteile einer klinischen Untersuchung beinhalten:

- Inspektion
- Beurteilung der Körperhaltung
- Untersuchung von Hals und Nacken
- Bewegungsausmaß der Halswirbelsäule
- Untersuchung der Mundhöhle
- Muskelpalpation des oberen Quadranten
- Bewegungsausmaß des Kiefergelenks
- Geräusche im Kiefergelenk
- Palpation und Belastungstest des Kiefergelenks
- Screening auf schlafbezogene Atmungsstörungen
- Screening der kranialen Nerven
- Neurologisches Screening

Sichtbefund

Die klinische Untersuchung beginnt mit der Beobachtung des Patienten im Wartezimmer. Wie sitzt, steht und geht der Patient? Überprüfen Sie Haltung, Gang und Gleichgewicht, wenn er oder sie den Behandlungsraum betritt. Sind Gangstörungen erkennbar, lehnt der Patient sich zur einen oder anderen Seite?

Vermittelt der Patient den Eindruck, unter Beschwerden oder Schmerzen zu leiden? Weist irgendeine Bewegung darauf hin, dass der Patient einen schmerzhaften Bereich schützen will? Notieren Sie alle Befunde.

Sobald der Patient sich gesetzt hat, setzen Sie sich auf Augenhöhe ihm gegenüber und begutachten die Symmetrie des Gesichts in Bezug auf Färbung, Muskeltonus, Muskelzucken und Bewegung. Eine leichte Schwäche der Gesichts- oder okulomotorischen Nerven, die den Lidschlussreflex beeinflussen, ist vermutlich besser zu beobachten, wenn der Patient nicht davon ausgeht, dass Sie ihn gerade untersuchen.

Die neurologische Untersuchung schließt die Kommunikationsfähigkeit des Patienten ein. Beurteilen Sie die Fähigkeit des Patienten, Sätze zu bilden und vollständige Antworten zu geben. Ist es nötig, Fragen mehrere Male zu wiederholen, bevor Sie eine Antwort erhalten? Liegt eine Störung des Kurz- oder Langzeitgedächtnisses vor? Kann der Patient schnell durcheinandergebracht werden? Falls eine familiäre Vorbelastung in Bezug auf Schlaganfall oder andere intrakranielle Pathologien vorliegt, kann es notwendig sein, ein Familienmitglied in den Untersuchungsprozess einzubeziehen.

Ein weiterer essenzieller Aspekt des Sichtbefunds ist die Haltung des Patienten sowie das Bewegungsausmaß seiner Halswirbelsäule. Auch wenn Sie diese Aspekte gesondert testen sollten, kann die Begutachtung des Patienten beim Stehen, Gang zum Behandlungsraum oder Sitzen bereits abweichende oder Schonhaltungen des Oberkörpers oder des Kopfes offenbaren, die zu muskuloskelettalen Schmerzen oder kraniozervikalen Störungsbildern passen.

Stellen Sie fest, ob der Kopf nach vorne gezogen, zur Seite geneigt oder rotiert ist. Ist eine Rotation des Kopfes nach posterior festzustellen? Beim Gespräch mit dem Patienten können Sie sich auch immer wieder von rechts nach links bewegen, um den Patienten dazu zu bringen, seinen Kopf ebenfalls von rechts nach links zu drehen. Nimmt der Patient nicht wahr, dass dieses Verhalten Teil der Untersuchung ist, wird er die eine oder andere Seite bevorzugen und in Richtung der schlechteren Seite den gesamten Oberkörper bewegen, während er den Kopf locker zur besseren Seite drehen kann. In diesem Kapitel wird nicht die Bedeutung einer eingeschränkten Beweglichkeit der Halswirbelsäule besprochen, aber diese Beobachtung kann für die weiter klinische Evaluation von Nutzen sein.

Untersuchung der Mundhöhle

Die Untersuchung muss eine Abklärung des dentalen Status beinhalten. Viele Gesichtsschmerzen haben eine odontogene Ursache. Daher ist es essenziell, eine vollständige Zahnuntersuchung vorzunehmen. Diese sollte, wenn nötig, ein Röntgenbild, eine Temperaturtestung sowie einen Perkussionstest umfassen. Bevor nach nicht odontogenen Ursachen gesucht wird, muss zunächst eine dentale Pathologie als primäre Ursache orofazialer Schmerzen ausgeschlossen werden.

Falls eine dentale oder periodontale Ursache vermutet wird, ist die Anwendung einer diagnostischen Infiltration oder Blockade mittels Anästhetikum zu empfehlen, um primären Zahnschmerz einzugrenzen. Die intraorale Untersuchung muss eine Beurteilung des Weichteilgewebes einschließen. Zahnfleisch, ventrale und dorsale Oberfläche der Zunge, Mundboden sowie die Wangenschleimhaut müssen auf Läsionen, Ulzerationen oder Infektionen überprüft werden. Zusätzlich deuten eine prominente Linea alba, eine Lingua indentata sowie ein hoher Mallampati-Score bei Schlafstörungen in der Vorgeschichte auf die Notwendigkeit einer Polysomnografie hin.

Muskuloskelettale Befundung

Die muskuloskelettale Befundung von Kopf, Nacken und der orofazialen Region muss Folgendes beinhalten:

- Kiefergelenk
  - Tastbefund
    - des Kiefergelenks
    - der Kiefermuskulatur
  - Mundöffnungsweite
  - Auskultation
- Beurteilung von Haltung und Bewegungsausmaß der Halswirbelsäule
- Beurteilung der Muskeln des oberen Quadranten

Screening der kranialen Nerven

Die Untersuchung der kranialen Nerven ist bei Patienten mit orofazialen Schmerzen essenziell. Bei Patienten, die in einer darauf spezialisierten Praxis vorstellig werden, stellen neurologische oder neuropathische Schmerzen die dritthäufigste Symptomatik dar. Kognition und Erinnerung wurden weiter oben als Teil der Untersuchung beschrieben. Die Mechanik der kranialen Nerven wird in diesem Kapitel nicht weiterführend behandelt. Eine vollständige Untersuchung sollte jedoch weniger als zwei

Minuten in Anspruch nehmen und muss bei jeder Untersuchung von orofazialen Schmerzen als essenziell angesehen werden. Auftretende abnormale Befunde erfordern die Überweisung für eine weitergehende Untersuchung.

Ergänzende Tests

Ergänzende Tests sollten einer guten Anamnese und sorgfältigen klinischen Untersuchung nachgeordnet sein und nur wohlüberlegt eingesetzt werden. Die Art der ergänzenden diagnostischen Tests muss individuell auf die spezifischen Bedürfnisse des Patienten abgestimmt sein. Ob ergänzende Tests in Erwägung gezogen werden, sollte davon abhängen, ob dadurch neue und notwendige Informationen gewonnen werden, die dabei helfen, eine Diagnose und einen Behandlungsplan festzulegen. Dazu können gehören:

- Bildgebende Verfahren
- Serologie oder Genetik
- Indometacin-Test
- Diagnostische Anästhesie

Diagnose

Als Diagnose bezeichnet man die Erfassung einer Erkrankung oder eines Zustands anhand der Anzeichen und Symptome. Sie beinhaltet die Analyse der zugrundeliegenden physiologischen oder biochemischen Ursachen einer Erkrankung oder eines Zustands. Um abnormale Befunde zu erkennen, muss der Kliniker wissen, was normale Befunde sind.

Differenzialdiagnose

Eine Differenzialdiagnose ist die Bestimmung der Erkrankung des Patienten anhand eines systematischen Vergleichs und Gegenüberstellung der klinischen Befunde von zwei oder mehr Erkrankungen mit ähnlicher Symptomatik.

Behandlung

Eine wirksame Behandlung basiert immer auf einer exakten Diagnose. Eine Behandlung sollte evidenzbasiert und möglichst wenig invasiv sein – insbesondere bei CMDs, bei denen eine Regression zur Mitte zu beobachten ist. Behalten Sie im Hinterkopf, dass die beste Behandlung häufig nicht unbedingt ein neues Medikament oder eine weitere Maßnahme ist, sondern das Wissen darum, wann man nicht behandeln muss oder welche Maßnahme oder Medikation man absetzen sollte.

Die differenzialdiagnostische Abklärung und eine angemessene und wirksame Behandlung hängen von der Ursache ab, die man aus der Vorgeschichte ableitet. Sind die orofazialen Schmerzen nicht odontogenen Ursprungs, stellt das muskuloskelettale System die nächsthäufige Ursache dar.

- Identifizieren Sie die Ursache der Schmerzen anhand ihrer klinischen Eigenschaften.
- Achten Sie auf die Anamnese.
- Beobachten Sie die Körpersprache.
- Denken Sie an verschiedene Möglichkeiten.
- Verfeinern Sie die Liste.

Ziel: Nicht annehmen, sondern belegen. Um zu wissen, was abnormal ist, muss man wissen, was normal ist.

Fallbericht

Im Folgenden wird das Beispiel einer sequenziellen Datenerhebung, Datenanalyse, Anwendung zusätzlicher Testungen, Formulierung einer Differenzialdiagnose sowie Behandlung eines kombinierten neuropathischen und muskuloskelettalen Patienten vorgestellt. Die in diesem Fallbeispiel angewendeten Techniken können auf jeden anderen Fall chronischer orofazialer Schmerzen übertragen werden.

Hauptsymptome

Der Patient ist ein 43-jähriger Mann, der mit chronisch schmerzhaften Beschwerden im Bereich der Zähne 15–16 vorstellig wird. Er wurde von einem Zahnarzt überwiesen aufgrund eines chronischen Schmerzes oder einer orofazialen Schmerzkomponente. Die Röntgenaufnahme des 14. Zahns deutet darauf hin, dass möglicherweise eine erneute Behandlung der palatalen und distalen bukkalen Kanäle angezeigt ist. Allerdings sind die Beschwerden nicht typisch für einen endodontischen Schmerz."

Medizinische Vorgeschichte

In der medizinischen Vorgeschichte finden sich Nierensteine, eine Tuberkuloseerkrankung vor 30 Jahren sowie eine Verletzung des linken Auges, infolge derer das Auge entfernt und vor fünf Jahren durch eine Prothese ersetzt wurde.

Detaillierte Beschreibung der Hauptbeschwerden oder chronischen Erkrankung

Chronologie – Im Alter von etwa 15–16 Jahren bemerkte der Patient einen dumpfen Schmerz, den er als „zahnschmerzartig" beschrieb. Laut seiner Aussage war es eine Art Druckschmerz, der sich beim Kauen verstärkte. Die Zähne waren weder empfindlich gegenüber Temperaturen noch anderweitig. Die Schmerzintensität schwankte und es kam zu Ausstrahlungen in die Schläfe. Bis zum 21. Lebensjahr hielt der Schmerz relativ unverändert an, dann unterzog der Patient sich einer Wurzelbehandlung des Zahns 14, in deren Folge ein Stiftaufbau und eine Krone eingesetzt wurden. Daraufhin erfuhr der Patient eine kurzzeitige Linderung, aber die Beschwerden traten bald wieder auf. Im Laufe der folgenden Jahre ging er nur unregelmäßig zum Zahnarzt. Vor etwa neun Jahren erhielt er drei Wurzelbehandlungen. Einmal eine erneute Behandlung des Zahns 14, außerdem Wurzelbehandlungen der Zähne 15 und 16 ohne Linderung der Symptome. Im folgenden Jahr wurden die Zähne 15 und 16 gezogen. Auch hier ergab sich dadurch keine Linderung. Darauf folgten einige Parodontosebehandlungen und Zahnangleichungen, die die Beschwerden scheinbar reduzierten, der dumpfe Schmerz hielt aber weiterhin an. Zwei Jahre vor dieser Analyse unterzog sich der Patient einer Knochentransplantation im Bereich der Zähne 14 und 15, ohne dass sich die Symptome dadurch änderten. Ihm wurde gesagt, er habe an einer Exostose dieses Bereichs gelitten und „das Ding sei jetzt weg". Dennoch hielt der Schmerz an.

Lokalisation – im linken Oberkiefer, in die Schläfe ausstrahlend

Dauer – konstant

Häufigkeit – andauernd

Qualität – wie Zahnschmerzen

Intensität – 3/10 bis 9/10

Verschlimmernde Faktoren – körperliche Belastung, Ruheposition, Anspannung, Stress, Müdigkeit, Berührung des schmerzhaften Bereichs mit der Zunge

Lindernde Faktoren – unbekannt

Bisherige Medikation – s. Chronologie

Bisherige Behandlungen – s. Chronologie

Bisherige und aktuelle Medikation – Der Patient nimmt derzeit keine Medikamente ein, gibt aber an, er habe es jahrelang vorgezogen, „eher eine Aspirin und nicht Ibuprofen einzunehmen."

Psychosoziale Vorgeschichte – Der Patient arbeitet als Telefontechniker, ist verheiratet und hat zwei Kinder. Er gibt an, nicht von Alkohol oder verschreibungspflichtigen Medikamente abhängig zu sein. Er trinkt drei koffeinhaltige Getränke pro Tag und ab und zu ein Glas Bier oder Wein.

Klinische Untersuchung

Befund – Der Patient ist bei guter Gesundheit und sieht positiv in die Zukunft. Sein Gangbild ist beim Betreten der Praxis normal. Sein Gesicht ist symmetrisch in Bezug auf Gesichtsfärbung, Muskeltonus und Funktion. Eine Ausnahme stellt ein Zwinkern des linken Auges aufgrund der Prothese dar.

Haltungsbeurteilung – keine haltungsbedingte Störung

Inspektion von Kopf und Nacken – Mit Ausnahme des linken Auges sind keine großen Auffälligkeiten zu erkennen.

Bewegungsausmaß der HWS – Es wurden keine Bewegungseinschränkungen der Extension, Flexion, Lateralflexion oder Rotation entdeckt.

Intraorale Untersuchung – Die klinische Untersuchung ergibt, dass die Zähne 15 und 16 fehlen. Abgesehen davon ist der Gebissschluss intakt und stabil. Es liegt eine signifikante Schneidezahnführung mit einer 15%igen Überlappung vor, anteriorer Abnutzung und Hinweisen auf Bruxismus und Kieferpressen, was der Patient auch zugibt. Innerhalb der Mundhöhle scheinen alle Strukturen normal ausgeprägt zu sein, der Bereich der Zahnentfernung ist gut abgeheilt.

Bewegungsausmaß des Kiefergelenks – Das Bewegungsausmaß des Unterkiefers beträgt 55 mm für die Öffnung, die glatt und koordiniert abläuft, mit einer lateralen Bewegung von 12 mm.

Muskelpalpation des oberen Quadranten – Es besteht eine leichte bilaterale Empfindlichkeit ohne ausstrahlende Schmerzen oder der Reproduktion bekannter Schmerzen.

Kiefergelenksgeräusche – Linksseitig ist im Verlauf der Mundöffnung ein Klickgeräusch zu hören.

Palpation und Belastung des Kiefergelenks – Die palpatorische Untersuchung der Kaumuskulatur wurde mit positiven Befunden und einer Reproduktion der bekannten Schmerzen des Patienten abgeschlossen. Die Provokation des linken M. temporalis ergab auf Höhe des M. masseter eine lokale Empfindlichkeit mit ausstrahlenden Schmerzen in den Bereich der gezogenen Zähne und reproduzierte damit die Hauptbeschwerden. Das Kiefergelenk war bei Palpation gleichermaßen empfindlich und durch Provokation war ein ähnlicher, aber nicht der exakte Hauptschmerz des Patienten auslösbar. Eine Provokation des M. pterygoideus medialis und lateralis rief ebenfalls den bekannten Primärschmerz des Patienten hervor.

Screening von Atemstörungen während des Schlafs – Auf der Erbwort-Sleepiness-Skala erreicht der Patient einen Wert von 4. Er gibt an, nicht zu schnarchen. Der Mallampti-Score beträgt 2. Der Umfang des Nackens beträgt 36,8 cm. Es gibt keine Anzeichen für Atemstörungen während des Schlafs.

Screening der Hirnnerven – Ein Screening der Hirnnerven ergab – mit Ausnahme des Bereichs um das künstliche Auge herum und des intraoralen hinteren oberen linken Quadranten – keine Auffälligkeiten. Diese Ausnahmen werden nachstehend bei der Beschreibung diagnostischer Tests während der klinischen Untersuchung beschrieben.

Neurologisches Screening – Das neurologische Screening beginnt mit der Anamnese und schließt eine Untersuchung der Hirnnerven ein. Es wurden keine Auffälligkeiten entdeckt.

Gezielte klinische Untersuchung – Der Bereich der gezogenen Zähne und chirurgischen Behandlungen wurde untersucht. Streicheln mit einem Wattestäbchen produzierte eine Reaktion, die einer Allodynie entsprach. Fester Druck dagegen produzierte einen stärkeren Schmerz als erwartet, der einer Hyperalgesie entsprach. Eine feste Palpation entlang der aus der vorhergehenden chirurgischen Behandlung verbliebenen Narbe produzierte einen scharfen, prickelnden Schmerz, ähnlich einem elektrischen Strom, der einem positiven Tinel-Zeichen entsprach und eventuell auf ein kleines Neurom im Verlauf der Narbe zurückzuführen ist.

Begleitende Tests

Mittels einer diagnostischen anästhesierenden Infiltration wurde die Schmerzquelle isoliert. Eine geringe Menge wurde in die hyperalgetischen Areale injiziert, was zu einer Eliminierung der Schmerzen aus dem linken oberen hinteren Quadranten führte. Die Infiltration hatte keinen Effekt auf den Schmerz aus dem M. masseter und M. temporalis.

Differenzialdiagnose

- Schmerzhafte posttraumatische Trigeminusneuralgie des linken oberen Quadranten
- Myofasziale Schmerzen der linken Kaumuskulatur

Behandlung

- Wiederholte Injektionen mit Dexamethason (4 mg/ml)
- Beißschiene, um das Gebiss vor Bruxismus zu schützen und in Kombination mit Physiotherapie die Behandlung der myofaszialen Schmerzen der Kaumuskulatur zu unterstützen

Behandlungsergebnis

Der neuropathische Schmerz verringerte sich auf 0/10. Der myofasziale Schmerz verringerte sich innerhalb von vier Wochen auf 1–2/10.

Schlussfolgerung

Es wurden Vergleiche zwischen dem Diagnoseprozess und den Techniken eines akribisch arbeitenden Detektivs gezogen, aber diese Idee ist nicht neu. „Beobachte, zeichne auf, ordne, kommuniziere. Benutze Deine fünf Sinne. [ ] Lerne zu sehen, lerne zu hören, lerne zu riechen und wisse, dass Du nur durch Praxis alleine zum Experten wirst ... Höre auf Deinen Patienten, er verrät Dir die Diagnose. (William Osler, zitiert nach Bryan, 1997). Denken Sie immer daran, dass der Patient vielleicht mehr als eine Erkrankung hat. Insbesondere in der älteren Bevölkerung werden wir Patienten mit einer Vielzahl an Komorbiditäten sehen, die möglicherweise mehr als nur ein Medikament einnehmen. Sowohl der erfolgreiche Detektiv als auch der herausragende Kliniker werden Anhaltspunkte und Hinweise ordnen, eine Zeitleiste erstellen, Fakten miteinander verbinden oder aussondern und zu einer Schlussfolgerung kommen. Der Detektiv wird dadurch ein Rätsel lösen, der erfahrene Kliniker auf ähnliche Art und Weise einen Patienten befunden.

Zusammenfassend heißt das – Kommt der Schmerz nicht nachweislich aus den Zähnen, sollte keine Zahnbehandlung begonnen werden, solange kein vollständiges Assessment durchgeführt wurde und eine Diagnose vorliegt. Orofaziale Schmerzbeschwerden, die eine Zahnerkrankung vortäuschen, können verhängnisvoll sein. Planen Sie die Behandlung sorgfältig und basierend auf einer genauen Diagnose.

UNIVERSITÄT LEIPZIG

Universitätsklinikum Leipzig
Medizin ist unsere Berufung.

Version: 12.03.2018 (FB II)

Fragebogen zu Beschwerden der Kiefergelenke und der Kaumuskulatur

---

Datum: ______________________

Schmerz

1. **Hatten Sie jemals auf einer beliebigen Seite Schmerzen im Kiefer, im Schläfenbereich, im Ohr oder vor dem Ohr?**

   nein
   0 ❑

   ja
   1 ❑

2. **Falls ja, vor wie vielen Monaten /Jahren begannen Ihre Schmerzen im Kiefer, im Schläfenbereich, im Ohr oder vor dem Ohr?**

   ________ Monate / ________ Jahre

3. **Welche der folgenden Antworten beschreibt die in den letzten 30 Tagen bei Ihnen aufgetretenen Schmerzen im Kiefer, Schläfenbereich, im Ohr oder vor dem Ohr am besten?**
   Bitte eine Antwort auswählen.

   keine Schmerzen 0 ❑

   Die Schmerzen kommen und gehen. 1 ❑
   Die Schmerzen sind durchgehend vorhanden. 2 ❑

4. **Haben die Schmerzen im Kiefer, Schläfenbereich, im Ohr oder vor dem Ohr die folgenden Aktivitäten während der letzten 30 Tage verändert (verbessert bzw. verschlechtert)?**

   a) keine Veränderung der Aktivität ❑
   b) Kauen von harten oder zähen Nahrungsmitteln ❑
   c) Öffnen des Mundes oder Vorwärts- bzw. Seitwärtsbewegung des Kiefers ❑
   d) Angewohnheiten wie Aufeinanderpressen der Zähne, Zähneknirschen, Kaugummikauen ❑
   e) andere Kieferbewegungen wie Sprechen, Küssen oder Gähnen ❑

Kopfschmerzen

5. **Hatten Sie während der letzten 30 Tage Kopfschmerzen, die im Schläfenbereich auftraten?**

   nein
   0 ❑

   ja
   1 ❑

6. **Vor wie vielen Monaten /Jahren begannen Ihre Kopfschmerzen im Schläfenbereich?**

   ________ Monate / ________ Jahre

7. **Haben die folgenden Aktivitäten während der letzten 30 Tage Ihre Kopfschmerzen auf einer beliebigen Seite verändert (verbessert bzw. verschlechtert)?**

   a) keine Veränderung der Aktivität ❑
   b) Kauen von harten oder zähen Nahrungsmitteln ❑
   c) Öffnen des Mundes oder Vorwärts- bzw. Seitwärtsbewegung des Kiefers ❑
   d) Angewohnheiten wie Aufeinanderpressen der Zähne, Zähneknirschen, Kaugummikauen ❑
   e) andere Kieferbewegungen wie Sprechen, Küssen oder Gähnen ❑

Kiefergelenkgeräusche

8. **Sind bei Ihnen in den letzten 30 Tagen Kiefergelenkgeräusche aufgetreten, wenn Sie Ihren Kiefer bewegt haben?**

   nein
   0 ❑

ja, rechts	links	beidseits	unklar
1❑	2❑	3❑	4❑

Kieferklemme

9. **Hatten Sie <u>jemals</u>, wenn auch nur kurzzeitig, eine Kieferklemme, sodass sich Ihr Mund <u>nicht vollständig öffnen</u> ließ?**

   nein
   0 ❑

ja, rechts	links	beidseits	unklar
1❑	2❑	3❑	4❑

10. War Ihre Kieferklemme ausgeprägt genug, um Ihre Mundöffnung einzuschränken oder Probleme beim Essen zu verursachen?

nein	ja, rechts	links	beidseits	unklar
0 ❑	1 ❑	2❑	3❑	4❑

11. Hatten Sie in den letzten 30 Tagen eine Kieferklemme, sodass Sie den Mund nicht vollständig öffnen konnten und löste sich diese anschließend, sodass Sie den Mund wieder vollständig öffnen konnten?

nein
0 ❑

ja, rechts	links	beidseits	unklar
1❑	2❑	3❑	4❑

12. Ist Ihr Kiefer derzeit blockiert oder eingeschränkt, sodass Sie den Mund nicht vollständig öffnen können?

nein	ja, rechts	links	beidseits	unklar
0 ❑	1 ❑	2❑	3❑	4❑

Mundschlussbehinderung

13. Ist es in den letzten 30 Tagen vorgekommen, dass Ihr Kiefer bei weiter Mundöffnung blockierte bzw. sich verklemmte, sodass Sie den Mund von dieser weit geöffneten Position aus nicht mehr schließen konnten?

nein
0 ❑

ja, rechts	links	beidseits	unklar
1❑	2❑	3❑	4❑

14. Ist es in den letzten 30 Tagen vorgekommen, dass Sie etwas unternehmen mussten, als Ihr Kiefer blockiert oder verklemmt war, um den Mund wieder schließen zu können, z. B. entspannen, bewegen, drücken oder manövrieren?

nein	ja, rechts	links	beidseits	unklar
0 ❑	1 ❑	2❑	3❑	4❑

UNIVERSITÄT LEIPZIG
Medizinische Fakultät

Version 11/2018 - Leipzig

DC/CMD Untersuchungsbogen

Patient ____________________ Untersucher ____________________ Untersuchungsdatum |_|_|–|_|_|–|_|_|_|_| Tag Monat Jahr

1a. Schmerzlokalisation: letzte 30 Tage (Alle zutreffenden Antworten ankreuzen)

Rechtsseitige Schmerzen				Linksseitige Schmerzen			
O Keine	O Temporalis O Masseter	O andere Kaum. O Kiefergelenk	O nicht-mastik. Muskeln	O Keine	O Temporalis O Masseter	O andere Kaum. O Kiefergelenk	O nicht-mastik. Muskeln

1b. Kopfschmerzlokalisation: letzten 30 Tage (Alle zutreffenden Antworten ankreuzen)

O Keine O Temporalis O Andere | O Keine O Temporalis O Andere

2. Schneidekantenverhältnisse (Hilfslinien einzeichnen für Mittellinie und Overbite)

Referenzzahn O 11 O 21 O anderer ____

Horizontaler inzisaler Überbiss (Overjet) O falls negativ |_|_| mm

Vertikaler inzisaler Überbiss (Overbite) O falls negativ |_|_| mm

3. Öffnungs- und Schließmuster (Eine Antwort auswählen)

O gerade O korrigierte Deviation

Unkorrigierte Deviation: O nach rechts O nach links

4. Öffnungs- und Schließbewegungen

A. Schmerzfreie SKD |_|_| mm

B. Maximale aktive SKD |_|_| mm

	Rechte Seite: Schmerz	Rechte Seite: Bekannter Schmerz	Rechte Seite: Bekannter Kopfschmerz		Linke Seite: Schmerz	Linke Seite: Bekannter Schmerz	Linke Seite: Bekannter Kopfschmerz
Temporalis	N J	N J	N J	Temporalis	N J	N J	N J
Masseter	N J	N J		Masseter	N J	N J	
Gelenk	N J	N J		Gelenk	N J	N J	
andere Kaum.	N J	N J		andere Kaum.	N J	N J	
Nicht-Kaum.	N J	N J		Nicht-Kaum.	N J	N J	

C. Maximale passive SKD |_|_| mm

D. Abgebrochen durch Patient N J

	Rechte Seite: Schmerz	Rechte Seite: Bekannter Schmerz	Rechte Seite: Bekannter Kopfschmerz		Linke Seite: Schmerz	Linke Seite: Bekannter Schmerz	Linke Seite: Bekannter Kopfschmerz
Temporalis	N J	N J	N J	Temporalis	N J	N J	N J
Masseter	N J	N J		Masseter	N J	N J	
Gelenk	N J	N J		Gelenk	N J	N J	
andere Kaum.	N J	N J		andere Kaum.	N J	N J	
Nicht-Kaum.	N J	N J		Nicht-Kaum.	N J	N J	

5. Laterotrusion und Protrusion (Hilfslinie verwenden)

A. Laterotrusion nach rechts |_|_| mm

	Rechte Seite: Schmerz	Rechte Seite: Bekannter Schmerz	Rechte Seite: Bekannter Kopfschmerz		Linke Seite: Schmerz	Linke Seite: Bekannter Schmerz	Linke Seite: Bekannter Kopfschmerz
Temporalis	N J	N J	N J	Temporalis	N J	N J	N J
Masseter	N J	N J		Masseter	N J	N J	
Gelenk	N J	N J		Gelenk	N J	N J	
andere Kaum.	N J	N J		andere Kaum.	N J	N J	
Nicht-Kaum.	N J	N J		Nicht-Kaum.	N J	N J	

B. Laterotrusion nach links |_|_| mm

	Rechte Seite: Schmerz	Rechte Seite: Bekannter Schmerz	Rechte Seite: Bekannter Kopfschmerz		Linke Seite: Schmerz	Linke Seite: Bekannter Schmerz	Linke Seite: Bekannter Kopfschmerz
Temporalis	N J	N J	N J	Temporalis	N J	N J	N J
Masseter	N J	N J		Masseter	N J	N J	
Gelenk	N J	N J		Gelenk	N J	N J	
andere Kaum.	N J	N J		andere Kaum.	N J	N J	
Nicht-Kaum.	N J	N J		Nicht-Kaum.	N J	N J	

C. Protrusion |_|_| mm

O falls negativ

	Rechte Seite: Schmerz	Rechte Seite: Bekannter Schmerz	Rechte Seite: Bekannter Kopfschmerz		Linke Seite: Schmerz	Linke Seite: Bekannter Schmerz	Linke Seite: Bekannter Kopfschmerz
Temporalis	N J	N J	N J	Temporalis	N J	N J	N J
Masseter	N J	N J		Masseter	N J	N J	
Gelenk	N J	N J		Gelenk	N J	N J	
andere Kaum.	N J	N J		andere Kaum.	N J	N J	
Nicht-Kaum.	N J	N J		Nicht-Kaum.	N J	N J	

6. Kiefergelenkgeräusche während Öffnungs- und Schließbewegungen

	Rechtes Kiefergelenk					Linkes Kiefergelenk				
	Untersucher Öffnen	Untersucher Schließen	Patient	schmerzh. Knacken	Bekannter Schmerz	Untersucher Öffnen	Untersucher Schließen	Patient	schmerzh. Knacken	Bekannter Schmerz
Knacken	N J	N J	N J ►	N J	N J	N J	N J	N J ►	N J	N J
Reiben	N J	N J	N J			N J	N J	N J		

7. Kiefergelenkgeräusche bei Laterotrusion und Protrusion

	Rechtes Kiefergelenk				Linkes Kiefergelenk			
	Untersucher	Patient	schmerzh. Knacken	Bekannter Schmerz	Untersucher	Patient	schmerzh. Knacke	Bekannter Schmerz
Knacken	N J	N J ►	N J	N J	N J	N J ►	N J	N J
Reiben	N J	N J			N J	N J		

8. Gelenkblockade

	Rechtes Kiefergelenk				Linkes Kiefergelenk		
		lösbar durch				lösbar durch	
	Blockade	Patient	Untersucher		Blockade	Patient	Untersucher
während der Öffnung	N J	N J	N J	während der Öffnung	N J	N J	N J
bei weiter Mundöffnung	N J	N J	N J	bei weiter Mundöffnung	N J	N J	N J

9. Muskel & Kiefergelenkschmerzen bei Palpation (i.d.R. für Temporalis und Masseter neun Punkte palpieren)

Rechte Seite					
(1 kg)	Schmerz	Bekannter Schmerz	Bekannter Kopfschmerz	Ausbreitender Schmerz	Übertragener Schmerz
Temporalis	N J	N J	N J	N J	N J
Masseter	N J	N J		N J	N J

Linke Seite					
(1 kg)	Schmerz	Bekannter Schmerz	Bekannter Kopfschmerz	Ausbreitender Schmerz	Übertragener Schmerz
Temporalis	N J	N J	N J	N J	N J
Masseter	N J	N J		N J	N J

Rechte Seite				Linke Seite			
Kiefergelenk	Schmerz	Bekannter Schmerz	Übertragener Schmerz		Schmerz	Bekannter Schmerz	Übertragener Schmerz
Lateraler Pol **(0,5 kg)**	N J	N J	N J	Lateraler Pol **(0,5 kg)**	N J	N J	N J
Um den lateralen Pol **(1 kg)**	N J	N J	N J	Um den lateralen Pol **(1 kg)**	N J	N J	N J

10. Ergänzende Muskelschmerzen auf Palpation

(0,5 kg)	Schmerz	Bekannter Schmerz	Übertragener Schmerz	**(0,5 kg)**	Schmerz	Bekannter Schmerz	Übertragener Schmerz
Regio retromandibularis	N J	N J	N J	Regio retromandibularis	N J	N J	N J
Regio submandibularis	N J	N J	N J	Regio submandibularis	N J	N J	N J
Bereich des M. pteryg. lat.	N J	N J	N J	Bereich des M. pteryg. lat.	N J	N J	N J
Temporalissehne	N J	N J	N J	Temporalissehne	N J	N J	N J

Literatur

Bell W. Private communication with author, ca. 1980.

Bryan CS. Osler: Inspirations from a Great Physician. New York & London: Oxford University Press, 1997.

Doyle AC. The Sign of the Four, 1890.

Doyle AC. The Strand Magazine, London, September 1914 and May 1915.

International Association for the study of pain (IASP), orofacial pain special interest group 2016 https://www.iasp-pain.org/SIG/OrofacialHeadPain.

International RDC/TMD Consortium Network. TMD pain screener, 2011. https://ubwp.buffalo.edu/rdc-tmdinternational/wp- content/uploads/sites/58/2017/01/TMD-Pain-Screener_revised-10Aug2011.pdf.

International RDC/TMD Consortium Network. Diagnostic criteria for temporomandibular disorders: symptom questionnaire, 2013a. https://ubwp.buffalo.edu/rdc-tmdinternational/wp- content/uploads/sites/58/2017/01/DC-TMD_SQ_shortform_2013-05-12.pdf.

International RDC/TMD Consortium Network. Clinical examination form, 2013b. https://ubwp.buffalo.edu/rdc-tmdinternational/wp-content/uploads/sites/58/2017/01/DC-TMD_exam-form_international_2013-05- 12.pdf.

Safire: William Safire, American author 1929–2009 [n.d.].

Kapitel 8

Klinische Untersuchung von Kiefergelenk und Kaumuskulatur

Mariano Rocabado, César Fernández-de-las-Peñas

Manuelle Untersuchung des Kiefergelenks

Bewegungsausmaß des Kiefergelenks

Die klinische Untersuchung des Kiefergelenks beginnt mit der Anamnese des Patienten (s. Kap. 7), der Untersuchung des Bewegungsausmaßes sowie der Evaluation eventueller Gelenkgeräusche. Das Bewegungsausmaß des Unterkiefers wird folgendermaßen erfasst: die schmerzfrei mögliche Mundöffnung ohne Unterstützung, die maximal mögliche Mundöffnung (auch unter Schmerzen), die maximal mögliche Mundöffnung mit Unterstützung (Überdruck durch den Untersucher, auch unter Schmerzen), die laterale Deviation sowie die Protrusion. Sowohl Quantität als auch Qualität der Kieferbewegungen sollten beurteilt werden. Die Normwerte betragen 35–40 mm für die schmerzfrei mögliche aktive Mundöffnung und 7 mm für die laterale Deviation (Schiffman et al. 2014). Der Untersucher sollte beachten, dass das Bewegungsausmaß des Kiefergelenks altersabhängig ist und die Normwerte sich mit zunehmendem Alter verringern (Hassel et al. 2006). Die Intraraterreliabilität für die Messung des Bewegungsausmaßes im Kiefergelenk reicht von moderat (ICC: 0,6) bis exzellent (ICC: 0,90), abhängig von der Bewegung (de Wijer et al. 1995; List et al. 2006). Bei schmerzhaften Kiefergelenksbewegungen war die Reliabilität demnach geringer ausgeprägt (κ: 0,47–0,59). Zur Beurteilung der Bewegungsquantität und -qualität kann der Untersucher ein Bewegungsdiagramm benutzen (Abb. 8.1A). Dabei sollte

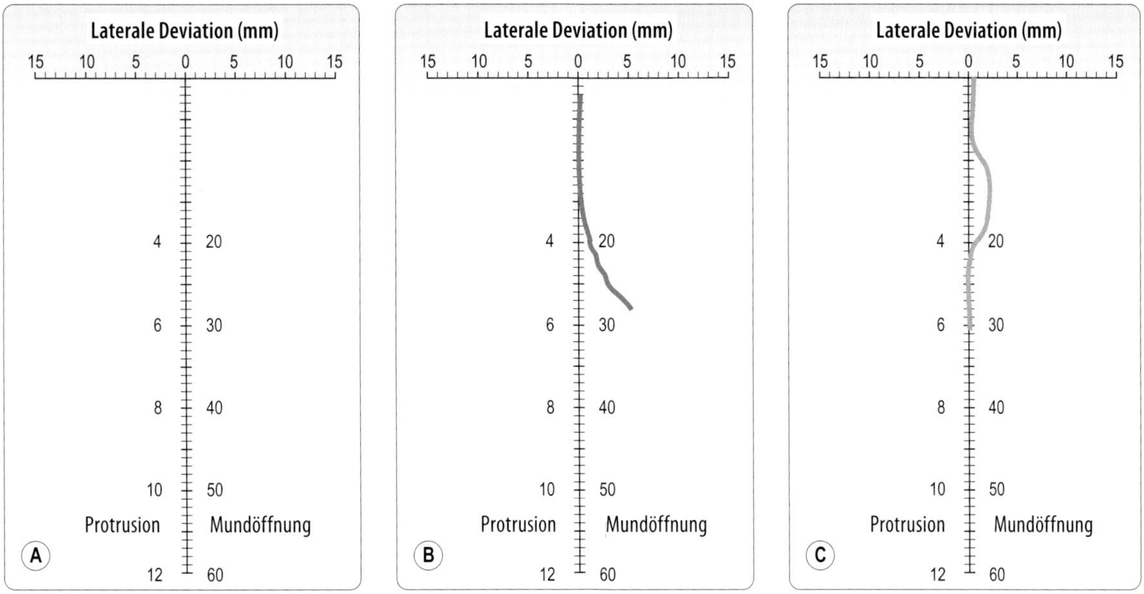

Abb. 8.1
(A) Bewegungsdiagramm zur Beurteilung der Kiefergelenksbeweglichkeit. (B) Diagramm eines Patienten mit bei 30 mm eingeschränkter Mundöffnung und einer lateralen Deviation ab der Hälfte der Bewegung bis zur maximal möglichen Mundöffnung. (C) Diagramm eines Patienten mit bei 30 mm eingeschränkter Mundöffnung und einer lateralen Deviation ab der Hälfte der Bewegung, die sich zum Ende hin wieder korrigiert.

die Deviation des Unterkiefers zu beiden Seiten während der Mundöffnung beurteilt werden. Eine laterale Deviation des Unterkiefers kann ohne Korrektur auftreten und zum Bewegungsende hin stärker werden (Abb. 8.1 B) oder während der Bewegung auftreten und auch währenddessen wieder korrigiert werden (Abb. 8.1 C). Während der Mundöffnung sollte ein 4:1-Verhältnis beibehalten werden: Für jeden Millimeter lateraler Deviation des Kiefers sollten vier Millimeter Mundöffnung im kontralateralen Kiefergelenk beibehalten werden.

Kiefergelenksgeräusche

Ein weiteres wichtiges Assessment betrifft die Evaluation vorhandener Kiefergelenksgeräusche unter Bewegung, in diesem Fall Knacken während des Öffnens und Schließens, während einer lateralen Deviation oder während der Protrusion, oder auch ein reziprokes Knacken, das bei Mundöffnung mit protruhiertem Kiefer verschwindet. Ein reziprokes Knacken des Kiefergelenks zeigt eine leichte Diskusverlagerung an, in deren Verlauf der Diskus während des Öffnens und Schließens sich aus seiner Position heraus- und wieder hineinbewegt, was zu einem entsprechenden Knacken beim Öffnen und Schließen führt. Die Interraterreliabilität für die Identifizierung von Knackgeräuschen des Kiefers reicht von mäßig (κ: 0,40) bis gut (κ: 0,70) (List et al. 2006). Hassel et al. (2006) beschrieben eine allgemeine Intertester-Übereinstimmung von 83 % für Geräusche beim Öffnen und Schließen, 65 % bei lateraler Deviation und 76 % bei der Protrusion. Andere Autoren gaben gute Reliabilitätswerte (κ: > 0,75) für die Untersuchung von Kiefergelenksgeräuschen an (Gallo et al. 2000). Interessanterweise sind Kiefergelenksgeräusche nicht altersabhängig (Hassel et al. 2006). Huddleston Slater et al. (2004) berichteten von einer exzellenten Reliabilität (κ: 0,86) bei der Erkennung von internen Derangements, basierend auf klinischen Befunden, insbesondere dem Vorhandensein von Knackgeräuschen während der Untersuchung.

Kompressionstests (Überdruck) am Kiefergelenk

Der Untersucher kann die Belastung auf das Kiefergelenk während der Testung des Bewegungsausmaßes erhöhen. Es können unterschiedlich gerichtet Druckkräfte (nach kranial, dorsal oder dorsokranial) appliziert werden (Abb. 8.2). Überdruck erhöht die Druckkräfte auf den Diskus und das Gelenk, was die Nozizeptoren reizt und auf das Vorhandensein einer Gewebeirritation hinweist. Von be-

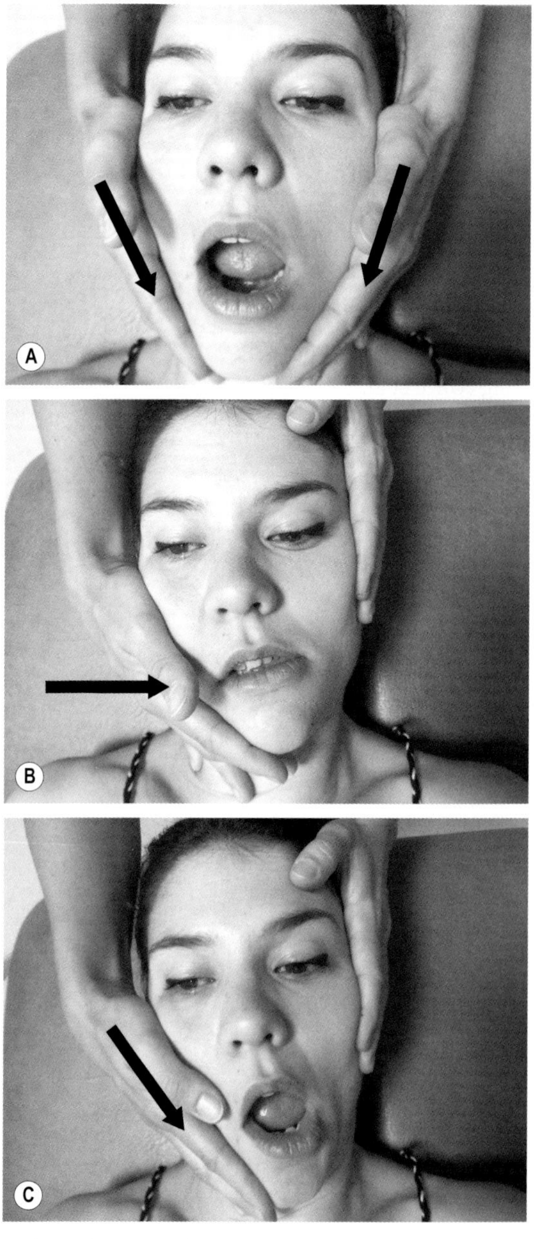

Abb. 8.2
Überdruck während der Mundöffnung (A), während lateraler Deviation (B) oder bei kombinierten Bewegungen (C).

sonderer Bedeutung ist die Applikation von Druck am retrodiskalen Gewebe, da es in dieser Hinsicht hochsensibel reagiert (Langendoen et al. 1997). Nach de Wijer et al. (1995) zeigen Kompressionstests bei CMD-Patienten eine gute Interraterreliabilität (κ: 0,60).

Palpation des Kiefergelenks

Die Palpation des Kiefergelenks stellt vermutlich den wichtigsten Aspekt der klinischen Untersuchung dar (Sipilä et al. 2011). Die Prävalenz eines lokal induzierten Schmerzes bei der Palpation des Kiefergelenks beträgt demnach 58 % bei Patienten mit einer posttraumatischen Belastungsstörung (Uhac et al. 2011) und 45 % bei Patienten mit rheumatoider Arthritis (Witulski et al. 2014). Bei etwa 40 % dieser Patienten war der posteriore Pol der empfindlichste Bereich (Uhac et al. 2011; Witulski et al. 2014). Tatsächlich ist die Prävalenz eines durch Palpation induzierten Schmerzes am posterioren Pol des Gelenks zwischen 1993 und 2003 angestiegen (Köhler et al. 2013). Interessant ist auch, dass Palpationsschmerzen am Kiefergelenk bei einer Gruppe älterer Patienten signifikant mit der Schwere der CMD assoziiert waren (Camacho et al. 2014).

Ein wichtiger Punkt bei der manuellen Palpation ist, wie viel Druck für welche Zeitdauer appliziert werden sollte, da das Kiefergelenk bei Personen mit einer arthrogenen CMD sehr empfindlich reagiert (Benoliel & Sharav 2009). Cunha et al. (2014) fanden für Druckwerte von 1,36 kg/cm^2 bei der Palpation des Gelenks eine Spezifität von 89,7 % und eine Sensitivität von 70 %. Dieser Wert wird als zweckmäßigster Grenzwert zur Diagnose einer moderaten bis schweren CMD betrachtet. Wie lange ein solcher Druck aufrechterhalten werden sollte, ist nicht festgelegt.

Um herauszufinden, ob ein Entzündungsschmerz im Gelenk vorliegt, sollte das gesamte Kiefergelenk palpiert werden. Eines der ausgedehntesten Protokolle zur Kiefergelenkspalpation wurde von Rocabado beschrieben (persönliche Mitteilung, Abb. 8.3). Das Protokoll sieht die Palpation von fünf verschiedenen Bindegewebestrukturen und drei Manualtechniken zur Testung der kraniomandibulären Ligamente, der retrodiskal liegenden Lamina inferior sowie des retrodiskalen Gewebes vor. Für die Palpation des Kiefergelenks begibt der Patient sich in Rückenlage, der Kopf ist leicht zur kontralateralen Seite gedreht. Der Mund ist leicht geöffnet (10 mm) und der Unterkiefer etwas protruhiert. Aus dieser Position heraus kann der Untersucher den anteroinferioren Pol des Kiefergelenks palpieren (Abb. 8.4 A), außerdem den anterosuperioren Pol (Abb. 8.4 B), das Lig. collaterale (Abb. 8.4 C), den

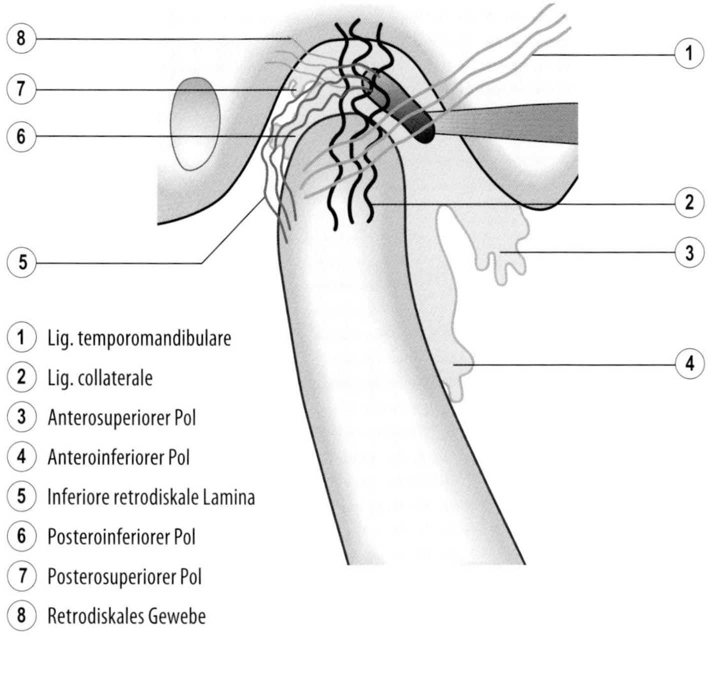

Abb. 8.3
Anatomische Punkte zur manuellen Untersuchung der Kiefergelenksirritierbarkeit nach Rocabado
(© Mariano Rocabado).

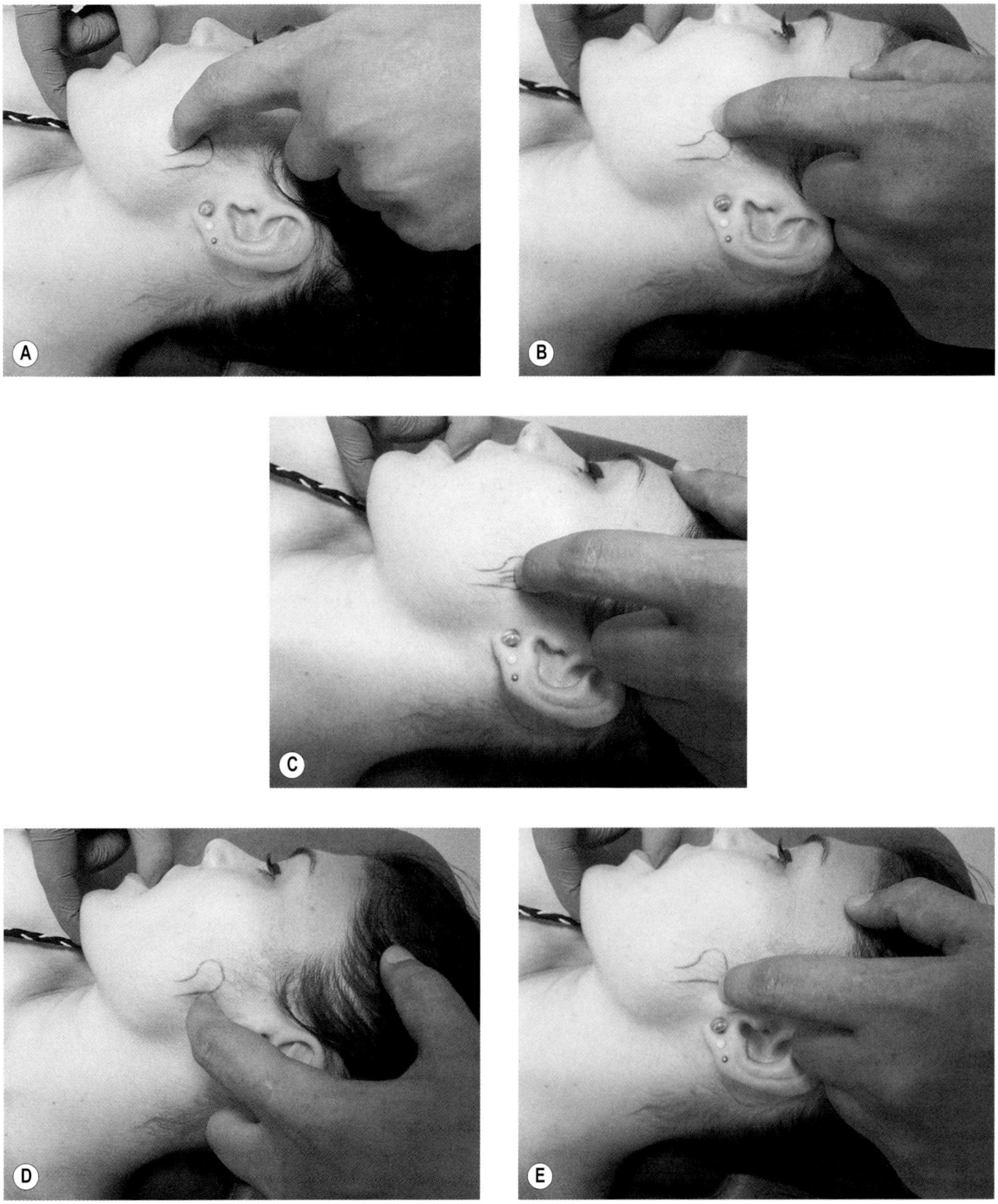

Abb. 8.4
Palpation des Kiefergelenks: (A) anteroinferiorer Pol; (B) anterosuperiorer Pol; (C) Lig. laterale; (D) posteroinferiorer Pol; (E) posterosuperiorer Pol.

posteroinferioren Pol (Abb. 8.4D) sowie den posterosuperioren Pol (Abb. 8.4E).

Da das kraniomandibuläre Ligament aus sehr festem Gewebe besteht (Cuccia et al. 2011), müssen manuelle Techniken angewandt werden, um seine Irritierbarkeit zu beurteilen. Dazu legt der Untersucher seinen Daumen auf den letzten Backenzahn des Oberkiefers und seinen Zeigefinger auf den unteren Bereich des Unterkiefers. Mit der anderen Hand stabilisiert er den Kopf des Patienten, wobei Zeige- und Mittelfinger das Ligament palpieren (s. Abb. 11.7). Aus dieser Position heraus appliziert der Untersucher mit seinem Daumen einen nach inferoposterior gerichteten Druck (Abb. 8.5).

Das retrodiskale Gewebe entspringt vom posterioren Anteil des Diskus und wird in zwei Schichten (Laminae) unterteilt: zum einen die Lamina superior, die an der Fissura petrotympanica (Glaser-Spalte) des Schläfenbeins ansetzt und aus fibroelastischem Gewebe besteht, zum anderen die Lamina inferior, die an der Rückseite des Condylus mandibulae entspringt und aus nicht elastischen, festen Kollagenfasern besteht. Der Bereich zwischen den beiden Lamina ist stark vaskularisiert und enthält Nervengewebe (Langendoen et al. 1997). Insbesondere der hintere Anteil des Kiefergelenks und das retrodiskale Gewebe sind stark mit freien Nervenendigungen durchsetzt (Langendoen et al. 1997). Die Signalstärke aus dem retrodiskalen Gewebe ist bei dysfunktionalen Kiefergelenken gesteigert, was auf eine stärkere Vaskularisierung schließen lässt (Lee & Yoon 2009). Daher besteht die Untersuchung dieses Gewebes aus zwei Techniken. Zunächst erfolgt ein Assessment der inferioren retrodiskalen Lamina. Dabei wird die eine Hand wie beim Assessment des Lig. temporomandibulare angelegt (s. Abb. 8.5), die andere Hand dagegen am Angulus des Unterkiefers. Dann appliziert der Untersucher mit seinem Daumen einen nach posterior und superior gerichteten Druck (Abb. 8.6). Für ein Assessment des retrodiskalen Gewebes wird mit dem Daumen ein nach posterior, superior und anterior gerichteter Druck durch den Untersucher appliziert (Abb. 8.7).

Alle diese Techniken sind als positiv zu bewerten, wenn der Patient Schmerzen verspürt (lokal oder weitergeleitet) und, weit wichtiger, die hervorgerufenen Schmerzen die Symptome des Patienten widerspiegeln.

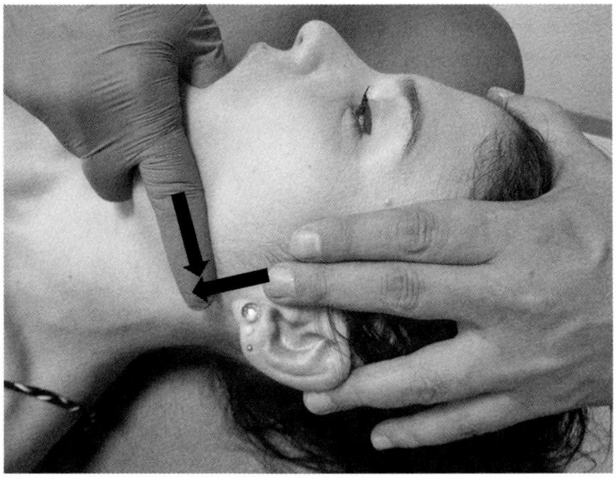

Abb. 8.5
Technik zur Beurteilung der Irritierbarkeit des Lig. temporomandibulare.

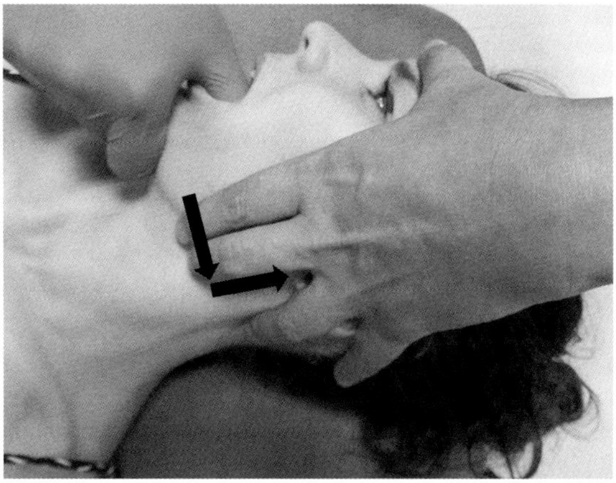

Abb. 8.6
Technik zur Beurteilung der Irritierbarkeit der inferioren retrodiskalen Lamina.

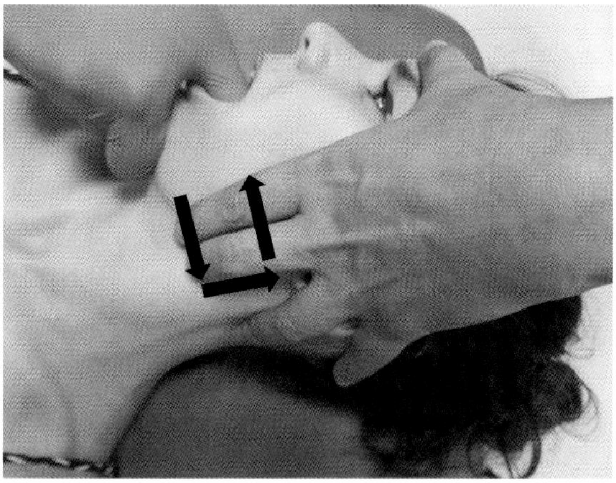

Abb. 8.7
Technik zur Beurteilung der Irritierbarkeit des retrodiskalen Gewebes.

Manuelle Untersuchung der Kaumuskulatur

Empfindliche oder schmerzhafte Kaumuskulatur bei der Palpation

In Kapitel 2 wurde erläutert, dass die aktuellen Diagnosekriterien zur Klassifizierung einer CMD (DC/CMD) bestimmte Subtypen der lokalen Myalgie und der myofaszialen Schmerzen auf der Achse I enthalten (Peck et al. 2014; Schiffman et al. 2014). Es ist wichtig klarzustellen, dass eine lokale Myalgie oder myofasziale Schmerzen sich in diesem Fall auf Schmerzen während der Palpation und ohne Ausstrahlungen beziehen (s. folgender Abschnitt).

Lokale Schmerzen während der Palpation der Kiefermuskulatur kommen bei 57–97 % der CMD-Patienten vor, dagegen nur bei 10–29 % der Patienten ohne CMD (Ohrbach et al. 2011). Camacho et al. (2014) beschrieben lokal induzierte Schmerzen während der Palpation der Kiefermuskulatur bei 78 % der älteren Patienten (über 60 Jahre) mit einer CMD und außerdem, dass eine signifikante Assoziation zwischen der Schwere der CMD und den Palpationsschmerzen bestand. Durch Palpation hervorgerufene Schmerzen in der Kiefermuskulatur spielen eventuell auch bei der Differenzialdiagnose von schmerzhafter CMD und primären Kopfschmerzen eine Rolle (Costa et al. 2016). In der Studie von Costa et al. war ein durch Palpation induzierter Schmerz des M. masseter mit einer myogenen CMD assoziiert, während ebenfalls palpationsinduzierte Schmerzen im M. temporalis anterior sowohl bei CMD-Patienten als auch bei Patienten mit primären Kopfschmerzen, etwa Spannungskopfschmerzen oder Migräne, beobachtet wurden (Costa et al. 2016). Diese Ergebnisse passen zu den Untersuchungen von Sales Pinto et al. zum Einfluss myofaszialer Schmerzen auf die Druckschmerzempfindlichkeit der Kiefermuskulatur bei Migränepatienten (Sales Pinto et al. 2013).

Anscheinend spielt der M. masseter bei einer CMD eine entscheidende Rolle. Palpationsschmerzen in diesem Muskel wurden mit einer ipsilateralen arthrogenen CMD assoziiert, z. B. bei einer Diskusverlagerung (Inoue et al. 2010; da Silva Parente Macedo et al. 2015). Tatsächlich weisen Patienten mit lokalen Palpationsschmerzen des M. masseter ein dreifach erhöhtes Risiko für das Vorliegen einer arthrogenen CMD auf (da Silva Parente Macedo et al. 2015).

Diese in den DC/CMD vorgeschlagene Unterteilung (Peck et al. 2014; Schiffman et al. 2014) betont die Wichtigkeit einer manuellen Palpation der Kiefermuskulatur.

Allerdings ist die Reliabilität der verfügbaren Daten durchaus diskussionswürdig. Gomes et al. (2008) berichteten von moderaten bis guten Reliabilitätswerten zur Palpation der Kiefermuskulatur bei CMD-Patienten und auch gesunden Personen, wohingegen Chaves et al. (2010) nur eine schlechte bis moderate Intra- und Interraterreliabilität bei Kindern mit CMD-Symptomen und gesunden Kindern erzielten (Chaves et al. 2010). Allerdings scheint die Reliabilität abhängig von der Muskulatur zu sein, da die Untersuchung extraoraler Muskeln (M. masseter und M. temporalis) eine bessere Reliabilität aufweist als die der intraoralen Muskeln (M. pterygoideus lateralis oder medialis).

Eine der wichtigsten Frage in diesem Zusammenhang ist, wie viel Druck der Untersucher für welchen Zeitraum applizieren sollte (Benoliel & Sharav 2009). Es wurde vorgeschlagen, dass der Druck bei intraoralen Strukturen rund 1 kg betragen sollte, bei extraoralen Strukturen 1,5–2 kg (Goulet et al. 1998). Dafür wurden mehrere Geräte entwickelt, um einen standardisierten Druck zu ermöglichen. So wiesen ein Druckalgometer zur Palpation sowie ein fingerförmiges Palpometer z. B. exzellente Werte für die Intertesterreliabilität im Vergleich zu einem konventionellen Algometer auf (Bernhardt et al. 2007). Andere Autoren entwickelten eine neues mechanisches Palpometer für das Assessment der Tiefenschmerzsensibilität, das ebenfalls eine exzellente Reliabilität aufwies (Futarmal et al. 2011). Allerdings muss betont werden, dass ein manuelles Assessment ohne Verwendung eines Geräts die im klinischen Alltag meistgenutzte Methode darstellt.

Zur Frage, wie lange ein Druck aufrechterhalten werden sollte, wurden Werte zwischen zwei und fünf Sekunden als ausreichend empfohlen, um eine lokale oder auch weitergeleitete Schmerzantwort hervorzurufen. Es ist wichtig zu beachten, dass die Unterteilung der Myalgien in eine lokale Myalgie, myofasziale Schmerzen und myofasziale Schmerzen mit Ausstrahlung als mögliche zeitweilige Progression einer lokalen Myalgie hin zu ausstrahlenden und weitergeleiteten Schmerzen vorgeschlagen wurde. Die klinische Unterscheidung zwischen lokalen Muskelschmerzen und weitergeleiteten Schmerzen entspricht in etwa der Unterscheidung zwischen einem Tenderpunkt (lokaler Schmerz) und einem Triggerpunkt (weitergeleiteter Schmerz). Für Details zu diesem Thema sei dem Leser weiterführende Literatur empfohlen (Fernández-de-las-Peñas & Arendt-Nielsen 2016). Die Palpation der Kiefermuskulatur gilt dann als positiv, wenn der Patient die durch Palpation induzierten lokalen Schmerzen als „seine" Schmerzen identifiziert (Peck et al. 2014; Schiffman et al. 2014), da eine bloße Druckempfindlichkeit auch lediglich eine Hyperalgesie oder Allodynie widerspiegeln kann. Visscher et al. (2004) kamen zu dem Schluss, dass eine manuelle Palpation bei CMD-Patienten genauso gut reproduzierbare Ergebnisse zur Schmerzerkennung erbrachte wie eine Druckalgometrie.

Schmerzweiterleitung bei Palpation der Kaumuskulatur: myofasziale Triggerpunkte

Der dritte in Achse I der DC/CMD beschriebene Subtypus einer Myalgie ist der eines myofaszialen Schmerzes mit Ausstrahlungen, also einer Myalgie, bei der Schmerzen außerhalb des palpierten Muskel angegeben werden (Peck et al. 2014; Schiffman et al. 2014). Diese Art von CMD-Schmerzen weist eine Sensitivität von 0,86 und eine Spezifität von 0,98 auf. Interessanterweise weist diese Diagnose ähnliche klinische Eigenschaften auf wie muskuläre Triggerpunkte (TrPs), obgleich dieser Begriff nicht in den DC/CMD genutzt wird (s. Kap. 2). TrPs sind durch ausstrahlende Schmerzen bei der Palpation gekennzeichnet. Simons et al. (1999) beschrieben mehrere Kopf- und Nackenmuskeln, in denen ausstrahlende Schmerzen zu einer CMD-Symptomatik beitrugen. So können TrPs in der Kiefermuskulatur eine Arthralgie des Kiefergelenks simulieren. Wenn die durch einen TrP ausgelösten, ausstrahlenden Schmerzen irgendwelche Symptome des Patienten reproduzieren, wird dieser TrP als aktiv betrachtet. Wenn die ausstrahlenden Schmerzen dagegen keine der bisherigen Symptome des Patienten reproduzieren, ist es ein latenter TrP (Simons et al. 1999). Es ist wichtig zu berücksichtigen, dass TrPs eine bedeutende motorische Komponente aufweisen, da sie auch eine Muskelschwäche, Muskelhemmung, gesteigerte motorische Irritierbarkeit, beschleunigte Ermüdung oder veränderte motorische Rekrutierung hervorrufen können (Ge & Arendt-Nielsen 2011).

Für eine gute TrP-Diagnostik sind adäquates Training, die Entwicklung entsprechender Fertigkeiten sowie klinische Praxis erforderlich, damit die Untersuchungsergebnisse auch verlässlich sind. Simons et al. (1999) beschrieben mehrere Zeichen und Symptome, die bei einer TrP-Diagnose hilfreich sein können. Dazu gehören: ein tastbarer Muskelhartspann, ein überempfindlicher Punkt innerhalb dieses Hartspanns, ein reflektorisches Muskelzucken als Reaktion auf eine querverlaufende TrP-Palpation, ausstrahlende Schmerzen bei Stimulation oder Palpation des überempfindlichen Bereichs, Muskelschwäche, Schmerzen als Antwort auf eine Kontraktion oder Verlängerung des Muskels sowie ein Jump Sign. Allerdings ist die Reliabilität dieser Zeichen oder Symptome alleine fragwürdig (Rathbone et al. 2017). Zum Thema Reliabilität sei der Leser an weitere Texte verwiesen (Myburgh et al. 2008; Lucas et al. 2009; Bron & Dommerholt 2012). Im Rahmen einer besseren Diagnosestellung von TrPs wird auch der Einsatz neuer bildgebender Verfahren untersucht. So könnten für die Kiefermuskulatur Infrarottechniken von Nutzen sein, da sie Unterschiede zwischen lokalen und weitergeleiteten Schmerzen von TrPs bis zu einem Temperaturunterschied von 0,5° C anzeigen (Haddad et al. 2012). Nach Haddad et al. beträgt beim Einsatz dieser Methode die Sensitivität für das Vorliegen eines weitergeleiteten Schmerzes 62,5 % und die Spezifität 71,3 %, entsprechend 43,6 % und 60,6 % für lokale Schmerzen (Haddad et al. 2012).

Für die Diagnose von TrPs empfehlen Simons et al. (1999) sowie Gerwin et al. (1997) in der Praxis folgenden Mindestanforderungen: das Vorliegen eine überempfindlichen Punkts innerhalb eines Muskelhartspanns eines

Skelettmuskels in Kombination mit der Wiedererkennung eines vom TrP ausgehenden weitergeleiteten Schmerzes durch den Patienten. Bei Anwendung durch einen erfahrenen Untersucher haben diese Kriterien eine gute Interraterreliabilität ergeben (κ: 0,84– 0,88). Tatsächlich stellen lokale Sensibilität sowie Schmerzwiederkennung die zuverlässigsten Kriterien dar (κ: 0,676 bzw. κ: 0,575), wie Rathbone et al. in einer Metaanalyse herausfanden (2017). Entsprechend hat Schmerzausstrahlung ebenfalls moderate (κ: 0,57) bis exzellente (κ: 0,84) Werte für die Reliabilität ergeben, abhängig vom getesteten Muskel (Gerwin et al. 1997).

Erstaunlicherweise haben bislang nur wenige Studien das Vorhandensein von durch TrPs weitergeleiteten Schmerzen bei CMDs untersucht. Zwei Studien kamen zu dem Schluss, dass der M. masseter, der M. temporalis, der M. trapezius (Pars descendens) sowie der M. pterygoideus lateralis bei Patienten mit einer myogenen CMD die häufigsten Quellen für ausstrahlende Schmerzen in den Nacken und die kraniofaziale Region waren (Wright 2000; Fernández-de-las-Peñas et al. 2010).

Interessant ist hier vor allem, dass CMD-Patienten nicht nur aktive TrPs in der Kiefermuskulatur, sondern auch in der Nacken- und Schultermuskulatur aufwiesen. Bei Patienten mit mechanisch bedingten Nackenschmerzen wurde das Gegenteil beobachtet. Sie wiesen eher latente TrPs (nicht spontan symptomatisch) im M. masseter und M. temporalis auf sowie eine im Vergleich zu gesunden Kontrollpersonen verringerte Mundöffnung (De-la-Llave-Rincon et al. 2012). Es scheint, dass ein TrP-assoziierter ausstrahlender Schmerz im Rahmen einer CMD eine entscheidende Rolle spielen kann.

Manuelle Untersuchung der Kaumuskulatur

Die medizinische Vorgeschichte, Untersuchung der aktiven und passiven Kieferbewegungen, Schmerzqualität und -ausbreitung sowie assoziierte Symptome und Berücksichtigung des Gebiets der ausstrahlenden Schmerzen helfen dem Untersucher dabei festzustellen, welche Muskeln bei CMD-Patienten von klinischer Bedeutung sind. Die TrP-Palpation beginnt mit der Identifizierung eines Muskelhartspanns innerhalb eines Skelettmuskels, indem quer zum Faserverlauf palpiert wird. Der Patient kann dabei angewiesen werden, den Muskel anzuspannen, um die Fasern besser zu lokalisieren. Für die Palpation kann der Muskel auch in eine entspannte oder vorgedehnte Position gebracht werden, je nachdem, wie der Patient sich klinisch zeigt. Ist der Hartspann lokalisiert, wird dort nach einem überempfindlichen Punkt gesucht. Ein Strumming (Druck quer zum Faserverlauf) des Hartspanns kann eine plötzliche unwillkürliche Kontraktion des Muskels (Twitch Response) hervorrufen. Das Strumming erfolgt mit einer flachen Palpation, bei der der Untersucher mit den Fingern Druck auf das Gewebe gegen die darunterliegende Knochenschicht ausübt, oder mit einer sog. Pincer-Palpation, z. B. des oberflächlich gelegenen M. masseter, bei der die Muskelschicht zwischen den Fingerspitzen gerollt wird.

Der Untersucher sollte sich dabei vorgefasster Erwartungen bezüglich der Lokalisation und Ausstrahlungen von TrPs bewusst sein. Die meisten Fachbücher benutzen aus didaktischen Gründen gewisse Standardangaben (Simons et al. 1999). Im Folgenden beschreiben wir die Ausstrahlungen aus der Kiefermuskulatur, die bei einer CMD-Entstehung am häufigsten vorkommen.

M. masseter

Der M. masseter ist vermutlich am häufigsten an einer CMD beteiligt. Ein entweder experimentell ausgelöster oder mit einem TrP assoziierter weitergeleiteter Schmerz kann die für CMD-Patienten typischen Symptome vortäuschen (Svensson 2007; Fernández-de-las-Peñas et al. 2010). TrPs im oberflächlichen Anteil des Muskels führen zu ausstrahlenden Schmerzen in den Augenbrauen, dem Oberkiefer, im Unterkiefer und in den Zähnen, wohingegen TrPs im tiefen Anteil Schmerzen in das Ohr und das Kiefergelenk weiterleiten (Simons et al. 1999) (Abb. 8.8 A). Des Weiteren führen TrPs im M. masseter normalerweise zu einer eingeschränkten Mundöffnung. Bei unilateralen TrPs im M. masseter tendiert der Unterkiefer zu einer lateralen Deviation hin zur betroffenen Seite. Eine solche Deviation kann aber auch mit einem unilateralen internen Derangement des Kiefergelenks zusammenhängen (s. Abb. 8.1 B und C). Die Symptome verstärken sich durch Mundöffnung und parafunktionales Verhalten, wie Kauen und Liegen auf der betroffenen Seite. Da es sich beim M. masseter um einen oberflächlich gelegenen Muskel handelt, kann er sowohl mittels flacher als auch Pincer-Palpation ertastet werden, je nach Irritierbarkeit des Patienten. Eine quer zum Faserverlauf vorgenommene Palpation wird eingesetzt, um Muskelhartspänne der oberflächlichen Schicht zu palpieren. Schmerzausstrahlungen können üblicherweise mit nur wenig Druck hervorgerufen werden.

M. temporalis

Der M. temporalis ist ein ebenfalls häufig betroffener Muskel bei CMD-Patienten (Fernández-de-las-Peñas et al. 2010). Sowohl die Palpation des M. masseter als auch des M. temporalis wird im Rahmen der aktuellen DC/CMD-Version empfohlen (Peck et al. 2014; Schiffman et al. 2014). Darüber hinaus ist der M. temporalis außerdem bei Spannungskopfschmerzen beteiligt (Fernández-de-las-Peñas et al. 2007). Das mag daran liegen, dass durch TrPs im M. temporalis ausgelöste Schmerzausstrahlungen sowohl Zahn- als auch Kopfschmerzen verursachen können, abhängig vom klinischen Bild des Patienten (Simons et al. 1999) (Abb. 8.8B). Symptome werden durch dysfunktionales Verhalten verstärkt, etwa Bruxismus, Kaugummikauen, Nägelkauen oder Eiszerkauen. Die Palpation des M. temporalis offenbart häufig sehr schmerzhafte TrPs, selbst wenn sie sanft durchgeführt wird. Üblicherweise finden sich hier viele TrPs (Fernández-de-las-Peñas et al. 2009). Da es sich ebenfalls um einen oberflächlich gelegenen Muskel handelt, finden sich bei quer zur Faser verlaufender Palpation normalerweise viele Bereiche mit einem Hartspann.

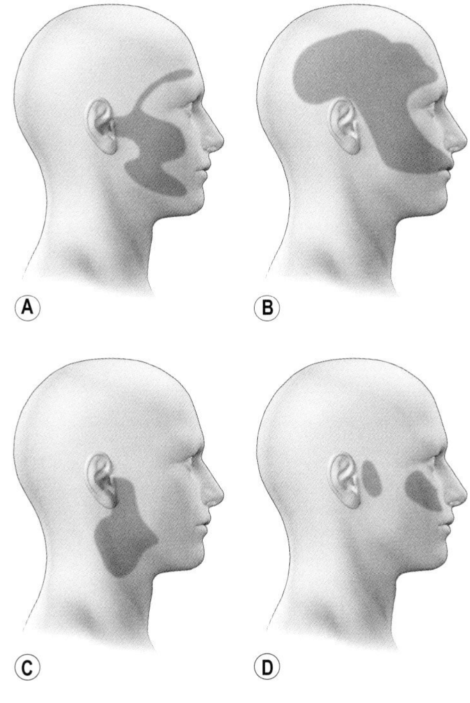

Abb. 8.8
Schmerzausstrahlungen aufgrund von Triggerpunkten innerhalb des M. masseter (A), des M. temporalis (B), des M. pterygoideus medialis (C) und des M. pterygoideus lateralis (D).

M. pterygoideus medialis

Der M. pterygoideus medialis ist der intraorale „Spiegelmuskel“ zum M. masseter, da beide am Angulus mandibulae ansetzen. Die von diesem Muskel ausgehenden Symptome sind im Vergleich zu denen anderer Kiefermuskeln eher diffus. TrPs im M. pterygoideus medialis leiten Schmerzen in den Ober- und Unterkiefer, die Zähne, die Mundhöhle, das Ohr und das Kiefergelenk weiter (Simons et al. 1999) (Abb. 8.8C). TrPs im M. masseter können wiederum die Aktivität von TrPs im M. pterygoideus medialis fördern, daher sollten grundsätzlich beide Muskeln untersucht werden. Die manuelle Untersuchung des mittleren Muskelanteils erfordert eine intraorale Palpation. Dabei gleitet die Fingerspitze, während sie nach außen zeigt, über die Backenzähne, bis sie die vordere Kante des Unterkiefers erreicht, die hinter und lateral des letzten Backenzahns liegt. Der mittlere Anteil des Muskelbauchs liegt jetzt direkt jenseits (posterior) dieser knöchernen Kante (s. Abb. 12.10). Patienten mit TrPs im M. pterygoideus medialis reagieren auf diese Palpation sehr empfindlich, daher sollte sie nur mit äußerster Vorsicht durchgeführt werden.

M. pterygoideus lateralis

Der M. pterygoideus lateralis ist aufgrund seiner Beziehung zum Discus articularis einer der wichtigsten Muskeln für die Kräfteverhältnisse im Kiefergelenk. Nach der Theorie eines internen Derangements des Kiefergelenks wird der Diskus aufgrund einer Hyperaktivität des Muskels nach anterior verschoben. Das kann geschehen, weil der superiore Kopf des Muskels mit dem Diskus verbunden ist und ihn daher nach anterior und superiomedial zieht (Fujita et al. 2001). Diese Hypothese wird durch ein biomechanisches Modell gestützt, nach dem eine anhaltend steigende Kraftproduktion im M. pterygoideus lateralis den Diskus nach anterior auseinanderzieht. Das bestätigt die Vermutung, dass eine Hyperaktivität des Muskels an einer zunehmenden Diskusverlagerung beteiligt sein könnte (Tanaka et al. 2007). Schmerzen aus diesem Muskel strahlen in den Oberkiefer und tief in das Kiefergelenk aus (Simons et al. 1999) (Abb. 8.8D). Eine Palpation des Muskels wurde in der Literatur infrage gestellt, eine neuere Studie bestätigte allerdings, dass sie durchaus möglich ist (Stelzenmueller et al. 2016). Dazu muss der Mund geöffnet und der Unterkiefer zur untersuchten Seite hin seitlich verschoben werden. Mit dem Zeigefinger palpiert der Untersucher entlang des Mundvorhofs und parallel zum Alveolarfortsatz des Oberkiefers und bis auf die Tuberositas maxillaris, bis die Lamina lateralis des Proc. pterygoideus erreicht wird (Fujita et al. 2001).

Weitere Muskeln

Ausstrahlende Schmerzen aus weiteren Muskeln, etwa dem M. sternocleidomastoideus (Abb.8.9A), dem M. splenius capitis (Abb. 8.9B), dem M. suboccipitalis (Abb. 8.9C) und dem M. trapezius pars descendens (Abb. 8.9D), können an den bei CMD-Patienten zu beobachtenden Schmerzmustern beteiligt sein (Fernández-de-las-Peñas et al. 2010). Für weiterführende Informationen zur Untersuchung dieser Muskeln seien dem Leser andere Texte empfohlen (Simons et al. 1999).

Schlussfolgerung

In diesem Kapitel wurde die manuelle Untersuchung des Kiefergelenks und der damit verbundenen Kiefermuskulatur beschrieben – mit Schwerpunkt auf TrPs und den zugehörigen Gebieten mit ausstrahlenden Schmerzen, die zur Entstehung und Aufrechterhaltung von Symptomen bei CMD-Patienten beitragen können. Ärzte und Therapeuten sollten eine umfassende Untersuchung des gesamten Kauapparats durchführen, um klinisch relevante Befunde zu erheben und CMD-bezogene Schmerzen besser einzuordnen und zu behandeln.

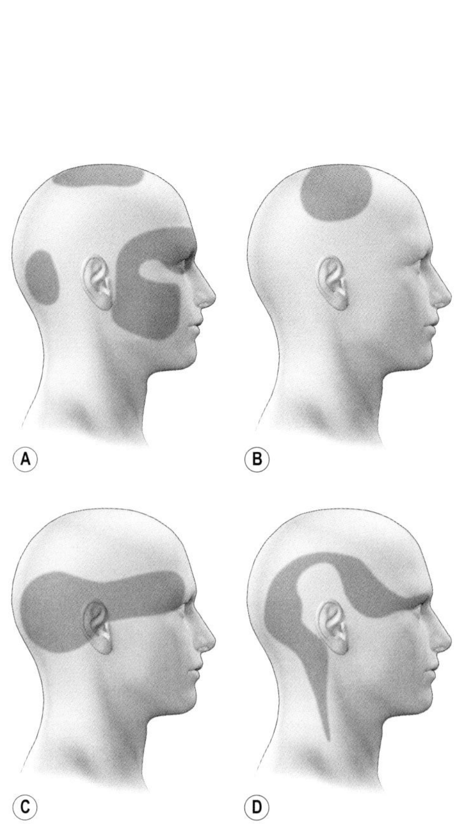

Abb. 8.9
Schmerzausstrahlungen aufgrund von Triggerpunkten innerhalb des M. sternocleidomastoideus (A), des M. splenius capitis (B), des M. suboccipitalis (C) und des M. trapezius pars descendens (D).

Literatur

Benoliel R, Sharav Y. Tender muscles and masticatory myofascial pain diagnosis: how many or how much? J Orofac Pain 2009; 23: 300–301.

Bernhardt O, Schiffman EL, Look JO. Reliability and validity of a new fingertip- shaped pressure algometer for assessing pressure pain thresholds in the temporomandibular joint and masticatory muscles. J Orofac Pain 2007; 21: 29–38.

Bron C, Dommerholt JD. Etiology of myofascial trigger points. Curr Pain Headache Rep 2012; 16: 439–444.

Camacho JG, Oltramari-Navarro PV, Navarro Rde L et al. Signs and symptoms of temporomandibular disorders in the elderly. Codas 2014; 26: 76– 80.

Chaves TC, Nagamine HM, de Sousa LM, de Oliveira AS, Grossi DB. Comparison between the reliability levels of manual palpation and pressure pain threshold in children who reported orofacial pain. Man Ther 2010; 15: 508–512.

Costa YM, Porporatti AL, Calderon PD, Conti PC, Bonjardim LR. Can palpation-induced muscle pain pattern contribute to the differential diagnosis among temporomandibular disorders, primary headaches phenotypes and possible bruxism? Med Oral Patol Oral Cir Bucal 2016; 21: 59–65.

Cuccia AM, Caradonna C, Caradonna D. Manual therapy of the mandibular accessory ligaments for the management of temporomandibular joint disorders. J Am Osteopath Assoc 2011; 111: 102–112.

Cunha CO, Pinto-Fiamenqui LM, Castro AC, Lauris JR, Conti PC. Determination of a pressure pain threshold cut-off value for the diagnosis of temporomandibular joint arthralgia. J Oral Rehabil 2014; 41: 323–329.

da Silva Parente Macedo LC, de Goffredo Filho GS, de Souza Tesch R, de Queiroz Farias Góes CP. Frequency of temporomandibular arthralgia among myofascial pain patients with pain on palpation of ipsilateral masseter. Cranio 2015; 33: 206–210.

De-la-Llave-Rincon AI, Alonso-Blanco C, Gil-Crujera A, Ambite-Quesada S, Svensson P, Fernández-de-las-Peñas C. Myofascial trigger points in the masticatory muscles in patients with and without chronic mechanical neck pain. J Manipulative Physiol Ther 2012; 35: 678–684.

de Wijer A, Lobbezoo-Scholte AM, Steenks MH, Bosman F. Reliability of clinical findings in temporomandibular disorders. J Orofac Pain 1995; 9: 181– 191.

Fernández-de-las-Peñas C, Arendt-Nielsen L. Myofascial pain and fibromyalgia: two different but overlapping disorders. Pain Manag 2016; 6: 401–408.

Fernandez-de-las-Peñas C, Ge HY, Arendt-Nielsen L, Cuadrado ML, Pareja JA. The local and referred pain from myofascial trigger points in the temporalis muscle contributes to pain profile in chronic tension-type headache. Clin J Pain. 2007; 23: 786–792.

Fernández-de-las-Peñas C, Caminero AB, Madeleine P et al. Multiple active myofascial trigger points and pressure pain sensitivity maps in the temporalis muscle are related in chronic tension type headache. Clin J Pain 2009; 25: 506–512.

Fernández-de-las-Peñas C, Galán-Del-Río F, Alonso-Blanco C, Jiménez- García R, Arendt-Nielsen L, Svensson P. Referred pain from muscle trigger points in the masticatory and neck-shoulder musculature in women with temporomandibular disorders. J Pain 2010; 11: 1295–1304.

Fujita S, Iizuka T, Dauber W. Variation of heads of lateral pterygoid muscle and morphology of articular disc of human temporomandibular joint: anatomical and histological analysis. J Oral Rehabil 2001; 28: 560–571.

Futarmal S, Kothari M, Ayesh E, Baad-Hansen L, Svensson P. New palpometer with implications for assessment of deep pain sensitivity. J Dent Res 2011; 90: 918–922.

Gallo LM, Svoboda A, Palla S. Reproducibility of temporomandibular joint clicking. J Orofac Pain 2000; 14: 293–302.

Ge HY, Arendt-Nielsen L Latent myofascial trigger points. Curr Pain Head Reports 2011; 15: 386–392.

Gerwin RD, Shannon S, Hong CZ et al. Interrater reliability in myofascial trigger point examination. Pain 1997; 69: 65–73.

Gomes MB, Guimarães JP, Guimarães FC, Neves AC. Palpation and pressure pain threshold: reliability and validity in patients with temporomandibular disorders. Cranio 2008; 26: 202–210.

Goulet JP, Clark GT, Flack VF, Liu C. The reproducibility of muscle and joint tenderness detection methods and maximum mandibular movement measurement for the temporomandibular system. J Orofac Pain 1998; 12: 17– 26.

Haddad DS, Brioschi ML, Arita ES. Thermographic and clinical correlation of myofascial trigger points in the masticatory muscles. Dentomaxillofac Radiol 2012; 41: 621–629.

Hassel AJ, Rammelsberg P, Schmitter M. Inter-examiner reliability in the clinical examination of temporomandibular disorder: influence of age. Community Dent Oral Epidemiol 2006; 34: 41–46.

Huddleston Slater JJ, Lobbezoo F, Chen YJ, Naeije M. A comparative study between clinical and instrumental methods for the recognition of internal derangements with a clicking sound on condylar movement. J Orofac Pain. 2004; 18: 138–147.

Inoue E, Maekawa K, Minakuchi H et al. The relationship between temporomandibular joint pathosis and muscle tenderness in the orofacial and neck/shoulder region. Oral Surg Oral Med Oral Pathol Oral Radiol Endod 2010; 109: 86–90.

Köhler AA, Hugoson A, Magnusson T. Clinical signs indicative of temporomandibular disorders in adults: time trends and associated factors. Swed Dent J 2013; 37: 1–11.

Langendoen J, Müller J, Jull GA Retrodiscal tissue of the temporomandibular joint: clinical anatomy and its role in diagnosis and treatment of arthropathies. Man Ther 1997; 2: 191–198.

Lee SH, Yoon HJ. The relationship between MRI findings and the relative signal intensity of retro-discal tissue in patients with temporomandibular joint disorders. Oral Surg Oral Med Oral Pathol Oral Radiol Endod 2009; 107: 113– 115.

List T, John MT, Dworkin SF, Svensson P. Recalibration improves inter-examiner reliability of TMD examination. Acta Odontol Scand 2006; 64: 146– 152.

Lucas N, Macaskill P, Irwig L et al. Reliability of physical examination for diagnosis of myofascial trigger points: a systematic review of the literature. Clin J Pain 2009; 25: 80–89.

Myburgh C, Larsen AH, Hartvigsen J. A systematic, critical review of manual palpation for identifying myofascial trigger points: evidence and clinical significance. Arch Phys Med Rehabil 2008; 89:1169–1176.

Ohrbach R, Fillingim RB, Mulkey F et al. Clinical findings and pain symptoms as potential risk factors for chronic TMD: descriptive data and empirically identified domains from the OPPERA case-control study. J Pain 2011; 12: 27– 45.

Peck CC, Goulet J-P, Lobbezoo F et al. Expanding the taxonomy of the diagnostic criteria for temporomandibular disorders. J Oral Rehab 2014; 41: 2–23.

Rathbone ATL, Grosman-Rimon L, Kumbhare DA. Interrater agreement of manual palpation for identification of myofascial trigger points: A systematic review and meta-analysis. Clin J Pain 2017; 33: 715–729.

Sales Pinto LM, de Carvalho JJ, Cunha CO et al. Influence of myofascial pain on the pressure pain threshold of masticatory muscles in women with migraine. Clin J Pain 2013; 29: 362–365.

Schiffman E, Ohrbach R, Truelove E et al. Diagnostic criteria for temporomandibular disorders (DC/TMD) for clinical and research applications: Recommendations of the International RDC/TMD Consortium Network and Orofacial Pain Special Interest Group. J Oral Facial Pain Headache 2014; 28: 6–27.

Simons DG, Travell JG, Simons LS. Travell & Simons' Myofascial Pain and Dysfunction: The Trigger Point Manual. Vol. 1. 2nd ed. Baltimore: Lippincott William & Wilkins, 1999.

Sipilä K, Suominen AL, Alanen P et al. Association of clinical findings of temporomandibular disorders (TMD) with self-reported musculoskeletal pains. Eur J Pain 2011; 15: 1061–1067.

Stelzenmueller W, Umstadt H, Weber D, Goenner-Oezkan V, Kopp S, Lisson J. The intraoral palpability of the lateral pterygoid muscle: A prospective study. Ann Anat 2016; 206: 89–95.

Svensson P. Muscle pain in the head: overlap between temporomandibular disorders and tension-type headaches. Curr Opin Neurol 2007; 20: 320–325.

Tanaka E, Hirose M, Inubushi T et al. Effect of hyperactivity of the lateral pterygoid muscle on the temporomandibular joint disk. J Biomech Eng 2007; 129: 890–897.

Uhac I, Tariba P, Kovac Z er al. Masticatory muscle and temporomandibular joint pain in Croatian war veterans with posttraumatic stress disorder. Coll Antropol 2011; 35: 1161–1166.

Visscher CM, Lobbezoo F, Naeije M. Comparison of algometry and palpation in the recognition of temporomandibular disorder pain complaints. J Orofac Pain 2004; 18: 214–219.

Witulski S, Vogl TJ, Rehart S, Ottl P. Evaluation of the TMJ by means of clinical TMD examination and MRI diagnostics in patients with rheumatoid arthritis. Biomed Res Int 2014; 2014: 328560.

Wright EF. Referred craniofacial pain patterns in patients with temporomandibular disorder. J Am Dent Assoc 2000; 131: 1307–1315.

Kapitel 9

Klinische Untersuchung der Hals- und Brustwirbelsäule bei CMD-Patienten

Michael C. O'Hara, Joe Girard, Bill Egan, Joshua A. Cleland

HWS und BWS bei craniomandibulären Dysfunktionen

Hals- und Brustwirbelsäule sollten bei Patienten mit craniomandibulären Dysfunktionen (CMDs) eingehend klinisch untersucht werden. Aufgrund der anatomischen Nähe zueinander sowie biomechanischer Wechselwirkungen existiert ein funktionell Zusammenhang zwischen Kopf, Halswirbelsäule, Brustwirbelsäule und dem Kiefergelenk (Corrêa & Bérzin 2004; La Touche et al. 2011). Kopf, Kiefergelenk und Halswirbelsäule sind dabei auf neurologischer Ebene über den N. trigeminus miteinander verbunden. Der N. trigeminus ist durch einen komplexen Aufbau gekennzeichnet, der einerseits aus einer kleinen motorischen Komponente besteht, die für die Steuerung der Kiefermuskulatur zuständig ist, und andererseits aus einer größeren sensorischen Komponente, die aus dem Mittelhirn in das Rückenmark der oberen Halswirbelsäule verläuft (Bradnam & Barry 2013). Dieser sensorische Komplex empfängt propriozeptive, thermale, diskriminatorische sowie nozizeptive Reize aus angeschlossenen Strukturen des Kopfes, des Kiefergelenks und der Halswirbelsäule und leitet sie weiter (Bradnam & Barry 2013). Weiterführende Informationen finden sich in Kapitel 3.

Aufgrund der anatomischen Nähe von Kopf, Kiefergelenk sowie Hals- und Brustwirbelsäule, ihrer biomechanischen Beziehungen zueinander und der neurologischen Verbindungen kann eine Dysfunktion in einem dieser Bereiche auch die anderen beeinflussen. Eine Protraktion des Kopfes z. B. kann zu Veränderungen der Biomechanik im Kiefergelenk sowie der Hals- und Brustwirbelsäule beitragen (Ballenberger et al. 2012). Die Kopfhaltung kann außerdem die Ruheposition des Kiefers beeinflussen und dabei auch Muskelaktivität und -tonus verändern, was zu Störungen im Kiefergelenk beitragen kann (Olivo et al. 2006). In einer experimentellen Studie wurde die Druckschmerzschwelle der Kiefermuskeln sowie die maximale Mundöffnung bei Patienten mit myofaszialer CMD durch die Haltung des Kopfes und der Halswirbelsäule beeinflusst (La Touche et al. 2011). Ebenso denkbar wäre, dass eine CMD, die Position der Zunge oder die des Unterkiefers möglicherweise einen Einfluss auf die Beweglichkeit der Halswirbelsäule haben (Grondin et al. 2017).

In jüngeren Untersuchungen konnten Einschränkungen der HWS-Beweglichkeit bei CMD-Patienten beobachtet werden (von Piekartz et al. 2016; Ballenburger et al. 2017). Diese bezogen sich auf eingeschränkte und schmerzhafte Beweglichkeit, Schmerzen bei passiven Beweglichkeitstests der oberen HWS, Druckempfindlichkeit der Halsmuskulatur, Einschränkungen in der Flexion und Rotation sowie beim kraniozervikalen Flexionstest. Diese Tests werden im Folgenden detailliert beschrieben. Darüber hinaus tendieren Patienten mit höhergradigen CMD-bedingten Schmerzen und Einschränkungen oder einer multifaktoriell bedingten CMD (sowohl myogen als auch arthrogen) zu den meisten HWS-Einschränkungen. Derzeit ist nicht geklärt, ob diese Einschränkungen in der HWS bei CMD-Patienten eine zusätzliche gesonderte HWS-Problematik repräsentieren oder aus einer sekundären Hyperalgesie aufgrund einer zentralen Sensibilisierung entstehen. Eine Behandlung der HWS kann bei diesen Patienten dennoch von Nutzen sein.

Es wird vermutet, dass Behandlungen des Kiefergelenks möglicherweise eine Schmerzproblematik der HWS beeinflussen und umgekehrt. Manuelle Therapie und Übungen für die HWS sind bei CMD-Patienten erwiesenermaßen wirksame Maßnahmen zur Reduktion von Schmerz und Druckschmerzempfindlichkeit der Kiefermuskulatur sowie zur Verbesserung der schmerzfreien Mundöffnung (La Touche et al. 2013). Darüber hinaus erwies sich die Behandlung mittels Beißschiene bei gewissen CMD-Patienten als wirksames Mittel zur Verbesserung der HWS-Beweglichkeit sowie Verringerung von HWS-Schmerzen (Walczyńska-Dragon et al. 2014). Zwei Studien berichteten von einem besseren Outcome bei Patienten mit zervikogenen Kopfschmerzen und einhergehenden Kiefergelenkseinschränkungen, die Manuelle Therapie sowohl für die HWS als auch das Kiefergelenk erhielten, im Vergleich zur Gruppe mit nur der HWS-Behandlung (von Piekartz & Ludtke 2011; von Piekartz & Hall 2013).

Es gibt dagegen keine Studien, die das gleichzeitige Auftreten einer CMD bei Problematiken der BWS beschreiben oder einen Effekt bei der Behandlung einer CMD bei BWS-Patienten oder umgekehrt. Allerdings deuten Studienergebnisse darauf hin, dass es klinisch relevante Zusammenhänge zwischen CMDs und der Körperhaltung gibt – genauso wie Zusammenhänge zwischen dem Kiefergelenk und der HWS und BWS für die Atemmechanik (Corrêa & Bérzin 2004). Zusätzlich zeigt eine Fallserie positive Auswirkungen bei der Behandlung von CMD-Patienten im Rahmen eines multimodalen Ansatzes, der auch BWS-Manipulationen mit einschließt (González-Iglesias et al. 2013).

Die vorläufige Evidenz deutet darauf hin, dass eine Behandlung der BWS bei Patienten mit HWS-Schmerzen kurzfristige Besserung erzielt (Cross et al. 2011). Da eine BWS-Behandlung bei Nackenpatienten also hilfreich ist und eine funktionelle Verbindung zwischen HWS und Kiefergelenk besteht, ist es klinisch begründet, bei CMD-Patienten auch die BWS zu behandeln. So zeigen CMD-Patienten mit einer gleichzeitig vorliegenden Protraktion des Kopfes z. B. Veränderungen in der Haltung und Anatomie, darunter etwa eine hypomobile obere BWS und eine signifikant veränderte Dynamik von Muskellänge und -spannung (Corrêa & Bérzin 2004). Es ist denkbar, dass eine BWS-Behandlung im Rahmen anderer Problematiken eine direkte oder indirekte Verbesserung der Kiefergelenksmechanik und -funktion mit sich bringt. Daher ist ein Assessment von HWS und BWS bei der Behandlung von CMD-Patienten essenziell. Das entsprechende Untersuchungsprozedere wird im Folgenden detailliert dargelegt.

Klinische Untersuchung von HWS und BWS

Personen mit einer CMD zeigen verschiedenste Symptome, wie Kiefer-, Kopf- oder Nackenschmerzen. Daher sollte bei CMD-Patienten auch immer eine umfassende Untersuchung des zervikothorakalen Bereichs stattfinden. Dabei soll herausgefunden werden, ob dieser Bereich etwas mit den Kieferschmerzen des Patienten zu tun hat oder ob hier vorliegende Störungen in einem Zusammenhang mit den Hauptbeschwerden des Patienten stehen. Die klinische Untersuchung des zervikothorakalen Wirbelsäulenabschnitts ist Bestandteil eines initialen Screenings, das Befundbögen, Fragebögen zu Schmerz und Funktion, die Anamnese und eine körperliche Untersuchung umfasst. Die aus Befundbögen und den Eigenangaben des Patienten gefilterten Informationen können dem Untersucher einen Gesamteindruck vom allgemeinen Gesundheitszustand des Patienten, dem Ausmaß seiner Schmerzen und Beeinträchtigungen geben und außerdem Warnsignale erkennen lassen, die eine Folgeuntersuchung rechtfertigen. Die Anamnese versorgt den Untersucher darüber hinaus mit weiteren Informationen über eine mögliche HWS- oder BWS-Beteiligung und bietet ein Screening für das Vorliegen von Red Flags. Die körperliche Untersuchung sollte dann genutzt werden, um die während der Anamnese gebildeten Hypothesen bezüglich einer HWS- oder BWS-Beteiligung an den aktuellen Beschwerden des Patienten zu testen.

Patientenscreening und Vorgeschichte

Mögliche Red Flags wie Krebserkrankungen, Infektionen, eine viszerale oder grundsätzlich internistische Überweisung, zervikale Instabilität, Frakturen und kardiopulmonale Diagnosen sollten an diesem Punkt abgeklärt werden, um ernsthafte Erkrankungen auszuschließen. Yellow Flags wie kognitive oder biopsychosoziale Faktoren sollten ebenfalls ein Screening erfahren, um festzustellen, inwieweit sie einen Einfluss auf die aktuellen Beschwerden des Patienten haben. In Kapitel 7 wird detailliert erklärt, wie die medizinische Vorgeschichte eines CMD-Patienten zu beurteilen ist.

Im Verlauf der Anamnese sollten Patienten hinsichtlich folgender Aspekte befragt werden: Alter, Beruf, Dauer der derzeitigen Episode, auslösende Faktoren (schleichend, plötzlich oder traumatisch), Ort und Beschreibung der am meisten störenden Symptome, Zusammenhang zwischen Körperhaltung und Symptomatik (welche Haltung lindert, welche provoziert die Beschwerden), verschlimmernde und lindernde Faktoren, wenn möglich – Anzahl und Ort vorhergegangener Episoden, Verlaufsmuster dieser Episoden und Reaktion auf bisherige Behandlungen.

Insbesondere sollten Patienten zu Symptomen im Bereich von HWS und BWS befragt werden. Sind diese vorhanden, sollte der Untersucher versuchen, provozierende und lindernde Faktoren zu bestimmen. Um das Ausmaß der Irritierbarkeit zu festzustellen, sollte der Untersucher nach dem Schweregrad jedes Symptoms fragen, durch wie viel Aktivität die Symptome ausgelöst werden und wie lange nach Abklingen der Aktivität sie wieder zum Ausgangswert zurückkehren. Außerdem sollte untersucht werden, in welcher Verbindung die unterschiedlichen symptomatischen Bereiche zueinander stehen. Wenn ein Patient beispielsweise sowohl über Schmerzen im Kiefer als auch dem Nacken klagt, sollte der Untersucher erfragen, ob diese Beschwerden gleichzeitig oder unabhängig voneinander auftreten oder ob eine Symptomatik der anderen vorausgeht. Es ist wichtig festzuhalten, dass einige CMD-Patienten eventuell diffuse Beschwerdemuster oder Symptome zeigen, die das Resultat eines komplexeren Schmerzsyndroms in Zusammenhang mit einer zentralen Sensibilisierung sein können. Diese Patienten können außerdem begleitende psychische Störungen aufweisen, funktionelle Schmerzsyndrome wie etwa Fibromyalgie oder auch andere in Beziehung stehende Störungen wie z. B. ein Reizdarmsyndrom. Am Ende der Anamnese sollte der Untersucher auf Basis aller beteiligten Faktoren eine Vorstellung von der Komplexität des vorliegenden Beschwerdebildes haben und nicht nur damit beginnen, eine erste Diagnose zu formulieren, sondern auch wissen, in welche Richtung die körperliche Untersuchung und die Behandlung gehen sollte.

Beurteilung der Haltung

Die Körperhaltung des Patienten sollte im Stehen und Sitzen beurteilt werden – mit möglichst freiem Oberkörper, um einen ausreichend guten Blick auf die HWS und BWS zu haben. Die Haltung sollte von hinten, von der Seite und von vorne befundet werden.

Für die Beurteilung von der Seite liegt nach Kendall et al. (1993) ein optimales Alignment vor, wenn der äußere Gehörgang (Meatus acusticus externus) auf einer Linie mit dem Akromion liegt. Griegel-Morris et al. (1992) kamen zu dem Ergebnis, dass die Fähigkeit zur Identifizierung einer abnormalen Haltung (Protraktion des Kopfes oder der Schultern, Ausmaß der thorakalen Kyphose) gegenüber der Lotrechten eine Intraraterreliabilität von κ: 0,825 und eine Interraterreliabilität von κ: 0,611 aufweist. Sie berichteten ebenfalls, dass ein Chi-Quadrat-Test keine signifikant höheren Schmerzlevel bei Patienten mit Haltungsabweichungen zeigte (Griegel-Morris et al. 1992). Ähnliche Ergebnisse in Bezug auf zervikothorakale Haltung und Schmerz haben andere Studien gezeigt (Refshauge et al. 1995). Daher sollte eine Fehlhaltung nur in Zusammenhang mit allen anderen relevanten Befunden berücksichtigt werden und wenn diese Befunde mit den Beschwerden des Patienten übereinstimmen. Methoden zur Untersuchung eines solchen Zusammenhangs beinhalten Symptom-Modifikations-Prozeduren, bei denen aktive oder passive (Tape) Veränderungen vorgenommen werden, um eine neutralere Haltung zu fazilitieren und festzuhalten, ob sie einen Effekt auf die Symptome haben (Lewis 2009).

An der Rückansicht überprüft man die Position von LWS und BWS auf das Vorliegen einer Skoliose. Die Höhe der Schultern sollten im Seitenvergleich bestimmt werden, zusammen mit dem Muskelprofil des Schultergürtels. Ein Nichtgebrauch dieser Muskulatur oder eine Neuropathie in diesem Bereich kann zu einer Atrophie, einer übermäßigen Ausprägung der Atemhilfsmuskulatur und Schonhaltungen des Nackens führen. Die Schulterblätter sollten auf Seitenunterschiede während der Protraktion und Retraktion, Depression und Elevation sowie der lateralen Rotation überprüft werden. Abweichungen weisen eventuell auf tiefer liegende Pathologien hin. Eine Protrusion des medialen Skapularands nach posterior kann z. B. Folge einer Läsion des N. thoracicus oder einer Schwäche des M. serratus anterior sein.

Von vorne betrachtet können Lateralflexion und Rotation der HWS beurteilt werden. Auch hier ist die Symmetrie der Schultern zu beobachten und ob der Patient eine Schulter zum Tragen bevorzugt. Sichtbar sind auch Muskelatrophien am vorderen Hals und Rumpf. Ebenso können Anzeichen einer Atrophie der intrinsischen Handmuskulatur festgestellt werden, was eine weitere Abklärung in Bezug auf eine zervikale Myelopathie notwendig machen kann.

Neurologisches Screening

Das neurologische Screening ist dafür ausgelegt, mögliche beteiligte Pathologien des ersten oder zweiten Motoneurons zu identifizieren. Anzeichen einer Beteiligung des ersten Motoneurons beinhalten Hyperreflexie, sensorische Veränderungen außerhalb eines dermatomalen Musters, Klonus, positive Hoffmann- oder Babinski-Reflexe, allgemeine Muskelschwäche unterhalb des mutmaßlich betroffenen Segments und Gangstörungen. Anzeichen für eine Beteiligung des zweiten Motoneurons umfassen abgeschwächte oder fehlende Sehnenreflexe, verminderte Berührungsempfindlichkeit innerhalb eines dermatomalen Musters sowie Muskelschwäche entlang eines spezifischen Myotoms.

Die Berührungsempfindlichkeit kann mittels PinPrick (Büroklammer) oder Taschentüchern über den Dermatomen C5–Th1 der oberen Extremitäten getestet werden. Die Testung erfolgt dabei in jedem Areal beider Extremitäten gleichzeitig. Der Patient wird angewiesen zu bestimmen, ob die Wahrnehmung in den Dermatomen beider Seiten gleich ist oder sich unterscheidet. Die Ergebnisse werden im Vergleich zur jeweils kontralateralen Seite als reduziert, normal oder erhöht festgehalten. Die sensorische Abschwächung im Bereich eines Dermatoms erfordert eine weitere Abklärung. Da sich Hautareale, die durch benachbarte Nervenwurzeln innerviert werden, überlappen, führt die Störung einer Nervenwurzel nicht zu einem vollständigen sensorischen Verlust. Eine allgemeine sensorische Negativsymptomatik kann auf eine Red Flag im Sinne einer Myelopathie oder eine Yellow Flag im Sinne von psychosozialem Stress hinweisen.

Die Muskelgruppen der oberen Extremitäten werden mit manuellen Muskelkrafttests befundet. Für die Anwendung und Durchführung dieser Tests verweisen wir auf das Buch von Kendall et al. (1993). Wir empfehlen eine verkürzte Version, die im Rahmen eines neurologischen Screenings für bessere Reliabilität sorgt: fehlende oder verringerte Kraft (Grad 0 von 5), verringerte Kraft (Grade 1–4 von 5) und normale Kraft (Grad 5 von 5). Muskelschwäche in einem bestimmten Dermatom kann Anzeichen einer Nervenwurzelkompression sein, wohingegen eine allgemeine Muskelschwäche eher auf eine ernsthafte Erkrankung der Halswirbelsäule oder psychosozialen Stress hinweist.

Sehnenreflexe können für den M. biceps brachii (C5), den M. brachioradialis (primär C6) und den M. triceps brachii (C7) getestet werden. Der Untersucher schlägt die Sehne proximal der Ansatzstelle an, für den M. biceps brachii in der Fossa cubitalis, für den M. brachioradialis am distalen Radius und für den M. triceps brachii am Olekranon. Sehnenreflexe werden üblicherweise eingeteilt in: gesteigert im Rahmen einer Störung des ersten Motoneurons (4+), gesteigert innerhalb eines normalen Bereichs (3+), normal (2+), abgeschwächt (1+) oder fehlend (0). Wie bei der Erhebung des muskulären Status kann auch hier eine verkürzte Untersuchung genutzt werden, bei der die Ergebnisse als normal, gesteigert oder fehlend/abgeschwächt im Seitenvergleich protokolliert werden.

Die Interraterreliabilität neurologischer Tests wurde bei Patienten mit Schmerzen der Halswirbelsäule untersucht (Viikari-Juntura 1987). Eine dreistufige sensorische Testung (normal, Hyperästhesie, Hypoästhesie) erbrachte Kappa-Werte von 0,41– 0,62. Krafttestungen mit ebenfalls drei Stufen (normal, verringert, deutlich verringert) erbrachten Kappa-Werte zwischen 0,40–0,64. Viikari-Juntura et al. (1989) untersuchten außerdem die Validität neurologischer Zeichen, einschließlich verringerter Muskelkraft, abnormer Wahrnehmungen, verringerter Reflexe sowie sichtbarer Atrophien, um Nervenwurzelkompressionen bei einer Myelografie vorherzusagen. Enthielt ein positives neurologisches Screening ein neurologisches Zeichen, ergab sich eine Sensitivität von 83 % und eine Spezifität von 70 %. Lagen zwei oder mehr neurologische Zeichen vor, verringerte sich die Sensitivität auf 62 %, während die Spezifität auf 72 % anstieg.

Bei Patienten, deren Vorgeschichte eine zervikale Myelopathie vermuten lässt, sollten der Fingerbeugereflex nach Hoffmann und der Babinski-Reflex getestet werden. Der Babinski-Reflex wird mit dem Patienten in Rückenlage getestet. Der Untersucher hält den Fuß des Patienten in neutraler Position und streicht mit dem Reflexhammer auf die Fußsohle (lateral nach medial, von der Ferse zu den Metatarsalen). Der Test ist positiv, wenn die Großzehe sich in Extension bewegt und die restlichen Zehen sich spreizen.

Der Fingerbeugereflex nach Hoffmann (Knipsreflex) wird am sitzenden oder stehenden Patienten und mit neutraler Kopfposition getestet. Der Untersucher stabilisiert eins der proximalen Interphalangealgelenke (meist des Mittelfingers) und „schnippst" das Fingerendglied in Flexion, sodass es anschließend zurückschnellt. Der Test ist positiv, wenn die Flexion des Fingerendglieds auch das Daumengrundgelenk in eine Flexion bewegt, eventuell mit oder auch ohne eine Flexion des Zeigefingers. In einer Studie von Cook et al. (2009) zur Reliabilität und diagnostischen Genauigkeit von Untersuchungsmaßnahmen für eine Myelopathie wies der Babinski-Reflex die höchste positive Likelihood Ratio (LR + 4,0; 95 % KI 1,1–16,6) sowie Post-Test Probability (73 %) für die Diagnose auf, erbrachte aber nur eine moderate negative Likelihood Ratio (LR – 0,7; 95 % KI 0,6–0,9). Neben Gangstörungen, dem Inverted Supinator Sign und einem Lebensalter von über 45 Jahren sind der Babinski-Reflex und der Fingerbeugereflex nach Hoffmann Bestandteil eines klinischen Vorhersagemodells zur Diagnose zervikaler Myelopathien (Cook et al. 2010).

Testung ligamentärer Instabilitäten

Bei Patienten, die Anzeichen für eine Rückenmarkskompression aufweisen und außerdem über Traumata und/oder Schleudertrauma, rheumatoide Arthritis oder Morbus Bechterew in der Vorgeschichte berichten, ist eine Testung der oberen HWS-Ligamente erforderlich. Obwohl zur Validität und Genauigkeit derartiger Instabilitätstests keine ausreichenden Erkenntnisse vorliegen, sollten sie mit dem neurologischen Screening zusammen in die Untersuchung integriert werden, um ein besseres klinisches

Profil erstellen zu können, das eine Überweisung für weiterführende bildgebenden Verfahren rechtfertigen kann.

Mit dem Sharp-Purser-Test wird die Stabilität des transversen Anteils des Lig. cruciforme atlantis beurteilt. Außerdem soll der Test Subluxationen des Atlas (C1) auf dem Axis (C2) erkennen (Sharp & Purser 1961). Der Untersucher legt dem sitzenden Patienten eine Hand auf die Stirn, die andere Hand stabilisiert den Proc. spinosus C2. Anschließend wird die HWS in eine Flexion von 20–30° gebracht. Nun appliziert der Untersucher mit der Hand einen nach posterior gerichteten axialen Druck auf die Stirn des Patienten. Der Test gilt als positiv, wenn der Kopf nach posterior gleitet. Diese Bewegung führt häufig zu einer Reduzierung der Symptome des Patienten. Uitvlugt und Indenbaum (1998) kamen zu dem Ergebnis, dass die diagnostische Genauigkeit dieses Tests eine Sensitivität von 0,69 und eine Spezifität von 0,96 aufweist.

Mit dem Stresstest für die Ligg. alaria werden diejenigen Ligamente beurteilt, die für die Stabilität des atlantookzipitalen Gelenkkomplexes zuständig sind. Der Test wird mit dem Patienten im Sitz oder in Rückenlage durchgeführt. Der Untersucher stabilisiert den Axis, indem er seinen linken Daumen an der linken Seite des Proc. spinosus platziert. Anschließend beugt der Untersucher mit seiner rechten Hand den Kopf des Patienten nach rechts. Ist die Halswirbelsäule stabil, sollte der Untersucher spüren, wie sich der Proc. spinosus des Axis bei der Bewegung in seinen linken Daumen schiebt. Erfolgt diese Bewegung bei einer passiven Mobilisierung des Kopfes verzögert, gilt der Test als positiv. Die Reliabilität oder diagnostische Genauigkeit dieses Tests wurde bislang nicht untersucht.

Screening auf arterielle HWS-Dysfunktionen

Der Begriff der zervikalen arteriellen Dysfunktion bezeichnet allgemein jede Pathologie oder Erkrankung, die entweder die A. carotis oder A. vertebralis betrifft. Das kann Arteriosklerose, kongenitale Gefäßanomalien oder eine zervikale arterielle Dissektion bezeichnen. Die zervikale arterielle Dissektion ist eine Erkrankung der Gefäßwand, bei der die innere Gefäßwand einreißt und sich ein sogenannter Intima-Flap bildet, durch den Blut in die Muskelschicht der Gefäßwand gelangen kann.

Dieser Blutfluss kann zu einer Abtrennung der einzelnen Gewebeschichten voneinander führen und damit das Gefäß teilweise oder ganz verschließen. Blut innerhalb der Gefäßwand kann sich zu einem Thrombus formieren, der möglicherweise den Blutfluss in die A. vertebralis oder A. carotis interna verhindert. Darüber hinaus kann sich ein Embolus lösen (Haneline & Rosner 2007). Während endgradiger HWS-Bewegungen wird Stress auf die arteriellen Strukturen ausgeübt, was die primäre Ursache von Beschwerden sein kann.

Das Screening auf eine zervikale arterielle Dysfunktion sollte mindestens die folgende Punkte der Vorgeschichte abfragen: Traumata der HWS, Schwindel oder Übelkeit/ Brechreiz, Sehbeschwerden (Nystagmus), Kopfschmerzen, Parästhesien sowie Fragen zu Begleiterkrankungen und Steroidgebrauch. Initiale Anzeichen einer zervikalen arteriellen Dysfunktion sind Kopfschmerzen und/oder Nackenschmerzen von ungewöhnlicher Qualität. In der Literatur sind zusätzliche Risikofaktoren und klinische Zeichen beschrieben, um Personen mit Dissektionen zu erkennen (Thomas et al. 2011). Kerry (2011) beschrieb einige Merkmale, die auf Red Flags hindeuten und empfiehlt ein Screening auf folgende Symptome: Schwindel- und Sturzanfall, Diplopie, Dysphagie, Dysarthrie, Ataxie, Nystagmus, Taubheitsgefühl und Übelkeit. Patienten mit diesen Anzeichen weisen wahrscheinlich eine zervikale Dissektion auf, die sich zu einer zerebralen Ischämie ausgewachsen hat, und sollten in die Notaufnahme überwiesen werden.

Ein Screening auf mögliche zervikale arterielle Dysfunktionen ist essenziell, da ähnliche Symptommuster zu einer CMD passen (Kerry 2011). Patienten mit Risikofaktoren oder Symptomen, die auf eine zervikale arterielle Dysfunktion hinweisen, sollten nacheinander das Herz-Kreislauf-System, das neurologische sowie muskuläre System untersuchen lassen. Neurologische Untersuchungen sollten den Oberkörper sowie die Hirnnerven umfassen. In Bezug auf das Herz-Kreislauf-System sollte der Untersucher die Vitalzeichen aufzeichnen, einschließlich des Blutdrucks. Außerdem sollte er den Karotispuls palpieren und prüfen, ob dadurch die Symptome hervorgerufen werden. Für das muskuloskelettale System gilt die Richtlinie, dass der Untersucher im Rahmen der Testung kein größeres Bewegungsausmaß abfordert als bei einer üblichen Untersuchung und Behandlung. Liegen im Rahmen der Anamnese und des neurologischen Screenings keine Zeichen oder Symptome für eine zervikale arterielle Dysfunktion vor, kann mit der weiteren Untersuchung fortgefahren werden. Für Patienten nach einem Trauma sollten oben beschriebene Assessments der oberen zervikalen Ligamente in Erwägung gezogen werden. Kommt der Patient für zusätzliche Untersuchungen infrage, sollte das Bewegungsausmaß beurteilt werden. Während der Untersuchung sind die Augen des Patienten zu beobachten und insgesamt ist auf das Vorhandensein von Nystagmus, Schwindel, Benommenheit, eingetrübten Blick, Wahrnehmungsstörungen des Gesichts oder andere potenzielle Symptome zu achten. Zunächst sollte man die Hauptachsen des Körpers untersuchen, wie später beschrieben, gefolgt von kombinierten Bewegungen, um zunehmend mehr Stress auf die HWS und die dort verorteten Gefäße auszuüben. Liegen keine verdächtigen Anzeichen vor, werden kombinierte Bewegungen ausgeführt, indem man den Patienten im Sitzen über die Schulter schauen lässt. Der Test wird anschließend zur anderen Seite wiederholt. Er wird umgangssprachlich als Extensionsrotationstest im Sitzen bezeichnet. Liegen Zeichen oder Symptome vor, die auf eine zervikale arterielle Dysfunktion hindeuten, sollte der Patient an eine entsprechende medizinische Einrichtung überwiesen werden. Für weitere Details verweisen wir auf Rushton et al. (2014).

Beweglichkeitstests

Das aktive Bewegungsausmaß wird getestet, um Bewegungseinschränkungen und die auf dieses Ausmaß bezogene Bewegungsbereitschaft des Patienten zu erfassen sowie außerdem dasjenige Bewegungsausmaß festzustellen, das Symptome hervorruft. Während der Patient aufrecht sitzt, wird die Basislinie der Symptome erfasst und dient anschließend als Referenz für die weitere Testung. Um Bewegungen im Vorfeld der Testung zu quantifizieren, kann ein leicht zu bedienendes und zuverlässiges Inklinometer benutzt werden (Hole et al. 2000).

Für jede der folgenden Bewegungen werden die Symptome des Patienten festgehalten und mit der Basislinie verglichen. Für die Bewegungen wird aufgezeichnet, ob sie keinen Effekt haben, die Symptome verstärken oder sie reduzieren, peripheralisieren (die Bewegung verursacht einen nach distal ausstrahlenden Schmerz oder eine Parästhesie) oder zentralisieren (die Bewegung verursacht einen Schmerz oder eine Parästhesie, die von einem distal gelegenem Punkt zu einem proximal gelegenen wandern). Um vergleichen zu können, werden diejenigen Bewegungen herausgefiltert, die die Symptome des Patienten reproduzieren, und nach einer Behandlung erneut getestet. Bei CMD-Patienten sollte erfragt werden, ob zervikothorakale Bewegungen Schmerzen im Kiefer beeinflussen.

Das Assessment des zervikalen und thorakalen Bewegungsausmaßes wird vorwiegend im Sitzen durchgeführt. Für die Messung der thorakalen Rotation wurde außerdem der Vierfüßlerstand vorgeschlagen (Johnson et al. 2012). Das aktive Bewegungsausmaß der BWS sollte bei zervikalen oder Kiefergelenkschmerzen zusätzlich bestimmt werden, da eine BWS-Dysfunktion möglicherweise direkten Einfluss auf Bewegungen und Symptome hat.

Das aktive BWS-Bewegungsausmaß wird getestet, während der Patient mit beiden Armen vor der Brust verschränkt sitzt. Der Patient geht in die Flexion nach vorne, in die Extension nach hinten sowie in die Lateralflexion und die Rotation zu beiden Seiten. Der Untersucher hält mögliche Symptomänderungen während und nach jeder dieser Bewegungen fest. Um die Betonung wirklich auf die Bewegung in der BWS anstatt der LWS oder dem Becken zu legen, kann es helfen, manuelle oder verbale Anleitungen zu geben. Ist die aktive Bewegung schmerzfrei, kann der Untersucher Überdruck applizieren, um das Endgefühl zu testen. Kombinierte Bewegungen, also eine Flexion oder Extension bei gleichzeitiger Rotation oder Lateralflexion, können getestet werden, wenn einfache Bewegungen in den Hauptebenen keine Symptome hervorrufen.

Das BWS-Bewegungsausmaß kann mittels eines Inklinometers gemessen werden. Dessen Verwendung erbrachte für die Messung der Flexion und Lateralflexion eine moderate Reliabilität (Molina et al. 2000). Der Untersucher bestimmt und markiert zunächst den Proc. spinosus des ersten Brustwirbels (Th1), platziert dann das Inklinometer darauf und stellt es auf null. Der Untersucher drückt das Instrument mit Daumen und Zeigefinger gegen den Rumpf des Patienten, die anderen Finger liegen auf dem Rumpf. Nach einer Bewegungsmessung in allen Hauptebenen wird die Messung mit dem Inklinometer auf Th12 wiederholt. Nach Johnsonn et al. (2012) ist die Messung der Rotation in der BWS mittels Inklinometer reliabel. Gemäß der Studie begibt der Patient sich in den Vierfüßlerstand, mit Knien und Ellbogen 90° gebeugt, setzt sich dann zurück auf die Fersen, während er die HWS neutral hält und die Hand der Seite, die gemessen wird, auf die HWS legt. Mit dem Inklinometer auf Th1–Th12 platziert, rotiert der Patient soweit wie möglich zu beiden Seiten.

Der Standardfehler für diese Position beträgt zwei Grad, die minimal messbare Änderung beträgt sechs Grad. Für das BWS-Bewegungsausmaß sind bislang keine Normwerte festgelegt.

Das HWS-Bewegungsausmaß kann auf ähnliche Art und Weise ermittelt werden. Zunächst werden die Bewegungen in den Hauptebenen durchgeführt, wobei mögliche Symptomänderungen im Vergleich zur Basislinie festgehalten werden und Überdruck appliziert wird, falls die Bewegungen vollumfänglich und schmerzfrei möglich sind. Kombinierte Bewegungstests für die einzelnen Quadranten (z. B. rechter Quadrant über eine kombinierte Extension, Rechtsrotation und Lateralflexion nach rechts), können genutzt werden, um Symptome zu provozieren, falls diese nicht in den Hauptebenen hervorgerufen wurden.

Auch die Messung der HWS-Beweglichkeit mittels Inklinometer stellt nach Hole et al. (2000) ein valides und reliables Assessment dar. Für die Messung der Flexion und Extension wird das Inklinometer in einer Linie mit dem äußeren Gehörgang auf dem Scheitel des Patienten platziert und auf null gestellt. Anschließend wird der Patient gebeten, den Kopf soweit wie möglich zur Brust zu beugen. Das Bewegungsausmaß sowie ein möglicher Kontakt zwischen Kinn und Brustbein werden festgehalten. Der Patient bringt den Kopf anschließend soweit wie möglich in die Extension. Auch hier wird das Ausmaß der Extension festgehalten. Falls noch nicht geschehen, sollten in dieser Phase Symptomänderungen beurteilt werden.

Für die Messung der zervikalen Lateralflexion wird das Inklinometer ebenfalls auf dem Scheitel des Patienten und in einer Linie mit dem äußeren Gehörgang platziert. Anschließend wird der Patient angewiesen, den Hals in eine Lateralflexion zu bringen, indem er das Ohr in Richtung Schulter bewegt. Dabei wird das Bewegungsausmaß gemessen und die Messung anschließend zur anderen Seite wiederholt. Dabei muss der Untersucher auf eine eventuell auftretende gleichzeitige Rotation oder Flexion achten und bei Bedarf korrigieren.

Die HWS-Rotation kann mittels Gonio- oder Inklinometer ermittelt werden. Wird ein Goniometer benutzt, sitzt der Patient mit dem Kopf nach vorne gerichtet. Der Drehpunkt des Goniometers wird auf dem Scheitel des Patienten platziert, der fixe Arm waagerecht in Ausrichtung zum Akromion, der mobile Arm in Ausrichtung zur Nase. Der Patient wird dann angewiesen, den Kopf zu drehen und über die Schulter zu schauen. Der Test wird anschließend zur anderen Seite wiederholt. Wird ein Inklinometer benutzt, begibt der Patient sich in die Rückenlage, den Kopf in neutraler Position, das Inklinometer auf der Stirn und in Nullposition. Dann wird der Patient gebeten, den Kopf nach rechts und links zu drehen und das maximale Bewegungsausmaß wird notiert.

Testung der segmentalen HWS- und BWS-Beweglichkeit

Die Testung der segmentalen Mobilität ist eine gute Möglichkeit zur Beurteilung einer eingeschränkten segmentalen Bewegung sowie zur Provokation von Symptomen bei passiv-akzessorischen Gelenkbewegungen von BWS und HWS. Die Mobilität wird üblicherweise als normal, hypomobil oder hypermobil beurteilt (Christensen et al. 2002; Cleland et al. 2006). Allgemein weisen Testungen segmentaler spinaler Bewegungen schlechte bis moderate Kappa-Koeffizienten auf (Fjellner et al. 1999; Smedmark et al. 2000). Cleland et al. (2006) berichteten, dass die segmentale BWS-Testung mittels posteroanteriorem Assessment eine schlechte bis mäßige Interraterreliabilität für Schmerzen und Mobilität bei HWS-Patienten aufweist. In einer Studie von Heiderscheidt und Boissonnault (2008) verbesserte sich die Reliabilität der Mobilitätstests bei asymptomatischen Personen, wenn die Untersucher sich darauf einigten, das jeweils darüber- und darunterliegende Segment in der Testung mit zu berücksichtigen, anstatt sich auf nur ein Segment zu beschränken. In diesem Bereich ist weitere Forschung notwendig. Allerdings lässt sich sagen, dass sich die Intra- und Interraterreliabilität bei der segmentalen BWS-Mobilitätstestung verbessert, wenn, anstatt auf ein spezifisches Segment, das Assessment auf einen Abschnitt abzielt (obere BWS: Th1–Th4, mittlere BWS: Th5–Th8, untere BWS: Th9– Th12).

Trotz einer nur schlechten bis mäßigen Reliabilität der segmentalen Testung erlauben es Untersuchungsmodelle dem Therapeuten doch, Wirbelsäulenabschnitte zu bewerten und im Verbund mit der Anamnese eine erste Diagnose auf Basis einer Bewegungseinschränkung zu formulieren. Empfindliche Areale zu palpieren und dabei Schmerzen zu provozieren, kann dem Patienten eine therapeutische Gewissheit bieten und den Weg für zukünftige Behandlungen weisen. Behandler sollten sprachliche Ausdrücke vermeiden, die Befundergebnisse mit Fehlhaltungen oder -bildungen der Wirbelsäule gleichsetzen, da das zu einem Angstvermeidungsverhalten oder Katastrophisierung führen kann. Der aktuellen Literatur zufolge ist es unwahrscheinlich, dass eine Fehlhaltung vorliegt.

Die Mobilität des Atlantookzipitalgelenks wird mit dem Patienten in Rückenlage getestet (Abb. 9.1A). Das Gelenk ist für Flexion und Extension in der oberen HWS zuständig und erlaubt Nickbewegungen des Kopfes. Der Untersucher hält das Okziput des Patienten in beiden Händen, rotiert den Kopf dann etwa 30° und appliziert ein anteriores Gleiten, gekoppelt mit einer Extension, sowie ein posteriores Gleiten, gekoppelt mit einer Flexion, um Bewegungsausmaß und -qualität zu bewerten (Abb. 9.1B). Die getestete Seite entspricht der Rotationsrichtung. Der Vorgang wird anschließend zur anderen Seite wiederholt.

Das Bewegungsausmaß des Atlantoaxialgelenks wird beim Patienten in Rückenlage ermittelt. Dieses Gelenk ist für die Rotation in der oberen HWS zuständig. Um seine Mobilität zu beurteilen, wird der Kopf passiv in eine maximale Flexion gebracht (Abb. 9.2 A), gefolgt von einer Rotation (Abb. 9.2 B). Der Vorgang wird auf der kontralateralen Seite wiederholt. Ogince et al. (2007) prägten dafür den Begriff des kraniozervikalen Rotationstests. Für diesen Test ergaben sich Werte von 90 % für die Sensitivität und 91 % für die Spezifität, wenn es darum ging, zwischen Patienten mit zervikogenen Kopfschmerzen, solchen mit einer Migräne mit Aura und einer Kontrollgruppe ohne Kopfschmerzen zu unterscheiden. Der Test gilt als positiv, wenn die kraniozervikale Rotation auf der stärker eingeschränkten Seite ≤ 32° beträgt. In der Praxis gilt das Bewegungsausmaß als eingeschränkt, wenn der Untersucher ein festes Endgefühl sowie eine Reduktion von zehn Grad gegenüber dem erwarteten Bewegungsausmaß feststellt.

Die segmentale Beweglichkeit der unteren HWS kann in Rückenlage und mittels Spring-Test in Bauchlage ermittelt werden. Für den Test in Rückenlage wird der Kopf des Patienten in eine neutrale Position gebracht. Der Untersucher steht am Kopfende und appliziert mit seinem Bauch konstanten Druck auf den Kopf des Patienten, um diesen zu stabilisieren, gleichzeitig aber Bewegungen zu erlauben.

Aus dieser Position heraus wird dann ein laterales Gleiten der Wirbel C2–C7 ausgeführt, um sie auf Beweglichkeit und Symptomreproduktion zu prüfen. Segmente werden als hypomobil angesehen, wenn die Bewegung im Seitenvergleich eingeschränkt ist und die Bewegung zur besseren Seite hin im Vergleich als normal erscheint. Genauso kann ein Segment hypermobil sein, wenn mehr Beweglichkeit vorhanden ist als im Vergleich zu anderen Segmenten. Ein Segment wird außerdem als hypermobil befundet, wenn eine beliebige Bewegung im Vergleich zur Gegenbewegung verstärkt ausgeprägt ist und die Bewegung in die Gegenrichtung als normal bewertet würde. Eine normale Beweglichkeit wird als solche angenommen, wenn sie mit der Beweglichkeit anderer Segmente vergleichbar ist.

Eine Vordehnung in Flexion und Extension kann ebenfalls appliziert werden. Die segmentale HWS-Beweglichkeit kann außerdem mittels Spring-Test in Bauchlage ermittelt werden. Vor der Spring-Testung kann die Gewebeempfindlichkeit und -irritierbarkeit durch Palpation der paraspinalen HWS-Muskulatur und benachbarter Muskeln getestet werden. Anschließend stellt der Untersucher sich an das Kopfende des Tisches. Das Weichteilgewebe des Nackens wird mit der Handfläche sowie den Fingern 2–5 etwas angehoben, die Rückseiten der Daumen werden aneinandergelegt und auf dem Proc. articularis (Abb. 9.3A) oder dem Proc. spinosus (Abb. 9.3B) des zu testenden Segments platziert. Dann appliziert der Untersucher bei gestreckten Ellbogen einen sanften, aber gleichzeitig festen Druck von anterior nach posterior. Dieser Vorgang wird bei den Segmenten C1–C7 durchgeführt. Die Beweglichkeit jedes Segments wird als normal, hypomobil oder hypermobil beurteilt, basierend auf den Eigenschaften einer normalen Beweglichkeit und im Vergleich zu den jeweils benachbarten Segmenten. Möglicherweise auftretende Schmerzen werden als lokal oder weitergeleitet eingestuft. Darüber hinaus wird abgeklärt, ob die Schmerzen den Hauptbeschwerden des Patienten entsprechen. Kerr und Olafson (1961) konnten zeigen, dass Afferenzen aus dem N. trigeminus und den obersten drei zervikalen Nervenwurzeln im trigemonizervikalen Kern des oberen Rückenmarks konvergieren. Dieses Phänomen kann bei Beweglichkeitstests der oberen HWS (C1–C3) möglicherweise die Schmerzen des Patienten reproduzieren und eine CMD vortäuschen. Bei Patienten mit chronischen zervikogenen Kopfschmerzen konnten Jull et al. (1999) eine sehr hohe Übereinstimmung zwischen einzelnen Untersuchern bei der Eingrenzung schmerzhafter zervikaler Segmente zeigen.

Bevor die segmentale BWS-Beweglichkeit getestet wird, positioniert der Untersucher den Patienten in Bauchlage und beurteilt die Gewebereaktivität, indem er den Bereich zwischen den Procc. spinosi und Procc. transversi der BWS

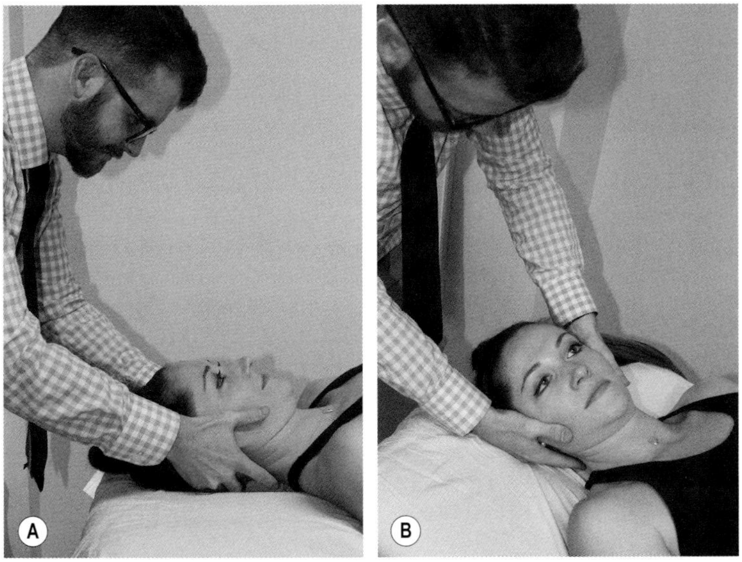

Abb. 9.1
Assessment der segmentalen atlantookzipitalen Beweglichkeit. Der Patient befindet sich in Rückenlage, während der Untersucher das Okziput hält (A). Der Untersucher rotiert den Kopf etwa um 30° und appliziert dabei sowohl ein anteriores Gleiten in Verbindung mit einer Extension als auch ein posteriores Gleiten in Verbindung mit einer Flexion und beurteilt Ausmaß und Qualität der Bewegung (B).

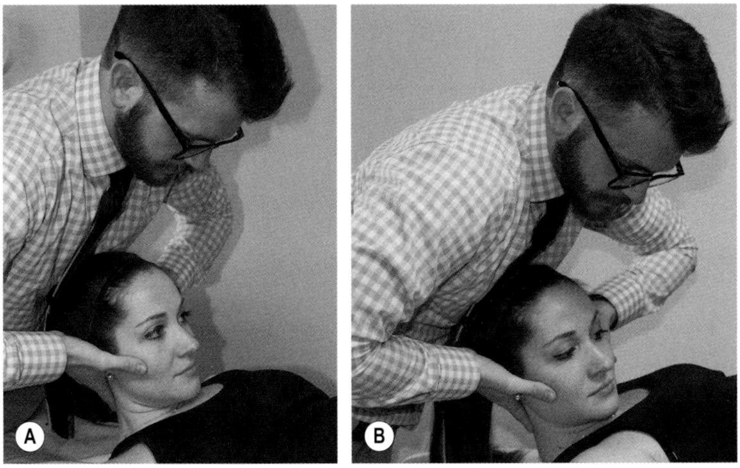

Abb. 9.2
Assessment der segmentalen atlantoaxialen Beweglichkeit mittels zervikalem Flexionsrotationstest. Der Untersucher bringt den Kopf des Patienten in eine maximal passive Flexion (A) und rotiert den Kopf dann zu einer Seite (B). Dieser Vorgang wird zur anderen Seite wiederholt.

palpiert. Mit dem Kleinfingerballen auf dem Proc. spinosus führt der Untersucher den Spring-Test mittels eines posteroanterior gerichteten Drucks aus, um das Segment auf Schmerzen und Beweglichkeit zu testen. Die Beweglichkeit wird als normal, hypomobil oder hypermobil charakterisiert. Der Vorgang kann durch unilaterale Spring-Tests der Procc. transversi ergänzt werden.

Testung der tiefen Nackenflexoren

Zur Testung der tiefen Nackenflexoren wurden verschiedene Methoden vorgeschlagen (Watson & Trott 1993; Jull et al. 1999; Jull 2000). Die Krafttestung beschrieben Vitti et al. (1973) über manuelle Widerstände an der Stirn, während der Patient gleichzeitig das Kinn zur Brust zieht und die HWS flektiert. Neuere Erkenntnisse bezüglich der Funktion der tiefen Nackenflexoren im Rahmen der Haltungsstabilisation veranlassten andere Autoren allerdings dazu, ausdauerbetonte Assessments zu entwickeln (Silverman et al. 1991; Grimmer 1994; Greenman 1996; Blizzard et al. 2000). Jull et al. (1999) leiten daraus den kraniozervikalen Flexionstest ab, bei dem für das progressive mehrstufige Assessment der aktiven Flexion ein luftgefüllter Stabilisator genutzt wird (Jull 2000) (Abb. 9.4). Diese Technik besitzt anscheinend eine ausreichende Reliabilität (Grimmer 1994; Blizzard et al. 2000; Jull 2000; Harris et al. 2005; Chiu et al. 2005). Die Leistung der tiefen Nackenflexoren hat nachweislich einen diagnostischen Wert zur Identifizierung von Ausdauerdefiziten bei Patienten mit zervikogenen Kopfschmerzen (Zito et al. 2006), allerdings sind zusätzliche Studien zu diesem Zusammenhang erforderlich.

Die bevorzugte Technik zur Ausdauertestung der tiefen Nackenflexoren erfordert eine Positionierung des Patienten mit Kopfhochlagerung (Abb. 9.5A). Der Patient retrahiert das Kinn (Abb. 9.5B) und hebt anschließend Kopf und Nacken an, bis der Kopf sich etwa drei Zentimeter in der Luft befindet (Abb. 9.5C). Quer über einer der Hautfalten am Nacken des Patienten wird eine Linie gemalt und der Therapeut fasst von unten an das Okziput. Sobald die Linie über der Hautfalte sich teilt oder der Kopf des Patienten die Hände des Therapeuten länger als eine Sekunde berührt, ist der Test abgeschlossen. In der Hektik der alltäglichen Praxis wird dieser Test gerne bevorzugt, weil er einfach durchzuführen ist und kein zusätzliches Equipment erfordert. Liegt allerdings eine hohe Irritierbarkeit des Patienten vor, empfindet er diesen Test eventuell als zu schwierig und er wäre von nur eingeschränktem Nutzen.

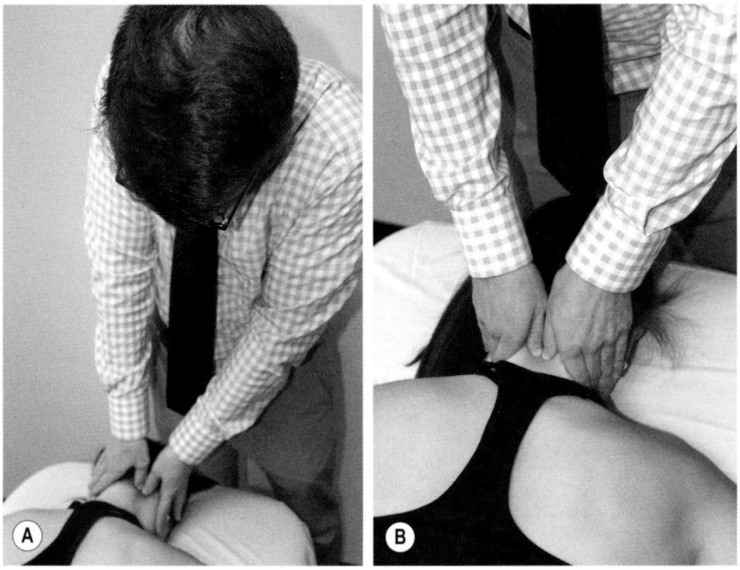

Abb. 9.3
Spring-Test zur segmentalen HWS-Beweglichkeit in Bauchlage. Diese Technik eignet sich für das Assessment der oberen Segmente, wie des Atlantookzipitalgelenks (A), und der unteren Segmente (B).

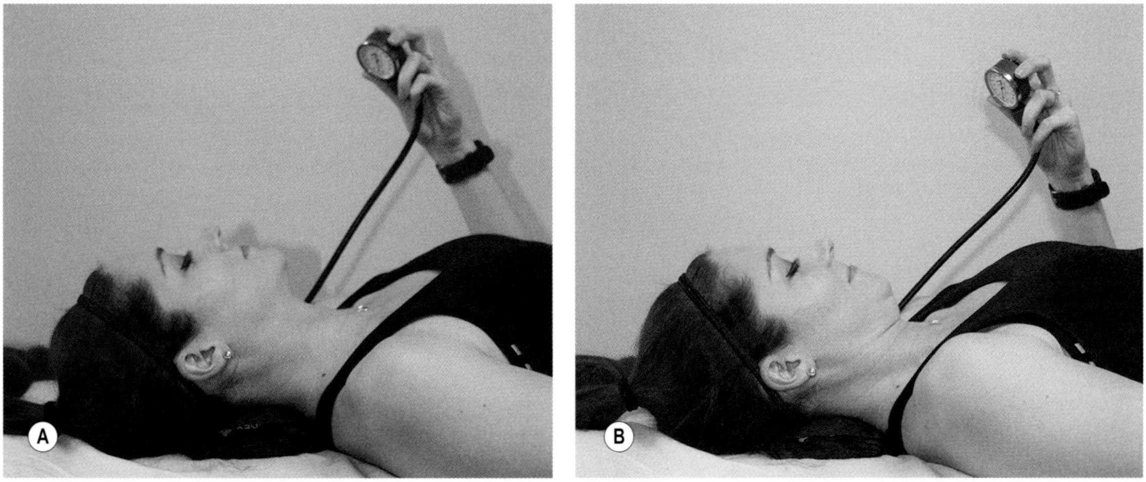

Abb. 9.4
Testung der tiefen Nackenflexoren mittels kraniozervikalem Flexionstest. Der Patient begibt sich in die Rückenlage und platziert ein pneumatisches Gerät, z. B. eine Blutdruckmanschette, zwischen HWS und Unterlage (A). In progressiv ansteigenden Stufen (22, 24, 26, 28 und 30 mmHg) wird eine aktive kraniozervikale Nackenflexion ausgeführt und in jeder Stufe für zehn Sekunden gehalten (B).

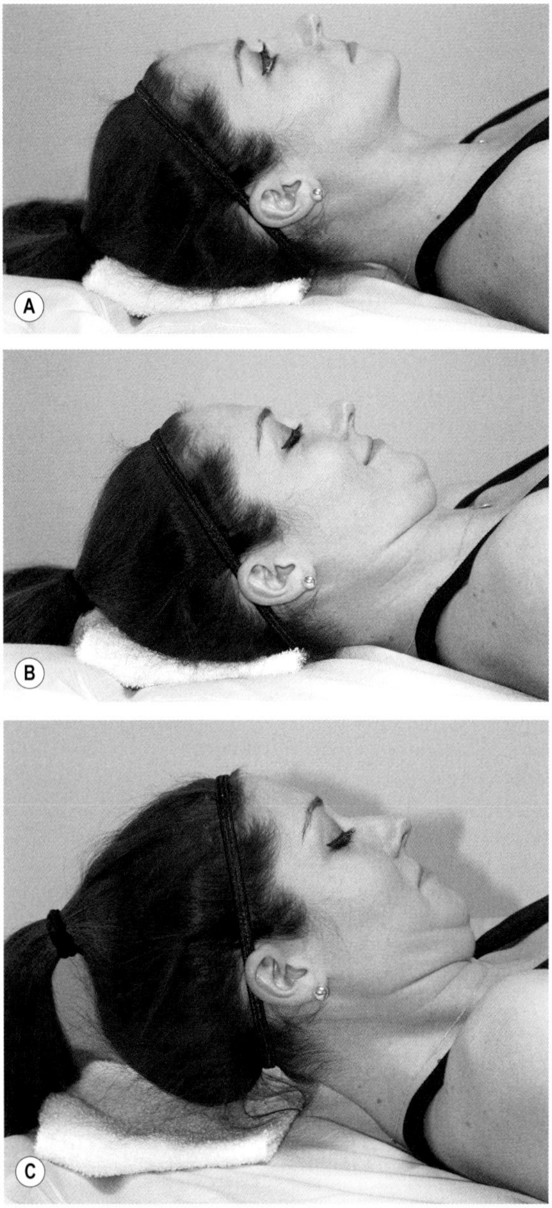

Abb. 9.5
Ausdauertest der tiefen Nackenflexoren. Der Kopf des Patienten wird unterlagert (A). Der Patient retrahiert das Kinn (B) und hebt den Kopf anschließend etwa drei Zentimeter an (C). Nach Beendigung des Tests wird die Zeit notiert.

Literatur

Ballenberger N, von Piekartz H, Danzeisen M, Hall T. Patterns of cervical and masticatory impairment in subgroups of people with temporomandibular disorders–an explorative approach based on factor analysis. Cranio 2018; 36: 74–84.

Ballenberger N, von Piekartz H, Paris-Alemany A, La Touche R, Angulo-Diaz- Parreño S. Influence of different upper cervical positions on electromyography activity of the masticatory muscles. J Manipulative Physiol Ther 2012; 35: 308–318.

Blizzard L, Grimmer KA, Dwyer T. Validity of a measure of the frequency of headaches with overt neck involvement, and reliability of measurement of cervical spine anthropometric and muscle performance factors. Arch Phys Med Rehabil 2000; 1204–1210.

Bradnam L, Barry C. The role of the trigeminal sensory nuclear complex in the patho-physiology of craniocervical dystonia. J Neuroscience 2013; 33: 18358–18367.

Chiu TT, Law EYH, Chiu THS. Performance of the craniocervical flexion test in subjects with and without chronic neck pain. J Orthop Sports Phys Ther 2005; 35: 567–571.

Christensen H, Vach W, Vach K et al. Palpation of the upper thoracic spine: an observer reliability study. J Manipulative Physiol Ther 2002; 25: 285–292.

Cleland JA, Childs JD, Fritz JM, Whitman JM. Interrater reliability of the history and physical examination in patients with mechanical neck pain. Arch Phys Med Rehabil 2006; 87: 1388–1395.

Cook C, Brown C, Isaacs R et al. Clustered clinical findings for diagnosis of cervical spine myelopathy. J Man Manip Ther 2010; 18: 175–180.

Cook C, Roman M, Stewart KM, Leithe L, Isaacs R. Reliability and diagnostic accuracy of clinical special tests for myelopathy in patients seen for cervical dysfunction. J Orthop Sports Phys Ther 2009; 39: 172–178.

Corrêa ECR, Bérzin F. Temporomandibular disorder and dysfunctional breathing. Braz J Oral Science 2004; 10: 498–502.

Cross KM, Kuenze C, Grindstaff T, Hertel J. Thoracic spine thrust manipulation improves pain, range of motion, and self-reported function in patients with mechanical neck pain: a systematic review. J Orthop Sports Phys Ther 2011; 41: 633–642.

Fjellner A, Bexander C, Faleij R, Strender LE. Inter-examiner reliability in physical examination of the cervical spine. J Manipulative Physiol Ther 1999; 22: 511–516.

González-Iglesias J, Cleland JA, Neto F, Hall T, Fernández-de-las-Peñas C. Mobilization with movement, thoracic spine manipulation, and dry needling for the management of temporomandibular disorder: a prospective case series. Physiother Theory Pract 2013; 29: 586–595.

Greenman P. Principles of Manual Medicine. 2nd ed. Philadelphia, PA: Lippincott Williams & Wilkins, 1996.

Griegel-Morris P, Larson K, Mueller-Klaus K, Oatis CA. Incidence of common postural abnormalities in the cervical, shoulder, and thoracic regions and their association with pain in two age groups of healthy subjects. Phys Ther 1992; 72: 425–431.

Grimmer K. Measuring the endurance capacity of the cervical short flexor muscles group. Aust J Physiother 1994; 40: 251–254.

Grondin F, Hall T, von Piekartz H. Does altered mandibular position and dental occlusion influence upper cervical movement: a cross-sectional study in asymptomatic people. Musculoskelet Sci Pract 2017; 27:85–90.

Haneline MT, Rosner AL. The etiology of cervical artery dissection. J Chiroprac Med 2007; 6: 110–120.

Harris KD, Heer DM, Roy TC et al. Reliability of a measurement of neck flexor muscle endurance. Phys Ther 2005; 85: 1349–1355.

Heiderscheit B, Boissonnault W. Reliability of joint mobility and pain assessment of the thoracic spine and rib cage in asymptomatic individuals. J Man Manip Ther 2008; 16: 210–216.

Hole DE, Cook JM, Bolton JE. Reliability and concurrent validity of two instruments for measuring cervical range of motion: effects of age and gender. Man Ther 2000; 1: 36–42.

Johnson KD, Kim KM, Yu BK, Saliba SA, Grindstaff TL. Reliability of thoracic spine rotation range of motion measurements in healthy adults. J Athletic Train 2012: 47: 52–60.

Jull G. Deep cervical flexor muscle dysfunction in whiplash. J Musculoskeletal Pain 2000; 8: 143–154.

Jull G, Barrett C, Magee R, Ho P. Further clinical clarification of the muscle dysfunction in cervical headache. Cephalalgia 1999; 19: 179–185.

Kendall FP, McCreary EK, Provance PG. Muscles: Testing and Function. 4th ed. Baltimore: Williams & Wilkins, 1993.

Kerr FW, Olafson RA. Trigeminal and cervical volleys: convergence on single units in the spinal gray at C-1 and C-2. Arch Neurol 1961; 5: 171–178.

Kerry R. Examination of the upper cervical region In Petty NJ (ed.). Neuro- musculoskeletal examination and assessment: a handbook for therapists. 4th ed. Edinburgh: Churchill Livingstone, Elsevier, 2011.

La Touche R, París-Alemany A, von Piekartz H et al. The influence of cranio- cervical posture on maximal mouth opening and pressure pain threshold in patients with myofascial temporomandibular pain disorders. Clin J Pain 2011; 27: 48–55.

La Touche R, Paris-Alemany A, Mannheimer JS et al. Does mobilization of the upper cervical spine affect pain sensitivity and autonomic nervous system function in patients with cervico-craniofacial pain? A randomized-controlled trial. Clin J Pain 2013; 3: 205–215.

Lewis JS. Rotator cuff tendinopathy/subacromial impingement syndrome: is it time for a new method of assessment? Br J Sports Med 2009; 3: 21–24.

Molina C, Robbins D, Roberts H et al. Reliability and validity of single inclinometer measurements for thoracic spine range of motion [abstract]. J Man Manip Ther 2000; 8: 143.

Ogince M, Hall T, Robinson K, Blackmore AM. The diagnostic validity of the cervical flexion-rotation test in C1/2-related cervicogenic headache. Man Ther 2007; 12: 256–262.

Olivo SA, Bravo J, Magee D et al. The association between head and cervical posture and temporomandibular disorders: a systematic review. J Orofacial pain 2006; 20: 9–23.

Refshauge K, Bolst L, Goodsell M. The relationship between cervico-thoracic posture and the presence of pain. J Man Manip Ther 1995; 3: 21–24.

Rushton A, Rivett D, Carlesso L, Flynn T, Hing W, Kerry R. International framework for examination of the cervical region for potential of cervical arterial dysfunction prior to orthopaedic manual therapy intervention. Man Ther 2014; 19: 222–228.

Sharp J, Purser DW. Spontaneous atlantoaxial dislocation in ankylosing spondylitis and rheumatoid arthritis. Annals Rheum Dis 1961; 20: 47–77.

Silverman JL, Rodriguez AA, Agre JC. Quantitative cervical flexor strength in healthy subjects and in subjects with mechanical neck pain. Arch Phys Med Rehabil 1991; 72: 679–681.

Smedmark V, Wallin M, Arvidsson I. Inter-examiner reliability in assessing passive intervertebral motion of the cervical spine. Man Ther 2000; 5: 97–101.

Thomas LC, Rivett DA, Attia JR, Parsons M, Levi C. Risk factors and clinical features of craniocervical arterial dissection. Man Ther 2011; 16: 351–356.

Uitvlugt G, Indenbaum S. Clinical assessment of atlantoaxial instability using the Sharp-Purser test. Arthr Rheum 1988; 31: 918–922.

Viikari-Juntura E. Inter-examiner reliability of observations in physical examinations of the neck. Phys Ther 1987; 67: 1526–1532.

Viikari-Juntura E, Porras M, Laasonen EM. Validity of clinical tests in the diagnosis of root compression in cervical disc disease. Spine 1989; 14: 253- 257.

Vitti M, Fujiwara M, Basmanjian JM, Iida M. The integrated roles of longus colli and sternocleidomastoid muscles: an electromyographic study. Anat Rec 1973; 177: 471–484.

von Piekartz H, Hall T. Orofacial manual therapy improves cervical movement impairment associated with headache and features of temporomandibular dysfunction: a randomized controlled trial. Man Ther 2013; 4: 345–350.

von Piekartz H, Ludtke K. Effect of treatment of temporomandibular disorders (TMD) in patients with cervicogenic headache: a single-blind, randomized controlled study. Cranio 2011; 29: 43–56.

von Piekartz H, Pudelko A, Danzeisen M, Hall T, Ballenberger N. Do subjects with acute/ subacute temporomandibular disorder have associated cervical impairments: a cross-sectional study. Man Ther 2016; 26: 208–215.

Walczyńska-Dragon K, Baron S, Nitecka-Buchta A, Tkacz E. Correlation between TMD and cervical spine pain and mobility: is the whole body balance TMJ related? BioMed Res Int 2014; 2014: 582414.

Watson DH, Trott PH. Cervical headache: an investigation of natural head posture and upper cervical flexor muscle performance. Cephalgia 1993; 13: 272–284.

Zito G, Jull G, Story I. Clinical tests of musculoskeletal dysfunction in the diagnosis of cervicogenic headache. Man Ther 2006; 11: 118–129.

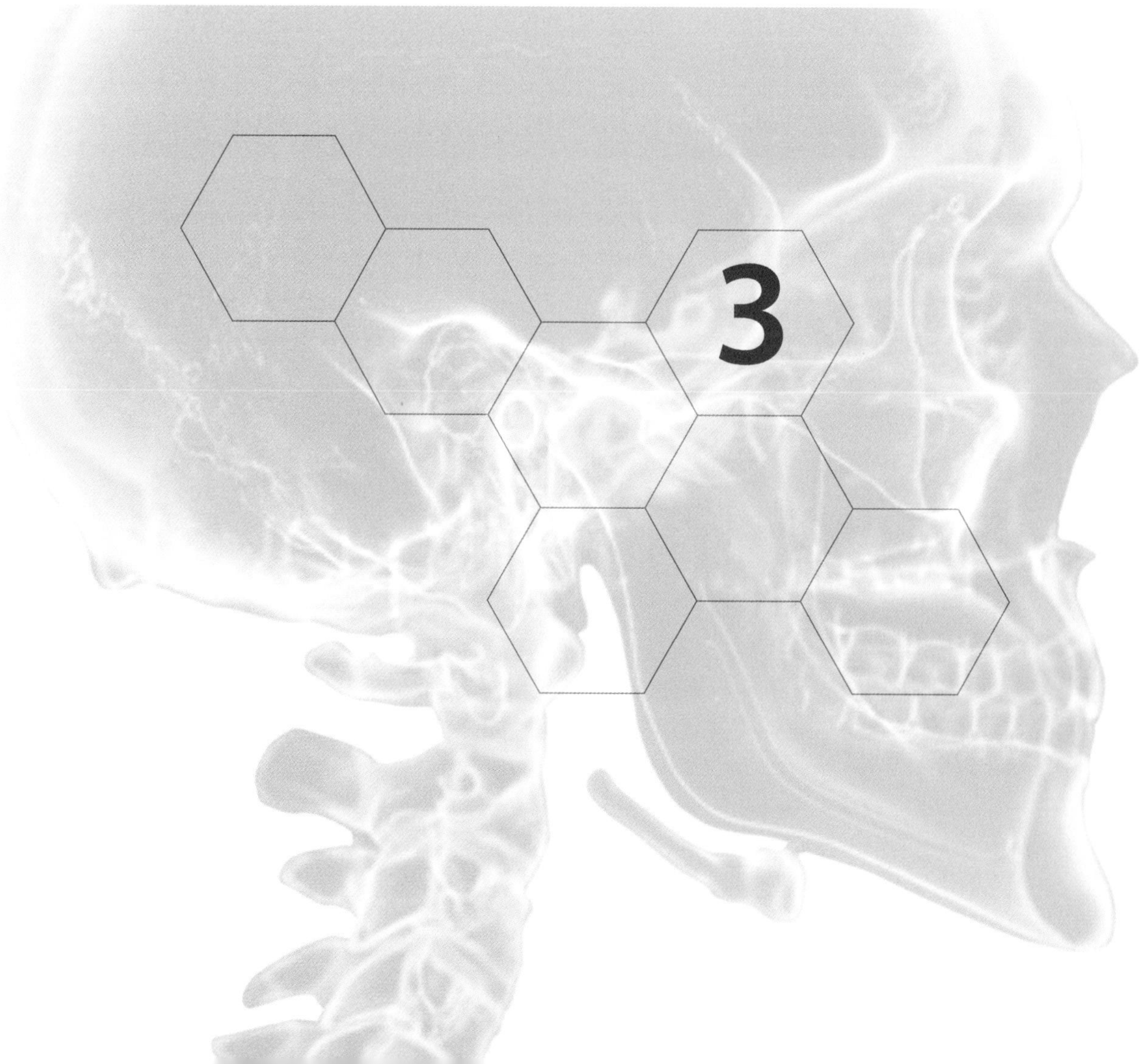

3

TEIL 3

Manuelle Therapie craniomandibulärer Dysfunktionen

Kapitel 10

Wirksamkeit von Manueller Therapie und therapeutischen Übungen bei CMD – ein evidenzbasierter Ansatz

Susan Armijo-Olivo, Elisa Bizetti Pelai, Ambra Michelotti, Laurent Pitance, Cristina Lozano-López, Blanca Codina García-Andrade

Einleitung

Das Management einer craniomandibulären Dysfunktion (CMD) berücksichtigt sowohl chirurgische als auch konservative Behandlungsansätze (Coskun, Benlidayi et al. 2016); üblicherweise wird zunächst der konservative Ansatz verfolgt und auch bevorzugt. Eine physiotherapeutische Intervention ist der häufigste, nicht invasive Ansatz zur CMD-Behandlung (Calixtre et al. 2016; Rai et al. 2016) und beinhaltet verschiedene potenziell wirksame Maßnahmen, etwa elektrophysikalische Maßnahmen wie Ultraschall (Rai et al. 2016), Laser (Demirkol et al. 2017) und transkutane elektrische Nervenstimulation (TENS) (Awan & Patil 2015). Aufgrund ihrer positiven Wirkung werden zunehmend auch andere physiotherapeutische Interventionen wie Manuelle Therapie (Armijo-Olivo et al. 2016) und therapeutische Übungen (Rocabado 1987) zur CMD-Behandlung genutzt (von Piekartz & Hall 2013; Tuncer et al. 2013b; Calixtre et al. 2016).

In der Manuellen Therapie wird eine große Bandbreite unterschiedlicher Techniken eingesetzt, die in drei Hauptgruppen eingeteilt werden können: Manipulation, Mobilisation und Weichteiltechniken (Muskel-Energie-Techniken) (Clar et al. 2014). Manuelle Therapie wird aufgrund ihrer positiven Auswirkungen seit einigen Jahren zur Behandlung muskuloskelettaler Schmerzzustände angewendet. Insbesondere bei der CMD-Behandlung soll Manuelle Therapie die Funktion verbessern, indem sie Ausmaß und Qualität von Kieferbewegungen wiederherstellt und Schmerzen reduziert. Dabei wird die Manuelle Therapie entweder allein angewendet oder als zusätzliche Maßnahme zu Übungen, physikalischen Anwendungen und Zahnschienen. Neuere Ergebnisse deuten darauf hin, dass Manuelle Therapie eine gültige CMD-Behandlung darstellt, und die bisherigen Erkenntnisse legen nahe, dass eine kombinierte Therapie aus Techniken der Manuellen Therapie und aktiven Übungen den Zustand des Patienten verbessert (Miller et al. 2010). Die Erkenntnisse unterstützen die Annahme, dass zur CMD-Behandlung Manuelle Therapie sowohl für den orofazialen Bereich als auch für die HWS hilfreich sein könnte. In einer Studie war eine Kombination dieser beiden Ansätze bei Patienten mit multifaktorieller CMD wirksamer als Eigenübungen oder eine alleinige Manuelle Therapie der HWS (Armijo-Olivo et al. 2016). Darüber hinaus konnte anhand einer Druckschmerzevaluation gezeigt werden, dass eine HWS-Mobilisation bei Patienten mit myogener CMD sowohl die Schmerzintensität als auch die Schmerzsensitivität verringerte sowie die Kiefergelenksbeweglichkeit verbesserte (Armijo-Olivo et al. 2016). Eine HWS-Mobilisation mittels Techniken der Manuellen Therapie könnte sowohl orofaziale Schmerzzustände als auch das Kiefergelenk beeinflussen, da diese Systeme innerhalb der Pars caudalis des Nucleus spinalis nervi trigemini miteinander verbunden sind (Sessle 1999).

Therapeutisches Training wird als Grundpfeiler der Rehabilitation muskuloskelettaler Erkrankungen angesehen und ist in der Rehabilitation und Prävention von CMD weit verbreitet, um Schmerzen zu lindern und die Funktion zu verbessern (Machado et al. 2016). Allgemein gesagt handelt es sich dabei um die Verordnung muskulärer Kräftigung und körperlicher Bewegung, um den Allgemeinzustand eines Individuums positiv zu beeinflussen und den alltäglichen Anforderungen gerecht zu werden (Hertling & Kessler 2006). Training zielt darauf ab, eine normale Funktion wiederherzustellen, indem sensorischer Input verändert, eventuelle Entzündungsprozesse gelindert, Koordination und Muskelkraft verbessert sowie Gewebeheilung und -regeneration gefördert werden (Taylor et al. 2007).

Trainingstherapie wird ausgiebig bei der Behandlung von CMD genutzt, obgleich wir die Wirkmechanismen noch nicht vollständig verstehen. Entsprechende Maßnahmen werden verschrieben, um die Kiefergelenksfunktion sowie die Muskelkoordination zu verbessern, hypertone Muskeln zu lockern, das Bewegungsausmaß zu vergrößern und die Kraftfähigkeit zu steigern (Carlsson & Magnusson 1999). Wirksame Techniken sind Kräftigung, aktive Gelenksübungen zur Vergrößerung der Mundöffnung und Schmerzreduktion, Haltungsschulung und Übungen zur motorischen Kontrolle der Halsmuskulatur, um die Funktion des kraniomandibulären Systems zu verbessern (Rocabado 1987; Armijo-Olivo & Gadotti 2016).

Auch wenn die Evidenz hinsichtlich des Einsatzes der Manuellen Therapie sowie therapeutischer Übungen zur

CMD-Behandlung limitiert ist, wurden in den vergangenen Jahren mehrere systematische Reviews zu dem Thema publiziert. Alle diese veröffentlichten Reviews (McNeely et al. 2006; Medlicott & Harris 2006; Armijo-Olivo et al. 2016) bieten weitere Evidenz zur Anwendung von Haltungsübungen sowie aktiver und passiver oraler Übungen zur Schmerzreduzierung und Verbesserung der Mundöffnungsfähigkeit bei Personen mit CMD aufgrund von Diskusverlagerung, akuter Arthritis sowie chronischen myofaszialen Schmerzen. Darüber hinaus zeigen die Erkenntnisse jüngster Übersichtsarbeiten (Armijo-Olivo et al. 2016; Calixtre et al. 2016), dass Manuelle Therapie vielversprechende Ergebnisse bei der Behandlung myogener, arthrogener sowie kombinierter CMDs zeitigt, auch wenn diese Nachweise noch begrenzt und von geringer Qualität sind. Nach Veröffentlichung dieser Übersichtsarbeiten hat sich die Forschung im Bereich der CMD rasch weiterentwickelt, und weitere randomisierte Kontrollstudien (RCTs) zur Untersuchung der Wirksamkeit von Übungen und Manueller Therapie wurden durchgeführt. Die Studien liefern neue Erkenntnisse, die mit den Ergebnissen früherer Studien zusammengeführt werden müssen. Dieses Kapitel wird daher einen aktuellen Überblick über die Evidenz Manueller Therapie und therapeutischer Übungen bei CMD-bezogenen Schmerzen geben.

In diesem Kapitel werden die Ergebnisse von RCTs vorgestellt, die durch Recherchen in elektronischen Datenbanken (MEDLINE, EMBASE, Cochrane Library, ISI Web of Science, EBM Reviews und CINAHL) bis Februar 2017 und in Absprache mit Experten gewonnen wurden. Die zusammengestellten Informationen sind auf RCTs mit Teilnehmern beschränkt, auf die folgende Kriterien zutreffen:

1. CMD-Diagnose anhand der Research Diagnostic Criteria for Temporomandibular Disorders (RDC/CMD) oder jede andere klinische Diagnose, die Anzeichen und Symptome einer CMD aufweist (Kraus 2007; Leeuw & Klasser 2013);
2. Erwachsene (> 18 Jahre alt);
3. muskuloskelettale Dysfunktion;
4. schmerzhafte Einschränkungen;
5. keine vorhergehenden chirurgischen Eingriffe im Bereich des Kiefergelenks;
6. keine anderen ernsthaften Komorbiditäten und Beschwerden (z. B. Frakturen, Krebserkrankungen, neurologische Erkrankungen).

Die in diesem Kapitel einbezogenen Studien mussten entweder Manuelle Therapie (z. B. Mobilisation, Manipulation, Weichteiltechniken) oder Trainingstherapie allein oder in Kombination mit anderen Therapien vergleichen. Von Interesse im Vergleich waren Placebobehandlungen, eine kontrollierte Vergleichsbehandlung oder die Standardbehandlung (übliche Behandlungsmethode). Konnte bei den Vergleichstherapien kein Effekt ermittelt werden, wurden die betreffenden Studien nicht berücksichtigt.

Von hauptsächlichem Interesse hinsichtlich der Ergebnisse bei dieser Recherche waren Schmerz, Bewegungsausmaß und orale Funktion. Für Letztere lag der Fokus im Rahmen dieses Kapitels auf Einschränkungen der ADL (Activities of Daily Living, Alltagskompetenz) bei CMD-Patienten und wurde mithilfe unterschiedlicher Fragebögen ermittelt. Ebenso wurde die Druckschmerzschwelle (PPT) untersucht, außerdem die elektromyografisch nachweisbare Aktivität der Kau- und Nackenmuskulatur (Armijo-Olivo et al. 2016).

Es ist wichtig zu betonen, dass wir versucht haben, die Studienergebnisse – wo immer möglich – durch eine Metaanalyse auf quantitative Art und Weise zu bündeln. Die Bündelung erfolgte auf Basis der CMD-Diagnose (myogen, arthrogen oder gemischt), potenzieller Interventionen (Manuelle Therapie oder Übungen) sowie des Ergebnisses. So entstanden Gruppen verschiedener Studien mit ähnlichen Charakteristika. Da die Studien in Hinblick auf Studienpopulation und Intervention sehr heterogen waren, wurde, basierend auf der Annahme einer Interstudienvariabilität, die Pooling-Methode nach DerSimonian & Laird angewandt, um eine konservativere Einschätzung der wahren Effektstärke zu bieten (Bérard & Bravo 1998).

Für die Analyse der Ergebnisse wurden die Mittelwertdifferenz (MD) und die standardisierte Mittelwertdifferenz (SMD) mit einem Konfidenzintervallniveau von 95 % der gepoolten Daten genutzt. Die Heterogenität wurde statistisch mittels I^2 evaluiert (Higgins & Green 2011).

Die SMD-Werte der gepoolten Schätzungen wurden anhand von Cohens Kriterien (0,2, 0,5 und 0,8 als geringe, moderate und große Effektstärken) ausgewertet (Cohen

1988). Um die Effekte (gepoolte Mittelwertdifferenzen) zusammenzufassen und die Forest Plots für alle Vergleiche zu konstruieren, wurde die Revman 5.3 Software (RevMan 5 – Cochrane Community) verwendet. Um Werte von nicht standardisierten Effektgrößen wie Mittelwertunterschieden zu interpretieren, haben wir die klinische Signifikanz des Ergebnisses gewertet, um ihre potenzielle Wirksamkeit zu ermitteln. Die folgenden Kriterien wurden angewandt: Die minimale klinisch bedeutsame Differenz (Minimal Clinically Important Difference, MCID) für Schmerzen lag bei 1,5 bis 3,2 Punkten (Farrar et al. 2001; van der Roer et al. 2006; Kovacs et al. 2007; Dworkin et al. 2008; Maughan & Lewis 2010). Studien, die über höhere Differenzwerte berichteten, wurden als klinisch relevant angesehen. Für die maximal mögliche Mundöffnung wurde der MCID bei gesunden Probanden mit 5 mm angegeben, was darauf hindeutet, dass eine Veränderung von mindestens 5 mm als klinisch relevant angesehen werden kann (Kropmans et al. 1999). Für PPT-Messungen konnte gezeigt werden, dass sie eine gute oder ausgezeichnete Inter- und Intraraterreliabilität aufweisen (Nussbaum & Downes 1998; Ylinen et al. 2005; Cathcart & Pritchard 2006). Der MCID für PPTs wurde mit $\geq$ 1,10 kg/cm^2 angegeben (Chesterton et al. 2003; Fuentes et al. 2011). Höhere Werte zwischen den Gruppen wurden als klinisch relevant angesehen.

Im Kapitel 15 werden detailliert spezifische Übungen zur Behandlung von Patienten mit CMDs beschrieben, während Kapitel 11 spezifische Techniken der Manuellen Therapie vorstellt, die bei diesen Beschwerdebildern angewendet werden.

Beschreibung der inkludierten Studien

Es wurden Daten von 58 Studien verwertet, die in 63 Artikeln beschrieben wurden.

Diagnose

Es wurde die Wirksamkeit von Training und/oder Manueller Therapie untersucht: In 19 Einzelstudien (n = 19) bei myogenen CMDs (Crockett et al. 1986; Magnusson & Syrén 1999; Komiyama et al. 1999; Wright et al. 2000; Michelotti et al. 2004; Gavish et al. 2006; Mulet et al. 2007; Kalamir et al. 2010; Craane et al. 2012a; Guarda-Nardini et al. 2012; Kalamir et al. 2012, 2013; La Touche et al. 2013; Tuncer et al. 2013a; Tuncer et al. 2013b; Gomes et al. 2014b; Kraaijenga et al. 2014; Rodriguez-Blanco et al. 2015; Espejo-Antúnez et al. 2016), in 17 Studien (18 Artikel) bei Patienten mit arthrogener CMD (Alajbeg et al. 2015; Bae & Park 2013; Carmeli et al. 2001; Craane et al. 2012b; Diraçoğlu et al. 2009; de Felício et al. 2008; Haketa et al. 2010; Ismail et al. 2007; Machado et al. 2016; Minakuchi et al. 2001; Nascimento et al. 2013; Schiffman et al. 2007; Stegenga et al. 1993; Yoda et al. 2003; Yoshida et al. 2005, 2011; Yuasa et al. 2001) und in 22 Studien bei Individuen mit einer Mischdiagnose (sowohl myogene als auch arthrogene CMD) (Burgess et al. 1988; Cuccia etal. 2010; de Felício et al. 2010; Ficnar et al. 2013; Gomes et al. 2014b; Grace et al. 2002; Klobas et al. 2006; Maluf et al. 2009; Mansilla Ferragud & Boscá Gandia 2008; Niemelä et al. 2012; Otaño & Legal 2010; Packer et al. 2014, 2015; von Piekartz & Lüdtke 2011; Raustia & Pohjola 1986; Tavera et al. 2012; Tegelberg & Kopp 1988, 1996; Truelove et al. 2006). Eine Studie untersuchte sowohl myogene als auch arthrogene CMDs (Maloney et al. 2002).

28 Studien (Alajbeg et al. 2015; Craane et al. 2012a, 2012b; Espejo-Antúnez et al. 2016; de Felício et al. 2008, 2010; Ficnar et al. 2013; Gavish et al. 2006; Ismail et al. 2007; Kalamir et al. 2010, 2013; Komiyama et al. 1999; La Touche et al. 2013; Machado et al. 2016; Maloney et al. 2002; Michelotti et al. 2004; Mulet et al. 2007; Nascimento et al. 2013; Niemelä et al. 2012; Packer et al. 2014, 2015; Rodriguez-Blanco et al. 2015; Truelove et al. 2006; Tuncer et al. 2013a; Tuncer et al. 2013b; Wright et al. 2000) verwendeten das RDC/CMD-System (Dworkin & LeResche 1992) zur Diagnosestellung. In den restlichen Studien kamen entweder klinische Kriterien in Bezug auf Bewegungseinschränkungen und Krepitation des Kiefergelenks zur Anwendung (Gesslbauer et al. 2016), ein MRT zur Diagnose einer Diskusverlagerung (Schiffman et al. 2007), der Fonseca Patient History Index (Gomes et al. 2014b) oder eine allgemeine klinische CMD-Diagnose durch einen Zahnarzt oder einen Kieferchirurgen (Gesslbauer et al. 2016).

Bewertung der methodologischen Qualität

Auch wenn wir für dieses Kapitel eine große Anzahl von RCTs zusammengetragen haben, ist die Qualität dieser Studien entweder schlecht oder unklar. Die Beurteilung eines Verzerrungsrisikos unter Verwendung des Risk-of-Bias-Tools ergab, dass nur zwei Studien (Gomes et al. 2014a; Rodriguez-Blanco et al. 2015) ein geringes Verzerrungsrisiko aufwiesen, bei 53 % (n = 30) war das Risiko unklar und 44 % (n = 25) wiesen ein hohes Verzerrungsrisiko auf.

Wirksamkeit von Manueller Therapie und Übungen bei CMD mit muskelbedingten (myogenen) Schmerzen

Haltungskorrekturen

Zwei Studien kamen in Bezug auf die Wirksamkeit von Übungen zur Haltungskorrektur bei Patienten mit myogener CMD zu positiven Ergebnissen (Komiyama et al. 1999; Wright et al. 2000). Bei Patienten mit Haltungstraining verbesserte sich im Vergleich zu einer Kontrollgruppe die maximal schmerzfrei mögliche Mundöffnung signifikant (5,54 mm; 95 % KI 2,93, 8,15) (Kropmans et al. 1999). Die gleichen Ergebnisse wurden für Symptome und Einschränkungen des täglichen Lebens erzielt. Der SMD-Wert zwischen den Gruppen betrug: 1,13 (95 % KI 0,48, 1,78), was auf eine große Effektgröße hinweist, die für dieses Ergebnis klinisch signifikant ist.

Allgemeine Kiefergelenksübungen allein oder in Kombination mit einem Nackenübungsprogramm

In acht Artikeln ging es um allgemeine Kiefergelenksübungen allein oder in Kombination mit einem Nackenübungsprogramm bei myogenen CMDs (Craane et al. 2012b; Crockett et al. 1986; Gavish et al. 2006; Kraaijenga et al. 2014; Magnusson & Syrén 1999; Maloney et al. 2002; Michelotti et al. 2004; Mulet et al. 2007). Insgesamt waren die Ergebnisse dieser Studien inkonsistent. Drei Artikel kamen beim Vergleich von Kiefergelenksübungen mit einer Kontrollgruppe zu positiven Ergebnissen in Bezug auf Schmerz und Bewegungsausmaß (Gavish et al. 2006; Maloney et al. 2002; Michelotti et al. 2004), die restlichen fünf Artikel dagegen konnten keine signifikanten Unterschiede zwischen den beiden Gruppen nachweisen (Craane et al. 2012b; Crockett et al. 1986; Magnusson & Syrén 1999; Mulet et al. 2007).

Die Studien, die zu vergleichbaren Ergebnisse und Diagnosen kamen und ein Übungsprogramm mit einer anderen Intervention verglichen, etwa Edukation (Craane et al. 2012b; Michelotti et al. 2004) oder Schienenversorgung (Magnusson & Syrén 1999; Maloney et al. 2002), wurden zusammengefasst. Die Ergebnisse dieser Analyse zeigten, dass in Bezug auf maximale schmerzfreie Mundöffnung sowie Schmerzintensität das Übungsprogramm einen leichten Vorteil im Vergleich zur Kontrollgruppe hatte. Der gepoolte MD-Wert für die schmerzfreie maximale Mundöffnung lag bei 5,94 mm (95 % KI –1,0, 12,87), was als klinisch relevant zugunsten der Interventionsgruppe betrachtet werden muss (Kropmans et al. 1999). Bezüglich der Daten zur Schmerzintensität aus fünf Studien (Craane et al. 2012a; Gavish et al. 2006; Maloney et al. 2002; Michelotti et al. 2004; Mulet et al. 2007) lag der gepoolte SMD-Wert bei 0,43 (95 % KI –0,02, 0,87) mit einer moderaten Effektstärke nach den Cohen-Richtlinien (Cohen 1988). Hinsichtlich der maximal schmerzfreien Mundöffnung war nach einer vergleichenden Sensitivitätsanalyse von Übungsprogramm und Edukation nur ein nicht signifikanter Effekt nachweisbar (1,92 mm; 95 % KI –0,57, 4,41) (Craane et al. 2012a; Michelotti et al. 2004). Allerdings ergab sich beim Vergleich des Übungsprogramms mit der Schienenversorgung (Magnusson & Syrén 1999; Maloney et al. 2002) ein statistisch und klinisch bedeutsamer Unterschied zwischen den Gruppen (12,31 mm; 95 % KI 7,73, 16,89) zugunsten des Übungsprogramms.

Manuelle Therapie der orofazialen Region

Es fanden sich insgesamt vier RCTs, die eine Intervention mit Manueller Therapie bei myogenen CMDs untersuchten (Kalamir et al. 2010; Guarda-Nardini et al. 2012; Kalamir et al. 2012, 2013). Verglichen mit einer Kontrollgruppe war bei diesen Untersuchungen eine Verbesserung der Mundöffnung sowie Reduzierung von Kieferschmerzen nachweisbar. Manipulationsbehandlungen des Gesichts zeigten vergleichbare Effekte wie eine Injektion mit Botulinumtoxin. Bis drei Monate nach Ende der Behandlung war die Injektion der Manipulation leicht überlegen, wenn es um die Verbesserung des Bewegungsausmaßes ging. Dagegen schnitt die Manipulation besser in Bezug auf eine Schmerzreduzierung ab. Positive Ergebnisse im Rahmen einer Manuellen Therapie der orofazialen Region bei myogenen CMDs waren im Vergleich zu Kontrollgruppen besonders bei der Schmerzintensität zu verzeichnen (1,31 cm; 95 % KI 0,86, 1,76). Drei vergleichbare Artikel (Kalamir et al. 2010; Guarda-Nardini et al. 2012; Kalamir et al. 2013) mit ähnlichen Diagnosen, Ergebnissen und Interventionen wurden gepoolt und zeigten, dass die Manuelle Therapie während einer vier- bis sechswöchigen Behandlungszeit und im Vergleich zu einer Kontrollgruppe oder Botulinumtoxin zu einer Verbesserung bei der Schmerzintensität beitrug (gepoolter MD-Wert: 1,35 cm; 95 % KI 0,91, 1,78) und sich einem klinisch relevanten Wert annäherte.

Manuelle Therapie der HWS

In zwei RCTs wurden bei Patienten mit myogener CMD Techniken zur Mobilisation der Halswirbelsäule (HWS) aus der Manuellen Therapie angewendet (La Touche et al. 2013; Bortolazzo et al. 2015). HWS-Mobilisationen erzielten gute Ergebnisse hinsichtlich der Verringerung der Schmerzintensität (visuelle Analogskala, VAS) sowie der Schmerzempfindlichkeit (PPT) bei Patienten mit myogener CMD im Vergleich zu einer Placebobehandlung. Die Ergebnisse von La Touche et al. (2013) wurden als klinisch relevant erachtet – mit einer Effektgröße für die Schmerzintensität von 28,75 Punkten (95 % KI 21,65, 35,85) und 1,12 kg/cm^2 (95 % KI 0,96, 1,29) für Schmerz und PPT.

Bei der anderen Studie kam bei Patienten mit myogener CMD eine Manipulation der oberen HWS im Vergleich zu einer Placebogruppe zur Anwendung (Bortolazzo et al. 2015), was ebenfalls gute Ergebnisse zeitigte. Die Manipulation der oberen HWS führte zu einer normalisierten Muskelarbeit (oberflächenelektromyografische Analyse) des Kausystems sowie einer verbesserten Mundöffnung bei Frauen mit myogener CMD. Zwischen den einzelnen Gruppen bestand eine klinisch signifikante Differenz der Mundöffnung von 8,20 mm (95 % KI 1,56, 14,84), was für die HWS-Mobilisation spricht (Cohen 1988).

Massagetherapie

Im Hinblick auf die EMG-Aktivität der Kaumuskulatur untersuchte eine Studie bei Patienten mit myogener CMD die Wirksamkeit einer alleinigen Massagetherapie gegenüber einer Schienenversorgung oder einer Massagetherapie in Kombination mit einer Schienenversorgung im Gegensatz zur Schienenversorgung allein oder einer alleinigen Manuellen Therapie (Gomes et al. 2014a). Im Ergebnis zeigte sich, dass jeweils die Massagetherapie und die Okklusionsschiene allein keine signifikante Veränderung der elektromyografischen Aktivität des M. masseter oder des vorderen Anteils des M. temporalis herbeiführten. Allerdings führte die Kombination aus Manueller Therapie und Schienenversorgung zu einer Verringerung der Anzeichen und Symptome bei Patienten mit schwerer CMD und nächtlichem Bruxismus.

Dehnungstechniken für die Hamstrings

Zwei Studien untersuchten Dehnungstechniken für die ischiokrurale Muskulatur (Hamstrings) sowie Techniken der Manuellen Therapie für die Kau- und Halsmuskulatur bei myogener CMD (Rodriguez-Blanco et al. 2015; Espejo-Antúnez et al. 2016). Eine Studie untersuchte die alleinige Dehnung der Hamstrings im Vergleich zu einer Dehnung der Hamstrings mit zusätzlicher ischämischer Kompression des M. masseter (Espejo-Antúnez et al. 2016). Dabei kam heraus, dass die Dehnung der Hamstrings eine Verbesserung aller Ergebnisse induzierte: Dehnbarkeit der Hamstrings, aktive Mundöffnung und Kieferschmerzen. Die zusätzliche Anwendung einer ischämischen Kompression des M. masseter führte jedoch nicht zu weiteren Verbesserungen der Parameter (Espejo-Antúnez et al. 2016). Die Effektgrößen zwischen den Gruppen waren schwach. Die Autoren berichteten einen SMD-Wert von 0,04 für den Bewegungsumfang, für Schmerz (VAS) von 0,18 auf der rechten Seite und 0,11 auf der linken Seite und eine Schmerzempfindlichkeit (PPT) von 0,23 auf der rechten Seite und 0,06 auf der linken Seite (Espejo-Antúnez et al. 2016).

Die andere Studie berichtete über die Auswirkungen einer neuromuskulären Technik am M. masseter, eine passive Dehnung der Hamstrings sowie eine subokzipitale Muskelinhibitionstechnik im Vergleich zu einer neuromuskulären Technik am M. masseter und die passive Dehnung der Hamstrings (Rodriguez-Blanco et al. 2015). Diese Studie fand bei Bewegungsumfang und Schmerzempfindlichkeit (PPT) keine Unterschiede zwischen den Gruppen. Die Autoren kamen zu dem Schluss, dass die Einbeziehung einer lokalen Technik auf subokzipitaler Ebene bei diesen Patienten keinen Einfluss auf die Verbesserung der Kieferbeweglichkeit und der orofazialen Empfindlichkeit gegenüber mechanischem Druck hatte.

Wirksamkeit von Manueller Therapie und Übungen bei arthrogener CMD

Übungen für Kiefer und Nacken

Neun Studien (Bae & Park 2013; Craane et al. 2012a; Diraçoğlu et al. 2009; de Felício et al. 2008; Maloney et al. 2002; Stegenga et al. 1993; Yoda et al. 2003; Yoshida et al. 2011; Yuasa et al. 2001) verwendeten bei Patienten mit arthrogener CMD entweder Übungen für Kiefer und Hals alleine oder im Rahmen eines allgemeinen Therapieansatzes (Medikamente, Operationen [Arthrozentese oder Arthroskopie] oder Eigenübungen). Vier Studien konzentrierten sich auf eine alleinige Bewegungstherapie (Übungen zur Mundöffnung, lateralen und anterioren Beweglichkeit, zur Bewegung der Kondylen in unterschiedliche Richtungen oder Übungen zur Rückverlagerung des Diskus) und verglichen sie mit einer echten Kontrollgruppe (kein Eingriff) (Bae & Park 2013; Yoda et al. 2003; Yoshida et al. 2011; Yuasa et al. 2001). Demnach sind derartige Behandlungen einfach und kostengünstig und zeitigen gute Ergebnisse für Patienten mit arthrogener CMD hinsichtlich Mundöffnung, lateraler Beweglichkeit sowie Schmerzen. Eine Studie konzentrierte sich auf die Bewegungstherapie in Kombination mit gängigen Behandlungstechniken (Edukation zu Verhalten und Gewohnheiten sowie Anleitung zur Entspannung der Kaumuskulatur) (Craane et al. 2012a). Eine weitere Studie kombinierte Kieferübungen mit einem TheraBite®-Gerät (zur Verbesserung der Mundöffnung) (Maloney et al. 2002) und eine weitere Studie Kieferübungen mit myofunktioneller Therapie (de Felício et al. 2008). Die Übungen wurden mit Edukation (Craane et al. 2012a), Schienenversorgung (Maloney et al. 2002) bzw. Warteliste (de Felício et al. 2008) verglichen.

In zwei Studien wurden allgemeine Übungen im Rahmen einer herkömmlichen Behandlung mit Chirurgie (Arthrozentese oder Arthroskopie) bei Patienten mit arthrogener CMD verglichen (Diraçoğlu et al. 2009; Stegenga et al. 1993). In einer der Studien kam die Arthroskopie in Kombination mit einer konservativen Behandlung einschließlich Übungen für den Kiefer (Stegenga et al. 1993) und im Vergleich zur konservativen Behandlung allein zum Einsatz. Die andere Studie verglich die Arthrozentese mit einer konventionellen Behandlung, einschließlich Kieferübungen (Diraçoğlu et al. 2009).

Fünf der neun Studien zeigten gute Ergebnisse bei der Analyse der Schmerzintensität, des Bewegungsumfangs oder der vollständigen Reduzierung von Klickgeräuschen hinsichtlich der Anwendung von Übungen allein oder als Teil eines allgemeinen Schemas zur Behandlung von Patienten mit arthrogener CMD (Diskusverlagerung mit oder ohne Reduktion) (de Felício et al. 2008; Maloney et al. 2002; Yoda et al. 2003; Yoshida et al. 2011; Yuasa et al. 2001). Eine Studie allerdings ergab, dass allgemeine Kieferübungen einer Kontrollgruppe, die eine Edukation erhalten hatte, nicht überlegen waren (Craane et al. 2012a). In dieser Studie berichteten die Autoren, dass sich, unabhängig von der angebotenen Behandlung, alle Teilnehmer im Laufe der Zeit verbessert hatten, was darauf hindeutet, dass es keine spezifische Wirkung der Therapie bei arthrogener CMD gab, insbesondere bei „Closed Lock"-Patienten.

Die Daten aller Studien mit ähnlichen Ergebnissen, Diagnosen und Vergleichen eines Trainingsprogramms mit anderen Therapieformen – Edukation (Craane et al. 2012a), Schienentherapie (Maloney et al. 2002) und echte Kontrollgruppe (Bae & Park 2013; de Felício et al. 2008; Yoshida et al. 2011; Yuasa et al. 2001) – wurden gepoolt. Eine Metaanalyse der Studien, die sich mit der Wirksamkeit von Bewegung allein oder in Kombination mit anderen konservativen Therapien auf die Schmerzintensität beschäftigten (Bae & Park 2013; Craane et al. 2012a; de Felício et al. 2008; Maloney et al. 2002; Yuasa et al. 2001), zeigte eine statistische Signifikanz der Unterschiede zwischen den einzelnen Gruppen in Bezug auf die Schmerzintensität zugunsten von Kieferübungen allein (Bae & Park 2013; Yuasa et al. 2001) oder in Kombination mit anderen Therapien, wie z. B. TheraBite® (Maloney et al. 2002), myofunktioneller Therapie (de Felício et al. 2008) oder einem allgemeinen Programm (Craane et al. 2012a). Der zwischen den Gruppen gepoolte SMD-Wert (Abb. 10.1, oberer Teil) für die Schmerzintensität betrug −0,81 (95 %KI −1,50, −0,11), was nach Cohens Richtlinien als starke Effektgröße gilt (Cohen 1988).

Bei einer Poolung der Daten für die Schmerzintensität bei denjenigen Studien, die nur eine echte Kontrollgruppe als Vergleichsgruppe beinhalteten (Bae & Park 2013; de Felício et al. 2008; Yuasa et al. 2001), fanden sich ähnliche Ergebnisse, obwohl der SMD-Wert auf −1,24 (95 % KI −2,32, −0,16) stieg und damit die Trainingsgruppe bevorzugte (Abb. 10.1, unterer Teil).

Hinsichtlich der Mundöffnung zeigten die gepoolten Daten aller Studien, einschließlich Kieferübungen allein oder in Kombination mit anderen Therapien im Vergleich zu verschiedenen Vergleichsgruppen (Edukation, Schienenversorgung, echte Kontrollgruppen) (Bae & Park 2013; Craane et al. 2012a; Maloney et al. 2002; Yoshida et al. 2011; Yuasa et al. 2001), einen signifikanten Unterschied zwischen den einzelnen Gruppen von 0,47 cm (95 % KI 0,26, 0,68) zugunsten der Kieferübungen allein oder in Kombination mit anderen Therapien (Abb. 10.2, oberer Teil). Dieser Unterschied nähert sich dem in der Literatur angegebenen minimalen klinisch relevanten Cut-off von 0,5 cm (Kropmans et al. 1999). Ähnliche Ergebnisse wurden erzielt, wenn nur Studien mit einer echten Kontrollgruppe einbezogen wurden (Abb. 10.2, unterer Teil).

Auch die Daten aus den Studien, die Übungen plus Arthrozentese oder Arthroskopie versus konservative Therapie

(Übungen zur Verbesserung der vertikalen aktiven Mundöffnung für sechs Monate) verwendeten, wurden zusammengefasst (Stegenga et al. 1993; Yoda et al. 2003). Es wurden keine Unterschiede zwischen den Behandlungsansätzen festgestellt. Der gepoolte MD-Wert betrug –1,01 mm (95 % KI –5,43, 3,42), was bedeutet, dass eine konservative Behandlung mit Übungen geeignet ist, um Diskusverlagerungen ohne Reduktion oder bei eingeschränkter Unterkieferbeweglichkeit zu behandeln. Darüber hinaus unterstreichen diese Ergebnisse die Bedeutung konservativer Behandlungen als primäres Mittel bei Menschen mit arthrogener CMD.

Manuelle Therapie plus Kieferübungen

Zehn Artikel (acht spezifischen Studien entsprechend) verwendeten Manuelle Therapie plus Kieferübungen bei Patienten mit arthrogener CMD (Minakuchi et al. 2001; Alajbeg et al. 2015; Carmeli et al. 2001; Haketa et al. 2010; Ismail et al. 2007; Minakuchi et al. 2004; Nascimento et al. 2013; Schiffman et al. 2007; Yoshida et al. 2005). In vier Studien wurden die Manuelle Therapie plus Übungen für den Kiefer mit einer Schienenversorgung verglichen und festgestellt, dass eine Manuelle Therapie mit zusätzlichen Übungen eine positive Wirkung auf diese Patienten hat (Alajbeg et al. 2015; Carmeli et al. 2001; Haketa et al. 2010; Ismail et al. 2007). Eine weitere Studie (über die in zwei verschiedenen Artikeln berichtet wurde) (Minakuchi et al. 2001, 2004) verglich Manuelle Therapie plus Übungen mit einem Selbsthilfeprogramm und Beratung hinsichtlich der Prognose, und drei Artikel (zwei Studien) verglichen Manuelle Therapie und Übungen mit nichtsteroidalen Entzündungshemmern (NSARs), Muskelrelaxantien sowie rezeptfreien Analgetika (Schiffman et al.

	Kieferübungen (allein/kombiniert mit anderen Therapien)			Kontrollgruppe				Standardisierte Mittelwertdifferenz
Studie oder Untergruppe	Mittelwert	SD	Gesamt	Mittelwert	SD	Gesamt	Gewichtung	IV, Zufallsvariable, 95 %KI
Schmerz (4–6 Wo.)								
Bae & Park 2013	26	7	16	40	8	6	14,6 %	−1,85 [−2,97, −0,74]
Bae & Park 2013	20	6	14	40	8	5	11,5 %	−2,93 [−4,39, −1,47]
Craane et al. 2012	26	18,1	23	24,5	21,6	26	20,3 %	0,07 [−0,49, 0,63]
De Felicio et al. 2008	8,6	4,38	10	12,1	7,96	10	16,9 %	−0,52 [−1,42, 0,37]
Maloney et al. 2002	27	21	10	38,6	24,1	7	15,9 %	−0,49 [−1,48, −0,49]
Yuasa et al. 2001	28	15,9	30	32	17,33	30	20,8 %	−0,24 [−0,75, 0,27]
Zwischensumme (95 % KI)			**103**			**84**	**100 %**	**−0,81 [−1,50, −0,11]**
Heterogenität: $Tau^2 = 0,53$; $Chi^2 = 21,17$, df = 5 (P = 0,0008); $I^2 = 76$ %								
Test der Gesamtwirkung: Z = 2,28 (P = 0,02)								
Schmerz (nur Vergleich der Kontrollgruppen)								
Bae & Park 2013	26	7	16	40	8	6	23,8 %	−1,85 [−2,97, −0,74]
Bae & Park 2013	20	6	14	40	8	5	20,1 %	−2,93 [−4,39, −1,47]
De Felicio et al. 2008	8,6	4,38	10	12,1	7,96	10	26,2 %	−0,52 [−1,42, 0,37]
Yuasa et al. 2001	28	15,9	30	32	17,33	30	29,8 %	−0,24 [−0,75, 0,27]
Zwischensumme (95 % KI)			**70**			**51**	**100 %**	**−1,24 [−2,32, −0,16]**
Heterogenität: $Tau^2 = 0,95$; $Chi^2 = 16,37$, df = 3 (P = 0,0010); $I^2 = 82$ %								
Test der Gesamtwirkung: Z = 2,25 (P = 0,02)								
Test der Unterschiede zwischen den Subgruppen: $Chi^2 = 0,43$, df = 1 (P = 0,51); I2 = 0 %								

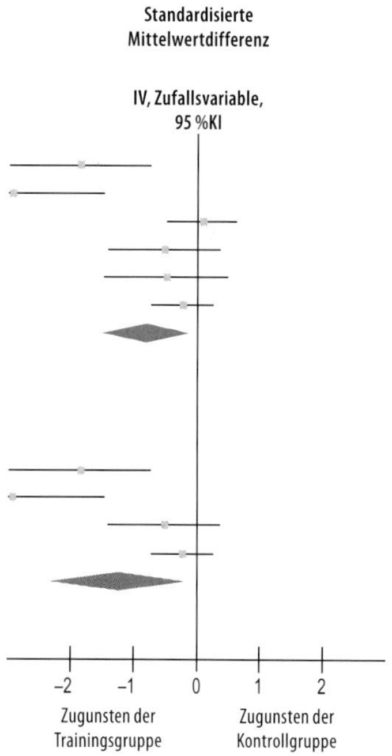

Abb. 10.1
In einer Metaanalyse gepoolte Daten zu Kieferübungen allein oder in Kombination mit anderen Therapien und im Vergleich zu anderen Therapien (Edukation, Schienenversorgung, echte Kontrollgruppen) in Bezug auf Schmerzintensität bei Patienten mit arthrogener CMD (SD = Standardabweichung, KI = Konfidenzintervall).

2007; Yoshida et al. 2005). Nascimento et al. (2013) untersuchten den Unterschied zwischen einer anästhetischen Blockade des N. auriculotemporalis im Gegensatz zu einer Manuellen Therapie mit Übungen und einer zusätzlichen Blockade des N. auriculotemporalis und berichteten, dass sowohl die Nervenblockade als auch die physikalische Therapie bei Patienten mit arthrogener CMD wirksam zur Schmerzreduktion waren. Die Ergebnisse zeigten ganz allgemein, dass eine Manuelle Therapie plus Kieferübungen die Symptome reduzierte und das Bewegungsausmaß bei Patienten mit arthrogener CMD verbesserte, insbesondere bei Patienten mit Diskusverlagerung ohne Reduktion (Closed Lock).

Aus diesem Grund wurden die Daten aus Studien mit ähnlichen Interventionsergebnissen und Diagnosen zusammengefasst (Alajbeg et al. 2015; Carmeli et al. 2001; Haketa et al. 2010; Ismail et al. 2007; Minakuchi et al. 2001; Schiffman et al. 2007). Die Ergebnisse zeigten, dass die Schmerzintensität bei Patienten, die eine Manuelle Therapie in Kombination mit Übungen erhielten, im Vergleich zur Schienenversorgung, Eigenübungen oder Medikamenten signifikant reduziert war. Der gepoolte SMD-Wert für die Schmerzintensität in einem Zeitraum von vier Wochen bis drei Monaten betrug 0,44 (95 % KI 0,17, 0,71) mit einer moderaten Effektgröße nach Cohens Richtlinien (Cohen 1988) (Abb. 10.3).

Darüber hinaus ergab der Pooling-Effekt der Studien zur Mundöffnung (Alajbeg et al. 2015; Carmeli et al. 2001; Haketa et al. 2010; Ismail et al. 2007; Minakuchi et al. 2001), dass eine Manuelle Therapie plus Übungen im Vergleich zur Schienenversorgung, Eigenbehandlung oder Medikamenten zu einer signifikant verbesserten Mundöffnung führte. Der gepoolte MD-Wert für die Mundöffnung in einem Zeitraum von vier Wochen bis drei Monaten betrug 3,60 mm (95 % KI 1,53, 5,66), was auf einen möglichen klinisch signifikanten Befund hinweist (Abb. 10.4).

Studie oder Untergruppe	Kieferübungen (allein/kombiniert mit anderen Therapien) Mittelwert	SD	Gesamt	Kontrollgruppe Mittelwert	SD	Gesamt	Gewichtung	Standardisierte Mittelwertdifferenz IV, Zufallsvariable, 95 %KI
Maximale Mundöffnung in cm (4–6 Wo.) (alle)								
Bae & Park 2013	4,07	0,64	16	3,81	0,42	5	21,3 %	0,26 [−0,20, 0,72]
Bae & Park 2013	4,33	1,19	14	3,81	0,42	5	8,6 %	0,52 [−020, 1,24]
Craane et al. 2012	1,6	6,56	23	3,4	6,95	26	0,3 %	−1,80 [−5,58, 1,98]
Maloney et al. 2002	3,54	0,39	10	2,99	0,65	7	15,5 %	0,55 [0,01, 1,09]
Yoshida et al. 2011	3,8	1,7	74	3	1,4	74	17,9 %	0,80 [0,30, 1,30]
Yuasa et al. 2001	3,75	0,71	30	3,35	0,68	30	36,4 %	0,40 [0,05, 0,75]
Zwischensumme (95 % KI)			**167**			**148**	**100,0 %**	**0,47 [0,26, 0,68]**
Heterogenität: Tau² = 0,00; Chi² = 4,10, df = 5 (P = 0,54); I² = 0 %								
Test der Gesamtwirkung: Z = 4,33 (P = 0,0001)								
Maximale Mundöffnung in cm (4–6 Wo.) (nur Vergleich der Kontrollgruppen)								
Bae & Park 2013	4,07	0,64	16	3,81	0,42	5	25,3 %	0,26 [−0,20, 0,72]
Bae & Park 2013	4,33	1,19	14	3,81	0,42	5	10,2 %	0,52 [−020, 1,24]
Yoshida et al. 2011	3,8	1,7	74	3	1,4	74	21,2 %	0,80 [0,30, 1,30]
Yuasa et al. 2001	3,75	0,71	30	3,35	0,68	30	43,2 %	0,40 [0,05, 0,75]
Zwischensumme (95 % KI)			**134**			**115**	**100,0 %**	**0,46 [0,23, 0,69]**
Heterogenität: Tau² = 0,00; Chi² = 2,63, df = 3 (P = 0,4500010); I² = 0 %								
Gesamtwirkung: Z = 3,91 (P < 0,0001)								

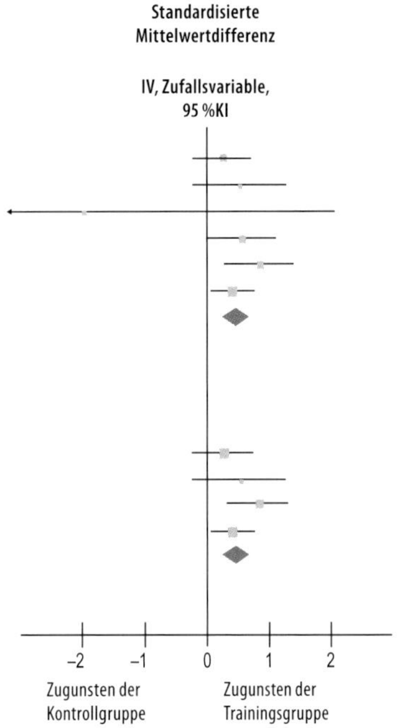

Abb. 10.2

In einer Metaanalyse gepoolte Daten zu Kieferübungen allein oder in Kombination mit anderen Therapien und im Vergleich zu anderen Therapien (Edukation, Schienenversorgung, echte Kontrollgruppen) zur Mundöffnung bei Patienten mit arthrogener CMD (SD = Standardabweichung, KI = Konfidenzintervall).

Wirksamkeit von Manueller Therapie und Übungen bei gemischter CMD

Kieferübungen

Zwölf Studien (Burgess et al. 1988; de Felício et al. 2010; Ficnar et al. 2013; Grace et al. 2002; Klobas et al. 2006; Machado et al. 2016; Maluf et al. 2009; Niemelä et al. 2012; Raustia et al. 1985; Raustia & Pohjola 1986; Tavera et al. 2012; Tegelberg & Kopp 1996, 1988; Truelove et al. 2006) (berichtet in 14 Artikeln) beinhalteten ein allgemeines Übungsprogramm für den Kiefer bei Probanden mit gemischter CMD. Vier Studien wiesen bessere Ergebnisse für allgemeine Kieferübungen zur Reduktion der Schmerzintensität und -empfindlichkeit (PPT) sowie zu einer Funktionsverbesserung der Kaumuskulatur im Vergleich zu echten Kontrollgruppen (kein Eingriff) nach (Burgess et al. 1988; de Felício et al. 2010; Tegelberg & Kopp 1996, 1988). Eine Studie kam zu dem Ergebnis, dass eine Dehnung der Kaumuskulatur (M. temporalis und M. masseter) im Vergleich zu einer echten Kontrollgruppe oder einer Behandlung mittels propriozeptiver neuromuskulärer Fazilitation (PNF) der Kaumuskulatur bessere Ergebnisse bei der Schmerzlinderung zeitigte. Bezüglich der maximalen Mundöffnung konnten jedoch keine statistisch signifikanten Unterschiede zwischen den Gruppen festgestellt werden (Burgess et al. 1988). Darüber hinaus zeigte sich, dass ein allgemeines Übungsprogramm für den Kiefer mit und ohne Widerstand die aktive Mundöffnung verbesserte und die klinischen Symptome der CMD (klinische Dysfunktion und Anzahl empfindlicher Punkte) im Vergleich zu einer Kontrollgruppe reduzierte (Tegelberg & Kopp 1988).

Eine weitere Studie ergab positive Effekte der orofazialen myofunktionalen Therapie (Unterkieferhaltung und Beweglichkeit, Symmetrie und Koordination der Kaumuskulatur) zur Reduzierung von CMD-Symptomen und -Anzeichen sowie zur Verbesserung der Koordination der Kaumuskulatur im Vergleich zu einer Gruppe mit Schienenversorgung oder einer echten Kontrollgruppe (kein Eingriff) (de Felício et al. 2010). Dennoch zeigten sich beim Vergleich eines allgemeinen Übungsprogramms für den Kiefer (und/oder Whiplash-Rehabilitationsprogramm) mit anderen aktiven oder passiven Behandlungsansätzen wie Akupunktur (Raustia et al. 1985; Raustia & Pohjola 1986), Stabilisierungsschienen (Ficnar et al. 2013; Niemelä et al. 2012; Tavera et al. 2012; Truelove et al. 2006), einer globalen Haltungsschulung (Maluf et al. 2009), einem Facial-Flex-Gerät (Grace et al. 2002) und/oder alleiniger Whiplash-Rehabilitation inklusive Physiotherapie, Ergo-

Studie oder Untergruppe	Manuelle Therapie und Übungen: Mittelwert	SD	Gesamt	Kontrollgruppe (Medikation, Eigenübung, Schienenversorgung): Mittelwert	SD	Gesamt	Gewichtung	Standardisierte Mittelwertdifferenz IV, Zufallsvariable, 95 %KI
Schmerzintensität (über 1–3 Monate)								
Alajbeg et al. 2015	11,5	12,25	6	−7,5	14,69	6	4,3 %	1,30 [0,00, 2,59]
Carmeli et al. 2001	1,39	1,41	18	0,17	1,71	18	15,7 %	0,76 [0,08, 1,44]
Haketa et al. 2010	30	24,1	19	15,4	27,66	25	19,6 %	0,55 [−0,06, 1,16]
Ismail et al. 2007	28	20	13	23	22	22	15,3 %	0,23 [−0,46, 0,92]
Minakuchi et al. 2001	7	15,46	25	−0,1	12,71	21	20,8 %	0,49 [−0,10, 1,08]
Schiffman et al. 2007	0,3	0,22	24	0,28	0,23	28	24,3 %	0,09 [−0,46, 0,63]
Summe (95 % KI)			**105**			**120**	**100,0 %**	**0,44 [0,17, 0,71]**

Heterogenität: $Tau^2 = 0,00$; $Chi^2 = 4,65$, df = 5 (P = 0,46); $I^2 = 0$ %
Test der Gesamtwirkung: Z = 3,21 (P = 0,001)

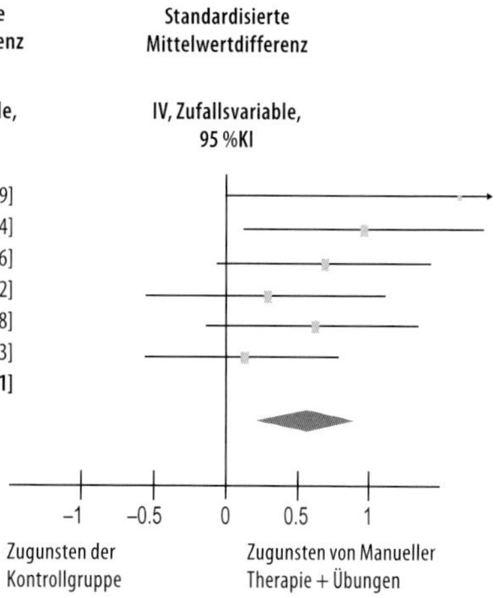

Abb. 10.3
Gepoolte Daten zur Manuellen Therapie plus Übungen im Vergleich zu anderen Therapien (Schienenversorgung, Medikamente, Eigenübungen) in Bezug auf Schmerzintensität bei Patienten mit arthrogener CMD (SD = Standardabweichung, KI = Konfidenzintervall).

Studie oder Untergruppe	Manuelle Therapie und Übungen: Mittelwert	SD	Gesamt	Kontrollgruppe (Medikation, Eigenübung, Schienenversorgung): Mittelwert	SD	Gesamt	Gewichtung	Standardisierte Mittelwertdifferenz IV, Zufallsvariable, 95 %KI
Mundöffnung in mm (über 1–3 Monate)								
Alajbeg et al. 2015	11,98	5,37	6	8	10,28	6	5,0 %	3,98 [−5,30, 13,26]
Carmeli et al. 2001	4,3	6,1	18	1,3	6,08	18	27,0 %	3,00 [−0,98, 6,98]
Haketa et al. 2010	8,6	5,6	19	3,9	8	25	26,4 %	4,70 [0,68, 8,72]
Ismail et al. 2007	10,7	4,79	13	7,3	5,32	13	28,2 %	3,40 [−0,49, 7,29]
Minakuchi et al. 2001	6,8	9,89	25	3,9	9,54	21	13,5 %	2,90 [−2,73, 8,53]
Summe (95 % KI)			**81**			**83**	**100,0 %**	**3,60 [1,53, 5,66]**

Heterogenität: $Tau^2 = 0{,}00$; $Chi^2 = 0{,}45$, $df = 5$ ($P = 0{,}98$); $I^2 = 0\,\%$
Test der Gesamtwirkung: $Z = 3{,}41$ ($P = 0{,}0006$)

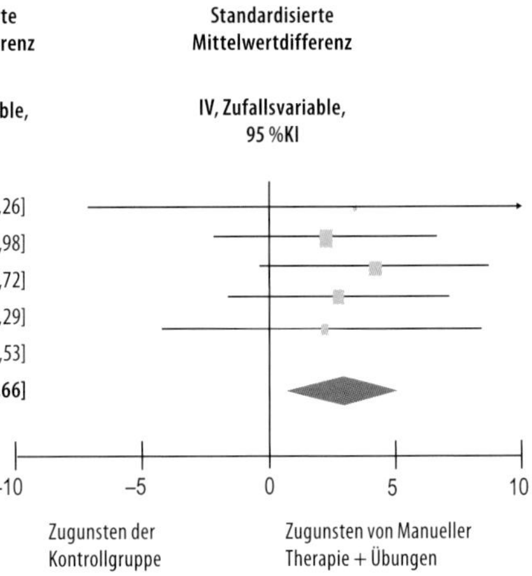

Abb. 10.4
Gepoolte Daten zur Manuellen Therapie plus Übungen im Vergleich zu anderen Therapien (Schienenversorgung, Medikamente, Eigenübung) in Bezug auf die Mundöffnung bei Patienten mit arthrogener CMD.

therapie sowie einem Training für Schmerzmanagement (Klobas et al. 2006) keine Unterschiede hinsichtlich einer Schmerzreduktion. Machado et al. (2016) fanden heraus, dass eine Kombination von Low-Level-Lasertherapie mit orofazialer myofunktioneller Therapie (Übungen für Zunge, Lippen, Wangen und Kiefermuskeln) die CMD-Rehabilitation effektiver verbesserte als Lasertherapie allein.

Verfügbare Studien mit ähnlichen Interventionen und Ergebnissen (Grace et al. 2002; Maluf et al. 2009) wurden zusammengefasst. In Bezug auf die Wirksamkeit von Kieferorthesen auf die Schmerzintensität bei Patienten mit gemischter CMD wurde festgestellt, dass Übungen in Form von allgemeinen Kieferübungen mit zusätzlicher konventioneller Behandlung oder einem Übungsgerät (Grace et al. 2002) anderen Behandlungsmodalitäten, wie Schienenversorgung, globaler Haltungsschulung, Schienenversorgung plus Edukation, Akupunktur oder konservativer Standardversorgung, nicht überlegen waren. Der gepoolte SMD-Wert für die Schmerzintensität betrug −0,06 (95 % KI −0,50, 0,38) mit einer sehr kleinen Effektgröße nach Cohens Richtlinien (Cohen 1988). Die gebündelten Ergebnisse der Studien in Bezug auf die Mundöffnung (Burgess et al. 1988; de Felício et al. 2010; Grace et al. 2002; Klobas et al. 2006; Niemelä et al. 2012; Raustia et al. 1985; Tegelberg & Kopp 1996) zeigten auch einen nicht signifikanten Unterschied zwischen allgemeinen Kieferübungen und Schienenversorgung, globaler Haltungsschulung, Schienenversorgung plus Edukation oder konservativer Standardversorgung. Der MD-Wert für die Mundöffnung lag hier bei −0,25 mm (95 % KI −2,08,1,57).

Manuelle Therapie

Sieben Studien (Cuccia et al. 2010; Gesslbauer et al. 2016; Gomes et al. 2014a; Mansilla Ferragud & Boscá Gandia 2008; O'Reilly & Pollard 1996; Otaño & Legal 2010; Packer et al. 2014, 2015) (mit Daten, über die in acht Artikeln berichtet wurden) beinhalteten eine Manuelle Therapie (Mobilisation von C0–C1 [Mansilla Ferragud & Boscá Gandia 2008; Otaño & Legal 2010], eine Mobilisation der Halswirbelsäule [O'Reilly & Pollard 1996], Manipulation der oberen Brustwirbelsäule [Packer et al. 2015, 2014], Massage der Kaumuskulatur [Gomes et al. 2014a], Kiefergelenkmobilisation [Cuccia et al. 2010] sowie osteopathische Manipulationstechniken [Gesslbauer et al. 2016]) zur Behandlung einer gemischten CMD. Die Ergebnisse dieser Studien waren widersprüchlich. Zwei Studien (Mansilla Ferragud & Boscá Gandia 2008; Otaño & Legal 2010) kamen zu positiven Ergebnissen, während die übrigen Studien keine Unterschiede fanden (Cuccia et al. 2010; Gesslbauer et al. 2016; Gomes et al. 2014a; O'Reilly & Pollard 1996; Packer et al. 2015, 2014). Ein Vergleich von Manueller Therapie für den Kiefer (manipulative Verfahren zur Reduzierung einer Dysfunktion der Kiefergelenksbänder sowie zur Re-Edukation unwillkürlicher neuromuskulärer Kontrolle von Haltung und Gleichgewicht) mit konventioneller konservativer Therapie (Schienenversorgung, Physiotherapie mit sanften Muskeldehnungen, Entspannungstherapie, Wärme- oder Kälteanwendungen und TENS) erbrachte keine signifikanten Unterschiede in Bezug auf eine Symptomreduzierung (Cuccia et al. 2010). Gleiches galt, wenn ein zervikales chiropraktisches Adjustment mit einer zervikalen TrP-Therapie verglichen wurde (O'Reilly & Pollard 1996) – oder die Manipulation der oberen Brustwirbelsäule mit einer Placebobehandlung im selben Gebiet (Packer et al. 2014) oder eine Massage der Kaumuskulatur mit einer Schienenversorgung (Gomes et al. 2014a) oder manipulative Osteopathie mit kranialen Osteopathietechniken (Gesslbauer et al. 2016).

Mansilla Ferragud & Boscá Gandia (2008) und Otaño & Legal (2010) verglichen in ihren Studien die Auswirkungen einer Mobilisation oder Manipulation des atlantoaxialen Gelenks (C0–C1) mit einer Placebogruppe und fanden positive Ergebnisse in Bezug auf ein verbessertes Bewegungsausmaß des Mundes sowie einen erhöhten PPT-Wert im orofazialen Bereich. Bei der Zusammenführung der Ergebnisse wurden keine Unterschiede zwischen einer Mobilisation des atlantoaxialen Gelenks und der Kontrollgruppe ohne Mobilisation in Bezug auf die Mundöffnung festgestellt. Der gepoolte MD-Wert für die Mundöffnung zwischen Kontroll- und Experimentgruppe betrug jedoch 17,33 mm bei breitem Konfidenzintervall und einer oberen Grenze von etwa 45 mm (95 % KI –10,39, 45,06).

Manuelle Therapie und zusätzliche Übungen

Vier Studien (Calixtre et al. 2019; von Piekartz & Hall 2013; von Piekartz & Lüdtke 2011; Tuncer et al. 2013b, 2013a) (berichtet in fünf Arbeiten) setzten eine Kombination von Manueller Therapie und zusätzlicher Bewegung bei Probanden mit gemischter CMD ein. Tuncer et al. (2013a, 2013b) untersuchten für diese Patientengruppe die spezifische Wirkung der orofazialen und zervikalen Manuellen Therapie in Kombination mit Dehnungstechniken für die Kau- und Nackenmuskulatur im Vergleich zu Übungen für den Kiefer und Nacken allein und einer Edukation (Heimprogramm). Sie fanden heraus, dass die Manuelle Therapie mit zusätzlichem Heimprogramm effektiver für eine Schmerzlinderung und die Verbesserung der maximal schmerzfreien Mundöffnung ist als ein alleiniges Übungsprogramm für Kiefer und Nacken. Von Piekartz & Lüdtke (2011) verglichen bei Patienten mit gemischter CMD die Wirkung einer orofazialen Physiotherapie und Nackenübungen sowie Techniken der Manuellen Therapie, die sowohl auf orofaziale als auch auf zervikale Bereiche abzielten, mit Heimübungen und einer Behandlung der Halswirbelsäule. Die Ergebnisse zeigten, dass Manuelle Therapie und Bewegung für beide Bereiche (orofazial und zervikal) besser in Bezug auf CMD-Symptome (Mundöffnung, Schmerzintensität und Schmerzempfindlichkeit) abschnitten als eine Behandlung der Zervikalregion allein. Bojikian Calixtre et al. verglichen die Wirkung einer subokzipitalen Inhibitionstechnik, einer passiven anteroposterioren Mobilisation der oberen Halswirbelsäule, eines Sustained Natural Apophyseal Glide (SNAG) mit Rotation der Wirbel C1–C2 und Nackenstabilisationsübungen mit Biofeedback mit einer Kontrollgruppe (Warteliste) und fanden heraus, dass die Kombination aus Manueller Therapie und zervikalen motorischen Kontrollübungen sowohl Schmerzen als auch Kopfschmerzen bei Patienten mit gemischter CMD verringert. Mittlere Unterschiede zwischen den Gruppen bei den aktuellen und maximalen Schmerzskalen betrugen 2,0 cm und 1,9 cm in fünf Wochen. Diese Unterschiede wiesen starke Effektgrößen auf ($d > 0,8$) und wurden als klinisch relevant erachtet. Angesichts dieser vielversprechenden Ergebnisse sollte die gezielte Behandlung der Halswirbelsäule eingehender untersucht werden.

Bei der Zusammenführung der Ergebnisse aus drei Studien (von Piekartz & Hall 2013; von Piekartz & Lüdtke 2011; Tuncer et al. 2013b) zur Mundöffnung wurde festgestellt, dass eine auf die orofaziale Region ausgerichtete Manuelle Therapie oder deren Kombination mit einer Behandlung der zervikalen Halswirbelsäule bessere Ergebnisse zeitigte als ein Heimprogramm für Kiefer und Hals allein oder die Behandlung der Halswirbelsäule allein. Der gepoolte MD-Wert für die Mundöffnung zwischen Kontroll- und Manualtherapiegruppe betrug 6,10 mm (95 % KI 1,11, 11,09) zugunsten der Manuellen Therapie. Diese Differenz kann als klinisch relevant erachtet werden (Kropmans et al. 1999).

Schlussfolgerung

Manuelle Therapietechniken und Kieferübungen zielen darauf ab, Schmerzen zu lindern, die Beweglichkeit der Gelenke zu erhöhen, die Entspannung zu verbessern und die Kieferfunktion zu optimieren. Der den manuellen Therapietechniken zugrundeliegende Mechanismus ist noch nicht ganz verstanden und es wurden verschiedene

Hypothesen aufgestellt. Dennoch deuten die Erkenntnisse der aktuellen Literatur darauf hin, dass Manuelle Therapie eine Kaskade neurophysiologischer Reaktionen des peripheren und zentralen Nervensystems auslöst, die für die Ergebnisse verantwortlich sein können (Bialosky et al. 2009). Andere auf den Patienten bezogene psychologische und unspezifische Faktoren könnten ebenfalls erklären, warum eine Manuelle Therapie wirksam sein kann (Bishop et al. 2015). In diesem Kapitel wurden mehrere und unterschiedliche Techniken der Manuellen Therapien vorgestellt. Einige zielen direkt auf das Kiefergelenk ab, andere auf die Hals- oder Brustwirbelsäule, wie etwa die Mobilisierung oder die Manipulation.

Die Effekte von Kieferübungen gelten als Ergebnis der antagonistischen Muskelhemmung, der propriozeptiven neuromuskulären Fazilitation (PNF), einer verbesserten Wahrnehmung und motorischen Kontrolle, der muskulären Ausdauer, der Kraft und einer muskulären Dehnung. Demnach können Kräftigung und Dehnung als nützlichste Techniken zur Re-Edukation und Rehabilitation der Kaumuskulatur angesehen werden (Hertling & Kessler 2006). Die entsprechenden Trainingsprogramme können auf unterschiedliche Art ausgeführt werden. In der Regel beinhalten sie Entspannungsübungen, freies Bewegen des Unterkiefers sowie Übungen mit geringem Widerstand in Kombination mit einer Dehnung der Kiefermuskulatur.

Obwohl die Qualität der Evidenz in den meisten Fällen nicht gesichert ist, stützen die in diesem Kapitel gesammelten Angaben zur Evidenz den Einsatz von aktiven und passiven Mundübungen zur Verringerung der Schmerzintensität, Verbesserung der Entspannung sowie zur Optimierung der Kieferbeweglichkeit oder -funktion bei myogener, arthrogener und gemischter CMD. Haltungsübungen für Kopf und Hals sowie Nackenübungen und Manuelle Therapien für die Halswirbelsäule stellen ebenfalls wirksame Maßnahmen zur Behandlung von CMD-Schmerzen und Dysfunktionen dar.

Die meisten dieser Trainingsprogramme waren Teil eines allgemeinen konservativen Behandlungsansatzes, der auch andere Ansätze wie Beratung und Schienentherapie beinhaltete. Bewegungsprogramme sollten wegen ihrer geringen Nebenwirkungen als erste Wahl bei CMD-Schmerzen angesehen werden. Allerdings gibt es viele unterschiedliche Trainingsprogramme und derzeit noch keine eindeutigen Aussagen hinsichtlich Dosierung, Häufigkeit, Dauer, Anzahl der Wiederholungen oder Compliance, sodass das optimale Behandlungsschema zur CMD-Behandlung nicht definiert werden kann. Daher sind weitere Untersuchungen zur Bewegungstherapie und zur Manuellen Therapie hinsichtlich der Dosierung notwendig, um eine klinische Replikation zu ermöglichen. Darüber hinaus untersuchten die meisten Studien nicht die isolierte Wirkung von Übungen oder Manueller Therapie, was es schwierig macht, den jeweiligen Beitrag dieser Therapien bei der CMD-Behandlung zu bestimmen. Auch untersuchte keine Studie den Einsatz anderer Bewegungstherapien, wie beispielsweise Ausdauertraining. Diese Art des Trainings verbessert nachweislich die Muskelkraft, Flexibilität und Funktionsfähigkeit und kann bei Menschen mit chronischen Schmerzen zu einer bewegungsinduzierten Analgesie führen (Sharma et al. 2010). Daher sind weitere Studien erforderlich, um den Effekt eines Ausdauertrainings sowie anderer Trainingsformen bei CMD-Patienten zu untersuchen, wie z. B. Übungen zur Modifizierung von visuellem Feedback (Sanneke et al. 2017), die in den hier analysierten Studien nicht angewandt wurden. Eine besondere Erkenntnis dieser Evidenzsammlung besteht darin, dass die Datenlage zunehmend Behandlungen der Halswirbelsäule mittels Übungen und zusätzlicher Mobilisationen zur Schmerzlinderung stützt.

Einige neuere RCTs haben die Kombination von Übungen für die Halswirbelsäule mit einer Manipulation oder Mobilisation unterschiedlicher Halsstr ukturen zur Behandlung von CMD-Symptomen untersucht. Dabei wurden vielversprechende Ergebnisse in Bezug auf die Schmerzlinderung mit starken Effektgrößen erzielt. Es muss jedoch weiterhin der isolierte Effekt von Übungen für die Halsmuskulatur zur Symptomverbesserung bei Kieferbeschwerden untersucht werden. Keine der obigen Studien hat das getan. Daher besteht eindeutig Bedarf an gut designten RCTs, die idealerweise isolierte Maßnahmen der Manuellen Therapie bei CMDs untersuchen.

Angesichts der positiven Auswirkungen von aktivem und passivem Training, Haltungsübungen und Manueller Therapie bei CMD sind methodologisch hochwertige Studien mit größerem Stichprobenumfang erforderlich.

Schließlich sind den Ergebnissen dieses Kapitels auch Grenzen gesetzt. Erstens sind die Ergebnisse dieser Zusammenstellung spezifisch für CMDs (nicht chirurgisch) sowie für Übungen und Manuelle Therapie. Zweitens besteht – wie bei jedem systematischen Ansatz zur Literatursynthese – die Möglichkeit für selektive Verzerrungen. Allerdings verwendete unsere Gruppe eine umfassende Suchstrategie und bezog Datenbanken genauso ein wie manuelle Recherchen. Drittens gab es eine große Heterogenität in den analysierten Studien in Bezug auf Diagnose, Behandlungsbeschreibung, verwendete Vergleichsgruppen, Ergebnisse und deren Qualität. Dies machte es unmöglich, die Ergebnisse quantitativ zu bündeln. Obwohl nur 28 Studien ein diagnostisches Instrument verwendeten, das sich als valide, reliabel und reproduzierbar in Bezug auf die Diagnose einer CMD erwiesen hat, sind wir der Meinung, dass die in allen Studien enthaltenen Studienpopulationen repräsentativ für Patienten aus der klinischen Praxis zu sein schienen. Wir ermutigen Ärzte und Forscher, in zukünftigen Studien die neuen diagnostischen Kriterien für CMD (DC/CMD) (Schiffman et al. 2014) anzuwenden, um konsistente Diagnosen nach den gleichen Kriterien und die Zusammenstellung von Daten über Studien hinweg zu ermöglichen.

Literatur

Alajbeg I, Gikić M, Valentić Peruzović M. Mandibular range of movement and pain intensity in patients with anterior disc displacement without reduction. Acta Stomatol Croat 2015; 49: 119–127.

Armijo-Olivo S, Gadotti, I. Temporomandibular disorders. In Magee DJ, Zachazewski JE, Quillen WS, Manske RC. Pathology and Intervention in Musculoskeletal Rehabilitation. 2nd ed. 2016, pp. 119–156.

Armijo-Olivo S, Pitance L, Singh V et al. Effectiveness of manual therapy and therapeutic exercise for temporomandibular disorders: Systematic review and meta-analysis. Phys Ther 2016; 96: 9–25.

Awan KH, Patil S. The role of transcutaneous electrical nerve stimulation in the management of temporomandibular joint disorder. J Contemp Dent Pract 2015; 16: 9846.

Bae Y, Park Y. The effect of relaxation exercises for the masticatory muscles on temporomandibular joint dysfunction (TMD). J Phys Ther Sci 2013; 25: 583–586.

Bérard A, Bravo G. Combining studies using effect sizes and quality scores: application to bone loss in postmenopausal women. J Clin Epidemiol 1998; 51: 801–807.

Bialosky JE, Bishop MD, Price DD, Robinson ME, George SZ. The mechanisms of manual therapy in the treatment of musculoskeletal pain: a comprehensive model. Man Ther 2009; 14: 531–538.

Bishop MD, Torres-Cueco R, Gay CW, Lluch-Girbés E, Beneciuk JM, Bialosky JE. What effect can manual therapy have on a patient's pain experience? Pain Manag 2015; 5: 455–464.

Bortolazzo GL, Pires PF, Dibai-Filho AV et al. Effects of upper cervical manipulation on the electromyographic activity of the masticatory muscles and the opening range of motion of the mouth in women with temporomandibular disorder: randomized and blind clinical trial. Fisioter E Pesqui 2015; 22: 426–434.

Burgess JA, Sommers EE, Truelove EL, Dworkin SF. Short-term effect of two therapeutic methods on myofascial pain and dysfunction of the masticatory system. J Prosthet Dent 1988; 60: 606–610.

Calixtre LB, Grüninger BL da Silva, Haik MN, Alburquerque-Sendín F, Oliveira AB. Effects of cervical mobilization and exercise on pain, movement and function in subjects with temporomandibular disorders: a single group pre-post-test. J Appl Oral Sci 2016; 24: 188.

Calixtre L, Oliveira AB, de Sena Rosa L, Armijo-Olivo S, Visscher C, Alburquerque-Sendín F. Effectiveness of mobilization of the upper cervical region and craniocervical flexor training on orofacial pain, mandibular function, and headache in women with TMD. A randomized, controlled trial. J Oral Rehabil 2019; 46: 109–119.

Carlsson G, Magnusson T. Treatment modalities. In Carlsson G, Magnusson T (eds). Management of Temporomandibular Disorders in the General Dental Practice. Berlin: Quintessence Publishing Company, Inc. 1999: 93–122.

Carmeli E, Sheklow SL, Bloomenfeld I. Comparative study of repositioning splint therapy and passive manual range of motion techniques for anterior displaced temporo-mandibular discs with unstable excursive reduction. Physiotherapy 2001; 87: 26–36.

Cathcart S, Pritchard D. Reliability of pain threshold measurement in young adults. J Headache Pain 2006; 7: 21–26.

Chesterton LS, Foster NE, Wright CC, Baxter GD, Barlas P. Effects of TENS frequency, intensity and stimulation site parameter manipulation on pressure pain thresholds in healthy human subjects. Pain 2003; 106: 73–80.

Clar C, Tsertsvadze A, Court R, Hundt GL, Clarke A, Sutcliffe P. Clinical effectiveness of manual therapy for the management of musculoskeletal and non-musculoskeletal conditions: systematic review and update of UK evidence report. Chiropr Man Ther 2014; 22: 12.

Cohen J. Statistical Power Analysis for the Behavioral Sciences, 2nd ed. Routledge, 1988.

Coskun Benlidayi I, Salimov F, Kurkcu M, Guzel R. Kinesio-taping for temporo-mandibular disorders: Single-blind, randomized, controlled trial of effectiveness. J Back Musculoskelet Rehabil 2016; 29: 373–380.

Craane B, Dijkstra PU, Stappaerts K, De Laat A. Randomized controlled trial on physical therapy for TMJ closed lock. J Dent Res 2012a; 91: 364–369.

Craane B, Dijkstra PU, Stappaerts K, De Laat A. One-year evaluation of the effect of physical therapy for masticatory muscle pain: a randomized controlled trial. Eur J Pain Lond Engl 2012b; 16: 737–747.

Crockett DJ, Foreman ME, Alden L, Blasberg B. A comparison of treatment modes in the management of myofascial pain dysfunction syndrome. Biofeedback Self-Regul 1986; 11: 279–291.

Cuccia AM, Caradonna C, Annunziata V, Caradonna D. Osteopathic manual therapy versus conventional conservative therapy in the treatment of temporomandibular disorders: a randomized controlled trial. J Bodyw Mov Ther 2010; 14: 179–184.

Demirkol N, Usumez A, Demirkol M, Sari F, Akcaboy C. Efficacy of low-level laser therapy in subjective tinnitus patients with temporomandibular disorders. Photomed Laser Surg 2017; 35: 427–431.

Diraçoğlu D, Saral IB, Keklik B et al. Arthrocentesis versus nonsurgical methods in the treatment of temporomandibular disc displacement without reduction. Oral Surg Oral Med Oral Pathol Oral Radiol Endod 2009; 108: 3–8.

Dworkin SF, LeResche L. Research diagnostic criteria for temporomandibular disorders: review, criteria, examinations and specifications, critique. J Craniomandib Disord 1992; 6: 301–355.

Dworkin RH, Turk DC, Wyrwich KW et al. Interpreting the clinical importance of treatment outcomes in chronic pain clinicaltrials: IMMPACT recommendations. J Pain 2008; 9: 105–121.

Espejo-Antúnez L, Castro-Valenzuela E, Ribeiro F, Albornoz-Cabello M, Silva A, Rodríguez-Mansilla J. Immediate effects of hamstring stretching alone or combined with ischemic compression of the masseter muscle on hamstrings extensibility, active mouth opening and pain in athletes with temporomandibular dysfunction. J Bodyw Mov Ther 2016; 20: 579–587.

Farrar JT, Young JP, LaMoreaux L, Werth JL, Poole RM. Clinical importance of changes in chronic pain intensity measured on an 11-point numerical pain rating scale. Pain 2001; 94: 149–158.

de Felício CM, Melchior M de O, Ferreira CLP, Da Silva MA. Otologic symptoms of temporomandibular disorder and effect of orofacial myofunctional therapy. Cranio2008; 26: 118–125.

de Felício CM, de Oliveira MM, da Silva MA. Effects of orofacial myofunctional therapy on temporomandibular disorders. Cranio 2010; 28: 249–259.

Ficnar T, Middelberg C, Rademacher B, Hessling S, Koch R, Figgener L. Evaluation of the effectiveness of a semi-finished occlusal appliance: a randomized, controlled clinical trial. Head Face Med 2013; 9: 5.

Fuentes C J, Armijo-Olivo S, Magee DJ, Gross DP. A preliminary investigation into the effects of active interferential current therapy and placebo on pressure pain sensitivity: a random crossover placebo controlled study. Physiotherapy 2011; 97: 291–301.

Gavish A, Winocur E, Astandzelov-Nachmias T, Gazit E. Effect of controlled masticatory exercise on pain and muscle performance in myofascial pain patients: A pilot study. Cranio 2006; 24: 184–190.

Gesslbauer C, Vavti N, Keilani M, Mickel M, Crevenna R. Effectiveness of osteopathic manipulative treatment versus osteopathy in the cranial field in temporomandibular disorders: a pilot study. Disabil Rehabil 2016: 1–6.

Gomes CAF de P, El Hage Y, Amaral AP, Politti F, Biasotto-Gonzalez DA. Effects of massage therapy and occlusal splint therapy on electromyographic activity and the intensity of signs and symptoms in individuals with temporomandibular disorder and sleep bruxism: a randomized clinical trial. Chiropr Man Ther 2014a; 22: 43.

Gomes CAF de P, Politti F, Andrade DV et al. Effects of massage therapy and occlusal splint therapy on mandibular range of motion in individuals with temporomandibular disorder: a randomized clinical trial. J Manipulative Physiol Ther 2014b; 37: 164–169.

Grace EG, Sarlani E, Reid B, Read B. The use of an oral exercise device in the treatment of muscular TMD. Cranio 2002; 20: 204–208.

Guarda-Nardini L, Stecco A, Stecco C, Masiero S, Manfredini D. Myofascial pain of the jaw muscles: comparison of short-term effectiveness of botulinum toxin injections and fascial manipulation technique. Cranio 2012; 30: 95–102.

Haketa T, Kino K, Sugisaki M, Takaoka M, Ohta T. Randomized clinical trial of treatment for TMJ disc displacement. J Dent Res 2010; 89: 1259–1263.

Hertling D, Kessler RM. Management of Common Musculoskeletal Disorders: Physical Therapy Principles and Methods. 4th ed. 2006.

Higgins JPT, Green S (eds). Cochrane Handbook for Systematic Reviews of

Interventions Version 5.1.0 [updated March 2011]. The Cochrane Collaboration, 2011. http://handbook.cochrane.org.

Ismail F, Demling A, Hessling K, Fink M, Stiesch-Scholz M. Short-term efficacy of physical therapy compared to splint therapy in treatment of arthrogenous TMD. J Oral Rehabil 2007; 34: 807–813.

Kalamir A, Bonello R, Graham P, Vitiello AL, Pollard H. Intraoral myofascial therapy for chronic myogenous temporomandibular disorder: a randomized controlled trial. J Manipulative Physiol Ther 2012; 35: 26–37.

Kalamir A, Graham PL, Vitiello AL, Bonello R, Pollard H. Intra-oral myofascial therapy versus education and self-care in the treatment of chronic, myogenous temporomandibular disorder: a randomised, clinical trial. Chiropr Man Ther 2013; 21: 17.

Kalamir A, Pollard H, Vitiello A, Bonello R. Intra-oral myofascial therapy for chronic myogenous temporomandibular disorders: a randomized, controlled pilot study. J Man Manip Ther 2010; 18: 139–146.

Klobas L, Axelsson S, Tegelberg A. Effect of therapeutic jaw exercise on temporomandibular disorders in individuals with chronic whiplash-associated disorders. Acta Odontol Scand 2006; 64: 341–347.

Komiyama O, Kawara M, Arai M, Asano T, Kobayashi K. Posture correction as part of behavioural therapy in treatment of myofascial pain with limited opening. J Oral Rehabil 1999; 26: 428–435.

Kovacs FM, Abraira V, Royuela A et al. Minimal clinically important change for pain intensity and disability in patients with nonspecific low back pain. Spine 2007; 32: 2915–2920.

Kraaijenga S, van der Molen L, van Tinteren H, Hilgers F, Smeele L. Treatment of myogenic temporomandibular disorder: a prospective randomized clinical trial, comparing a mechanical stretching device (TheraBite®) with standard physical therapy exercise. Cranio 2014; 32: 208–216.

Kraus S. Temporomandibular disorders, head and orofacial pain: cervical spine considerations. Dent Clin North Am 2007; 51: 161–193.

Kropmans TJ, Dijkstra PU, Stegenga B, Stewart R, de Bont LG. Smallest detectable difference in outcome variables related to painful restriction of the temporomandibular joint. J Dent Res 1999; 78: 784–789.

La Touche R, París-Alemany A, Mannheimer JS et al. Does mobilization of the upper cervical spine affect pain sensitivity and autonomic nervous system functionin patients with cervico-craniofacial pain? A randomized-controlled trial. Clin J Pain 2013; 29: 205–215.

Leeuw R de, Klasser GD (eds). Orofacial pain: guidelines for assessment, diagnosis, and management. Fifth ed. Chicago: Quintessence Publishing Company, Inc. 2013.

Machado BC, Mazzetto MO, Da Silva MA, de Felício CM. Effects of oral motor exercises and laser therapy on chronic temporomandibular disorders: a randomized study with follow-up. Lasers Med Sci 2016; 31: 945–954.

Magnusson T, Syrén M. Therapeutic jaw exercises and interocclusal appliance therapy. A comparison between two common treatments of temporomandibular disorders. Swed Dent J 1999; 23: 27–37.

Maloney GE, Mehta N, Forgione AG et al. Effect of a passive jaw motion device on pain and range of motion in TMD patients not responding to flat plane intraoral appliances. Cranio 2002; 20: 55–66.

Maluf S, Moreno BGD, Osvaldo C, Marques AP. A Comparison of two muscular stretching modalities on pain in women with myogenous temporomandibular disorders. Pain Pract 2009; 9.

Mansilla Ferragud P, Boscá Gandia JJ. Efecto de la manipulación de la charnela occipito-atlo-axoidea en la apertura de la boca. Osteopat Científica 2008; 3: 45–51.

Maughan EF, Lewis JS. Outcome measures in chronic low back pain. Eur Spine J 2010; 19: 1484–1494.

McNeely ML, Armijo Olivo S, Magee DJ. A systematic review of the effectiveness of physical therapy interventions for temporomandibular disorders. Phys Ther 2006; 86: 710–725.

Medlicott MS, Harris SR. A systematic review of the effectiveness of exercise, manual therapy, electrotherapy, relaxation training, and biofeedback in the management of temporomandibular disorder. Phys Ther 2006; 86: 955–973.

Michelotti A, Steenks MH, Farella M, Parisini F, Cimino R, Martina R. The additional value of a home physical therapy regimen versus patient education only for the treatment of myofascial pain of the jaw muscles: short-term results of a randomized clinical trial. J Orofac Pain 2004; 18: 114–125.

Miller J, Gross A, D'Sylva J, Burnie SJ, Goldsmith CH, Graham N et al. Manual therapy and exercise for neck pain: a systematic review. Man Ther 2010; 15: 334–354.

Minakuchi H, Kuboki T, Matsuka Y, Maekawa K, Yatani H, Yamashita A. Randomized controlled evaluation of non-surgical treatments for temporomandibular joint anterior disk displacement without reduction. J Dent Res 2001; 80: 924–928.

Minakuchi H, Kuboki T, Maekawa K, Matsuka Y, Yatani H. Self-reported remission, difficulty, and satisfaction with nonsurgical therapy used to treat anterior disc displacement without reduction. Oral Surg Oral Med Oral Pathol Oral Radiol Endod 2004; 98: 435–440.

Mulet M, Decker KL, Look JO, Lenton PA, Schiffman EL. A randomized clinical trial assessing the efficacy of adding 6 × 6 exercises to self-care for the treatment of masticatory myofascial pain. J Orofac Pain 2007; 21: 318–328.

Nascimento MM, Vasconcelos BC, Porto GG, Ferdinanda G, Nogueira CM, Raimundo RC. Physical therapy and anesthetic blockage for treating temporomandibular disorders: a clinical trial. Med Oral Patol Oral Cirugia Bucal 2013; 18: 81–85.

Niemelä K, Korpela M, Raustia A, Ylöstalo P, Sipilä K. Efficacy of stabilisation splint treatment on temporomandibular disorders. J Oral Rehabil 2012; 39: 799–804.

Nussbaum E, Downes L. Reliability of clinical pressure-pain algometric measurements obtained on consecutive days. Phys Ther 1998; 78: 160–169.

O'Reilly A, Pollard H. TMJ pain and chiropractic adjustment: a pilot study. Chiropr J Aust 1996; 26: 125–129.

Otaño L, Legal L. Modificaciones radiológicas del espacio entre el occipucio y el cuerpo del atlas tras una manipulación global (OAA) de Fryette. Osteopat Científica 2010; 5: 38–46.

Packer AC, Pires PF, Dibai-Filho AV, Rodrigues-Bigaton D. Effects of upper thoracic manipulation on pressure pain sensitivity in women with temporomandibular disorder: a randomized, double-blind, clinical trial. Am J Phys Med Rehabil 2014; 93: 160–168.

Packer AC, Pires PF, Dibai-Filho AV, Rodrigues-Bigaton D. Effect of upper thoracic manipulation on mouth opening and electromyographic activity of masticatory muscles in women with temporomandibular disorder: a randomized clinical trial. J Manipulative Physiol Ther 2015; 38: 253–261.

Rai S, Ranjan V, Misra D, Panjwani S. Management of myofascial pain by therapeutic ultrasound and transcutaneous electrical nerve stimulation: A comparative study. Eur J Dent 2016; 10: 46.

Raustia AM, Pohjola RT. Acupuncture compared with stomatognathic treatment for TMJ dysfunction. Part III: Effect of treatment on mobility. J Prosthet Dent 1986; 56: 616–623.

Raustia AM, Pohjola RT, Virtanen KK. Acupuncture compared with stomatognathic treatment for TMJ dysfunction. Part I: A randomized study. J Prosthet Dent 1985; 54: 581–585.

RevMan 5 – Cochrane Community [n.d.]. http://community.cochrane.org/ tools/ review-production-tools/revman-5/ revman-5-download.

Rocabado M. The importance of soft tissue mechanics in stability and instability of the cervical spine: a functional diagnosis for treatment planning. Cranio 1987; 5: 130–138.

Rodriguez-Blanco C, Cocera-Morata FM, Heredia-Rizo AM et al. Immediate effects of combining local techniques in the craniomandibular area and hamstring muscle stretching in subjects with temporomandibular disorders: a randomized controlled study. J Altern Complement Med 2015; 21: 451–459.

van der Roer N, Ostelo RWJG, Bekkering GE, van Tulder MW, de Vet HCW. Minimal clinically important change for pain intensity, functional status, and general health status in patients with nonspecific low back pain. Spine 2006; 31: 578–582.

Sanneke D, De Kooning, Voogt L, Ickmans K, Daenen L, Nijs J. The effect of visual feedback of the neck during movement in people with chronic whiplash-associated disorders: an experimental study. J Orthop Sports Phys Ther 2017; 47: 190–199.

Schiffman EL, Look JO, Hodges JS et al. Randomized effectiveness study of four therapeutic strategies for TMJ closed lock. J Dent Res 2007; 86: 58–63.

Schiffman E, Ohrbach R, Truelove E et al. Diagnostic Criteria for Temporomandibular Disorders (DC/TMD) for Clinical and Research Applications: Recommendations of the International RDC/TMD Consortium Network and Orofacial Pain Special Interest Group. J Oral Facial Pain Headache 2014; 28: 6–27.

Sessle BJ. Neural mechanisms and pathways in craniofacial pain. Can J Neurol Sci 1999; 26: S7–S11.

Sharma NK, Ryals JM, Gajewski BJ, Wright DE. Aerobic exercise alters analgesia and neurotrophin-3 synthesis in an animal model of chronic widespread pain. Phys Ther 2010; 90: 714–725.

Stegenga B, de Bont LG, Dijkstra PU, Boering G. Short-term outcome of arthroscopic surgery of temporomandibular joint osteoarthrosis and internal derangement: a randomized controlled clinical trial. Br J Oral Maxillofac Surg 1993; 31: 3–14.

Tavera AT, Montoya MCP, Calderón EFGG, Gorodezky G, Wixtrom RN. Approaching temporomandibular disorders from a new direction: a randomized controlled clinical trial of the TMDes ear system. Cranio J Craniomandib Pract 2012; 30: 172–182.

Taylor NF, Dodd KJ, Shields N, Bruder A. Therapeutic exercise in physiotherapy practice is beneficial: a summary of systematic reviews 2002–2005. Aust J Physiother 2007; 53: 7–16.

Tegelberg A, Kopp S. Short-term effect of physical training on temporomandibular joint disorder in individuals with rheumatoid arthritis and ankylosing spondylitis. Acta Odontol Scand 1988; 46: 49–56.

Tegelberg A, Kopp S. A 3-year follow-up of temporomandibular disorders in rheumatoid arthritis and ankylosing spondylitis. Acta Odontol Scand 1996; 54: 14–18.

Truelove E, Huggins KH, Mancl L, Dworkin SF. The efficacy of traditional, low-cost and nonsplint therapies for temporomandibular disorder: a randomized controlled trial. J Am Dent Assoc 1939 2006; 137: 1099–1107.

Tuncer AB, Ergun N, Karahan S. Temporomandibular disorders treatment: Comparison of home exercise and manual therapy. Fiz Rehabil 2013a; 24: 9–16.

Tuncer AB, Ergun N, Tuncer AH, Karahan S. Effectiveness of manual therapy and home physical therapy in patients with temporomandibular disorders: a randomized controlled trial. J Bodyw Mov Ther 2013b; 17: 302–308.

von Piekartz H, Hall T. Orofacial manual therapy improves cervical movement impairment associated with headache and features of temporomandibular dysfunction: a randomized controlled trial. Man Ther 2013; 18: 345–350.

von Piekartz H, Lüdtke K. Effect of treatment of temporomandibular disorders (TMD) in patients with cervicogenic headache: a single-blind, randomized controlled study. Cranio 2011; 29: 43–56.

Wright EF, Domenech MA, Fischer JR. Usefulness of posture training for patients with temporomandibular disorders. J Am Dent Assoc 2000; 131: 202–210.

Ylinen J, Takala E-P, Kautiainen H et al. Effect of long-term neck muscle training on pressure pain threshold: a randomized controlled trial. Eur J Pain 2005; 9: 673–681.

Yoda T, Sakamoto I, Imai H et al. A randomized controlled trial of therapeutic exercise for clicking due to disk anterior displacement with reduction in the temporomandibular joint. Cranio 2003; 21: 10–16.

Yoshida H, Fukumura Y, Suzuki S et al. Simple manipulation therapy for temporo-mandibular joint internal derangement with closed lock. Asian J Oral Maxillofac Surg 2005; 17: 256–260.

Yoshida H, Sakata T, Hayashi T, Shirao K, Oshiro N, Morita S. Evaluation of mandibular condylar movement exercise for patients with internal derangement of the temporomandibular joint on initial presentation. Br J Oral Maxillofac Surg 2011; 49: 310–313.

Yuasa H, Kurita K, Treatment Group on Temporomandibular Disorders. Randomized clinical trial of primary treatment for temporomandibular joint disk displacement without reduction and without osseous changes: a combination of NSAIDs and mouth-opening exercise versus no treatment. Oral Surg Oral Med Oral Pathol Oral Radiol Endod 2001; 91: 671–675.

Kapitel 11

Gelenkmobilisation und Manipulationstechniken für Halswirbelsäule und Kiefergelenk

César Fernández-de-las-Peñas, Juan Mesa-Jiménez, Joshua A. Cleland

Evidenz für Gelenkmanipulation und -mobilisation

Eine Gelenkmobilisation wird üblicherweise als passive Technik mit geringer Geschwindigkeit und großer Bewegungsamplitude definiert, bei der eine intrakapsuläre Bewegung mit unterschiedlich großem Bewegungsausmaß induziert wird. Dagegen steht eine Gelenkmanipulation für Techniken mit hoher Geschwindigkeit und eher kleiner Bewegungsamplitude, die ein Gelenkgleiten begünstigen soll (Hengeveld et al. 2005; Maitland 1986). Aufgrund einer uneinheitlichen Terminologie wurde eine standardisierte Terminologie für Manipulationen in der Physiotherapie vorgeschlagen (Mintken et al. 2008).

Maitland (1986) beschrieb anhand des Bewegungsausmaßes sowie des vom Gewebe gebotenen Widerstands ursprünglich fünf verschiedene Mobilisationsgrade (Hengeveld et al. 2005). Die Grade I und IV beziehen sich dabei auf Oszillationen mit geringer Bewegungsamplitude am Beginn und am Ende des Gewebewiderstands, während die Grade II und III für eine Oszillation mit größerer Amplitude im mittleren Bereich des Gewebewiderstands stehen. Klinisch werden die Grade I–II üblicherweise bei Patienten eingesetzt, bei denen der Schmerz das dominante Symptom darstellt und die Beschwerden als irritierbar angesehen werden (schmerzdominant). Die Grade III–IV dagegen kommen bei Patienten zur Anwendung, bei denen primär eine Bewegungseinschränkung vorliegt und diese Einschränkung mit einer Schmerzprovokation einhergeht (widerstandsdominant). Grad V schließlich bezieht sich auf eigentliche Manipulationen mit Impuls (Hengeveld et al. 2005; Maitland 1986).

Die Gelenkmobilisation wird endgradig ausgeführt und lässt eine Schmerzprovokation erwarten, die sich sofort oder innerhalb von Sekunden nach Beendigung der Mobilisation beruhigen sollte. In der aktuellen klinischen Praxis wird eine Grad-I-Mobilisation kaum angewendet, da eine Mobilisation mit größerer Amplitude und einer kurzzeitigen Schmerzprovokation (Grad II oder III) den Vorteil einer Bewegungserweiterung und Schmerzreduktion bietet. Aus klinischer Sicht bedeutsam ist die sehr gute ligamentäre und muskuläre Sicherung des Kiefergelenks (Cuccia et al. 2011). Bei einer manuellen Mobilisation ist ein hoher Gewebewiderstand zu erwarten. Daher ist die Dosierung der Behandlung (wie oft, wie lange) von entscheidender Bedeutung und sollte auf Basis der klinischen Präsentation des Patienten bemessen werden. Nach unserer praktischen Erfahrung sind bei CMD-Patienten normalerweise zwei bis drei Wiederholungen zu je 120–180 Sekunden erforderlich, da das Kiefergelenk allgemein eher fest ist. In jüngerer Zeit kam die Hypothese auf, dass eine Mobilisation des Kiefergelenks die Dehnbarkeit des nicht kontraktilen Gewebes verbessert und das Bewegungsausmaß erweitert, während sie über periphere, spinale und supraspinale Mechanismen gleichzeitig Schmerzen und Funktionseinschränkungen reduziert (Butts et al. 2017).

In Kapitel 10 wurde dargelegt, dass eine ausreichende Evidenz für die Anwendung Manueller Therapie bei der Behandlung von CMDs vorliegt. In den meisten Studien zur Manuellen Therapie in der CMD-Behandlung kamen sowohl Gelenks- als auch Weichteiltechniken zur Anwendung. Nach Calixtre et al. (2015) liegt für eine Manipulation und/oder Mobilisation der oberen Halswirbelsäule in Verbindung mit gelenkspezifischen Interventionen eine moderate Evidenz bei CMD-Patienten vor. Armijo-Olivo et al. (2016) kamen zu dem Ergebnis, dass Manuelle Therapie, einschließlich Manipulation und/oder Mobilisation des Kiefergelenks und/oder der Halswirbelsäule, dann eine Wirkung zeigte, wenn sie allein oder in Kombination mit einem Übungsprogramm für das Kiefergelenk selber angewendet wurde. Die Effektstärken waren allerdings nur gering bis moderat und abhängig von der Art der CMD. Eine Metaanalyse von Martins et al. (2016) berichtete von moderater Evidenz und starken klinischen Effekten einer Kiefergelenkmobilisation in Bezug auf Schmerzen und aktive Mundöffnung bei CMD-Patienten, insbesondere in Kombination mit einer multimodalen Therapie. Andere Reviews fanden dagegen keine Evidenz für eine Kiefergelenkmobilisation bei Patienten mit Diskusverlagerung ohne Bewegungseinschränkung. Diese Annahme basiert allerdings auf nur zwei Studien (Alves et al. 2013). Vermutlich sind gelenkspezifische Interventionen nicht bei allen CMD-Arten angezeigt und zeigen bei arthrogenen CMDs eine bessere Wirkung.

Da CMD-Schmerzen eine multidimensionale Dysfunktion darstellen, ist auch ein multimodaler Ansatz erforderlich, der Manuelle Therapie (für Gelenk und Weichteile), Übungen, Medikation, Schienenversorgung und Patientenedukation umfasst (Shaffer et al. 2014; Miernik & Więckiewicz 2015). Interventionen mit Manueller Therapie sollten Mobilisation und/oder Manipulation der Hals- und Brustwirbelsäule mit Techniken kombinieren, die auf das Kiefergelenk abzielen (Jayaseelan & Tow 2016; Sault et al. 2016). Das ist deshalb von Bedeutung, weil die alleinige Anwendung einer Manipulation der Brustwirbelsäule bei Frauen mit CMD keine direkte Auswirkung auf Druckschmerzempfindlichkeit (Packer et al. 2014) oder aktive Mundöffnung hat (Packer et al. 2015). Eine zervikothorakale Manipulation als Teil eines multimodalen Ansatzes mit einzubeziehen, kann dennoch entscheidend sein (Jayaseelan & Tow 2016). Darüber hinaus sollte jede Sitzung patientenzentriert sein, indem anhand eines störungsbasierten Behandlungsmodells die jeweils befundeten körperlichen Beeinträchtigungen in Bezug zur Symptomatik priorisiert werden.

Tatsächlich hat sich bei einer CMD ein klinischer Ansatz als wirksam erwiesen, der Manuelle Therapie zur Behandlung derartiger Störungen einschließt (Nicolakis et al. 2001; Furto et al. 2006). Dieses Kapitel beschreibt die häufigsten Mobilisations- und Manipulationstechniken für die Halswirbelsäule und das Kiefergelenk in der klinischen Praxis.

HWS-Mobilisation und -Manipulation

Posteroanteriore Mobilisation der oberen HWS (C1–C2)

Für die Anwendung einer Mobilisation der oberen HWS von posterior nach anterior (PA) ohne Thrust konnte bei Patienten mit einer myogenen CMD und im Vergleich zu einer Kontrollgruppe eine Wirksamkeit in Bezug auf Schmerzreduktion und Druckschmerzempfindlichkeit nachgewiesen werden (La Touche et al. 2013).

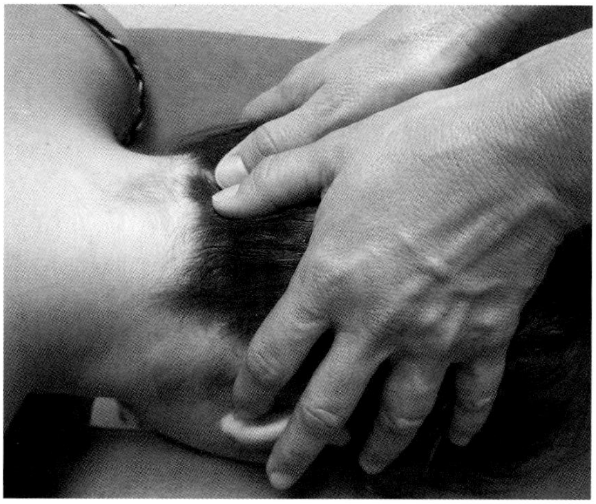

Abb. 11.1
Zentrale PA-Mobilisation der oberen Halswirbelsäule (C1–C2).

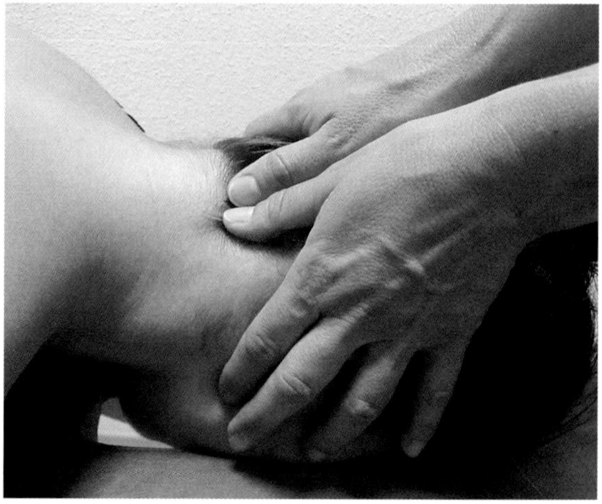

Abb. 11.2
Unilaterale PA-Mobilisation der oberen Halswirbelsäule (C1–C2).

Der Patient liegt dabei auf dem Bauch. Der Behandler steht am Kopfende der Bank und lehnt sich mit geraden Armen über den Patienten, wobei er seine Daumen in einer vertikalen Linie zum Brustbein positioniert. Für eine zentrale PA-Technik platziert der Behandler die Daumen auf dem Proc. spinosus von C2 (Abb. 11.1), für eine unilaterale Technik auf den Facettengelenken C1–C2 (Abb. 11.2). Anschließend bringt er langsam einen PA-gerichteten Druck an, abhängig von der Schmerzreproduktion.

Flexionsmobilisation der oberen HWS (C0–C2)

Eine Fallserie kam zu dem Ergebnis, dass die Anwendung eines multimodalen Ansatzes für Manuelle Therapie, einschließlich einer Flexions- und PA-Mobilisation der oberen HWS ohne Thrust, bei Patienten mit einer myogenen CMD zu einer Schmerzreduzierung und einer verbesserten Mundöffnung führte (La Touche et al. 2009).

Dazu begibt sich der Patient in die Rückenlage. Seine Halswirbelsäule befindet sich in Neutralstellung und der Behandler leitet eine okzipitale Traktion mit gleichzeitiger Flexion ein, bis ein Widerstand zu spüren ist. Dann mobilisiert der Behandler die obere Halswirbelsäule in eine kraniozervikale Flexion (Abb. 11.3).

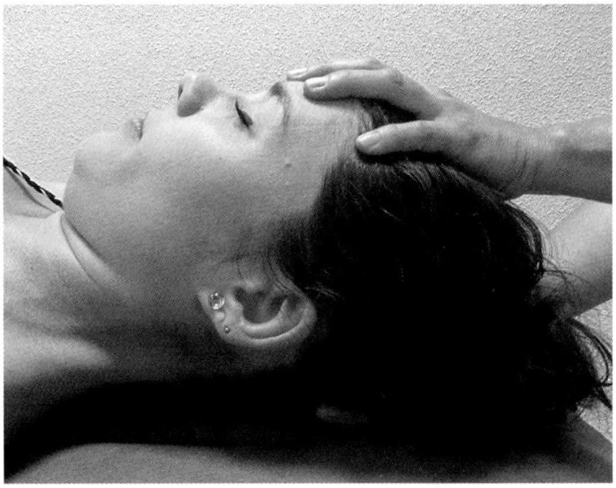

Abb. 11.3
Mobilisation der oberen Halswirbelsäule in Flexion (C0–C2).

Mobilisation der oberen HWS in Lateralflexion (C0–C1)

Der Patient befindet sich in Rückenlage mit neutral ausgerichteter Halswirbelsäule. Das Grundglied des Zeigefingers der einen Hand legt der Behandler auf den Proc. mastoideus des Schläfenbeins. Der Kopf des Patienten liegt in der anderen Hand. Dann verschiebt der Behandler den Kopf leicht seitlich und induziert gleichzeitig eine Seitneigung des Okziputs auf dem Atlas (Abb. 11.4).

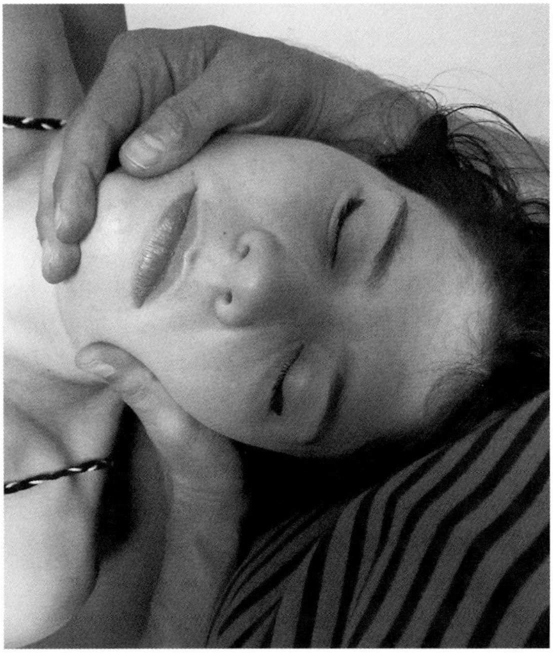

Abb. 11.4
Mobilisation der oberen Halswirbelsäule in Lateralflexion (C0–C1).

Thrust-Manipulation der oberen HWS (C1–C2)

Mansilla-Ferragut et al. (2009) kamen zu dem Schluss, dass die Anwendung einer Thrust-Manipulation an der oberen Halswirbelsäule bei Frauen mit mechanisch bedingten Nackenschmerzen zu einer verbesserten aktiven Mundöffnung sowie einer Verringerung der Druckschmerzempfindlichkeit im Bereich des N. trigeminus führte (Os sphenoidale). Auch Oliveira-Campelo et al. (2010) berichteten, dass eine solche Manipulation zu einer unmittelbaren Erhöhung der

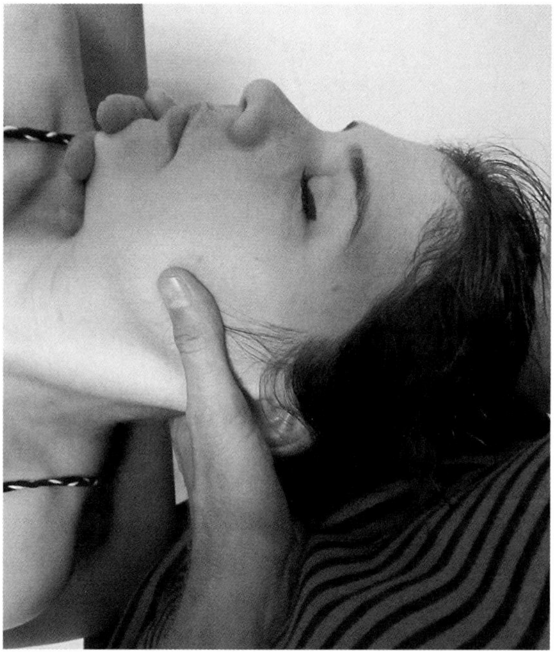

Abb. 11.5
Thrust-Manipulation der oberen Halswirbelsäule (C1–C2).

Druckschmerzschwelle auf latenten TrPs des M. masseter und M. temporalis führte sowie ebenfalls zu einer verbesserten aktiven Mundöffnung. Bortolazzo et al. (2015) konnten zeigen, dass eine Manipulation der oberen Halswirbelsäule zur Normalisierung der Kaumuskelaktivität und Verbesserung der Mundöffnung bei Frauen mit muskulär bedingter CMD wirksamer war als eine Placebobehandlung. Nielsen et al. (2017) kamen in einem systematischen Review zu dem Schluss, dass Studien von höherer Qualität auch mit höherer Wahrscheinlichkeit die Aussage trafen, eine Manipulation der oberen Halswirbelsäule sei sicher. Nichtsdestotrotz ist ein gutes Clinical Reasoning unerlässlich (Puentedura et al. 2012). Es ist ebenfalls klarzustellen, dass, bezogen auf Folgeschäden durch eine Manipulation der oberen Halswirbelsäule, kein exaktes Patientenprofil erstellt werden konnte (Kranenburg et al. 2017).

Für diese Technik begibt der Patient sich in Rückenlage. Der Behandler legt auf der zu behandelnden Seite eine Hand auf den posterolateralen Anteil des Proc. articularis des Atlantoaxialgelenks (C1–C2). Mit einer Hand umschließt er das Kinn des Patienten, den Kopf legt er in der

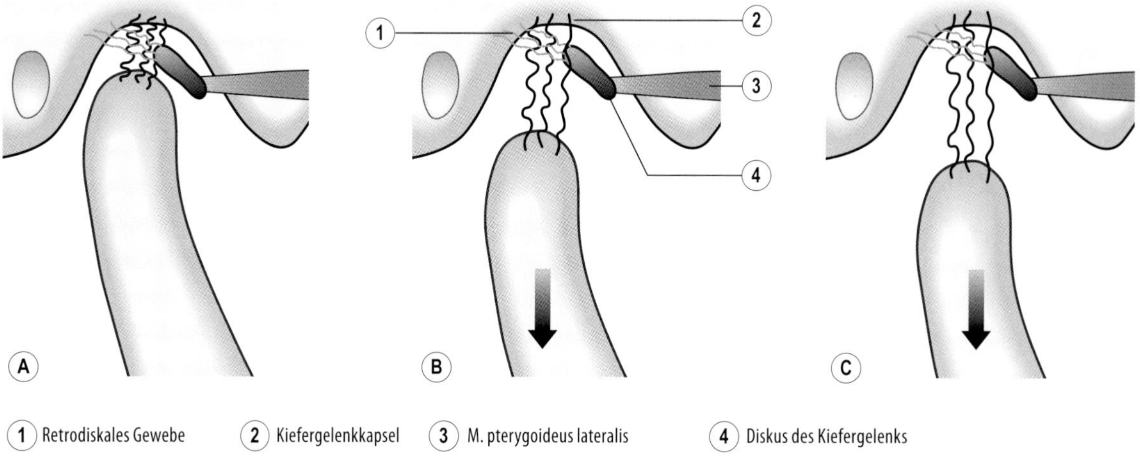

Abb. 11.6
Inferiores Gleiten bei mandibulärer Distraktionsmobilisation aus neutraler Position (A), Grad I–II (B) und Grad III–IV (C).

anderen Hand ab. Die obere Halswirbelsäule ist flektiert. Dann führt er eine kontralateral gerichtete zervikale Rotation bei gleichzeitiger minimaler Lateralflexion aus, bis an den Kontaktpunkten eine leichte Gewebespannung spürbar ist. Um diese Spannung zu erhöhen, leitet er ein leichtes laterales Gleiten des Atlantoaxialgelenks ein. Anschließend führt er eine Thrust-Manipulation an der oberen Halswirbelsäule aus, die horizontal und in Richtung des kontralateralen Auges des Patienten gerichtet ist (Abb. 11.5).

Mobilisation und Manipulation des Kiefergelenks

Technik der Kieferdistraktionsmobilisation

Die normale Beweglichkeit des Kiefergelenks erfordert einen nur geringen Reibungswiderstand. Bei CMD-Patienten dagegen ist üblicherweise eine Kompression oder Steifigkeit des Gelenks zu beobachten. Ziel dieser Technik ist es daher, eine Distraktion (inferiores Gleiten) im Gelenk zu erreichen (Abb. 11.6). Taylor et al. (1994) berichteten, dass bei einer symptomatischen Patientengruppe – im Vergleich zu einer Scheinbehandlung – eine oszillierende Distraktionsmobilisation des Unterkiefers (Grad IV) das Bewegungsausmaß des Kiefergelenks vergrößerte und die EMG-Aktivität des M. masseter auf beiden Seiten verringerte. Carmeli et al. (2001) kamen zu dem Ergebnis, dass eine progressiv von Grad I nach Grad IV durchgeführte Kiefergelenkmobilisation in Kombination mit aktiven Übungen bei Patienten mit einer anterioren Diskusverlagerung effektiver war als eine weiche Repositionierung mittels Schienenversorgung. Auch Ismail et al. (2017) beobachteten, dass es zur Verbesserung der aktiven Mundöffnung und Schmerzreduzierung bei Patienten mit einer arthrogenen CMD effektiver war, anstelle der alleinigen Schienenversorgung die translatorische Mobilisation in Kombination mit einer Michigan-Schiene anzuwenden. Einige Autoren haben vorgeschlagen, diese Intervention auch bei einer Diskusdegeneration im Kiefergelenk anzuwenden, allerdings liegt dafür keine Evidenz vor (Yabe et al. 2014).

Für diese Technik begibt der Patient sich in die Rückenlage. Der Behandler legt den Daumen einer Hand auf die hinteren Molaren und den Zeigefinger auf den unteren Anteil des Unterkiefers. Die andere Hand des Behandlers stabilisiert den Kopf des Patienten, Zeige- und Mittelfinger palpieren das Kiefergelenk (Abb. 11.7). Dann appliziert der Behandler mittels Daumen einen nach inferior gerichteten Zug (Distraktion) und die Mobilisation erfolgt durch eine Ellbogenextension oder ulnare Deviation (Abb. 11.8). Der Mund des Patienten sollte dabei entspannt sein. Den Mund gleichzeitig zu öffnen, würde die Wirksamkeit der Technik verringern, da das Kiefergelenk dabei anspannt.

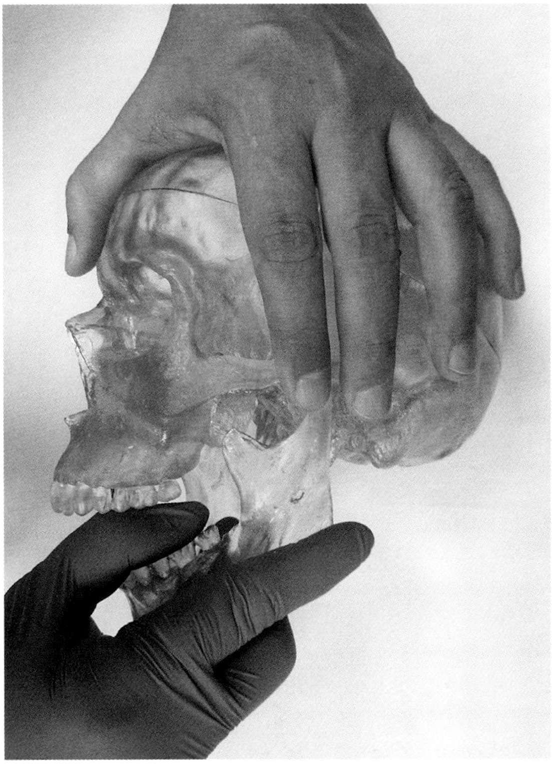

Abb.11.7
Intraoraler Kontakt für Mobilisationstechniken des Kiefergelenks.

Translatorische anteroposteriore Mobilisation

Wurde eine Distraktionsmobilisation am Kiefergelenk angebracht und damit der Reibungswiderstand verringert, kann eine translatorische anteroposteriore Mobilisation durchgeführt werden, um die Gleitbewegungen im Ge-

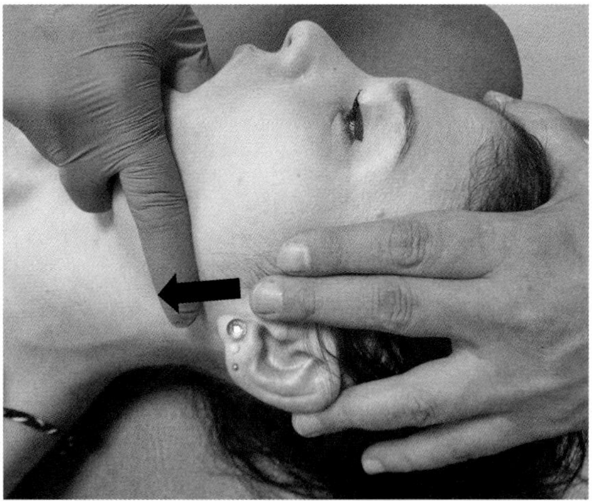

Abb. 11.8
Technik der Kieferdistraktionsmobilisation.

lenk zu verbessern (Abb. 11.9). Diese Technik kann über eine Kompression und/oder Distraktion erfolgen, wobei der Schwerpunkt auf dem oberen oder unteren Anteil des Kiefergelenks liegt. Ausgehend von der engeren Verbindung des superioren und inferioren Kopfes des M. pterygoideus lateralis zur Gelenkkapsel, kann eine solche Mobilisation eine noch stärkere Auswirkung auf eben diesen Muskel haben, insbesondere eine posteriore Translation des Unterkiefers.

Der Patient begibt sich dafür in die Rückenlage. Der Behandler positioniert seine Hände wie bei der Distraktionstechnik (s. Abb. 11.7) Dann appliziert er mit seinen Daumen eine von anterior nach posterior gerichtete Translationsmobilisation (Abb. 11.10).

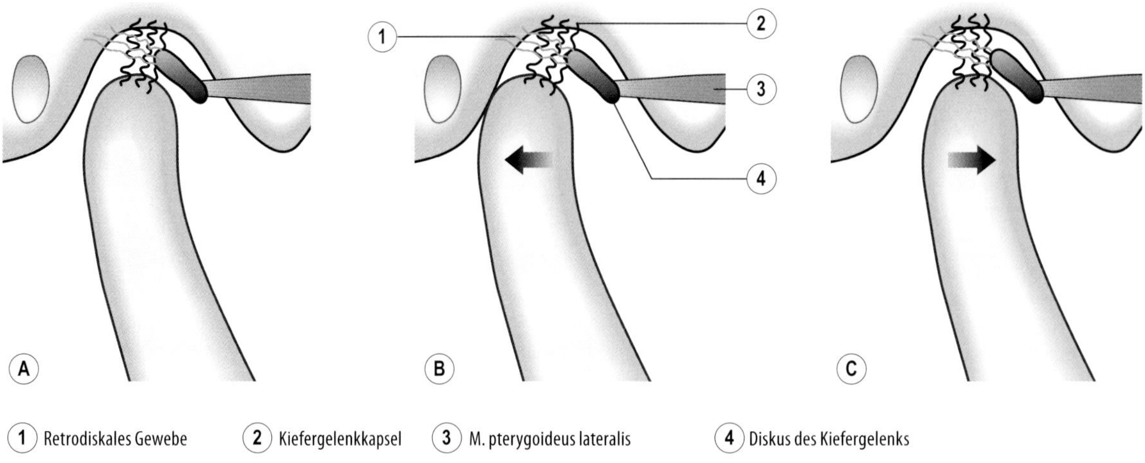

Abb. 11.9
Anteroposteriores Gleiten während der translatorischen Mobilisation aus neutraler Position (A); posteriore (B); und anteriore (C) Translation.

Transversal-mediale Kiefergelenkmobilisation

Eine neuere Fallserie berichtete, dass die Anwendung einer transversal-medial gerichteten Kiefergelenkmobilisation in Kombination mit Edukation und Beratung bei Patienten mit einer arthrogenen CMD effektiv Symptome in Nacken und Kopf reduzierte (Grondin & Hall 2017).

Dafür begibt der Patient sich in die Rückenlage. Mit einer Hand nimmt der Behandler Kontakt zum lateralen Anteil des mandibulären Kondylus und Ramus auf, die andere Hand stabilisiert über den Jochbogen und/oder den kontralateralen Kondylus (Abb. 11.11). Mit der Hand, die auf dem Unterkieferkondylus liegt, wird nun ein von lateral nach medial gerichteter Druck appliziert. Diese Technik kann sowohl bei geöffnetem als auch geschlossenem Mund durchgeführt werden.

Reponierungstechnik bei Diskusverlagerung

Schließlich ist das Ziel einer Kiefergelenkmobilisation auch, einen verlagerten Diskus wieder in seine richtige Position zu bringen. Die übliche Technik dafür besteht darin, den Kondylus der betroffen Seite nach vorne/unten zu ziehen und ihn auf dem nach vorne verlagerten Diskus zu platzieren (Miernik & Więckiewicz 2015). Der therapeutische Effekt dieser Mobilisation ist nur schwer vorherzusagen, da es nicht auf die Einwirkdauer ankommt, sondern darauf, in welcher Phase sich das interne Derangement befindet. Nach Pihu et al. (2103) erreichen 71,8 % der Patienten mit der aktiven Reponierung eine Deblockierung. Nachdem der Diskus erfolgreich deblockiert wurde, wird empfohlen, den Patienten mit einer entsprechenden Schiene zu versorgen, um Gelenkgeräusche zu eliminieren (Pihut et al. 2013).

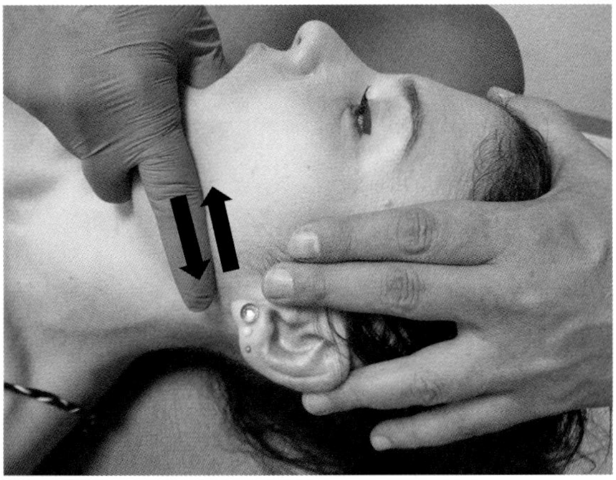

Abb. 11.10
Translatorische anteroposteriore Mobilisation.

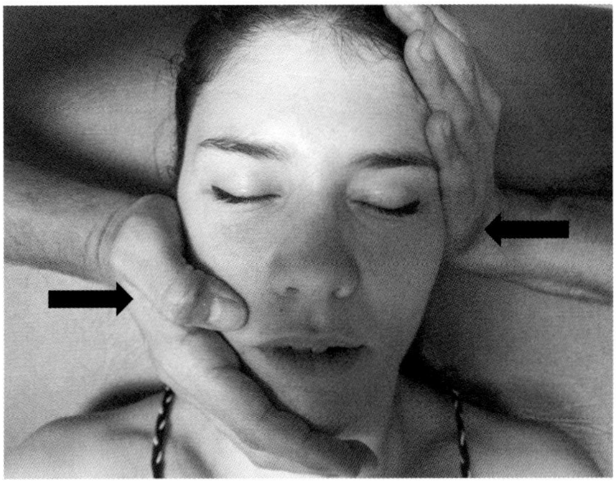

Abb. 11.11
Transversal-mediale Kiefergelenkmobilisation.

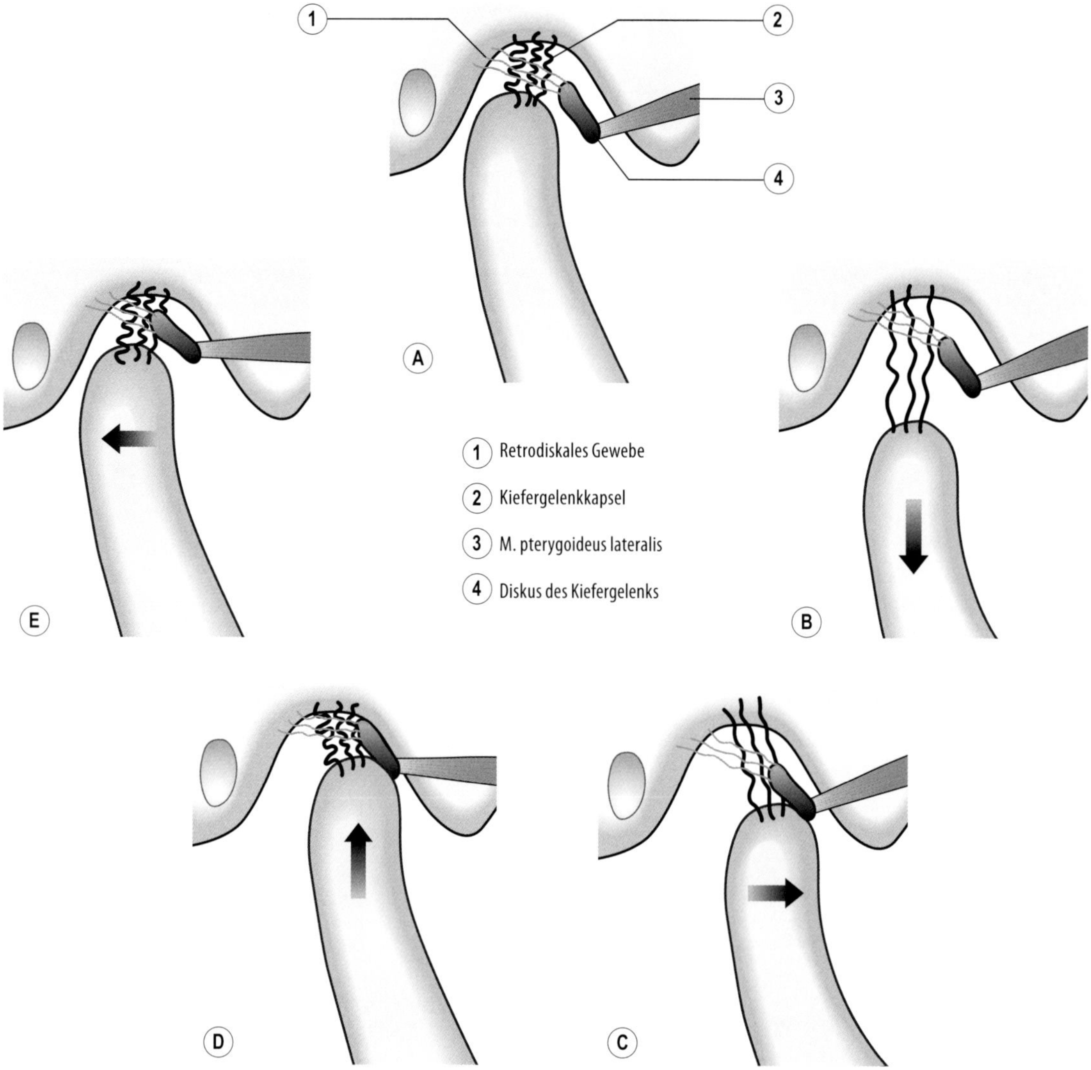

Abb. 11.12
Schrittweise Abfolge für eine Reponierung bei Diskusverlagerung. (A) Ausgangsposition. (B) Inferiores Gleiten. (C) Anteriore Translation. (D) Kompression. (E) Posteriore Translation.

Der Patient begibt sich dafür in die Rückenlage. Die Anlage der Hände ist dieselbe wie bei der Distraktionstechnik (s. Abb. 11.7). Zunächst appliziert der Behandler mit seinen Daumen einen nach inferior gerichteten Druck und im Anschluss eine anteriore Translation der Kondylen des Unterkiefers. Dann appliziert er Druck gegen die Fossa temporalis und schließlich – unter Beibehaltung des Drucks – eine nach posterior gerichtete Translation der Kondylen des Unterkiefers (Abb. 11.12 und 11.13). Eine Reponierung des Diskus kann außerdem nicht nur, wie beschrieben, durch eine Manipulation des Unterkiefers erreicht werden, sondern auch mittels einer aktiven Reponierung durch den Patienten. In diesem Fall wird die anteriore Translation aktiv vom Patienten durchgeführt, nicht passiv durch den Behandler.

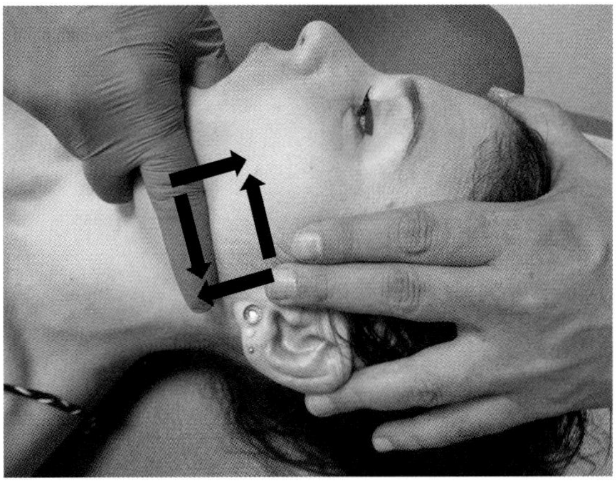

Abb. 11.13
Reponierungstechnik bei Diskusverlagerung.

Literatur

Alves BM, Macedo CR, Januzzi E, Grossmann E, Atallah ÁN, Peccin S. Mandibular manipulation for the treatment of temporomandibular disorder. J Craniofac Surg 2013; 24: 488–493.

Armijo-Olivo S, Pitance L, Singh V, Neto F, Thie N, Michelotti A. Effectiveness of manual therapy and therapeutic exercise for temporomandibular disorder: Systematic review and meta-analysis. Phys Ther 2016; 96: 9–25.

Bortolazzo GL, Pires PF, Dibai-Filho AV, dos Santos Berni KC, Rodrigues BM, Rodrigues-Bigaton D. Effects of upper cervical manipulation on the electromyographic activity of the masticatory muscles and the opening range of motion of the mouth in women with temporomandibular disorder: randomized and blind clinical trial. Fisioter Pesqui 2015; 22: 426–434.

Butts R, Dunning J, Pavkovich R, Mettille J, Mourad F. Conservative management of temporomandibular dysfunction: a literature review with implications for clinical practice guidelines. J Bodyw Mov Ther 2017; 21: 541- 548.

Calixtre LB, Moreira RF, Franchini GH, Alburquerque-Sendín F, Oliveria AB. Manual therapy for the management of pain and limited range of motion in subjects with signs and symptoms of temporomandibular disorder: a systematic review of randomized controlled trials. J Oral Rehabil 2015; 42: 847–861.

Carmeli E, Sheklow S, Bloomenfeld I. Comparative study of repositioning splint therapy and passive manual range of motion techniques for anterior displaced temporomandibular discs with unstable excursive reduction. Physiother 2001; 87, 26–36.

Cuccia AM, Caradonna C, Caradonna D. Manual therapy of the mandibular accessory ligaments for the management of temporomandibular joint disorders. J Am Osteopath Assoc 2011; 111: 102–112.

Furto ES, Cleland JA, Whitman JM, Olson KA. Manual physical therapy interventions and exercise for patients with temporomandibular disorders. Cranio 2006; 24: 283–291.

Grondin F, Hall T. Changes in cervical movement impairment and pain following orofacial treatment in patients with chronic arthralgic temporomandibular disorder with pain: a prospective case series. Physiother Theory Pract 2017; 33: 52–61.

Hengeveld E, Banks K, Wells P. Maitland's Peripheral Manipulation, 4th ed. London: Elsevier Health Sciences, 2005.

Ismail F, Demling A, Hessling K, Fink M, Stiesch-Scholz M. Short-term efficacy of physical therapy compared to splint therapy in treatment of arthrogenous TMD. J Oral Rehabil 2007; 34: 807–813.

Jayaseelan DJ, Tow NS. Cervicothoracic junction thrust manipulation in the multimodal management of a patient with temporomandibular disorder. J Man Manip Ther 2016; 24: 90–97.

Kranenburg HA, Schmitt MA, Puentedura EJ, Luijckx GJ, van der Schans CP. Adverse events associated with the use of cervical spine manipulation or mobilization and patient characteristics: a systematic review. Musculoskelet Sci Pract 2017; 28: 32–38.

La Touche R, Fernández-de-las-Peñas C, Fernández-Carnero J et al. The effects of manual therapy and exercise directed at the cervical spine on pain and pressure pain sensitivity in patients with myofascial temporomandibular disorders. J Oral Rehabil 2009; 36: 644–652.

La Touche R, París-Alemany A, Mannheimer JS et al. Does mobilization of the upper cervical spine affect pain sensitivity and autonomic nervous system function in patients with cervico-craniofacial pain? A randomized-controlled trial. Clin J Pain 2013; 29: 205–215.

Maitland GD. Vertebral Manipulation, 5th ed. Butterworth-Heinemann Medical, 1986.

Mansilla-Ferragut P, Fernández-de-las-Peñas C, Alburquerque-Sendín F, Cleland JA, Boscá-Gancía JJ. Immediate effects of atlanto-occipital joint manipulation on active mouth opening and pressure pain sensitivity in women with mechanical neck pain. J Manipulative Physiol Ther 2009; 32: 101–106.

Martins W, Blasczyk JC, Aparecida Furlan de Oliveira M et al. Efficacy of musculoskeletal manual approach in the treatment of temporomandibular joint disorder: a systematic review with meta-analysis. Man Ther 2016; 21: 10–17.

Miernik M, Więckiewicz W. The basic conservative treatment of temporomandibular joint anterior disc displacement without reduction – review. Adv Clin Exp Med 2015; 24: 731–735.

Mintken PE, DeRosa C, Little T, Smith B. AAOMPT clinical guidelines: a model for standardizing manipulation terminology in physical therapy practice. J Orthop Sports Phys Ther 2008; 38: 1–6.

Nicolakis P, Burak EC, Kollmitzer J, Kopf A, Piehslinger E, Wiesinger GF, Fialka-Moser V: An investigation of the effectiveness of exercise and manual therapy in treating symptoms of TMJ osteoarthritis. J Craniomandib Pract 2001; 19: 26–32.

Nielsen SM, Tarp S, Christensen R, Bliddal H, Klokker L, Henriksen M. The risk associated with spinal manipulation: an overview of reviews. Syst Rev 2017; 6: 64.

Oliveira-Campelo NM, Rubens-Rebelatto J, Martí N-Vallejo FJ, Alburquerque-Sendín F, Fernández-de-las-Peñas C. The immediate effects of atlanto-occipital joint manipulation and suboccipital muscle inhibition technique on active mouth opening and pressure pain sensitivity over latent myofascial trigger points in the masticatory muscles. J Orthop Sports Phys Ther 2010; 40: 310–317.

Packer AC, Pires PF, Dibai-Filho AV, Rodrigues-Bigaton D. Effects of upper thoracicmanipulation on pressure pain sensitivity in women with temporomandibular disorder: a randomized, double-blind, clinical trial. Am J Phys Med Rehabil 2014; 93: 160–168.

Packer AC, Pires PF, Dibai-Filho AV, Rodrigues-Bigaton D. Effect of upper thoracic manipulation on mouth opening and electromyographic activity of masticatory muscles in women with temporomandibular disorder: a randomized clinical trial. J Manipulative Physiol Ther 2015; 38: 253–261.

Pihut M, Wiśniewska G, Majewski S. Active repositioning of temporomandibular disc displacement without reduction. J Stoma 2013; 66: 650–662.

Puentedura EJ, March J, Anders J, Perez A, Landers MR, Wallmann HW, Cleland JA. Safety of cervical spine manipulation: are adverse events preventable and are manipulations being performed appropriately? A review of 134 case reports. J Man Manip Ther 2012; 20: 66–74.

Sault JD, Emerson Kavchak AJ, Tow N, Courtney CA. Regional effects of orthopedic manual physical therapy in the successful management of chronic jaw pain. Cranio 2016; 34: 124–132.

Shaffer SM, Brismée JM, Sizer PS, Courtney CA. Temporomandibular disorders. Part 2: conservative management. J Man Manip Ther 2014; 22: 13– 23.

Taylor M, Suvinen T, Reade P. The effect of Grade IV distraction mobilization on patients with temporomandibular pain-dysfunction disorder. Physiother Theory Pract 1994; 10: 129–136.

Yabe T, Tsuda T, Hirose S, Ozawa T, Kawai K. Treatment of acute temporomandibular joint dislocation using manipulation technique for disk displacement. J Craniofac Surg 2014; 25: 596–597.

Kapitel 12

Manuelle Therapie zur Behandlung myofaszialer Triggerpunkte bei CMD

César Fernández-de-las-Peñas, María Palacios-Ceña

Evidenz zur Wirksamkeit Manueller Therapie bei der Triggerpunktbehandlung

Zur Behandlung von Triggerpunkten (TrPs) werden mehrere Interventionen empfohlen: Dry Needling, Ultraschall, Lasertherapie, Elektrotherapie oder Manuelle Therapien (Desai et al. 2013; Dommerholt & Fernández-de-las-Peñas 2013). Beim Management einer CMD kommen dabei Manuelle Therapien am häufigsten zum Einsatz (Wieckiewicz et al. 2015).

Wie bereits in vorhergehenden Kapiteln erläutert, spielt das Muskelgewebe eine entscheidende Rolle in der Ausprägung einer CMD. Dieses Kapitel widmet sich daher verschiedenen Ansätzen der Manuellen Therapie (MT), die zur Inaktivierung myofaszialer TrPs in der Kiefermuskulatur angewendet werden können. In der Literatur werden verschiedene manualtherapeutische Ansätze zur Behandlung muskulärer TrPs vorgeschlagen: ischämische Kompression, Triggerpunktdruckentlastung, Massage, passives Dehnen, myofasziale Induktion (s. Kap. 13), Spray-and-Stretch-Techniken, Muskelenergietechniken sowie neuromuskuläre Ansätze (Simons et al. 1999, Dommerholt & McEvoy 2011; Shah et al. 2015).

Mehrere systematische Reviews zur Untersuchung der Wirksamkeit Manueller Therapien sind zu dem Schluss gekommen, dass für den Einsatz manueller Druckbehandlungen zur sofortigen Schmerzlinderung bei TrPs eine moderate bis starke Evidenz vorliegt, aber nur eine eingeschränkte Evidenz für eine langfristige Schmerzlinderung (Fernández-de-las-Peñas et al. 2005; Rickards 2006; Vernon & Schneider 2009). Diese Ergebnisse wurden durch eine Metaanalyse bestätigt, die folgerte, dass sich Manuelle Therapien, verglichen mit keiner Behandlung bzw. einer Placebobehandlung, positiv auf die Druckschmerzempfindlichkeit auswirken und eine vergleichbaren Effekt haben wie andere aktive Behandlungsansätze (Gay et al. 2013). Diese Folgerung wurde durch eine weitere Metaanalyse bestätigt, die zeigte, dass ischämische Kompression eine effektivere Schmerzlinderung erzeugte als aktive Bewegungsübungen oder Placebobehandlungen – allerdings eine mit anderen therapeutischen Ansätzen vergleichbare (Cagnie et al. 2015). Eine jüngere Metaanalyse berichtete von moderaten Effektstärken bei der Verbesserung der Mundöffnung nach Weichteiltechniken. Dieser Effekt beruht allerdings auf den Ergebnissen von zwei Studien an Patienten mit latenten TrPs im M. masseter, die nicht den typischen Patienten im klinischen Alltag repräsentieren (Webb & Rajendran 2016). Bemerkenswert ist, dass sich gegen eine wiederholte manuelle Behandlung von TrPs keine Toleranz einstellt, denn ein- und mehrmalige Anwendungen setzen die Druckschmerzgrenze im Bereich des TrPs herauf (Moraska et al. 2017).

Wie in Kapitel 10 besprochen, liegt eine ausreichende Evidenz für den Einsatz Manueller Therapien bei der Behandlung von CMDs vor. Calixtre et al. (2015) fanden eine schwache bis moderate Evidenz dafür, dass myofaszialer Release und Massage der Kiefermuskulatur bei Patienten mit einer CMD effektiver waren als eine Placebobehandlung. Armijo-Olivo et al. (2016) schlussfolgerten, dass Manuelle Therapie alleine oder in Kombination mit aktiven Übungen vielversprechend zu sein scheint, auch wenn die Effektstärken schwach bis moderat waren und von der Art der CMD abhingen. Eine Metaanalyse von Martins et al. (2016) schließlich wies im Vergleich zu anderen konservativen Behandlungsansätzen bei CMD ebenfalls signifikante Unterschiede und starke klinische Effekte zugunsten muskuloskelettaler Manualtechniken bei aktiven Mundöffnungsübungen sowie Schmerzen bei Mundöffnung nach. Dennoch ist es schwierig, aus der vorliegenden Evidenz klare klinische Schlüsse zu ziehen, da die meisten Studien unimodale Ansätze zur Behandlung einer CMD untersuchen, während in der Praxis meist multimodale Ansätze zur Anwendung kommen.

Die Wirksamkeit der Einbeziehung von TrP-Techniken in ein multimodales MT-Protokoll zur Behandlung einiger chronischer Schmerzzustände konnte in Studien nachgewiesen werden. Kim et al. (2013) konnten für TrPs im oberen Anteil des M. trapezius zeigen, dass die Anwendung einer ischämischen Kompression nach TrP-Injektion wirksamer als eine alleinige Injektion war. Diese Annahme wird ebenfalls durch eine neuere Metaanalyse gestützt, die folgert, dass aktive Übungen kurzfristig und bei Patienten mit myofaszialen Schmerzen einen kleinen bis moderaten Effekt auf die Schmerzintensität haben und dass eine Kombination unterschiedlicher Eigenübungen einen größeren Nutzen zeitigt (Mata Díz et al. 2017). Es wird deutlich, dass manuelle TrP-Techniken mit anderen MT-Ansätzen kombiniert werden sollten, einschließlich Neuroscience Education und Eigenübungen.

Techniken der Manuellen Therapie zur Triggerpunktbehandlung

Für die Behandlung von TrPs in der Kiefermuskulatur können mehrere Arten von Weichteiltechniken angewendet werden (Miernik et al. 2012). Der Behandler sollte die passende Technik anhand des klinischen Bildes sowie der Vorlieben des Patienten auswählen.

Kompressionsbehandlungen

Es werden verschiedene Kompressionstechniken beschrieben, jeweils mit unterschiedlichen Druckstärken, Anwendungsdauern, Muskelzuständen (verkürzt oder verlängert) oder einer Behandlung mit oder ohne Schmerzen. In der Praxis hängen diese Faktoren von den vorliegenden Sensibilisierungsmechanismen ab sowie der Irritierbarkeit des Gewebes. Bei einem Patienten mit gering ausgeprägter Sensibilisierung können intensivere und/oder schmerzhafte Techniken angewendet werden. Simons (2002) stellte die Theorie auf, dass ein direkter vertikal ausgeführter Druck in Verbindung mit aktiver Kontraktion des betroffenen Muskels zu einem Angleichen der Sarkomerlängen innerhalb des TrP führen und damit Schmerzen reduzieren könnte. Diese Theorie ist allerdings noch nicht wissenschaftlich untersucht worden (Dommerholt & Shah 2010). Andere Hypothesen schlagen vor, dass eine Schmerzreduzierung durch direkten Druck das Ergebnis einer reaktiven Hyperämie innerhalb des TrP sein könnte oder aber ein spinaler Reflexmechanismus zur Muskelentspannung (Hou et al. 2002).

Eine der Drucktechniken für TrPs, die bisher am meisten untersucht wurde, wird als „ischämische Kompression" bezeichnet (Simons et al. 1999). Dabei drückt der Behandler im gedehnten Muskel so lange auf den TrP, bis sich der Druck in ein Schmerzgefühl wandelt. Vom Moment der Schmerzwahrnehmung an wird der Druck aufrechterhalten, bis die Schmerzintensität sich nach Wahrnehmung des Patienten um etwa 50–75 % verringert. Daraufhin verstärkt der Behandler den Druck, bis sich wieder ein Schmerz einstellt. Dieser Vorgang wird üblicherweise für 90 Sekunden wiederholt (Simons et al. 1999). Es existieren keine einheitlichen Angaben dazu, wie viel Druck für welchen Zeitraum genau appliziert werden soll. Hou et al. (2002) kamen zu dem Ergebnis, dass ein geringer Druck unterhalb der Schmerzschwelle für längere Zeit (90 Sekunden) sowie ein hoher Druck oberhalb der Schmerzschwelle (Schmerztoleranz) für einen kürzeren Zeitraum (30 Sekunden) gleichermaßen wirksam zur Verringerung der TrP-Druckempfindlichkeit waren. Gay et al. (2013) stellten fest, dass die wahrgenommene Druckintensität bei muskelbasierten Techniken ein entscheidender Faktor für positive Wirkung sein kann. Dieser Effekt könnte damit zusammenhängen, dass ein durch die Behandlung induzierter, tolerabler Schmerz die Conditioned Pain Modulation (CPM) aktiviert, auch bekannt als Diffuse Noxious Inhibitory Control (DNIC) (Gay et al. 2013). In der Praxis hängt die angewendete Druckstärke von den beim Patienten vorliegenden Sensibilisierungsmechanismen ab, dem Ausmaß der Irritierbarkeit des TrP sowie den Vorlieben und Erwartungen des Patienten.

Einige Kliniker empfehlen statt der ischämischen Kompression die Anwendung der „Triggerpunktdruckentlastung" (Lewit 1999). Bei dieser Technik wird Druck auf den TrP gebracht, bis ein Anstieg des muskulären Widerstands (Gewebebarriere) zu spüren ist (Lewit 1999). Der Druck wird dann so lange aufrechterhalten, bis der Behandler ein Loslassen des Muskelhartspanns spürt. An diesem Punkt erhöht er den Druck, bis der Muskel wieder seine vorherige Spannung erlangt hat. Der Vorgang wird für 90 Sekunden wiederholt. Bei den meisten Patienten spürt der Behandler die Muskelspannung, bevor ein Schmerz einsetzt. Daher ist diese Technik weitgehend schmerzfrei (Lewit 1999).

Massagetherapie

Eine Massage wird entlang des Muskelhartspanns (longitudinale Technik) oder quer dazu (transversale Technik) ausgeführt (Miernik et al. 2012). Hong et al. (1993) berichteten, dass eine tiefe Gewebemassage die Druckschmerzempfindlichkeit effektiver reduzierte als eine Spray-and-Stretch- oder andere manuelle Technik. Es wurde die Hypothese aufgestellt, dass eine auf einem TrP applizierte Massage eventuell einen gewebeverlängernden Effekt hat, ähnlich einer Druckpunkttechnik (Hong et al. 1993; Simons 2002). Eine Querfriktion z. B. führt zu einer transversalen Mobilisation des Muskelhartspanns, Ausstreichungen dagegen zu einer longitudinalen Mobilisation. Wird bei Muskeln eine Zangenpalpation angebracht, sollten die Finger des

Behandlers den Hartspann auf beiden Seiten des TrP greifen und dann nach außen und in Längsrichtung weg vom TrP streichen (Simons 2002).

Dehntechniken

Es gibt viele verschiedene Arten der Dehnung: passive Dehnungen (bei denen der Behandler den Muskel ohne Zutun des Patienten dehnt), aktive Dehnungen (bei denen der Patient den Muskel aktiv und ohne Zutun des Behandlers dehnt), die Spray-and-Stretch-Technik sowie die postisometrische Relaxation (Hong et al. 1993; Simons et al. 1999; Lewit 1999). Es ist wichtig im Hinterkopf zu behalten, dass Patienten mit einer gutartigen Hypermobilität keine Dehnübungen im orofazialen Bereich ausführen sollten, da diese aller Wahrscheinlichkeit nach zusätzlich zu einer bestehenden Laxität von Gewebe und Bändern ohne positive Effekte auf Muskeln, einen Muskelhartspann oder TrPs beitragen.

Hou et al. (1993) demonstrierten, dass eine Spray-and-Stretch-Technik unmittelbar positive Effekte in Bezug auf die Druckschmerzempfindlichkeit zeitigte und in Verbindung mit einer tiefen Gewebemassage noch wirksamer wurde. Hou et al. (2002) kamen zu dem Ergebnis, dass die Anwendung einer Spray-and-Stretch-Technik effektiver wirkte, wenn sie in Kombination mit anderen Ansätzen angewendet wurde. Und Emad et al. (2012) konnten zeigen, dass eine TrP-Injektion in Kombination mit Dehntechniken effektiver zur Schmerzlinderung war als eine Injektion allein. Dehntechniken sollten also als Teil eines multimodalen Therapieansatzes und nicht isoliert zur Anwendung kommen.

Dynamische Interventionen

Da TrPs in aktivem Muskelgewebe verortet sind, könnten dynamische Behandlungsansätze, bei denen der betroffene Muskel während der Behandlung kontrahiert oder gedehnt wird, äußerst hilfreich sein. So könnte der Patient z.B. angewiesen werden, den Muskel während einer manuellen TrP-Druckbehandlung aktiv zu kontrahieren (Gröbli & Dejung 2003) oder den betreffenden Bereich während longitudinaler Ausstreichungen aktiv zu bewegen (Gröbli & Dejung 2003). Eine aktive Kontraktion kann zu einer gesteigerten Dehnung der verkürzten Sarkomere führen (Simons 2002). Die genauen Wirkmechanismen dieser Techniken sind noch immer nicht bekannt, könnten aber auf eine Aktivierung intrafaszial gelegener Mechanorezeptoren zurückzuführen sein.

Klinische Anwendung der Manuellen Therapie auf Triggerpunkte

In diesem Abschnitt werden unterschiedliche manuelle Triggerpunkttherapien in Relation zu den verschiedenen Kiefermuskeln beschrieben. Die beschriebenen Techniken sind dabei nicht auf die jeweiligen Muskeln beschränkt und stellen nicht die einzige Behandlungsmöglichkeit dar. Kliniker sind dazu angehalten, auf Basis bereits etablierter Prinzipien andere Techniken zu entwickeln. Die beschriebene Auswahl ist abhängig von der Irritierbarkeit des TrP, der Sensibilisierung des Nervensystems des Patienten sowie dessen Wunsch.

Manuelle Therapie des M. temporalis

TrPs im M. temporalis leiten Schmerzen in den Kopf und/ oder die Zähne weiter. Dies gilt für Patienten mit Spannungskopfschmerzen (Fernández-de-las-Peñas et al. 2007) sowie einer CMD (Fernández-de-las-Peñas et al. 2010). Dabei handelt es sich um einen wichtigen Muskel zur dynamischen Kontrolle des Kiefergelenks. Aus eigener Erfahrung kann der Autor sagen, dass longitudinale Ausstreichungen des M. temporalis äußerst wirkungsvoll zur Entspannung von triggerpunktbedingten Hartspännen sind, ohne dabei eine Anspannung im Kiefergelenk zu erhöhen. Longitudinale Ausstreichungen werden üblicherweise mit dem Daumen von kranial nach kaudal verlaufend ausgeführt (Abb. 12.1). Das Ausmaß des angebrachten Drucks ist abhängig von der Rückmeldung des Patienten oder der Gewebespannung. Sollte der Patient einen besonders empfindlichen TrP oder Muskelhartspann aufweisen, sollten dynamische longitudinale Ausstreichungen angebracht werden. In diesem Fall platziert der Behandler seine Daumen beidseits des TrP und appliziert auseinanderlaufende longitudinale Ausstreichungen, während der Patient gleichzeitig den Mund öffnet (Abb. 12.2).

Manuelle Therapie des M. masseter

Der M. masseter leitet bei CMD-Patienten die Schmerzen in die Zähne oder tief in das Kiefergelenk weiter (Fernández-de-las-Peñas et al. 2010), bei Patienten mit Spannungskopfschmerzen außerdem in die Augen (Simons et al. 1999). Der M. masseter wird in einen tiefen und einen oberflächlichen Anteil unterteilt und besitzt Bindegewebe von hoher Dichte. Daher können direkte Techniken, wie etwa eine Querfriktion, nur am oberflächlichen Anteil appliziert werden (Abb. 12.3). Zusätzlich können TrPs des ober-

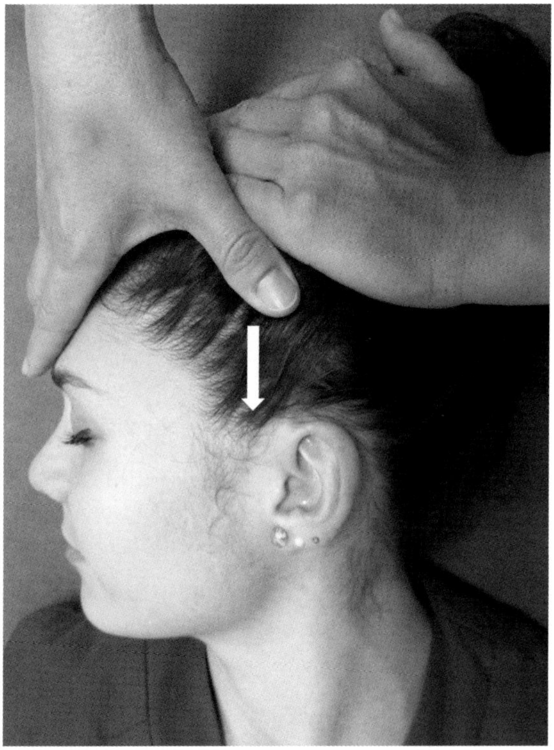

Abb. 12.1
Longitudinale Ausstreichungen auf dem Muskelband des M. temporalis. Die Pfeile zeigen die Richtung der Ausstreichungen an.

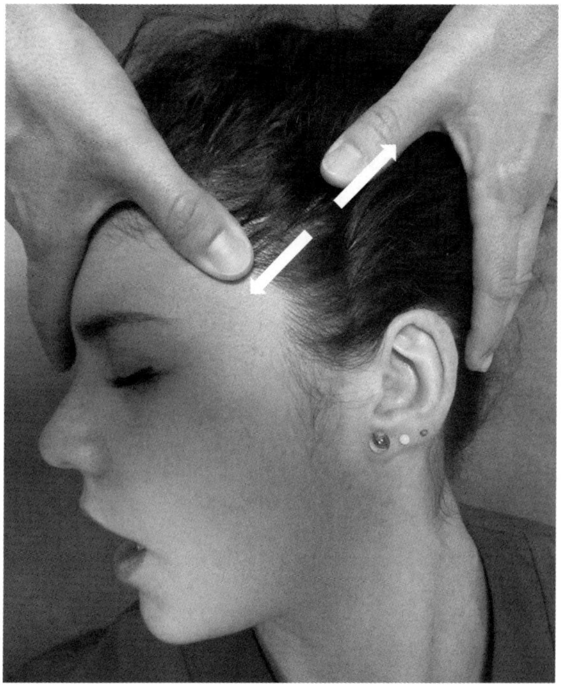

Abb. 12.2
Dynamische longitudinale Ausstreichungen am Hartspannstrang des M. temporalis. Die Pfeile zeigen die Richtung der Ausstreichungen an.

flächlichen Anteils auch intraoral druckbehandelt werden. Diese geschieht mittels Zangenpalpation (Abb. 12.4). Der tiefe Anteil des M. masseter liegt am hinteren Anteil des Jochbeins, direkt vor dem Kiefergelenk. An diesem Punkt sollte eine manuelle Druckbehandlung angebracht werden (Abb. 12.5).

Dynamische Techniken wie Kompression und Kontraktion können auch am M. masseter angebracht werden. Die Technik kombiniert eine manuelle Kompression mit gleichzeitiger aktiver Kontraktion des komprimierten Muskels (Gröbli & Dejung 2003). Für den M. masseter wird die Kompression auf dem TrP angebracht, während der Patient angewiesen wird, die Zähne zusammenzubeißen (Abb. 12.6). Zusätzlich wird eine dynamische longitudinale oder transversale Ausstreichung appliziert. Dafür bringt der Behandler mit beiden Daumen longitudinale oder transversale Ausstreichungen auf dem TrP-Hartspann von kranial (Jochbein) nach kaudal (Kiefer) an, während der Patient gleichzeitig den Mund öffnet (Abb. 12.7).

Manuelle Therapie des M. pterygoideus medialis

Der M. pterygoideus medialis ist der hauptsächliche Antagonist des M. masseter während des Kieferschlusses über den M. temporalis. Durch TrPs weitergeleitete Schmerzen im M. pterygoideus medialis werden im Kiefergelenk, dem Ohr und einigen Mundpartien wahrgenommen (Simons et al. 1999). Der Muskel ist nur schwer zu palpieren, der untere Anteil am besten an der Unterkante des Kieferknochens. In diesem Bereich wird mit zwei Fingern statischer

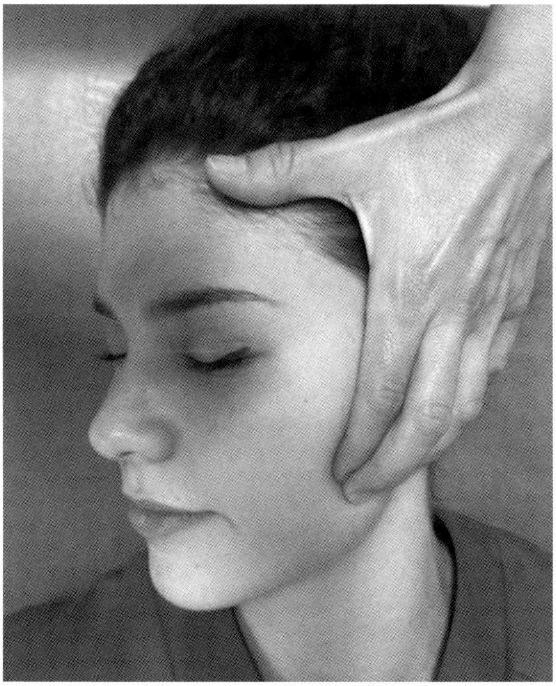

Abb. 12.3
Querfriktion eines Hartspanns des M. masseter.

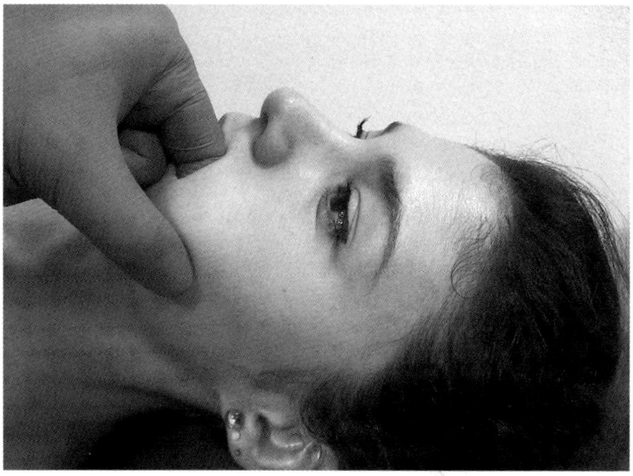

Abb. 12.4
Intraorale Zangenpalpation eines Hartspanns des M. masseter.

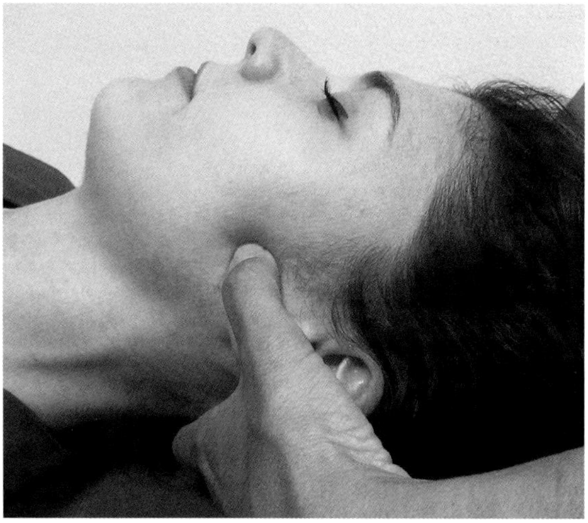

Abb. 12.5
Druckbehandlung eines Hartspanns des tiefen M. masseter.

Druck gehalten (Abb. 12.8). Der mittlere Anteil kann nur intraoral ertastet werden. Dafür öffnet der Patient den Mund und der Behandler palpiert mit seinem Zeigefinger den mittleren Anteil zwischen den Zahnreihen (Abb. 12.9 und 12.10). Aus dieser Position heraus wird ein statischer Druck appliziert.

Manuelle Therapie des M. pterygoideus lateralis

Der M. pterygoideus lateralis ist ein wichtiger Muskel für die Bewegung und Kontrolle des Kiefers, da sein oberer Kopf in den Discus articularis des Kiefergelenks einstrahlt (Usui et al. 2008). Triggerpunkte im M. pterygoideus lateralis können Schmerzen in die Kieferhöhle und das umgebende Gebiet sowie tief in das Kiefergelenk weiterleiten (Simons et al. 1999). Die manuelle Palpation des M. pterygoideus lateralis ist aufgrund seiner anatomischen Lage Gegenstand kontroverser Diskussionen (Turp & Minagi 2001). Eine neuere Studie bestätigt, dass die Palpation des vorderen Muskelanteils möglich ist (Stelzenmueller et al.

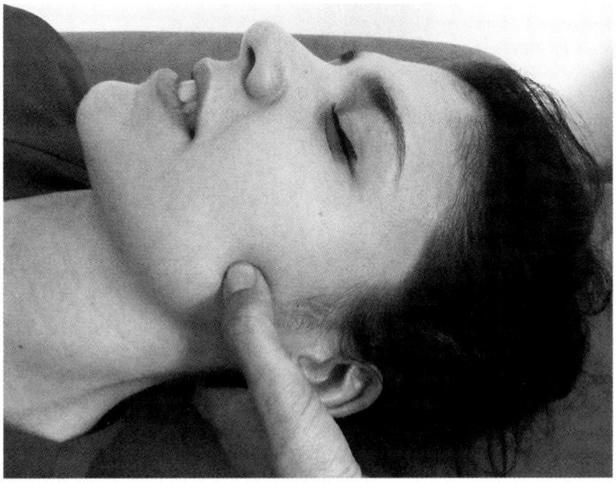

Abb. 12.6
Anwendung von Kompression und Kontraktion bei einem Hartspann des M. masseter.

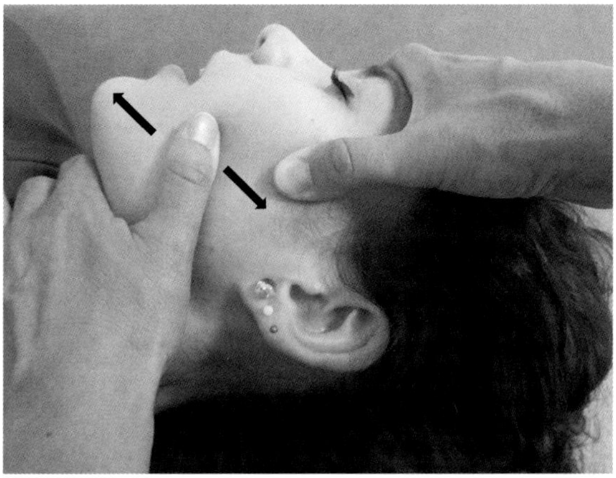

Abb. 12.7
Dynamische longitudinale Ausstreichungen am Hartspann des M. masseter. Die Pfeile zeigen die Richtung der Ausstreichungen an.

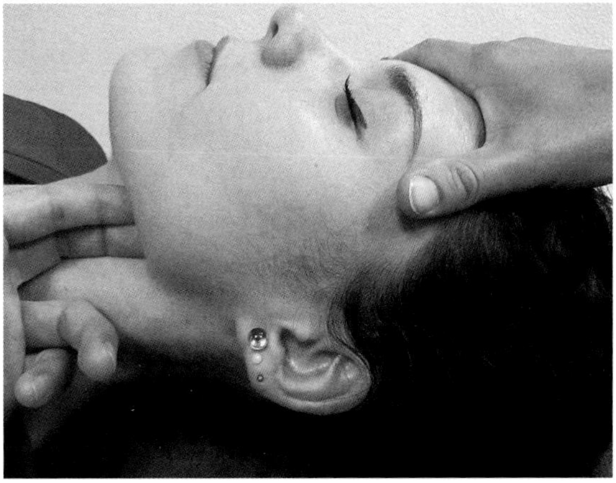

Abb.12.8
Kompression auf dem unteren Anteil des M. pterygoideus medialis.

2016). Grundsätzlich muss der Muskel intraoral an der Wange palpiert werden. Der Zeigefinger des Behandlers tastet sich dabei innerhalb der Mundhöhle parallel zum Alveolarfortsatz des Oberkiefers und auf die Tuberositas maxillaris vor, bis er den lateralen Anteil des Proc. pterygoideus erreicht (Abb. 12.11). Aus dieser Position heraus wird manuelle Kompression appliziert (Abb. 12.12). Möglich ist auch eine Dehn-Druck-Technik, die eine Kompression mit aktiver Dehnung des Muskels kombiniert. Aus derselben Position heraus wird der Patient angewiesen, den Unterkiefers aktiv zu retrahieren, was zu einer Dehnung des M. pterygoideus lateralis führt.

Manuelle Therapie der suprahyoidalen Muskulatur

Die vordere Halsmuskulatur, insbesondere die suprahyoidale Muskulatur, trägt zur allgemeinen Stabilität der Halswirbelsäule bei, unterstützt den Schluckvorgang und ist an Kaubewegungen beteiligt. Triggerpunkte in diesem Bereich tragen zu Schmerzen in unterschiedlichen Gebieten bei, einschließlich des vorderen Halses, des Kehlkopfs, der Zunge und der unteren Gesichtshälfte. Der zweiköpfige M. digastricus ist vermutlich am besten zu palpieren und daher das Hauptziel einer Triggerpunktbehandlung. Eine direkte Kompressionsbehandlung kann am vorderen (Abb. 12.13) oder hinteren Muskelbauch (Abb. 12.14) appliziert werden. Den hinteren Anteil sollte man vorsichtig palpieren, da er hochsensibel ist. Ist die Sensibilität abgeklungen, kann mit transversalen Ausstreichungen ge-

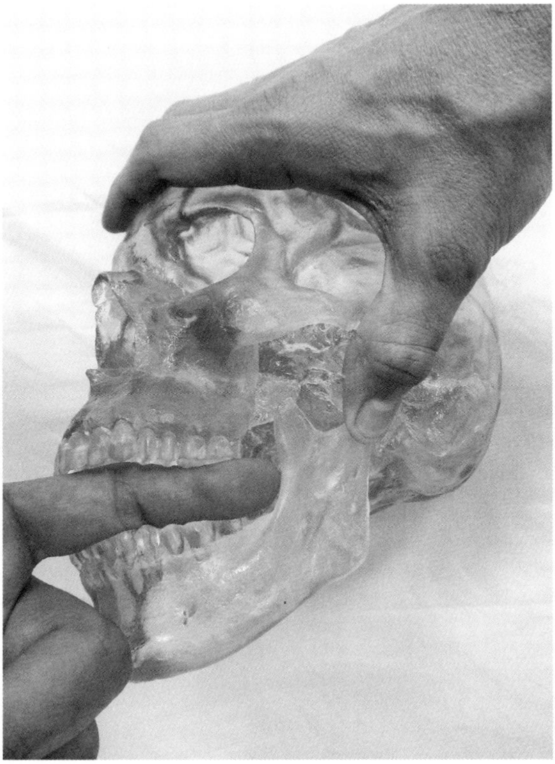

Abb. 12.9
Intraorale Palpation zur Druckapplikation am mittleren Anteil des M. pterygoideus medialis.

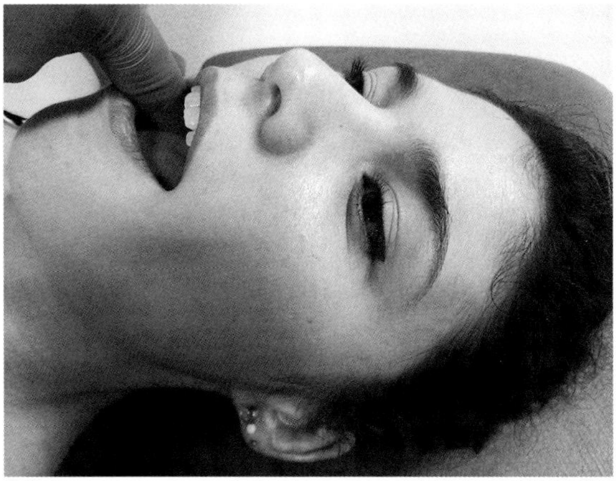

Abb. 12.10
Intraorale Druckbehandlung der Pars medialis des M. pterygoideus medialis.

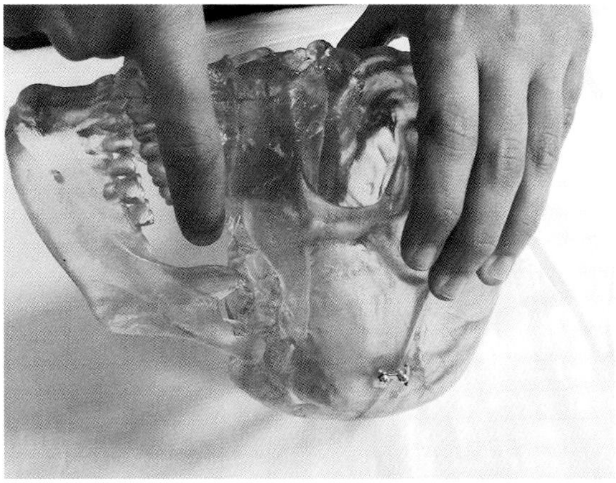

Abb. 12.11
Intraoraler Kontakt zur Druckbehandlung des M. pterygoideus lateralis.

arbeitet werden. Dafür palpiert der Behandler beide Muskelbäuche auf beiden Seiten und appliziert anschließend Ausstreichungen über den unteren Rand des Unterkiefers (transversale Ausstreichungen in Relation zum Ansatz der suprahyoidalen Muskulatur) (Abb. 12.15).

Schlussfolgerung

Es gibt unterschiedliche manualtherapeutische Ansätze zur Behandlung myofaszialer Triggerpunkte in der Kiefermuskulatur. Die derzeitige Evidenz stützt einen unimodalen Therapieansatz. Allerdings ist Manuelle Therapie meist Bestandteil eines multimodalen Ansatzes zur Schmerzbehandlung. Einigen Studien zufolge ist die Einbindung manueller Triggerpunkttechniken im Rahmen eines multimodalen Therapieansatzes zur Behandlung chronischer Schmerzen wirksam. Der Behandler sollte die manualtherapeutische Technik passend zum Beschwerdebild des Patienten wählen.

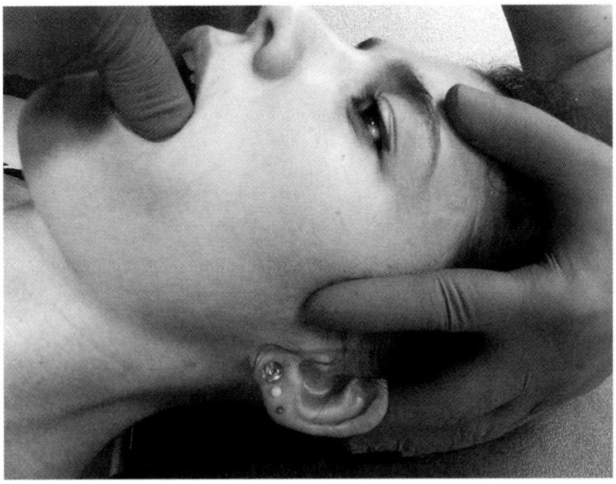

Abb. 12.12
Intraorale Kompression des M. pterygoideus lateralis.

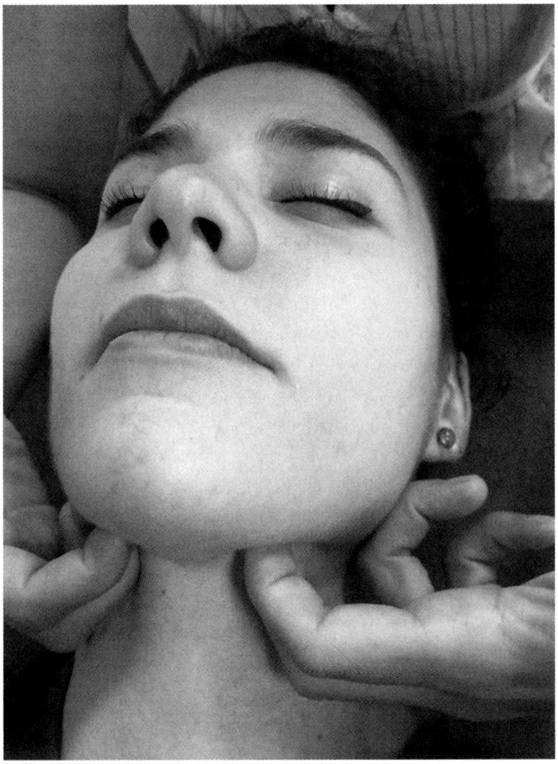

Abb. 12.13
Kompression eines Muskelhartspanns im vorderen Anteil des M. digastricus.

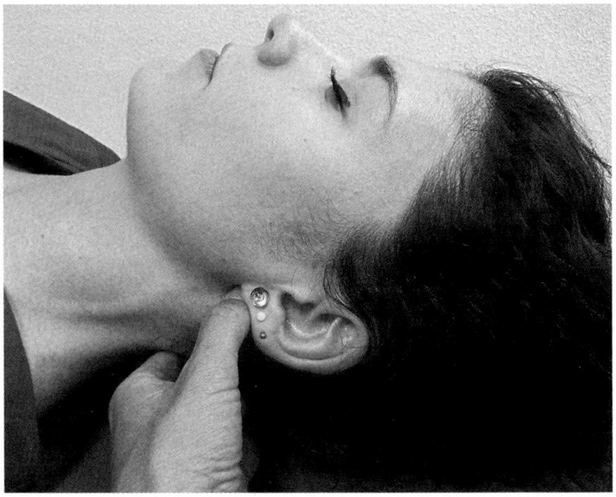

Abb. 12.14
Kompression eines Muskelhartspanns im hinteren Anteil des M. digastricus.

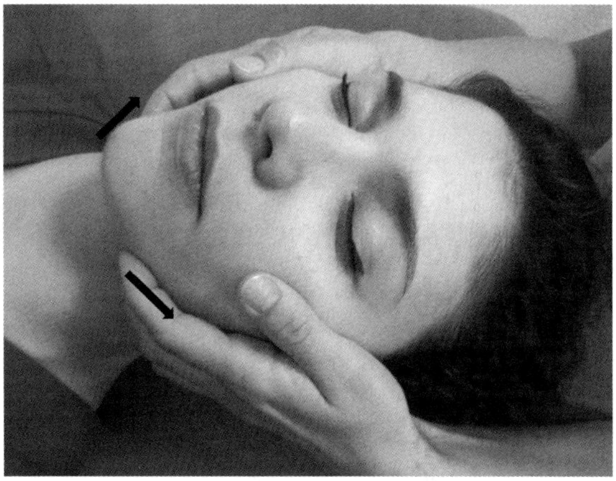

Abb. 12.15
Dynamische longitudinale Ausstreichungen der suprahyoidalen Muskulatur. Die Pfeile zeigen die Richtung der Ausstreichungen an.

Literatur

Armijo-Olivo S, Pitance L, Singh V, Neto F, Thie N, Michelotti A. Effectiveness of manual therapy and therapeutic exercise for temporomandibular disorder: Systematic review and meta-analysis. Phys Ther 2016; 96: 9–25.

Cagnie B, Castelein B, Pollie F, Steelant L, Verhoeyen H, Cools A. Evidence for the use of ischemic compression and dry needling in the management of trigger points of the upper trapezius in patients with neck pain: a systematic review. Am J Phys Med Rehabil 2015; 94: 573–583.

Calixtre LB, Moreira RF, Franchini GH, Alburquerque-Sendín F, Oliveria AB. Manual therapy for the management of pain and limited range of motion in subjects with signs and symptoms of temporomandibular disorder: a systematic review of randomized controlled trials. J Oral Rehabil 2015; 42: 847–861.

Desai MJ, Saini V, Saini S. Myofascial pain syndrome: a treatment review. Pain Ther 2013; 2: 21–36.

Dommerholt J, Fernández-de-las-Peñas C. Trigger Point Dry Needling: An Evidence and Clinical Based Approach. 1st ed. London: Churchill Livingstone: Elsevier, 2013.

Dommerholt J, McEvoy J. Myofascial trigger point release approach. In: Wise CH (ed.). Orthopaedic Manual Physical Therapy: From Art to Evidence. Philadelphia: FA Davis, 2011.

Dommerholt J, Shah J Myofascial pain syndrome. In Ballantyne JC, Rathmell JP, Fishman SM (eds). Bonica's Management of Pain. Baltimore: Lippincott, Williams & Williams, 2010: 450–471.

Emad MR, Roshanzamir S, Ghasempoor MZ, Sedghat SMP. Effectiveness of stretching after trigger point injections. J Musculoskel Res 2012; 14: 1250002.

Fernández-de-las-Peñas C, Sohrbeck-Campo M, Fernández J, Miangolarra- Page JC. Manual therapies in myofascial trigger point treatment: a systematic review. J Bodyw Mov Ther 2005; 9: 27–34.

Fernández-de-las-Peñas C, Ge H, Arendt-Nielsen L, Cuadrado ML, Pareja JA. The local and referred pain from myofascial trigger points in the temporalis muscle contributes to pain profile in chronic tension-type headache. Clin J Pain 2007; 23: 786–792.

Fernández-de-las-Peñas C, Galán-Del-Río F, Alonso-Blanco C et al. Referred pain from muscle trigger points in the masticatory and neck-shoulder musculature in women with temporomandibular disorders. J Pain 2010; 11: 1295–1304.

Gay CW, Alappattu MJ, Coronado RA, Horn ME, Bishop MD. Effect of a single session of muscle-biased therapy on pain sensitivity: a systematic review and meta-analysis of randomized controlled trials. J Pain Res 2013; 6: 7–22.

Gröbli C, Dejung B. Nichtmedikamentöse Therapie myofaszialer Schmerze. Schmerz 2003; 17: 475–480.

Hong CZ, Chen YC, Pon CH, Yu J. Immediate effects of various physical medicine modalities on pain threshold of an active myofascial trigger point. J Musculoskelet Pain 1993; 1: 37–53.

Hou CR, Tsai LC, Cheng KF et al. Immediate effects of various physical therapeutic modalities on cervical myofascial pain and trigger-point sensitivity. Arch Phys Med Rehabil 2002; 83: 1406–1414.

Kim SA, Oh KY, Choi WH, Kim IK. Ischemic compression after trigger point injection affects the treatment of myofascial trigger points. Ann Rehabil Med 2013; 37: 541–546.

Lewit K. Manipulative therapy in rehabilitation of the locomotor system. 3rd ed. Oxford: Butterworth Heinemann, 1999.

Martins W, Blasczyk JC, Aparecida Furlan de Oliveira M et al. Efficacy of musculoskeletal manual approach in the treatment of temporomandibular joint disorder: a systematic review with meta-analysis. Man Ther 2016; 21: 10–17.

Mata Díz JB, de Souza J, Leopoldino A, Oliveira V. Exercise, especially combined stretching and strengthening exercise, reduces myofascial pain: a systematic review. J Physiother 2017; 63: 17–22.

Miernik M, Wieckiewicz M, Paradowska A, Wieckiewicz W. Massage therapy in myofascial TMD pain management. Adv Clin Exp Med 2012; 21: 681–685.

Moraska AF, Schmiege SJ, Mann JD, Butryn N, Krutsch JP. Responsiveness of myofascial trigger points to single and multiple trigger point release massages: a randomized, placebo-controlled trial. Am J Phys Med Rehabil 2017; 96: 639–645.

Rickards LD. The effectiveness of non-invasive treatments for active myofascial trigger point pain: a systematic review of the literature. Int J Osteopathic Med 2006; 9: 120–136.

Shah JP, Thaker N, Heimur J, Aredo JV, Sikdar S, Gerbet L. Myofascial trigger points then and now: a historical and scientific perspective. PM R 2015; 7: 746–761.

Simons DG. Understanding effective treatments of myofascial trigger points. J Bodyw Mov Ther 2002; 6: 81–88.

Simons DG, Travell JG, Simons LS. Travell & Simons' Myofascial Pain & Dysfunction: The Trigger Point Manual. Vol. 1: Upper Half of Body. Baltimore: Williams & Wilkins, 1999.

Stelzenmueller W, Umstadt H, Weber D, Goenner-Oezkan V, Kopp S, Lisson

J. Evidence – the intraoral palpability of the lateral pterygoid muscle – a prospective study. Ann Anat 2016; 206: 89–95.

Turp JC, Minagi S. Palpation of the lateral pterygoid region in TMD: where is the evidence? J Dent 2001; 29: 475–483.

Usui A, Akita K, Yamaguchi K. An anatomic study of the divisions of the lateral pterygoid muscle based on the findings of the origins and insertions. Surg Radiol Anat 2008; 30: 327–333.

Vernon H, Schneider M. Chiropractic management of myofascial trigger points and myofascial pain syndrome: a systematic review of the literature. J Manipul Physiol Ther 2009; 32: 14–24.

Webb TR, Rajendran D. Myofascial techniques: what are their effects on joint range of motion and pain? - A systematic review and meta-analysis of randomised controlled trials. J Bodyw Mov Ther 2016; 20: 682–699.

Wieckiewicz M, Boening K, Wiland P, Shiau YY, Paradowska-Stolarz A. Reported concepts for the treatment modalities and pain management of temporomandibular disorders. J Headache Pain 2015; 16: 106.

Kapitel 13

Konzept der myofaszialen Induktion bei CMD

Andrzej Pilat, Eduardo Castro-Martín

Einleitung

Definition

Die American Association of Orofacial Pain (AAOP) definiert craniomandibuläre Dysfunktionen (CMD) als „einen Sammelbegriff, der eine ganze Reihe klinischer Probleme hinsichtlich der Kiefermuskulatur, des Kiefergelenks und beteiligter Strukturen oder beider Areale umfasst" (McNeill 1990). Die Klassifizierung unterteilt CMDs grob in zwei Syndrome: erstens eine muskelbezogene CMD (myogene CMD), manchmal auch als CMD infolge myofaszialer Schmerzen und Dysfunktion bezeichnet, und zweitens eine gelenkbezogene CMD (arthrogene CMD) oder auch CMD infolge einer „echten" Gelenkerkrankung (Schiffman & Ohrbach 2016). Es ist allerdings schwierig, die beiden Syndrome exakt voneinander zu trennen und bei der Mehrzahl der Patienten liegen meist beide zugleich vor. Für weiterführende Informationen zur CMD-Klassifizierung verweisen wir auf Kapitel 2.

Relevante anatomische Aspekte

Die Schwierigkeiten einer exakten Klassifizierung sind durch spezifische anatomische Eigenschaften des Kiefergelenks begründet:

1. Es handelt sich um das einzige Gelenk des menschlichen Körpers, dessen einer Gelenkpartner – obwohl bilateral und symmetrisch – nur aus einem einzigen Knochen besteht (dem Unterkiefer), der wiederum mit den beiden Schläfenbeinen kommuniziert.

2. Es liegt vor den Gehörgängen auf jeder Seite des Kopfes, der seine Form bestimmt, und steht in Verbindung zum Gehörschutz. Die Bewegungsachse des Kiefergelenks bei der Mundöffnung und -schließung liegt außerhalb des eigentlichen Gelenks und etwa 4–6 cm vom posterioren Kondylus des Unterkiefers entfernt.

3. Es handelt sich um ein echtes Gelenk. Allerdings wird seine Gelenkdynamik im Rahmen eines Assessments normalerweise nicht in Bezug zu globalen Körperbewegungen beurteilt, wie das bei anderen Gelenken der Fall ist.

4. Die Gelenkflächen der beiden Gelenkpartner sind inkongruent. Für eine ordnungsgemäße Funktion ist daher ein zusätzlicher Diskus erforderlich. Der Diskus liegt zwischen den beiden Gelenkflächen und passt sich den Anforderungen der Gelenkbewegung durch kontinuierliche Verformung an.

5. Das Kiefergelenk und beteiligte Strukturen werden aus den ersten drei zervikalen Spinalnerven (C1–C3) sowie aus bis zu fünf Hirnnerven (V, VII, IX, X und XII) innerviert. Das Nervensystem widmet nur wenigen anderen Strukturen eine derartige Aufmerksamkeit.

Aus diesen Erkenntnissen kann man schließen, dass eine Dysfunktion auf einer Seite des Kiefergelenks auch die andere Seite betrifft und möglicherweise bilaterale Symptome auslöst. Daher erfordert bereits eine geringe Dysfunktion eines der beiden Gelenke eine umfassende Korrektur aller Aspekte des Kauapparats, um eine optimale Funktion zu gewährleisten.

Häufig ist es schwierig, die genaue Ursache einer CMD zu ermitteln und eine Diagnose zu stellen – das klinische Bild kann eine Herausforderung darstellen. Dennoch werden CMDs häufig diagnostiziert und betreffen einen großen Teil der Bevölkerung (Proffit et al. 1980). Die Symptome variieren dabei und beinhalten Schmerzen, Empfindlichkeit, Spasmen der Kaumuskulatur sowie Veränderungen der Ruheposition des Kiefers. Als häufigste Ursache einer CMD wird eine Muskeldysfunktion aufgrund parafunktionellen Verhaltens angenommen, außerdem Hyperaktivität oder Malokklusion unterschiedlicher Ausprägungen. In Anbetracht der Einzigartigkeit des Kauapparats ist es daher interessant zu untersuchen, wie das zentrale Nervensystem diese ausgefeilte Struktur steuert. In den letzten Jahren hat vor allem die Faszienforschung dazu interessante Informationen vermittelt. Diese werden im vorliegenden Kapitel besprochen.

Kontroversen zur Definition

In den vergangenen zehn Jahren hat die Forschung zum kraniomandibulären Bereich deutlich zugenommen, fast 8.000 Veröffentlichungen haben sich angesammelt (PubMed, US National Library of Medicine National Institutes of Health). Die Untersuchungen konzentrieren sich dabei meist auf die funktionelle Einheit Unterkiefer – Halswirbelsäule – Schädel, den dynamischen Interaktionen und engen Verbindungen entsprechend, die zwischen diesen Bestandteilen bestehen“ (Rocabado 1983). Um die Prävalenz, potenzielle Ätiologien, die natürliche Entwicklung sowie Behandlung einer CMD wirklich verstehen zu können, muss der Schwerpunkt auf der Kopfposition und der orthostatischen Stabilität des Schädels auf der Halswirbelsäule liegen.

Trotz der verfügbaren umfassenden Studienlage zum Kiefergelenk haben wir noch immer kein wirkliches Verständnis der Gelenkdynamiken beim Beißen, Kauen, Schlucken, Sprechen, bei der Mimik oder dem Atmen. Die Komplexität des Kiefergelenks und seine Fähigkeit, sich an veränderte biomechanische Rahmenbedingungen anzupassen, manifestieren sich z. B. bei der Okklusion. Bei diesem Vorgang, an dem sechs durch 16 Muskelgruppen aktivierte Bewegungsachsen beteiligt sind, werden zwischen den Zähnen sehr gering ausgeprägte und präzise Kräfte bis hin zu großen, mahlenden Bewegungen erzeugt, je nach den funktionellen Anforderungen. Für einen akkuraten Kieferschluss sind im Prinzip unendlich viele Muster einer muskulären Koaktivierung möglich (Peck 2016).

Gewisse Aspekte des Kiefergelenkkomplexes bleiben kontrovers:

1. Auch wenn das Kiefergelenk Kompression gut verträgt (Kang & Yi 2000; Okeson 2013; Isberg 2001), werden die beiden knöchernen Gelenkanteile während derselben Bewegungen unterschiedlich deformiert. Im mandibulären Kondylus (mit feinen vertikal verlaufenden Trabekeln) liegt eine Kompression vor, während im Tuberculum articulare ossis temporalis (mit transversal verlaufenden Trabekeln) eine Traktion vorliegt (Herring & Liu 2001).

2. Trotz systematischer EMG-Studien der Kaumuskulatur (Chaves et al. 2017; Matsuda et al. 2016) existiert keine eindeutige Definition der idealen Druckverhältnisse während der Kaubewegung (Scarr & Harrison 2016). Üblicherweise wird in diesem Zusammenhang rein analytisch ohne die Einbindung funktioneller Rückschlüsse vorgegangen.

3. Es gibt unterschiedliche Auffassungen zur Funktion der Ligamente und anderer periartikulärer Strukturen (Bag et al. 2014; Lobbezoo et al. 2004; Koolstra 2002). Während einige Autoren annehmen, dass es sich dabei um passiv limitierende Strukturen zur Eingrenzung von Gelenksbewegungen handelt (Okeson 2013), gehen andere Autoren davon aus, dass sie eine dynamische Komponente besitzen (van der Waal 2009). Das Verhalten des retrodiskalen Gewebes verdeutlicht diese Unstimmigkeiten beispielhaft (Coombs et al. 2017). Es wird als lockere, bindegewebige Struktur mit langen, elastischen Fasern, gut innerviert und durchblutet, beschrieben, das einer übermäßigen anterioren Bewegung des Diskus entgegenwirkt (Westesson et al. 1989; Langendoen et al. 1997). In diesem Sinne hätte es eine passive Funktion. Allerdings ist das zugehörige Ligament auch an der Repositionierung des Diskus während des Gelenkschlusses und damit der Rückführung des Unterkiefers in die Ausgangsposition beteiligt – möglicherweise eine Schlüsselfunktion zur Prävention einer Diskusverlagerung. Die kinetische Entladung aufgrund der vorherigen Dehnung erfolgt häufig im Bindegewebe und zusammen mit den kontraktilen Elementen (Pilat 2015).

4. Inwieweit eine Hyperlaxität Einfluss auf eine CMD-Entstehung hat, ist unklar. Es wurde vorgeschlagen, dass eine Laxität Dysfunktionen zumindest begünstigt (Khan & Pedlar 1996; Ögren et al. 2012). Allerdings zeigen andere Untersuchungen, dass diese Assoziation nicht eindeutig ist (Dijkstra et al. 2002; Pasinato et al. 2011).

5. Manfredini et al. (2017) schlagen vor, das Okklusionsparadigma als Hypothese zur CMD-Entstehung zu verwerfen, während andere daran festhalten (Bilgiç & Gelgör 2017; Michelotti et al. 2016).

Zentrale Sensibilisierung bei CMD

Patienten mit einer CMD begeben sich hauptsächlich wegen der Schmerzen in Behandlung. Ein wichtiger Faktor bei Dysfunktionen des zentralen Nervensystems, die mit einer chronischen CMD assoziiert sind, ist die fehlerhafte Verarbeitung von nozizeptivem sensorischem Input (s. Kap. 6). In den vergangenen Jahren lag der Schwerpunkt der Forschung über chronische Schmerzen auf Mechanismen der zentralen Sensibilisierung (La Touche et al. 2018). Es wird angenommen, dass Neuropeptide und andere entzündungsfördernde Mediatoren, wie etwa Tumornekrosefaktor-alpha, Interleukine oder Zytokine, in der Gelenkumgebung eine periphere Reaktion in Gang setzen. Diese wird von einer neurogenen Entzündung begleitet, die wiederum eine Übererregbarkeit und Überempfindlichkeit des Nervensystems hervorruft.

So kann es auf spinaler und zentraler Ebene zu einer Hyperaktivität sowie Änderungen der synaptischen Verknüpfungen kommen, einschließlich einer Verringerung der grauen Substanz im anterioren und posterioren Gyrus cinguli, der Insula sowie dem anterioren Lobus frontalis und dem superioren Gyrus temporalis. Ganz ähnlich führen auch funktionelle und strukturelle Veränderungen im Thalamus, den Basalganglien sowie dem primären sensomotorischen Kortex zu einer zentralen Sensibilisierung. Auf diese Weise werden die zentrale Schmerzverarbeitung sowie kognitiv-behaviorale und emotionale Aspekte verändert. Bereits in früheren Studien wurde eine spinale und zentrale Übererregbarkeit des Nervensystems bei CMD-Patienten nachgewiesen (Milam et al. 1998; Fernández-de-las-Peñas et al. 2009; Gerstner et al. 2011; Ichesco et al. 2012; Lin 2014; La Touche et al. 2018).

Diese bisher aufgeworfenen Fragen sowie deren neurologische Auswirkungen, einschließlich der neuesten Erkenntnisse zur zentralen Sensibilisierung, zwingen Kliniker, CMDs außerhalb des Kiefergelenks aufzufinden und das Konzept auf die Wahrnehmung eines Systems auszudehnen.

Systemischer CMD-Ansatz

Es scheint, dass die kraniomandibuläre Region ein extrem präzises System ist, in dem alle Anteile und Prozesse perfekt aufeinander abgestimmt sind. Wir definieren ein System als „eine geordnete Menge von Elementen in Interaktion, um ein bestimmtes Ziel zu erreichen". Diese Ziele stellen die intrinsischen Beweggründe des Systems dar und bilden den Aspekt, der alle Anteile miteinander verbindet. Verändert sich ein Teil des Systems, sind andere davon betroffen und werden damit das Verhalten des gesamten Systems verändern. Ein System innerhalb des menschlichen Körpers versammelt unterschiedliche Elementtypen mit jeweils unterschiedlichen Aufgaben (Subsysteme), die wiederum mit anderen Subsystemen verbunden sind und zwar über eine durchgehende und innervierte Struktur zur Aufrechterhaltung funktioneller Stabilität. Das ist in diesem Fall die dreidimensionale Kollagenmatrix, die wir als Faszien bezeichnen.

Das Kiefergelenk als biologische Entität ist ein offensichtlich komplexes biologisches System, in dem das Ganze mehr ist als die Summe seiner Teile. Entscheidend für die Evolution des Systems ist die Kommunikationsfähigkeit der einzelnen Teileinheiten (Subsysteme) untereinander, da ohne eine solche Kommunikation das Paradigma der Systemfunktion nicht umgesetzt werden kann. Das Modell, das diese Ziele erfüllt, ist das Biotensegrity-Modell.

Biotensegrity aus CMD-Sicht

Das Biotensegrity-Konzept

Biotensegrity bezeichnet ein Konzept, das bereits früher zur Analyse von Strukturen des menschlichen Körpers herangezogen wurde, etwa für Schulter (Levin 1997), Wirbelsäule (Levin 2002), Becken (Levin 2007; Pardehshenas et al. 2014), Schädel (Scarr 2008), Ellbogen (Scarr 2012), Knie (Hakkak et al. 2015), Fuß (Wilson & Kiely 2016) und auch für das Kiefergelenk (Scarr & Harrison 2017). Der Begriff „Tensegrity" bezeichnet eine strukturelle Organisation in Form einer „Tensional Integrity". Der Architekt und Philosoph Richard Buckminster Fuller definierte dieses Muster in den frühen 1950er-Jahren in Zusammenarbeit mit dem Bildhauer Kenneth Snelson.

Ein Beispiel für Tensegrity wäre eine Konstruktion aus „Drähten" (dehnfähigen Elementen, die Zugbelastungen unterliegen) und „Stangen" (starren Elementen, die Druckkräften unterliegen), in der die Drähte ein durchgehendes externes Netzwerk bilden, das die Enden der innenliegenden Stangen miteinander verbindet (Motro 2003). Tensegrity-Strukturen sind durch eine bemerkenswerte statische und dynamische Stabilität charakterisiert. Setzt eine Kraft an einem beliebigen Punkt an, wird sie auf alle anderen Punkte verteilt. Dasselbe gilt für Verformungen (Scarr 2014; Gordon 1978) (Abb. 13.1).

Das Tensegrity-Konzept wurde von Fuller als universales Organisationsprinzip vorgestellt und weckte damit die Neugier des Biologen Donald Ingber (1998). Laut Ingber folgt der Aufbau von Zellen dem Tensegrity-Prinzip, was der Zelle erlaubt, je nach Position, Funktion, Bestimmung und Anpassung an die Umgebung unterschiedliche Formen anzunehmen. Wird das Tensegrity-Konzept auf lebende Organismen angewandt, z. B. den menschlichen Körper, wird häufig der Begriff Biotensegrity benutzt.

Gehen wir in der Körperhierarchie ein paar Ebenen nach oben, wird deutlich, dass ein durch Tensegrity beeinflusstes Modell auch den Aufbau eine Gelenks beschreiben kann, indem es die Bedingungen nachbildet, die es den Knochen erlauben, relativ zueinander zu „schweben", ohne sich gegenseitig zu berühren. Das umgebende Gewebe ist gleichzeitig in die „Faszien“ integriert, eine funktionelle Einheit, die sowohl einzelne Organe als auch den gesamten Organismus umfasst (Scarr 2014; Levin 2006).

Es wird angenommen, dass das Fasziengewebe als Tensegrity-Organismus innerhalb des menschlichen Körpers betrachtet werden kann, dessen Ziel es ist, strukturelle und funktionelle Integrität zu gewährleisten. Daher sollte es primär auch im Fokus der therapeutischen Aufmerksamkeit liegen (Huijing & Baan 2003). Der kraniomandibuläre Bereich stellt eine verformbare Struktur dar, die kontinuierlich be- und entladen wird und sowohl mit als auch gegen die Schwerkraft arbeitet. Die Bewegungen des Kiefergelenks werden in unterschiedlichen Achsen ausgeführt, erfordern Stabilität und gleichzeitig eine hohe Anpassungsfähigkeit. Diese ständige Suche nach Stabilität erklärt die schnelle Reaktion des zentralen Nervensystems bei Kau- oder Sprechbewegungen.

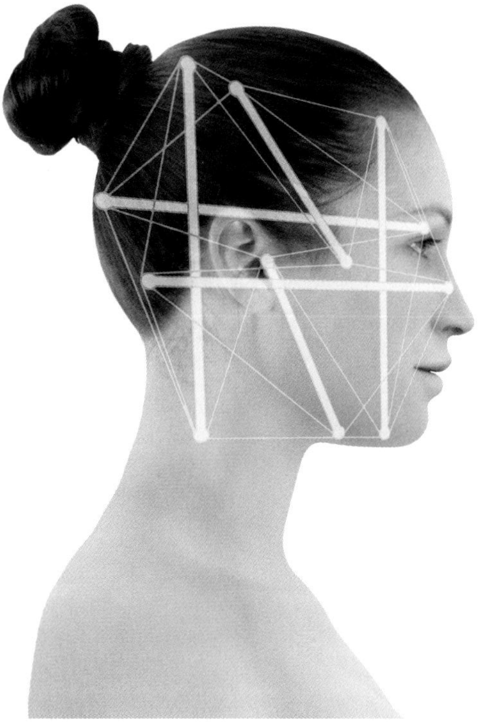

Abb. 13.1
Das Biotensegrity-Modell.

In einem Biotensegrity-Modell des Kiefergelenks stellen die Ligamente, Muskeln, die Bindegewebematrix, Blutgefäße und der Discus articularis Reaktivkräfte bereit. Diese gewährleisten Kraft, Integrität und Vorspannung, während Kompressionskräfte von den Knochen und den in den einzelnen Kompartimenten eingeschlossenen Flüssigkeiten sichergestellt werden. Vorteile eines auf Biotensegrity basierenden Kiefergelenksmodells sind daher:

1. *Stabilität:* Verbindung mit dem gesamten System, nicht nur einem einzelnen Element, was eine effiziente Einstellungs- und Anpassungsmöglichkeiten erlaubt.

2. *Dynamische Kohärenz:* Die dynamischen Gelenkkomponenten (Ligamente, Gelenkkapsel, Aponeurose) stehen unter kontinuierlicher Spannung (die für unabhängige Bewegungen erforderlich ist).

3. *Selektivität:* Kontinuierliche Anpassungsprozesse erlauben eine von den Bewegungen des intraartikulären Diskus unabhängige Knochendynamik (Anforderungen durch muskulotendinöse und fasziale Spannungen). Auf diese Weise kann das Gelenk selektiv arbeiten (z. B. bei der Lautbildung) oder im Rahmen einer strukturübergreifenden Aufgabe (z. B. bei zerviko-kraniomandibulärer Aktivität).

4. *Multifunktionalität:* funktionelle Optimierung und inhärente Stabilität.

Synergismen der Biomechanik des Kiefergelenks

Das Biotensegrity-Modell unterscheidet sich sehr vom Strukturmodell. Untersuchungen zur dynamischen Stabilität zwischen Nacken und Kiefergelenk haben neue Perspektiven eröffnet (Solow & Tallgren 1976; Higbie et al. 1999; Visscher et al. 2000; Ohmure et al. 2008; La Touche et al. 2011; Moon & Lee 2011). Der auf Biotensegrity basierende systemische Ansatz legt den Schwerpunkt auf ein dreidimensionales Modell globaler Bewegungen, die wiederum mehr auf Synergien des gesamten Systems gründen als auf einer reinen „Kopf-Nacken-Kiefer“-Struktur unterschiedlicher muskulärer Balancen, z. B.:

1. Bei einer zervikalen Extension tendiert der Mund zu einer Öffnung, das Zungenbein hebt sich an (verändert sein Verhalten), die Okklusalebene hebt sich ebenfalls und die Zahnkontakte verschieben sich nach posterior (okklusale Störung als Folge einer Aktivierung der Kaumuskulatur durch das Zentralnervensystem). Wenn

dagegen eine Haltung mit zervikaler Flexion eingenommen wird (Blick auf den Boden), geschieht genau das Gegenteil. Bei einer zervikalen Lateralflexion kippt die Okklusalebene – der kraniozervikalen und Atlasebene folgend – zur Seite.

2. An einer Protrusion des Kopfes ist eine Mundöffnung bei gleichzeitiger Retraktion des Unterkiefers beteiligt, während der Diskus sich nach anterior verlagert. Daher begünstigt sie eine Luxation des Diskus sowie eine übermäßige Verlängerung des retrodiskalen Gewebes. Wird andererseits die Mundöffnungsbewegung verändert (z. B. bei Mundatmern), wird die Halswirbelsäule extendiert. Dieses Phänomen liegt bei einer Schienenversorgung vor, durch die sich die Mundhöhle in die Vertikale vergrößert und eine zervikale Lordose bedingt. Das geschieht vor allem bei Bruxismus-Patienten.

3. Kraniozervikale Flexions- und Extensionsbewegungen sind mit Lautbildung und Kaubewegungen assoziiert. Diese Verbindung ändert sich, je nach Art des gebildeten Worts oder der Größe des Nahrungsbolus. Insbesondere die Mundöffnung wird von einer zervikalen Extension begleitet (wenn wir etwa eine große Menge Nahrung aufnehmen wollen). Bei Zervikalbewegungen arbeitet die kraniomandibuläre Muskulatur (Funakoshi et al. 1976; Forsberg et al. 1985; Ballenberger et al. 2012) in Lateralflexion, Rotation und Flexion/Extension. Der M. temporalis und der M. masseter spannen sich an, um gegen die Schwerkraft zu arbeiten.

4. Eine Protraktion des Kopfes (Milidonis et al. 1993; McLean 2005; Ohmure et al. 2008) aktiviert den M. masseter, M. temporalis, M. digastricus und den M. genioglossus, was eine nach anterior verlagerte Ruheposition der Zunge bedingt. Das kann zu lingualen Dysfunktionen führen, ebenso zu Kau- und Schluckbeschwerden.

5. Bewegungen im Kiefergelenk erfordern die Arbeit zervikaler Muskeln (Davies 1979; Clark et al. 1993; Hochberg et al. 1995; Armijo-Olivo & Magee 2007; Rodriguez et al. 2011; Hellmann et al. 2012; Häggman-Henrikson et al. 2013). Kauen, Mundöffnung gegen Widerstand und das Zusammenbeißen der Zähne (Bruxismus) aktivieren den M. sternocleidomastoideus, M. splenius, M. semispinalis, M. multifidus und den M. levator scapulae.

6. Bei Aktivitäten wie der Lautbildung, dem Atmen, Schlucken und Kauen erfährt die Kiefergelenksregion eine hohe Aufmerksamkeit durch das Zentralnervensystem. Um diese Aufgaben zu meistern, ist es notwendig, Kaumuskeln und Zunge zu koordinieren (Carlson et al. 1997; Takahashi etal. 2005; Kakizaki et al. 2002). Messina (2017) erwähnt ein lingual-mandibulär-hyoidales System, das den Schädel, die Wangentaschen, die Nasenhöhle, den Pharynx, das Zungenbein und den Unterkiefer mittels einer komplexen Biomechanik verbindet, an der eine Vielzahl von Ligamenten, 34 Muskeln, fünf Hirnnerven (V, VII, IX, X und XII) sowie die Nervenwurzel des Segments C2 beteiligt sind. Die anfangs erwähnten Aktivitäten mobilisieren außerdem Muskeln auf kranialer Ebene, auf Ebene des Kiefergelenks, der Skapula und Zunge sowie paravertebral, prävertebral und infrahyoidal.

Faszien als System

Definition der Faszien und Eigenschaften des faszialen Systems

Das fasziale System wird allgemein als die fundamentale Struktur betrachtet, die für strukturelle und funktionelle Integrität zwischen einzelnen Bestandteilen der kraniomandibulären Region sorgt. Das Fasziensystem stützt alle Gewebearten des Körpers: Knochen, Muskeln, Nerven, Fett, Flüssigkeiten, Blutgefäße und verschiedene Rezeptorgruppen. Die Faszien steuern außerdem biochemische Signale, wehren Krankheitserreger ab, unterstützen aktiv die Entstehung von Narbengewebe und stützen die extrazelluläre Matrix, was die Kommunikation einzelner Zellen innerhalb des gesamten Körpers erlaubt. Faszien agieren als synergistisches Ganzes, indem sie lokale Stimuli aufnehmen und auf das gesamte System verteilen. Das sensorische Netzwerk der Faszien registriert thermale, chemische und mechanische Stimuli sowie Vibrations- und Bewegungsreize, beeinflusst die Schmerzwahrnehmung und ist an korrigierenden Maßnahmen aus der Peripherie oder aus den höher angesiedelten neurologischen Ebenen beteiligt.

Es herrscht Uneinigkeit darüber, wie Faszien definiert werden sollten (Langevin & Huijing 2009; Kumka & Bonar 2012; Schleip et al. 2012; Swanson 2013). Davon ausgehend, dass Begriffe wie „kardiovaskuläres System“ oder „Nervensystem“ Strukturen beschreiben, die aus unterschiedlichen Zelltypen mit unterschiedlichen Aufgaben bestehen, wird allgemein der Begriff des „faszialen Systems“ als angemessen betrachtet.

Kapitel 13

„Das fasziale System besteht aus einem dreidimensionalen Kontinuum von weichem, kollagenhaltigem, sowohl locker als auch dicht gebündeltem faserigem Bindegewebe, das den menschlichen Körper durchsetzt. Es beinhaltet Elemente wie Fettgewebe, Tunica adventitia und Nervenscheiden, Aponeurosen, tiefes und oberflächliches Fasziengewebe, das Epineurium, Gelenkkapseln, Bänder, Membranen, Meningen, myofasziale Erweiterungen, Periost, Retinaculae, Septa, Sehnen, viszerale Faszien sowie alle intra- und intermuskuläre Bindegewebe, einschließlich des Endo-, Peri- und Epimysiums."

— **(Adstrum et al. 2017)**

Das System stellt eine komplexe Kommunikationsarchitektur dar, die ein breites Spektrum an mechanorezeptiven Afferenzen empfängt. Das geschieht nicht nur über die rein topografische Ausdehnung, sondern hauptsächlich aufgrund der Interaktion mit anderen Körperstrukturen, insbesondere den Muskeln. Durch die fasergestützte Bauweise kann es sich dabei den Anforderungen intrinsischer und extrinsischer Spannungen anpassen. Spannungsänderungen, die außerhalb physiologischer Bewegungsmuster auftreten, können die Körperdynamik neu justieren. Die Dichte, Verteilung sowie die organoleptischen Eigenschaften des faszialen Systems variieren in dessen Verlauf. Wesentlich ist allerdings seine Kontinuität, was ihm erlaubt, als synergistisches Ganzes zu agieren und lokale Stimuli auf andere Bereiche des Körpers zu verteilen. Diese intrinsische strukturelle Synergie des faszialen Systems gewährleistet eine relative Unabhängigkeit des Körpers von der Schwerkraft sowie eine hohe Anpassungsfähigkeit bezüglich der Anforderungen von außerhalb oder innerhalb des Systems. All das hängt natürlich von der zur Verfügung stehenden Energie und den Nährstoffen der umliegenden Gewebe ab. Zusätzlich zu ihrer strukturerhaltenden Funktion sind die Faszien auch Empfänger für Reize, die anschließend weiterleiten. Die in den Faszien verorteten Rezeptoren registrieren thermale, chemische und mechanische Reize, außerdem Vibrations- und Bewegungsimpulse. Die Impulse sendet das System an das zentrale Nervensystem, das daraufhin die notwendigen Korrekturmaßnahmen einleitet. Unterschiedliche Informationen werden damit vom System zweckspezifisch miteinander verknüpft (Pilat 2014).

Fasziale Anatomie der kraniomandibulären Region

Das Fasziensystem erstreckt sich in Form zahlreicher Varianten über den gesamten Körper, bleibt dabei aber immer als Kontinuum erhalten. Vom Scheitel ausgehend, erstreckt es sich dreilagig wie eine „Kappe" über den Schädel (Norton2007) (Abb. 13.2 and 13.3):

1. als dichtes Bindegewebe, das ähnlich dem Fettgewebe unter der Haut liegt und stark mit freien Anastomosen vaskularisiert ist, die aus der A. carotis interna und externa sowie der A. occipitalis stammen. Die emissären Venen verbinden diese Schicht mit den venösen Sinus der Dura mater. Diese Faszienschicht wird von Ästen des N. trigeminus innerviert, Ästen des zervikalen Plexus sowie der posterioren Zervikalnerven (C2–C3) (s. Abb. 13.2).

2. als epikraniale Aponeurose oder auch Galea aponeurotica, die sich aufgrund zweier Muskeln, die an ihrem anterioren (frontalen) und posterioren (okzipitalen) Ende ansetzen, unter Spannung befindet. Diese fasziale Verbindung erlaubt es uns, hauptsächlich den M. occipitofrontalis zu nutzen. Auf beiden Seiten der epikranialen Aponeurose entspringen die anterioren, superioren und posterioren Ohrmuskeln (s. Abb. 13.3).

3. als tiefliegendes, dünnes und bewegliches areoläres Bindegewebe, das sich von den Augenbrauen bis zur Linea nuchae superior und der Protuberantia occipitalis externa ausbreitet. Das Perikranium oder Periost stellt die nächstfolgende Schicht dar.

Die fasziale „Kappe" dehnt sich wie folgt aus:

- Nach hinten erfolgt der Übergang in die posteriore Zervikalfaszie.

- Nach vorne setzt sie sich in die Myofaszien des M. occipitofrontalis fort und bedeckt im Folgenden die nasalen, palpebralen und orbitalen Strukturen. Von hier ausgehend, wandelt sie sich zu einer einzigen myofaszialen Schicht (die oberflächliche Faszie wird zu einer tiefen Faszie), die die für Haut und Mimik zuständigen Muskeln verbindet. Schließlich erreicht sie die Wangen- und Unterkieferregion, hier bezeichnet als Gesichtsfaszie oder auch muskuloaponeurotisches Fasziensystem, von dem aus sie sich in der oberflächlichen Zervikalfaszie und dem Platysma fortsetzt. Platysma und Zervikalfaszie

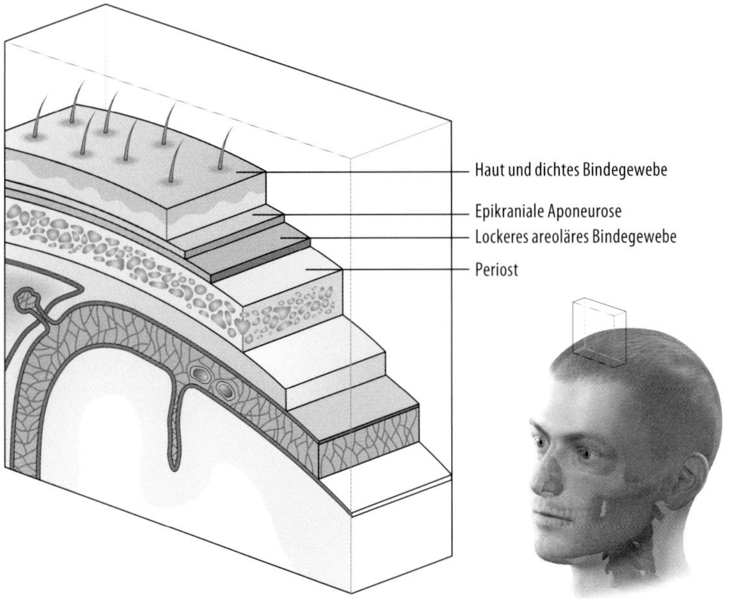

Abb. 13.2
Verteilung der Faszien im Schädel.

erweitern sich auf dem vorderen Thorax zur deltoidalen, pektoralen und sternalen Faszie.

- Lateral wandelt sie sich in die Fascia temporoparietalis um (Demirdover et al. 2011). Hier befindet sich die Faszie des M. temporalis, die aus zwei Blättern (oberflächlich und tief) besteht und faserig-flexibel ist. Das oberflächliche Blatt des M. temporalis entspringt an der Linea temporalis, bis hin zum Jochbogen (Arcus zygomaticus) und breitet sich von dort zur Fascia masseterica aus. Das tiefe Blatt der Faszie hängt mit dem M. temporalis zusammen. Zwischen den beiden Blättern und gerade über dem Jochbogen befindet sich das temporale Fettpolster, das sich in das orale Fett ausdehnt (Lam & Carlson 2014) (Abb. 13.4).

Der oberflächliche Anteil der Fascia temporalis verläuft weiter nach unten hin zum Gesicht und verbindet sich mit den Bereichen des M. masseter, M. auricularis superior und des Mittelohrs. Vor dem äußeren Gehörgang entsteht damit ein komplexes Fasziengeflecht. In der Tiefe umfasst das System den M. masseter (Fascia masseterica), der die Glandula parotidea umhüllt (Fascia parotidea) und sich zur Fissura tympanomastoidea ausbreitet und damit die Fascia tympanoparotidea bildet (Hwang et al. 2008). Interessanterweise entspringt der M. risorius aus der Fascia parotidea. Die Fascia masseterica geht in das Platysma und die Fascia cervicalis über und verbindet sich dann mit dem Thorax.

Besonders interessant sind die Beziehungen der unterschiedlichen Einheiten des Kauapparats untereinander. So bildet die Aponeurose des M. pterygoideus medialis z. B. eine Einheit mit dem Periost des Unterkieferwinkels und geht dann in die Faszie des M. masseter über. Damit sind beide Muskeln vom selben Fasziensystem eingeschlossen und arbeiten bezüglich des Unterkiefers als Steigbügel und stützen ihn gegenüber abwärts wirkenden Kräften (Pilat 2003). Eine weitere Verbindung ist die interlobuläre Faszie, die die Aponeurosen des M. pterygoideus medialis und des M. pterygoideus lateralis in der Fossa pterygoidea verbindet, die wiederum das Ligamentum sphenomandibulare enthält (Perlemuter & Waligora 1971).

Einen integralen Teil des Fasziensystems stellen die Bänder dar (Pilat 2003; van der Wal 2009). Ein Beispiel dafür ist das Ligamentum stylomandibulare, das sich aus dichter werdenden Anteilen der tiefen Zervikalfaszie herausbildet (Norton 2007).

Die Aponeurose des M. buccinator entspringt posterior, in der Raphe pterygomandibularis, und bildet am Verbin-

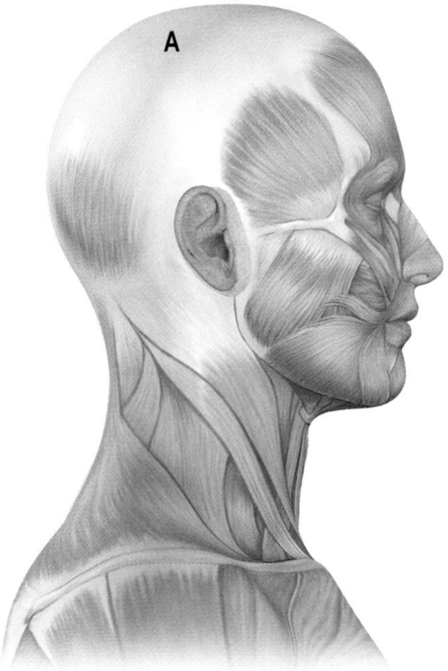

Abb. 13.3
Epikraniale Aponeurose (A). Vom Scheitel her dehnt sich das Fasziengewebe „kappenartig" aus.

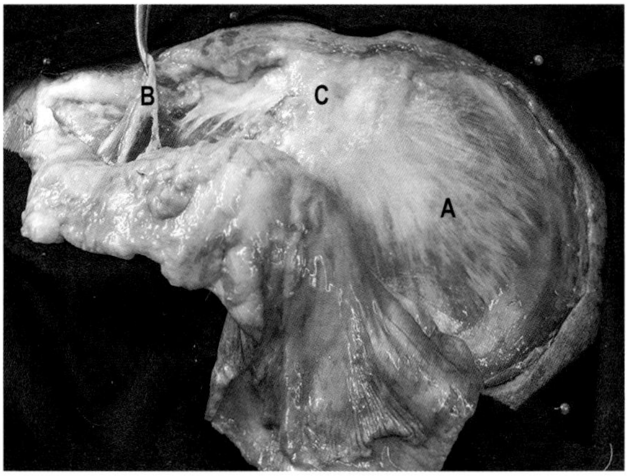

Abb. 13.4
Fascia temporalis.
A. Fascia temporalis.
B. Fascia masseterica.
C. Jochbogen (Arcus zygomaticus).

dungspunkt mit dem M. constrictor pharyngis die Fascia buccopharyngea. Hier wird außerdem die Fascia pharyngobasilaris integriert, die wiederum aus der Pars basilaris des Hinterhauptbeins entspringt (Sobotta 2000) und ein Zusammentreffen der Bereiche von Mimik, Pharynx und Schädels ist.

Bezogen auf die supra- und infrahyoidale Muskulatur bildet die kraniozervikale Faszie einige Hohlräume (in hauptsächlich longitudinaler Ausrichtung), die Muskeln, Knochen, Organe, Gefäße und das periphere Nervensystem in einzelne Bereiche aufteilen, sie umschließen, stützen und miteinander verbinden. Diese Hohlräume bilden Röhren, die zum einen den Durchgang der genannten Strukturen erlauben, und zum anderen Quantität und Qualität ihrer Bewegungen steuern. Damit bildet das Fasziensystem des Nackens eine dynamische Verbindung zwischen Kopf und Rumpf (Pilat 2009) (Tab. 13.1; Abb. 13.5–13.9).

Myofasziale Kraftübertragung

Die Entdeckung der Ultrastruktur und der Mechanobiologie der Sarkomereinheiten bildete das Gerüst für ein neues Myofibrillenmodell, das in die extrazelluläre Matrix eingebettet ist, die wiederum gleichzeitig (bedingt durch die eigene Dynamik) an der Kontraktion teilnimmt (Yucesoy 2010). Die Verkürzung der Myofibrille bringt eine Kraft aus dem Inneren der myofaszialen Strukturen hervor (Endomysium, Perimysium und Epimysium) und gleicht eher den Prinzipien des Tensegrity-Modells (Gillies & Lieber 2011) als einer einfachen linearen Aufteilung von in Serie geschalteten Bewegungen. Die neuen „epimysalen" Anteile verlaufen parallel zu den sehnigen Anteilen (Huijing 2007). In diesem Modell agiert der Muskel nicht als isolierte und unabhängige Einheit. Stattdessen stellen die kollagenen Verknüpfungen zwischen den Epimysia benachbarter Muskeln, wie neurovaskuläre Bahnen, indirekte intermuskuläre Verbindungen dar.

Die Faszie als sensibles Organ

Faszien scheinen mechanosensitiv zu sein (Vaticón 2009; Langevin 2011). Normalerweise konzentrieren sich neuroanatomische Studien hauptsächlich auf Bandscheiben, Fa-

Tab. 13.1
Aufbau des tiefen kraniozervikalen Fasziengewebes.

Blatt	Lokalisation	Ursprung	Kommentar
Oberflächliches Blatt der tiefen Zervikalfaszie			
Oberflächliches Blatt der tiefen Fascia cervicalis (auch Fascia cervicalis genannt)	Um den Hals herum Tiefe bis oberflächliche Faszien sowie Platysma	Anterior: Kinn, Zungenbein und Sternum Posterior: Procc. spinosi der HWS, Ligamentum nuchae, Spina scapulae Oberer Anteil: Okziput, Mastoid, Jochbogen Unterer Anteil: Sternum, Claviculae und Akromion	Beinhaltet den M. sternocleidomastoideus und den M. trapezius Wandelt sich in die Fascia masseterica
Mittleres Blatt der tiefen Zervikalfaszie			
Faszie der infrahyoidalen Muskulatur	Um den infrahyoidalen Raum herum	Oberer Anteil: Schildknorpel und Zungenbein Unterer Anteil: Sternum	Schließt die Mm. infrahyoidei mit ein
Fascia visceralis und Fascia pretrachealis	Tief in der infrahyoidalen Faszie Posterior zum Pharynx	Oberer Anteil: Schädelbasis Unterer Anteil: Mediastinum	Enthält die Schilddrüse, den Oesophagus und die Trachea
Tiefes Blatt der tiefen Zervikalfaszie			
Fascia alaris	Tief in der Fascia visceralis und Fascia praetrachealis	Oberer Anteil: Schädelbasis Unterer Anteil: bis zu Th2	Teilt den Retropharyngealraum
Fascia praevertebralis	Tief in der Fascia alaris Um die prävertebrale und paravertebrale Muskulatur herum	Oberer Anteil: Schädelbasis Unterer Anteil: Oscoccygis	Beinhaltet die prävertebrale und die paravertebrale Muskulatur

cettengelenke, Muskelfasern, Sehnen oder Ligamente. Daher existieren nur wenige Informationen zur Innervation von Fasziengewebe. Wir interessieren uns vor allem für die funktionelle Verbindung, nämlich hauptsächlich die Kommunikation innerhalb der Bindegewebestrukturen über ein einzigartiges Netzwerk aus Mechanorezeptoren – insbesondere den sogenannten interstitiellen Mechanorezeptoren (freie Nervenendigungen des Typs III und IV) (Taguchi et al. 2008; Corey et al 2011).

Die wichtigsten Erkenntnisse zur faszialen Innervation sind folgende:

- Das Fasziensystem bildet eine Struktur, die über den gesamten Körper verläuft und mit einer Vielzahl muskulärer Ausdehnungen versehen ist, die ihre Grundspannung aufrechterhalten.
- Bei einer Muskelkontraktion übertragen diese Ausdehnungen die Kraft auf einen bestimmten Bereich des Systems und aktivieren an diesem Punkt Propriozeptoren (Tesarz et al. 2011).
- Das Vorhandensein von Mechanorezeptoren lässt auf die aktive Beteiligung des Fasziensystems bei der Propriozeption, Kraftübertragung und der motorischen Kontrolle schließen (Mense & Hoheisel 2016).
- Eine Beteiligung des Fasziensystems an der Propriozeption führt dazu, dass es das Zentralnervensystem unter Belastung verändern kann, um motorische Einheiten entsprechend den Anforderungen in Bezug auf Zeit, Geschwindigkeit und Kraft zu aktivieren.
- Mikrotraumata des Gewebes, Entzündungen und Fibrosen können nicht nur die intrinsische Biomechanik des Bindegewebes verändern, z.B. die Steifigkeit erhöhen, sondern auch den sensorischen Input aus diesem Gewebe.
- Eine kontinuierliche Aktivierung der Nozizeptoren kann eine Fibrose oder Entzündung verschlechtern und damit Gewebesteifigkeit verursachen und in der Folge Bewegungsmuster verändern (Schidler et al. 2014).
- Mikrotraumata und wiederholte Irritation der freien Nervenendigungen können zu einer konstanten Alarmreaktion führen. Eine Gewebedeformation durch Verletzung, Hypomobilität oder Überlastung kann den propriozeptiven Input verändern und dadurch eine gesteigerte Alarmbereitschaft auslösen (Chou & Shekelle 2010).

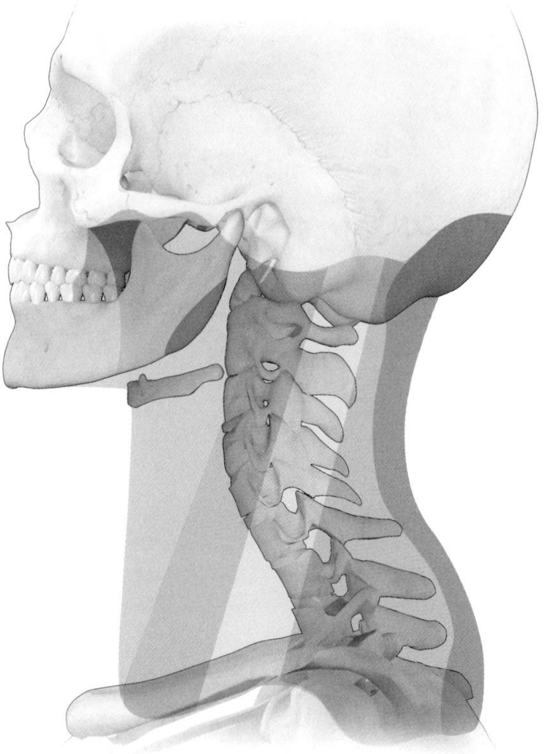

Abb. 13.5
Aufteilung der Zervikalfaszie.

- Die Irritation eines anderen Gewebes, das aus demselben Spinalsegment innerviert wird wie die Faszie, kann dessen Schwellenwert für die Empfindlichkeit verändern und damit eine Schmerzreaktion verursachen.

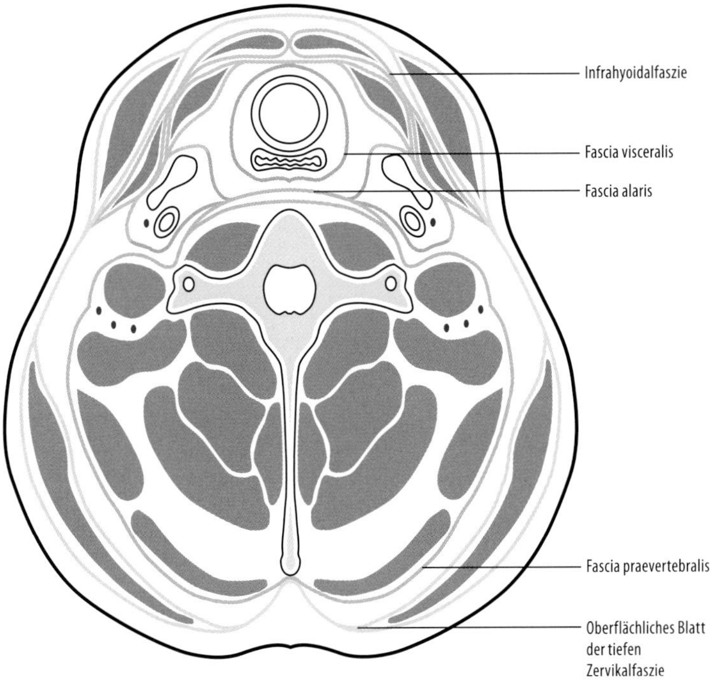

Abb. 13.6
Aufteilung der Zervikalfaszie.

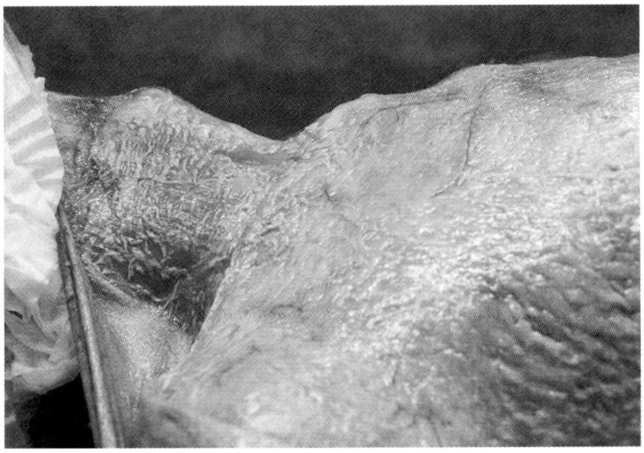

Abb. 13.7
Die oberflächliche Faszienteile der zervikalen, pektoralen und brachialen Bereiche. Beachte ihre Kontinuität und den hohen Fettanteil.

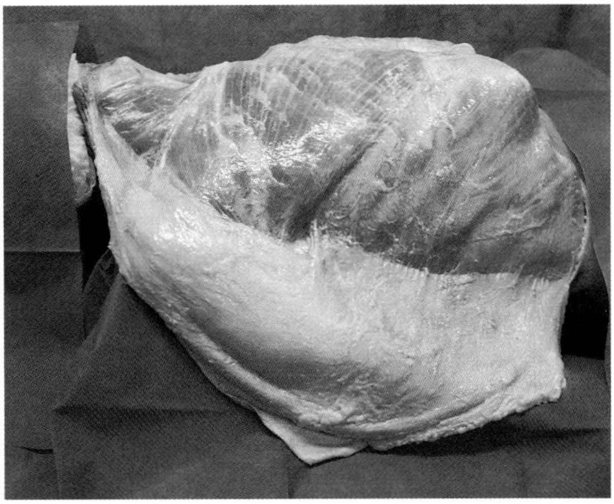

Abb. 13.8
Die tiefen Faszienanteile der zervikalen, pektoralen und brachialen Bereiche. Beachte ihre Kontinuität und faserige Struktur.

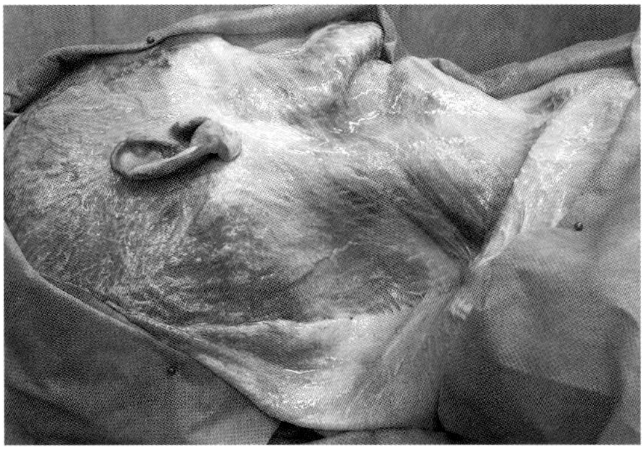

Abb. 13.9
Die Kontinuität der oberflächlichen Kopffaszie sowie der zervikalen und pektoralen Bereiche. Beachte die Kontinuität der Struktur.

Myofascial Induction Therapy (MIT®) bei CMD

MIT®-Definition

MIT® ist ein Ansatz der Manuellen Therapie, der auf die funktionelle Wiederherstellung des Fasziensystems abzielt. Er besteht zum einen aus der Evaluation, zum anderen aus der Behandlung, bei der der Behandler auf sanfte Weise auf dysfunktionelles Gewebe mechanischen Stress überträgt (Traktion oder Kompression). Das Ergebnis ist eine reziproke Reaktion des Körpers, die biochemische, signalgebende, metabolische und schließlich physiologische Reaktionen umfasst. Dieser Prozess zielt darauf ab, die Reaktivität der Gewebematrix zu remodellieren, um den Informationsfluss in und durch das Fasziensystem zu erleichtern und zu verbessern. Der Begriff der „Induktion" bezieht sich eher auf die aktive Wiederherstellung der Beweglichkeit und nicht auf eine passive Dehnung des Fasziensystems. Dieser Vorgang ist primär ein Lernprozess zur Wiederherstellung und Normalisierung der Homöostase, des Bewegungsausmaßes, der Spannung, Kraft und insbesondere der Koordination.

Oberstes Ziel der MIT®-Anwendung ist es, die interne Balance des Fasziensystems wiederherzustellen und die Beweglichkeit des Körpers in Bezug auf muskuloskelettale, neurale, vaskuläre, kraniale und viszerale Aspekte zu verbessern. Es handelt sich um einen vom Zentralnervensystem kontrollierten und fokussierten Prozess, bei dem der Behandler als Vermittler fungiert. Die therapeutischen Handlungen zielen darauf ab, dem Körper die notwendigen Ressourcen zur Anpassung einer homöostatischen Balance bereitzustellen. Letztlich geht es nicht darum, Hierarchien zu etablieren, sondern dem Körper die Anpassung an umweltbedingte und persönliche Anforderungen zu ermöglichen (Pilat 2014). Das Ergebnis (verändertes Körperbild, Verbesserung der funktionellen Fertigkeiten) sollte nicht nur vom Therapeuten, sondern auch vom Patienten selber beurteilt werden.

MIT® möchte eine individualisierte patientenzentrierte Behandlung darstellen (Pilat 2017). Die im Folgenden vorgeschlagene MIT®-Anwendung basiert auf den klinischen Erfahrungen des Autors (Pilat 2003) sowie auf dem theoretischen Überbau, der weiter oben besprochen wurde. MIT® kann entweder allein oder in Kombination mit anderen Therapiemethoden angewendet werden.

Definition einer myofaszialen Dysfunktion

Eine Dysfunktion des Fasziensystems wird definiert als eine Änderung der hochgradig organisierten Ansammlung spezifischer Bewegungen sowie als fehlerhafter Informationstransfer innerhalb der Matrix (Pilat 2003). Ist die einwandfreie Fasziendynamik (Gleiten von Fasern und/oder Ebenen untereinander) beeinträchtigt, kann das Einfluss auf den gesamten Körper haben. Das gilt auch für den Flüssigkeitsaustausch.

MIT®-Assessment

Wir schlagen den in Abbildung 13.10 sowie den Tabellen 13.2 und 13.3 zusammengefassten Evaluierungsprozess vor. Besondere Aufmerksamkeit sollte den globalen Funktionstests geschenkt werden, bei denen der Patient ganzheitliche Bewegungen im Sinne alltäglicher Aktivitäten ausführt. Die MIT®-Methode ist eine patientenorientierte Therapie, bei der die Interpretation des Patienten selber von Bedeutung ist. Die mit einer CMD assoziierten Anzeichen und Symptome sind in Abbildung 13.11 zusammengefasst.

Behandlungsziele der MIT®

Ziele der MIT® sind:

- Entrapments der oberflächlichen Faszien zu mobilisieren,
- die „stationäre Position" kollagener Strukturen zu verändern,
- die Gleiteigenschaften der extrazellulären Matrix wiederherzustellen,
- die physiologische Ausrichtung der Fibroblastenfunktion zu stimulieren,
- Gewebeadhäsionen zu vermeiden,
- eine effizientere Zirkulation von Antikörpern in der Matrix zu erreichen,
- die Blutversorgung im eingeschränkten Bereich zu verbessern (Ausschüttung von Histamin),
- die Blutversorgung des Nervensystems zu verbessern.

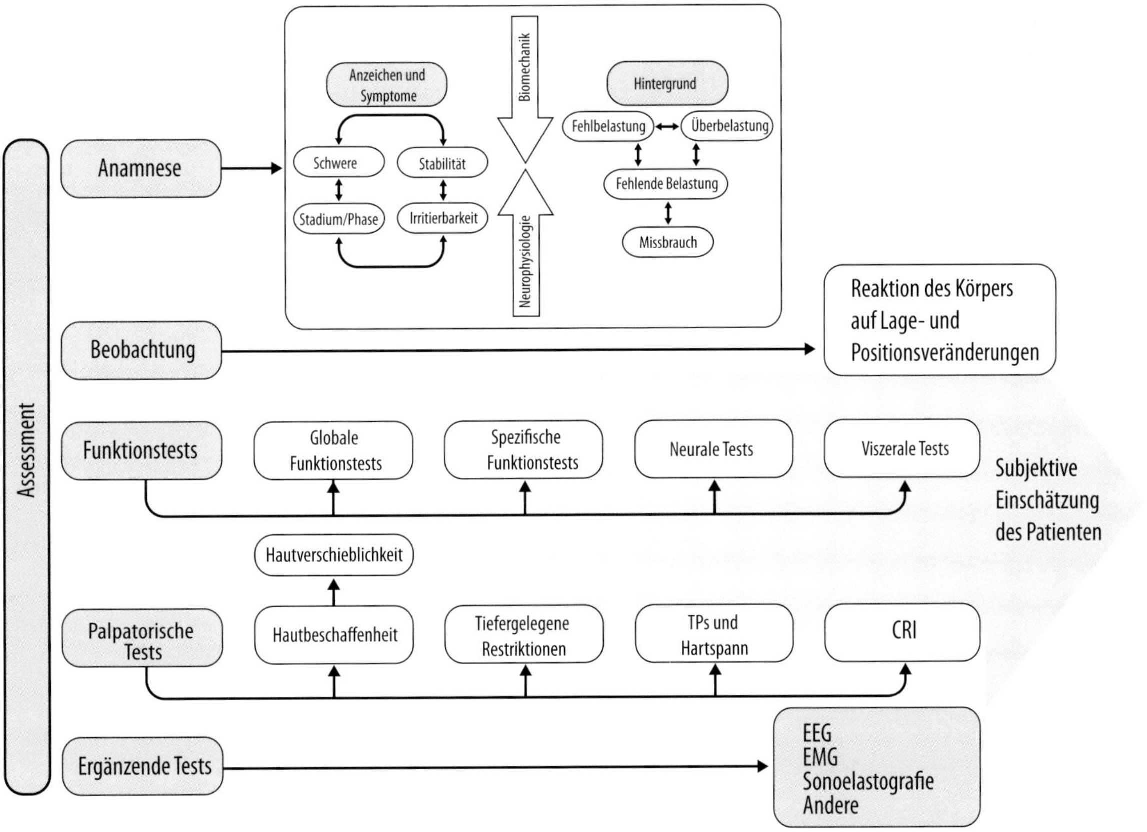

Abb. 13.10
Schematische Darstellung des in der MIT® vorgeschlagenen Assessmentprozesses. CRI: kranialer rhythmischer Impuls; EEG: Elektroenzephalogramm; EMG: Elektromyogramm; TPs: Triggerpunkte.

Kontraindikationen der MIT®

Zu den wichtigsten Kontraindikationen für die Anwendung der MIT® gehören Aneurysmen, systemische Erkrankungen, entzündliche Prozesse in der Akutphase, akute Kreislaufschwäche, fortgeschrittener Diabetes, Antikoagulanzientherapie sowie allgemeine Kontraindikationen für alle manuellen Therapieverfahren.

Grundlagen der klinischen MIT®-Anwendung

(Pilat 2003, 2009, 2014, 2015, 2017)

Beim MIT®-Ansatz appliziert der Therapeut manuell einen niedrig intensiven und langanhaltenden Druck auf das Fasziensystem. Dadurch wird die Qualität des Fasziengewebes (der extrazellulären Matrix) verbessert. Dieser Prozess wird über Mechanismen auf molekularer Ebene vermittelt, die mit zellulärer Mechanotransduktion, Piezoelektrizität sowie Viskoelastizität assoziiert sind und vom Zentralnervensystem gesteuert werden. Es handelt sich hauptsächlich um einen didaktischen Prozess zur Neubestimmung eines homöostatischen Levels durch Wiederherstellung der Beweglichkeit sowie adäquate Spannung, Kraft und Koordination. Das Ergebnis ist eine bessere Funktionalität bei geringerem Energieverbrauch. Abbildung 13.12 fasst die Einzelheiten dieses Prozesses zusammen.

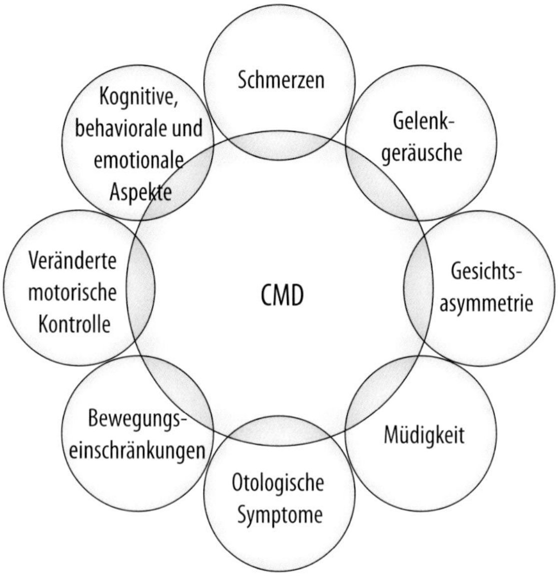

Abb. 13.11
Mit einer CMD assoziierte Anzeichen und Symptome.

Prinzipien der klinischen MIT®-Verfahren

(Pilat 2003, 2009, 2014, 2015, 2017)

1. Alle Verfahren müssen auf die zu behandelnde Dysfunktion sowie die individuellen Bedürfnisse des Patienten in Bezug auf Alter, körperlichen und emotionalen Zustand, kulturelle Aspekte und Geschlecht abgestimmt werden Die Auswahl einer spezifischen Technik orientiert sich an den Fähigkeiten des Therapeuten.

2. Biomechanisch betrachtet reagiert das myofasziale System auf Druck- und Zugkräfte. Beide sind mechanische Strategien, die bei der Anwendung der MIT® genutzt werden.

3. Die lösenden Bewegungen werden in die Richtung ausgeführt, die sich einfacher anfühlt. Der Behandler sollte darauf verzichten, Bewegungen in eine beliebige Richtung auszuführen.

4. Der Behandler wählt die Körperregion, die von der myofaszialen Dysfunktion betroffen ist und möglicherweise Schmerzen und/oder Einschränkungen aufweist (Hypo-/Hypermobilität, Koordinationsprobleme, Kraftminderung usw.). Der Bereich sollte im Zuge des initialen Assessments definiert werden.

5. Jeder von der Dysfunktion betroffene Bereich erfordert ein spezifisches Vorgehen (Pilat 2003).

6. Der Behandler bringt das Gewebe mittels dreidimensionaler, langsam ansteigender Kompression und Traktion bis zur sogenannten ersten Spannungsbarriere auf Spannung. Der Druck wird für mindestens 60–90 Sekunden aufrechterhalten, bis sich die Spannungsbarriere löst (Beginn der viskoelastischen Reaktion).

7. Während der ersten Anwendungsphase bringt der Behandler das Gewebe kaum in Bewegung.

Tab. 13.2
Vorschlag zur klinischen Evaluation.

Inspektion von Haltung und Gesicht	Sensitivitätstest	Intraorale Inspektion	Passive Gelenktestung	Aktive Beweglichkeit	Gelenkgeräusche
■ Parallelität von Falten und Linien ■ Mittlere vertikale Gesichtslinie ■ Asymmetrien von Gesichtsabständen ■ Kopfposition	■ Schmerz ■ Berührung ■ Temperatur ■ Vibration	■ Abnutzung der Zähne ■ Zahnabdrücke in der Zunge ■ Zahnabdrücke in der Mundhöhle	■ Unterkiefergleiten und -traktion ■ Band- und Kapselprüfung ■ Testung der bilaminären Zone ■ Endgefühl	■ Depression ■ Elevation ■ Mahlen ■ Protraktion ■ Retraktion	■ Auskultation ■ Palpation ■ „Klicken" ■ Krepitation ■ „Poppen"

Tab. 13.3
Vorschlag zur klinischen Evaluation.

Muskelstatus	Motorische Kontrolle	Gesichtsasymmetrie	Neurale Mechanosensitivität	Untersuchung der HWS	Untersuchung der BWS
■ Palpation ■ Hypertrophie ■ Schmerzen ■ Prüfung von Kraft und Muskellänge	■ Mandibuläre Deviation ■ Mandibuläre Deflexion ■ Synkinese des Gesichts während mahlender Kieferbewegungen ■ Zephalusprotrusion bei Mundöffnung ■ Kraniozervikale Extension bei Mundöffnung ■ Hyolinguale Dynamik während des Schluckvorgangs ■ Mastikatorische Dynamik ■ Ermüdung	■ Inspektion und Palpation des Faszialsystems auf lokaler und regionaler Ebene	■ Slump-Test ■ Zervikokranialer Flexionstest ■ Testung des N. mandibularis	■ Haltung ■ Passive Beweglichkeit ■ Aktive Beweglichkeit ■ Motorische Kontrolle ■ Muskelstatus	■ Haltung ■ Passive Beweglichkeit ■ Aktive Beweglichkeit ■ Atemmuster ■ Muskelstatus

8. Nachdem die erste Spannungsbarriere überwunden wurde, geht der Behandler mit den Bewegungen in die einfacher zu bearbeitende Richtung mit und pausiert bei jeder neuen Barriere.

9. Bei jeder Technik sollten mindestens drei bis sechs aufeinanderfolgende Barrieren überwunden werden, wobei die Mindestzeit der Anwendung bei drei bis fünf Minuten liegt.

10. Die Gewebespannung muss kontinuierlich aufrechterhalten werden, der Druck kann allerdings nach Überwinden der ersten Barriere angepasst werden. Der Druck sollte reduziert werden, wenn Aktivität und/oder Schmerzen auftreten.

Beispiele von MIT®-Anwendungen

Die folgenden Techniken sind Beispiele therapeutischer Strategien zur Behandlung myofaszialer Restriktionen und beziehen sich auf die häufigsten klinisch auftretenden Dysfunktionen und Schmerzsyndrome in Zusammenhang mit einer CMD.

Myofasziale Induktion der Subokzipitalregion

Ziel dieser Technik ist es, Restriktionen in den Bindegewebebrücken zwischen dem M. rectus capitis posterior minor/major und der Dura mater zu lösen (Hack et al. 1995; Kahkeshani & Ward 2012). In einem neueren systematischen Review schrieben Palomeque-del-Cerro et al.

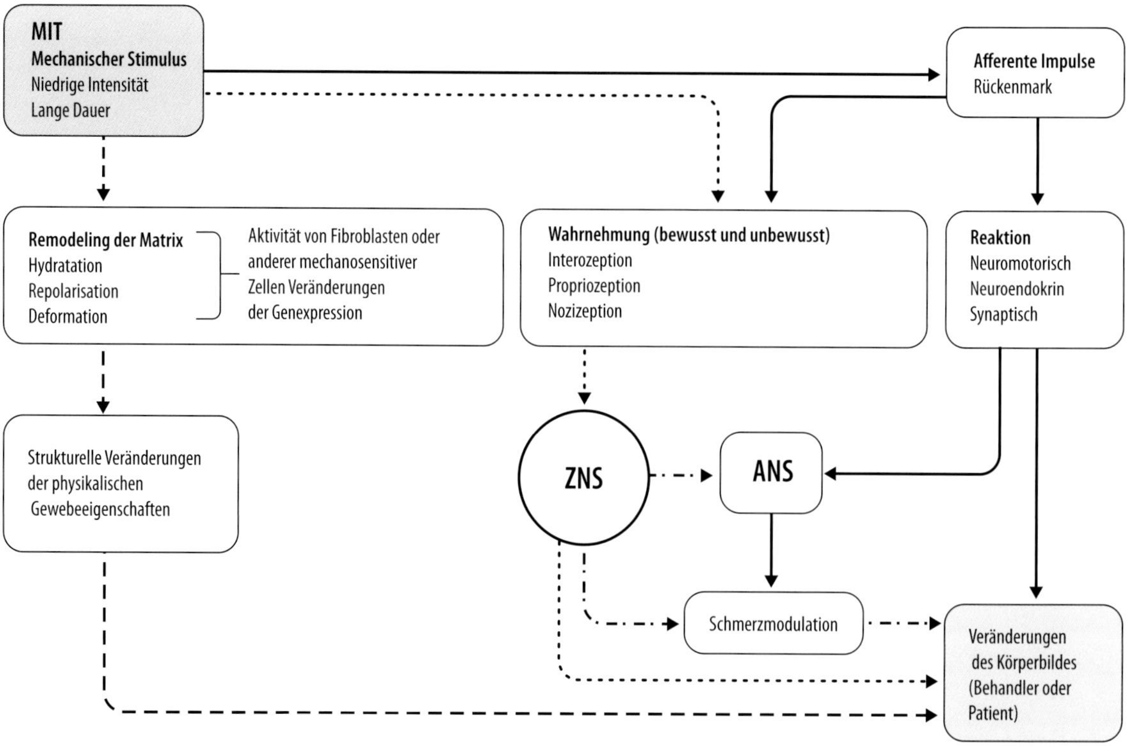

Abb. 13.12
Ablauf des MIT®-Prozesses. ANS: Autonomes Nervensystem; ZNS: Zentralnervensystem.

(2017), dass „zwischen der Zervikalmuskulatur und der zervikalen Dura mater eine Bindegewebekontinuität besteht. Dies könnte physiologische, pathophysiologische und therapeutische Auswirkungen haben und dazu beitragen, die Wirkung einiger Therapien bei kraniozervikalen Störungen zu erklären."

Der Patient begibt sich dazu in Rückenlage, während der Behandler am Kopfende der Behandlungsbank sitzt, die Unterarme abgelegt. Anschließend legt er beide Hände unter den Kopf des Patienten und berührt den subokzipitalen Raum mit dem jeweils zweiten bis vierten Finger, die er vertikal zu platzieren versucht. Dann übt er mit den Fingerspitzen eine anhaltende Kraft in Richtung Decke aus (Abb. 13.13).

Der Druck sollte keine Schmerzen verursachen und mindestens vier Minuten aufrechterhalten werden, bis das Fasziengewebe sich löst.

Myofasziale Induktion der Hyoidalregion

Ziel dieser Techniken ist es, fasziale Restriktionen des Suprahyoid- und Infrahyoidbereichs zu lösen (Pilat 2003). Das Zungenbein ist sowohl an der prävertebralen als auch an der oberflächlichen Faszie befestigt. Darüber hinaus sind auch seine anatomischen Beziehungen einzigartig, da es keine gelenkigen Verbindungen zu angrenzenden Knochen besitzt. Dennoch spielt das Zungenbein eine wichtige Rolle im biomechanischen Gleichgewicht des Faszialsystems der zervikalen und orofazialen Strukturen. Von Bedeutung ist ebenfalls, dass das Zungenbein die Zungenmuskeln wie den M. genioglossus, M. hyoglossus und M. chondroglossus stützt, die die Bewegungen der Zunge mittels reziproker Kontraktion steuern. Insgesamt sind 14 Muskelpaare und andere Strukturen mit dem Zungenbein verbunden (Abb. 13.14). Es ist an Aktivitäten wie Schlucken, Sprechen, Kauen und Pusten beteiligt. Das Zungenbein wird von den drei folgenden myofaszialen Systemen gesteuert:

- suprahyoidale Muskulatur: bewegt das Zungenbein nach kranial,
- infrahyoidale Muskulatur: bewegt das Zungenbein nach kaudal,
- retrohyoidale Muskulatur: bewegt das Zungenbein nach dorsal.

A. Myofasziale Induktion der digastrischen Faszie (suprahyoidales Verfahren)

Der Patient begibt sich in Rückenlage, während der Behandler am Kopfende der Behandlungsbank sitzt. Mittel- und Ringfinger einer Hand platziert der Behandler unterhalb des Unterkieferknochens. Die andere Hand stabilisiert den Kopf des Patienten. Aus dieser Position heraus führt der Behandler seine Fingerspitzen (auf der Haut gleitend) zum Unterkieferwinkel (Abb. 13.15). Diese Bewegung wird siebenmal wiederholt. Spürt der Behandler eine Restriktion, sollte er für etwa sieben Sekunden einen leichten und sanften Druck ausüben, um diese Restriktion aufzulösen (Abb. 13.16). Liegt die fasziale Restriktion tiefer, sollte der Behandler die auf dem Kopf des Patienten liegende Hand nutzen, um der unwillkürlichen Kopfbewegung zu folgen. Beachte: Es ist sehr wichtig, keinen Druck auf die Unterkieferspeicheldrüsen auszuüben.

B. Myofasziale Induktion des infrahyoidalen Bereichs (Cross-Hand-Technik)

Der Patient begibt sich in Rückenlage, der Behandler steht auf einer Seite der Bank und etwa auf Höhe der Schultern des Patienten. Der Behandler legt seine Hände überkreuz und wie folgt an: Die kranial liegende Hand umfasst das Zungenbein, die kaudal liegende Hand wird in den Raum zwischen Schlüsselbein und Zungenbein gelegt. Aus dieser

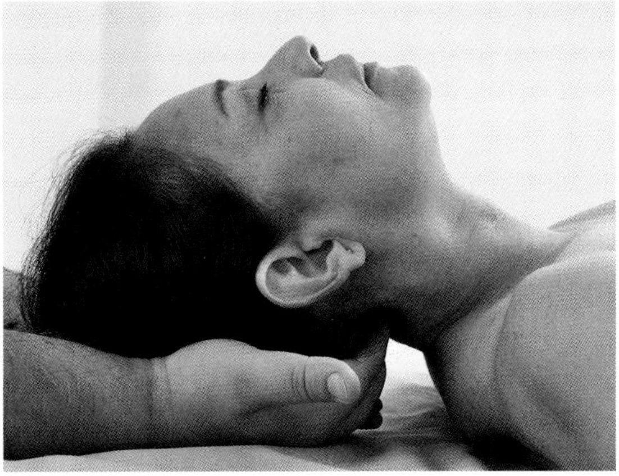

Abb. 13.13
Myofasziale Induktion der Subokzipitalregion.

Position heraus übt die kranial liegende Hand eine sanfte, nach kaudal gerichtete Traktion aus, während die andere Hand einen kranial gerichteten Zug ausübt (Abb. 13.17). Der Behandler wartet 60–90 Sekunden, bis eine erste Gewebereaktion erfolgt. Bei der Ausführung der Technik sollte der Druck konstant sein.

Myofasziale Induktion der Kaumuskulatur

Die folgende Technik zielt auf die drei wichtigsten Kaumuskeln ab. Der M. temporalis wirkt auf das Os parietale, Os temporale, Os frontale, Os sphenoidale und das Os mandibulare ein. Bei einem vollständigen Kieferschluss kann eine langanhaltende und übermäßige Spannung des M. temporalis die Dynamik des Diskus negativ beeinflussen. Der M. masseter (außen) bildet zusammen mit dem M. pterygoideus medialis (innen) eine Muskelschlinge und ist für den Kieferschluss zuständig. Der M. pterygoideus lateralis verläuft praktisch horizontal zwischen den beiden Bäuchen des M. pterygoideus medialis. Bei der Mundöffnung bewegt er den Proc. coronoideus mandibulae nach vorne. Die hinteren Fasern des M. temporalis führen eine antagonistische Bewegung aus und führen die Apophyse beim Mundschluss wieder zurück.

A. Induktion der Fascia temporalis (Abb. 13.18)

Der Patient begibt sich in Rückenlage, während der Behandler am Kopfende der Bank sitzt. Er legt die Fingerspitzen beider Hände bilateral auf den M. temporalis (Abb. 13.19 und 13.20). Anschließend lässt er seine Hände vorsichtig und quer zur Ausrichtung des Faserverlaufs der Faszie in Abständen von 2–2,5 cm gleiten (Bewegung der Hände und der Kopfhaut zusammen) (s. Abb. 13.18). Üblicherweise werden 15 Zyklen pro Kontaktstelle durchgeführt. Die Technik sollte keine Schmerzen hervorrufen.

B. Induktion der Fascia pterygoidea

Der Behandler platziert den Zeigefinger (seiner dominanten Hand) über dem dritten Molar in die Fossa pterygoidea. Die Zeige-, Mittel- und Ringfinger der anderen Hand liegen im Bereich des Kiefergelenks (Abb. 13.21). Der Druck muss nacheinander in alle Richtungen ausgeübt werden, bis eine Entspannung spürbar ist. Es sollte sehr vorsichtig vorgegangen werden, da dieser Bereich in der Regel sehr empfindlich ist.

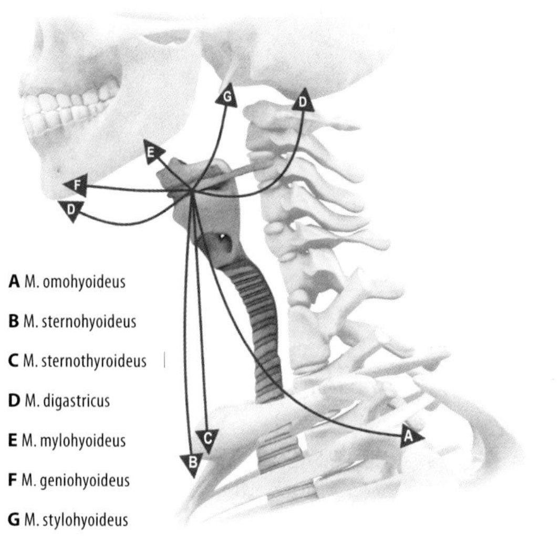

Abb. 13.14
Dynamiken in der Hyoidalregion mit Darstellung der myofaszialen Beziehungen zwischen Knochen und Muskeln (A–G).

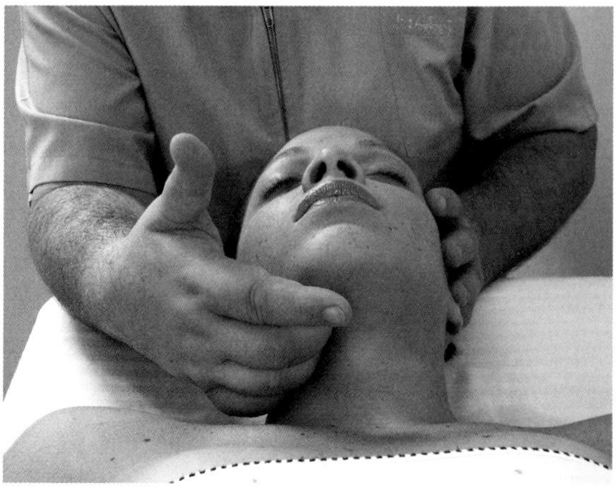

Abb. 13.15
Myofasziale Induktion der digastrischen Faszie.

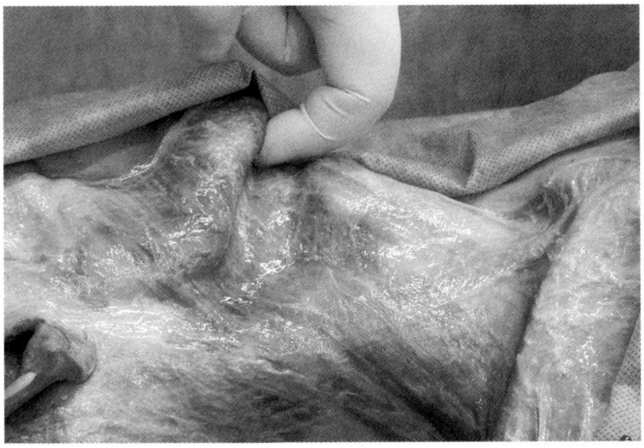

Abb. 13.16
Die Fingerposition im digastrischen Induktionsprozess. Beachte: Das Bild zeigt lediglich den Kontakt mit einem Finger, um die anatomischen Strukturen nicht zu verdecken.

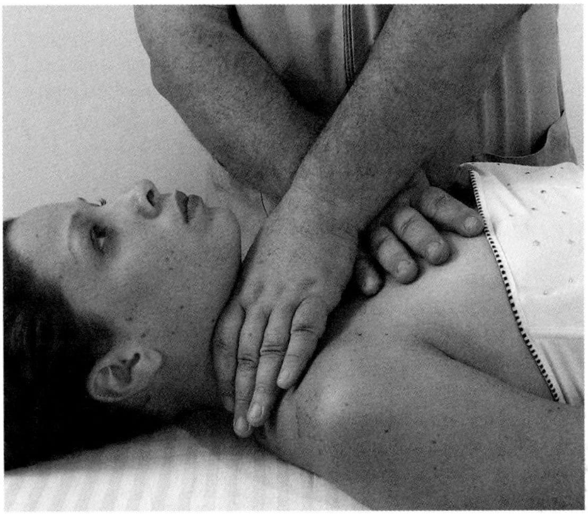

Abb. 13.17
Cross-Hand-Technik an der infrahyoidalen Faszie.

C. Induktion der Fascia masseterica

Der Behandler platziert die Spitzen von Mittel- und Ringfinger beider Hände über die Eintrittsstellen des M. masseter in den Jochbogen (Abb. 13.22). Anschließend übt er einen anhaltenden Druck in Richtung Körpermitte des Patienten aus und wendet dann die Prinzipien der Induktion an.

Vorgehen zur Dekompression des Kiefergelenks (Abb. 13.23–13.25)

Dieses Verfahren wird für die Endphase der Anwendung vorgeschlagen, um eine optimale dynamische Stabilität zu gewährleisten. Der Patient begibt sich in Rückenlage, der Behandler sitzt am Kopfende der Bank. Er platziert seinen Mittelfinger direkt unterhalb des Kiefergelenks und entlang des vertikal verlaufenden Ramus mandibulae. Die Hand wird dabei an den Kopf des Patienten anmodelliert. Anschließend appliziert der Behandler eine sanfte, nach kaudal gerichtete Spannung (auf Faszienebene) und wartet, bis er eine Entspannung spürt. Am Ende der Behandlung sollte der Patient mehrmals seinen Mund öffnen und schließen.

Schlussfolgerung

MIT®-Techniken können bei der Behandlung von CMDs hilfreich sein. Wir empfehlen daher, sie in den multimodalen Therapieprozess mit einzubeziehen. Obgleich lückenhaft, wächst die Forschung bezüglich der wissenschaftlichen Basis von MIT®, aber die klinische Evidenz bleibt begrenzt. Erforderlich sind daher einheitliche Forschungskriterien, d. h. objektivere Bewertungsprozesse, eine Klassifizierung unterschiedlicher Strategien (lokaler vs. globaler Ansatz), eine Vereinheitlichung von Parametern in Bezug auf Kraft, Zeitpunkt, Intensität und Häufigkeit der Anwendung, eine Identifizierung und Analyse der Reaktionen unterschiedlicher Körperbereiche, eine Identifizierung und Klassifizierung von Respondern versus Non-Respondern sowie die Analyse von Langzeitergebnissen (Pilat 2017). Ein Problem stellt tatsächlich die Quantifizierung der Ergebnisse dar. Dabei wird die Entwicklung neuer Bewertungsmethoden (z. B. Sonoelastografie) hilfreich sein.

Behandler, die mit anderen myofaszialen Therapieansätzen vertraut sind – z. B. Myofascial Release nach Robert

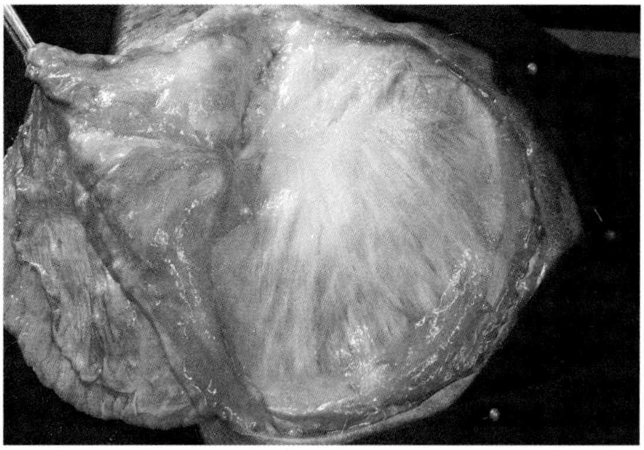

Abb. 13.18
Fascia temporalis.

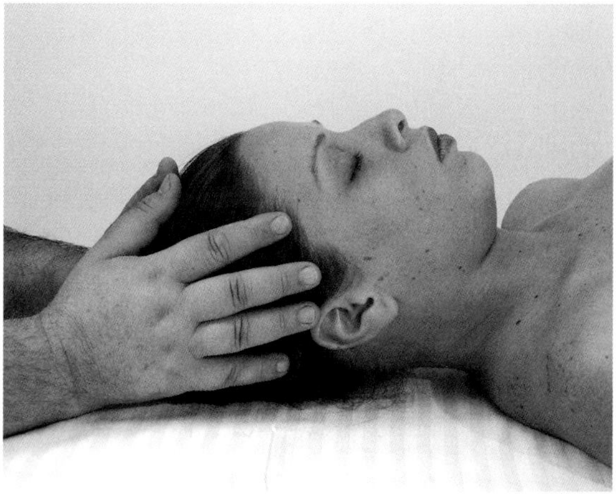

Abb. 13.20
Induktion der Fascia temporalis.

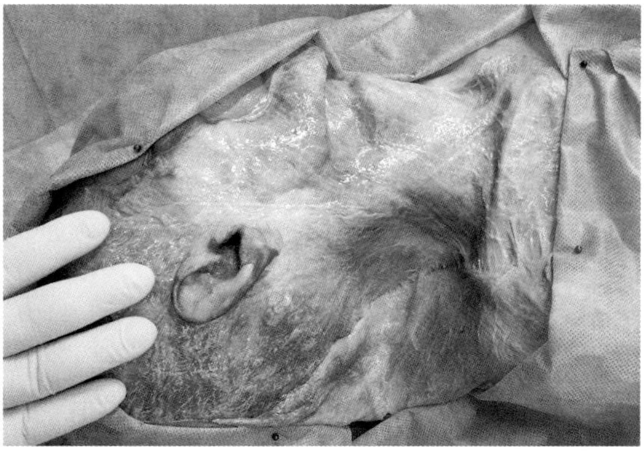

Abb. 13.19
Handposition zur Induktion der Fascia temporalis.

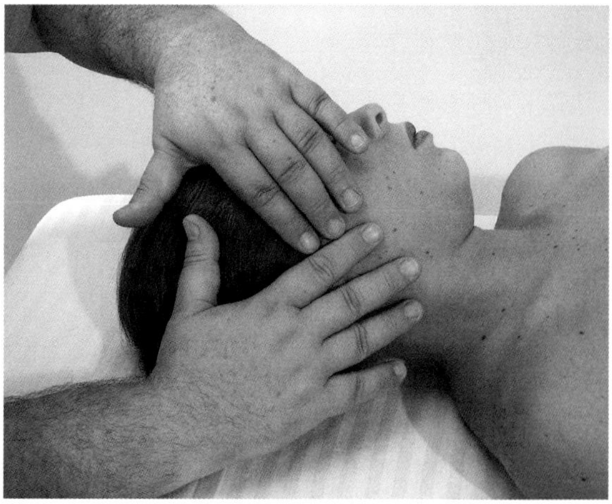

Abb. 13.21
Induktion der Fascia pterygoidea.

Ward (2003), begründet von Andrew Taylor Still und ausführlich von Carol Manheim (2008) und John F. Barnes (1990) u. a. beschrieben, werden in Bezug auf unterschiedliche Details und basierend auf einem ähnlichen Konzept des Clinical Reasoning Ähnlichkeiten zur MIT® feststellen, sodass eine gegenseitige Ergänzung möglich ist.

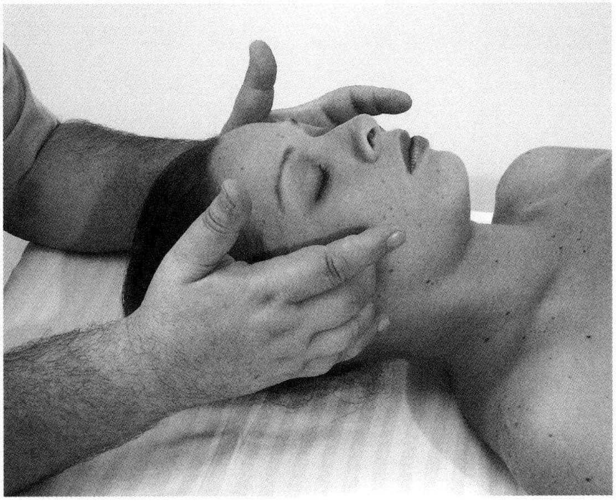

Abb. 13.22
Induktion der Fascia masseterica.

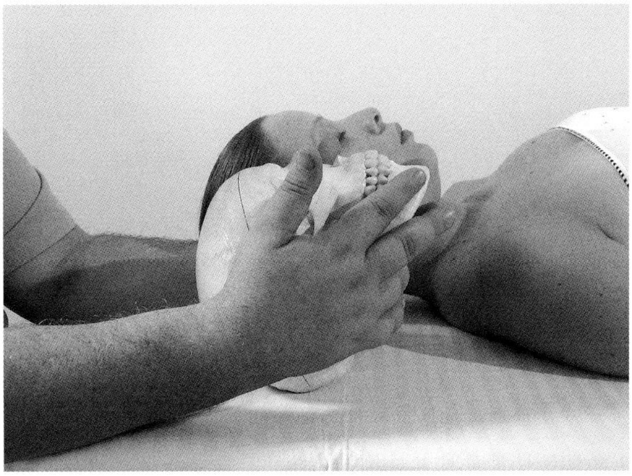

Abb. 13.23
Vorgehensweise zur Dekompression des Kiefergelenks (zum Vergleich mit Hand auf dem Schädel).

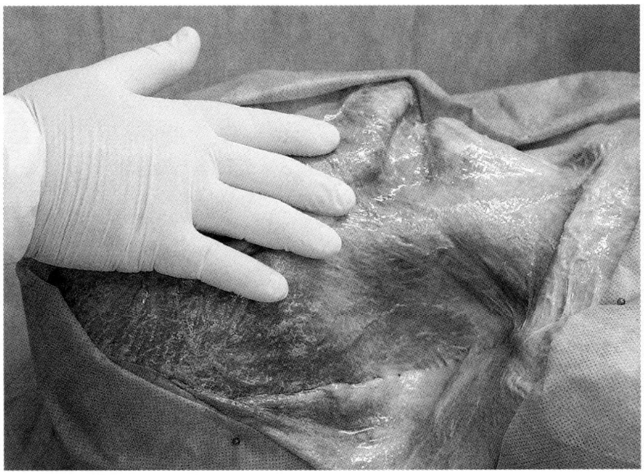

Abb. 13.24
Vorgehensweise zur Dekompression des Kiefergelenks (zum Vergleich mit Hand auf Leichnam).

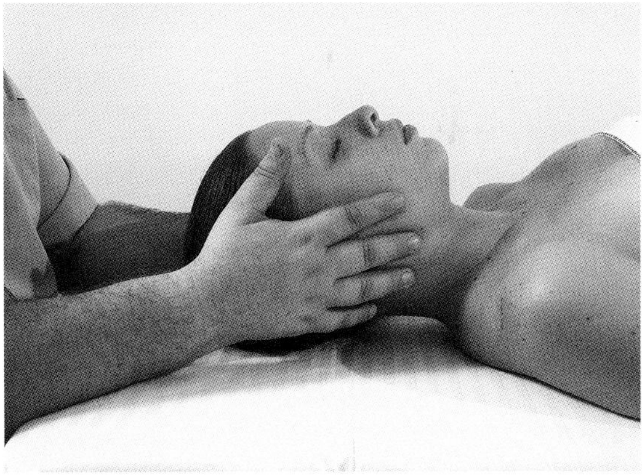

Abb. 13.25
Vorgehensweise zur Dekompression des Kiefergelenks (Hand am Patienten).

Literatur

Adstrum S, Hedley G, Schleip R, Stecco C, Yucesoy CA. Defining the fascial system. J Bodywork Mov Ther 2017; 21: 173–177.

Armijo-Olivo S, Magee DJ. Electromyographic activity of the masticatory and cervicalmuscles during resisted jaw opening movement. J Oral Rehabil 2007; 34: 184–194.

Bag AK, Gaddikeri S, Singhal A, Hardin S, Tran BD, Medina JA, Curé JK. Imaging of the temporomandibular joint: An update. World J Radiol 2014; 6: 567–582.

Ballenberger N, von Piekartz H, Paris-Alemany A, La Touche R, Angulo-Diaz-Parreño S. Influence of different upper cervical positions electromyography activity of the masticatory muscles. J Manipulative Physiol Ther 2012; 35: 308–318.

Barnes J. Myofascial Release MFR. Seminars: Paoli. Malvern: Eastern Myofascial Release Treatment Center, 1990.

Bilgiç F, Gelgör E. Prevalence of temporomandibular dysfunction and its association with malocclusion in children: An epidemiologic study. J Clin Pediatr Dent 2017; 41: 161–165.

Carlson CR, Sherman JJ, Studts JL, Bertrand PM. The effects of tongue position on mandibular muscle activity. J Orofacial Pain 1997; 11: 291–297.

Chaves TC, Dos Santos Aguiar A, Felicio LR, Greghi SM, Hallak Regalo SC, Bevilaqua-Grossi D. Electromyographic ratio of masseter and anterior temporalis muscles in children with and without temporomandibular disorders. Int J Pediatr Otorhinolaryngol 2017; 97: 35–41.

Chou R, Shekelle P. Will this patient develop persistent disabling low back pain? JAMA 2010; 303: 1295–1302.

Clark GT, Browne PA, Nakano M, Yang Q. Co-activation of sternocleidomastoid muscles during maximum clenching. J Dental Res 1993; 72: 1499–1502.

Coombs MC, Petersen JM, Wright GJ, Lu SH, Damon BJ, Yao H. Structure-function relationships of temporomandibular retrodiscal tissue. J Dental Res 2017; 96: 647–653.

Corey SM, Vizzard MA, Badger GJ, Langevin HM. Sensory innervation of the non-specialized connective tissues in the low back of the rat. Cells Tissues Organs 2011; 194: 521–530.

Davies PL. Electromyographic study of superficial neck muscles in mandibular function. J Dental Res 1979; 58: 537–538.

Demirdover C, Sahin B, Vayvada H, Oztan HY. The versatile use of temporoparietal fascial flap. Int J Medical Sci 2011; 8: 362–368.

Dijkstra PU, Kropmans TJ, Stegenga B. The association between generalized joint hypermobility and temporomandibular joint disorders: a systematic review. J Dent Res 2002; 81: 158–163.

Fernández-de-las-Peñas C, Galán-del-Río F, Fernández-Carnero J, Pesquera J, Arendt-Nielsen L, Svensson P. Bilateral widespread mechanical pain sensitivity in women with myofascial temporomandibular disorder: evidence of impairment in central nociceptive processing. J Pain 2009; 10: 1170–1178.

Forsberg CM, Hellsing E, Linder-Aronson S, Sheikholeslam A. EMG activity in neck and masticatory muscles in relation to extension and flexion of the head. Eur J Orthodont 1985; 7: 177–184.

Funakoshi M, Fujita N, Takehana S. Relations between occlusal interference and jaw muscle activities in response to changes in head position. J Dental Res 1976; 55: 684–690.

Gerstner G, Ichesco E, Quintero A, Schmidt-Wilcke T. Changes in regional gray and white matter volume in patients with myofascial-type temporomandibular disorders: a voxel-based morphometry study. J Orofacial Pain 2011; 25: 99–106.

Gillies A, Lieber R. Structure and function of the skeletal muscle extracellular matrix. Muscle Nerve 2011; 44: 318–331.

Gordon J E. Structures, or why things don't fall down. London: Penguin Books Ltd., 1978.

Hack GD, Koritzer RT, Robinson WL, Hallgren RC, Greenman PE. Anatomic relation between the rectus capitis posterior minor muscle and the dura mater. Spine 1995; 20: 2484–2486.

Häggman-Henrikson B, Nordh E, Eriksson PO. Increased sternocleidomastoid, but not trapezius, muscle activity in response to increased chewing load. Eur J Oral Sci 2013; 121: 443–449.

Hakkak F, Jabalameli M, Rostami M, Parnianpour M. The tibiofemoral joint gaps: an arthroscopic study. SDRP Journal of Biomedical Engineering. 2015, http://www.openaccessjournals.siftdesk.org/articles/pdf/The-Tibiofemoral-Joint-Gaps20151112000118.pdf.

Hellmann D, Giannakopoulos NN, Schmitter M, Lenz J, Schindler HJ. Anterior and posterior neck muscle activation during a variety of biting tasks. Eur J Oral Sci 2012; 120: 326–334.

Herring SW, Liu ZJ. Loading of the temporomandibular joint: anatomical and in vivo evidence from the bones. Cells Tissue Organs 2001; 169: 193–200.

Higbie EJ, Seidel-Cobb D, Taylor LF, Cummings GS. Effect of head position on vertical mandibular opening. J Orthop Sports Phys Ther 1999; 29: 127– 130.

Hochberg MC, Altman RD, Brandt KD et al. Guidelines for the medical management of osteoarthritis. Part I. Osteoarthritis of the hip. American College of Rheumatology. Arthr Rheumatol 1995; 38:1535–1540.

Huijing PA. Epimuscular myofascial force transmission between antagonistic and synergistic muscles can explain movement limitation in spastic paresis. J Electromyogr Kinesiol 2007; 17: 708–724.

Huijing PA, Baan GC. Myofascial force transmission: muscle relative position and length determine agonist and synergist muscle force. J Appl Physiol 2003; 94: 1092–1107.

Hwang K, Nam YS, Kim DJ, Han SH. Anatomy of tympanoparotid fascia relating to neck lift. J Craniofacial Surg 2008; 19: 648–651.

Ichesco E, Quintero A, Clauw DJ, Peltier S, Sundgren PM, Gerstner GE, Schmidt-Wilcke T. Altered functional connectivity between the insula and the cingulate cortex in patients with temporomandibular disorder: a pilot study. Headache 2012; 52: 441–454.

Ingber DE. The architecture of life. Scientific American 1998; 278: 48–57.

Isberg A. Temporomandibular joint dysfunction: a practitioner's guide. London: Isis Medical Media Ltd, 2001.

Kahkeshani K, Ward PJ. Connection between the spinal dura mater and suboccipital musculature: evidence for the myodural bridge and a route for its dissection: a review. Clin Anat 2012; 25: 415–422.

Kakizaki Y, Uchida K, Yamamura K, Yamada Y. Coordination between the masticatory and tongue muscles as seen with different foods in consistency and in reflex activities during natural chewing. Brain Res 2002; 929: 210–217.

Kang H, Yi X. Biomechanics of temporomandibular joint. Sheng Wu Yi Xue Gong Cheng Xue Za Zhi 2000; 17: 324–327.

Khan FA, Pedlar J. Generalized joint hypermobility as a factor in clicking of the temporomandibular joint. Int J Oral Maxillofacial Surg 1996; 25: 101–104.

Koolstra JH. Dynamics of the human masticatory system. Crit Rev Oral Biol Med 2002; 13: 366–376.

Kumka M, Bonar J. Fascia: a morphological description and classification system based on a literature review. J Can Chiropr Assoc 2012; 56: 179–191.

Lam D, Carlson ER. The temporalis muscle flap and temporoparietal fascial flap. Oral Maxillofac Surg Clin North Am 2014; 26: 359–369.

Langendoen J, Müller J, Jull GA. Retrodiscal tissue of the temporomandibular joint: clinical anatomy and its role in diagnosis and treatment of arthropathies. Man Ther 1997; 2: 191–198.

Langevin HM. Fibroblast cytoskeletal remodeling contributes to connective tissue tension. J Cell Physiol 2011; 226: 1166–1175.

Langevin HM, Huijing PA. Communicating about fascia: history, pitfalls, and recommendations. Int J Ther Massage Bodywork 2009; 2: 3–8.

La Touche R, París-Alemany A, von Piekartz H et al. The influence of cranio- cervical posture on maximal mouth opening and pressure pain threshold in patients with myofascial temporomandibular pain disorders. Clin J Pain 2011; 27: 48–55.

La Touche R, Paris-Alemany A, Hidalgo-Pérez A et al. Evidence for central sensitization in patients with temporomandibular disorders: a systematic review and meta-analysis of observational studies. Pain Pract 2018; 18: 388- 409.

Levin SM. Putting the shoulder to the wheel: a new biomechanical model for the shoulder girdle. Biomed Sci Instrument 1997; 33: 412–417.

Levin SM. The tensegrity truss as a model for spine mechanics: biotensegrity. J Mecha Med Biol 2002; 2: 375–388.

Levin SM. Tensegrity: the new biomechanics. In: Hutson M, Ellis R (eds). Texbook of musculoskeletal medicine. Oxford: Oxford University Press, 2006.

Levin SM. A suspensory system for the sacrum in pelvic mechanics: biotensegrity. In: Vleeming A, Mooney V, Stoeckart R (eds). Movement, Stability and Lumbopelvic Pain. Edinburgh: Churchill Livingstone, Elsevier, 2007: 229–237.

Lin CS. Brain signature of chronic orofacial pain: a systematic review and meta-analysis on neuroimaging research of trigeminal neuropathic pain and temporo-mandibular joint disorders. PLoS One 2014; 9: e94300.

Lobbezoo F, Drangsholt M, Peck C, Sato H, Kopp S, Svensson P. Topical review: new insights into the pathology and diagnosis of disorders of the temporomandibular joint. J Orofacial Pain 2004; 18: 181–191.

Manfredini D, Lombardo L, Siciliani G. Dental angle class asymmetry and temporo-mandibular disorders. J Orofacial Orthop 2017; 78: 253–258.

Manheim C. The Myofascial Release Manual. Thorofare: Slack Incorporation. 2008.

Matsuda S, Yamaguchi T, Mikami S, Okada K, Gotouda A, Sano K. Rhythm and amplitude of rhythmic masticatory muscle activity during sleep in bruxers - comparison with gum chewing. Cranio 2016; 34: 234–241.

McLean L. The effect of postural correction on muscle activation amplitudes recorded from the cervicobrachial region. J Electromyogr Kinesiol 2005; 15: 527–535.

McNeill C. Temporomandibular Disorders. Guidelines for Classification, Assessment and Management. Chicago, IL: Quintessence, 1990.

Mense S, Hoheisel U. Evidence for the existence of nociceptors in rat thoracolumbar fascia. J Bodywork Mov Ther 2016; 20: 623–628.

Messina G. The tongue, mandible, hyoid system. Eur J Translational Myol 2017; 27: 6363.

Michelotti A, Iodice G, Piergentili M, Farella M, Martina R. Incidence of temporo-mandibular joint clicking in adolescents with and without unilateral posterior cross-bite: a 10-year follow-up study. J Oral Rehabil 2016; 43:16–22.

Milam SB, Zardeneta G, Schmitz JP. Oxidative stress and degenerative temporo-mandibular joint disease: a proposed hypothesis. J Oral Maxillofacial Surg 1998; 56: 214–223.

Milidonis MK, Kraus SL, Segal RL, Widmer CG. Genioglossi muscle activity in response to changes in anterior/neutral head posture. Am J Orthodo Dentofacial Orthop 1993; 103: 39–44.

Moon HJ, Lee YK. The relationship between dental occlusion/temporomandibular joint status and general body health: part 1. Dental occlusion and TMJ status exert an influence on general body health. J Altern Complem Med 2011; 17: 995–1000.

Motro R. Tensegrity, Structural Systems for the future. London: Kogan Page Limited, 2003.

Norton NS. Netter. Anatomía de cabeza y cuello para odontólogos. Barcelona: Elsevier Masson, 2007.

Ögren M, Fältmars C, Lund B, Holmlund A. Hypermobility and trauma as etiologic factors in patients with disc derangements of the temporomandibular joint. Int J Oral Maxillofacial Surg 2012; 41: 1046–1050.

Ohmure H, Miyawaki S, Nagata J, Ikeda K, Yamasaki K, Al-Kalaly A. Influence of forward head posture on condylar position. J Oral Rehabil 2008; 35: 795– 800.

Okeson JP. Tratamiento de oclusión y afecciones temporoman-dibulares. 7th ed. Barcelona: Elsevier, 2013.

Palomeque-del-Cerro L, Arráez-Aybar LA, Rodríguez-Blanco C, Guzmán- García R, Menendez-Aparicio M, Oliva-Pascual-Vaca A. A systematic review of the soft-tissue connections between neck muscles and dura mater: The myodural bridge. Spine 2017; 42: 49–54.

Pardehshenas H, Maroufi N, Sanjari MA, Parnianpour M, Levin SM. Lumbopelvic muscle activation patterns in three stances under graded loading

conditions: Proposing a tensegrity model for load transfer through the sacroiliac joints. J Bodywork Mov Ther 2014; 18: 633–642.

Pasinato F, Souza JA, Corrêa EC, Silva AM. Temporomandibular disorder and generalized joint hypermobility: application of diagnostic criteria. Braz J Otorhinolaryngol 2011; 77: 418–425.

Peck C. Biomechanics of occlusion-implications for oral rehabilitation. Review. J Oral Rehabil 2016; 43: 205–214.

Perlemuter L, Waligora J. Cahiers d´anatomie. Préparation aux concours. Tête et cou. Paris: Masson & Cie, 1971.

Pilat A. Inducción Miofascial. Madrid: MacGraw-Hill, 2003.

Pilat A. Myofascial induction approaches for patients with headache. In: Fernández-de-las-Peñas C, Arendt-Nielsen L, Gerwin RD (eds). Tension type and cervicogenic headache: patho-physiology, diagnosis and treatment. Baltimore, Sudbury, MA: Jones and Bartlett, 2009.

Pilat A. Myofascial Induction Approach. In: Chaitow L (ed.). Fascial Dysfunction. Manual Therapy Approaches. Edinburgh: Handspring Publishing, 2014.

Pilat A. Myofascial induction approaches. In: Fernández-de-las-Peñas C, Cleland J, Dommerholt J (eds). Manual therapy for musculoskeletal pain syndromes of the upper and lower quadrants: An evidence and clinical informed approach. London: Elsevier, 2015.

Pilat A. Myofascial Induction Therapy. In: Liem T, Tozzi P, Chila A (eds). Fascia in Orthopaedic Field. Edinburgh: Handspring Publishing, 2017.

Proffit WR, Epker BN, Ackerman JL. Systematic description of dentofacial deformities: the database. In: Bell WH, Profitt WR, White RP (eds). Surgical correction of dentofacial deformities. Philadelphia: W.B. Saunders, 1980: 105– 154.

PubMed. US National Library of Medicine National Institutes of Health. https://www.ncbi.nlm.nih.gov/ pubmed.

Rocabado M. Biomechanical relationship of the cranial, cervical and hyoid regions. J Cranio-Mandibular Pract 1983; 1: 61–66.

Rodríguez K, Miralles R, Gutiérrez MF et al. Influence of jaw clenching and tooth grinding on bilateral sternocleidomastoid EMG activity. Cranio 2011; 29: 14–22.

Scarr G. A model of the cranial vault as a tensegrity structure and its significance to normal and abnormal cranial development. Int J Osteop Med 2008; 11: 80–89.

Scarr G. A consideration of the elbow as a tensegrity structure. Int J Osteop Med 2012; 16: 114–120.

Scarr G. Biotensegrity, the structural basis of life. Edinburgh: Handspring Publishing, 2014.

Scarr G, Harrison H. Resolving the problems and controversies surrounding temporo-mandibular mechanics. J Appl Biomed 2016; 14: 177–185.

Scarr G, Harrison H. Examining the temporo-mandibular joint from a biotensegrity perspective: A change in thinking. J Appl Biomed 2017; 15: 55– 62.

Schiffman E, Ohrbach R. Executive summary of the diagnostic criteria for temporo-mandibular disorders for clinical and research applications. J Am Dental Assoc 2016; 147: 438–445.

Schilder A, Hoheisel U, Magerl W, Benrath J, Klein T, Treede RD. Sensory findings after stimulation of the thoracolumbar fascia with hypertonic saline suggest its contribution to low back pain. Pain 2014; 155: 222–231.

Schleip R, Jäger H, Klingler W. What is 'fascia'? A review of different nomenclatures. J Bodywork Mov Ther 2012; 16: 496–502. Sobotta J. Atlas de Anatomía Humana. Tomo 1. 21a ed. Madrid: Editorial Médica Panamericana, 2000.

Solow B, Tallgren A. Head posture and craniofacial morphology. Am J Phys Anthropol 1976; 44: 417–435.

Swanson RL. Biotensegrity: A unifying theory of biological architecture with applications to osteopathic practice, education, and research. J Am Osteop Assoc 2013; 113: 34–52.

Taguchi T, Hoheisel U, Mense S. Dorsal horn neurons having input from low back structures in rats. Pain 2008; 138: 119–129.

Takahashi S, Kuribayash i G, Ono T, Ishiwata Y, Kuroda T. Modulation of masticatory muscle activity by tongue position. Angle Orthod 2005; 75: 35–39.

Tesarz J, Hoheisel U, Wiedenhöfer B, Mense S. Sensory innervation of the thoraco-lumbar fascia in rats and humans. Neuroscience 2011; 194: 302–308.

van der Wal J. The architecture of the connective tissue in the musculoskeletal system – an often overlooked functional parameter as to proprioception in the locomotor apparatus. Int J Ther Massage Bodywork 2009; 2: 9–23.

Vaticón D. Sensibilidad Myofascial: El Sistema Craneosacro como la unidad biodinámica. ed. In: Libro de Ponencias XIX Jornadas de Fisioterapia. Madrid: EUF ONCE Universidad Autónoma de Madrid, 2009.

Visscher CM, Huddleston Slater JJ, Lobbezoo F, Naeije M. Kinematics of the human mandible for different head postures. J Oral Rehabil 2000; 27: 299– 305.

Ward R. Foundations for Osteopathic Medicine. Philadelphia: Lippincott Williams & Wilkins, 2003.

Westesson PL, Kurita K, Eriksson L, Katzberg RW. Cryosectional observations of functional anatomy of the temporomandibular joint. Oral Surg Oral Med Oral Pathol 1989; 68: 247–251.

Wilson J, Kiely J. The multi-functional foot in athletic movement: extraordinary feats by our extraordinary feet. Human Mov Sci 2016; 17: 15– 20.

Yucesoy C. Epimuscular myofascial force transmission implies novel principles for muscular mechanics. Exerc Sport Sci Rev 2010; 38: 128–134.

Kapitel 14

Klinische Klassifizierung kranialer Neuropathien

Harry von Piekartz, Toby Hall

Das kraniale Nervengewebe: Bestandteil des peripheren Nervensystems

Die Taxonomie des peripheren Nervengewebes berücksichtigt die Einbeziehung aller afferenten Fasern und Prozesse des Nervensystems, die distal des Rückenhorns oder des Hirnstammkerns entstehen (Merskey & Bogduk 1994; Bereiter et al. 2000). Somit kann man das gesamte kraniale Nervengewebe, einschließlich der kranialen Dura, zum peripheren Nervensystem zählen. Interessanterweise sind sowohl Nervenwurzeln, Wirbelsäulen- und Schädelganglien sowie die Dura der Wirbelsäule und des Schädels ihrem Aufbau nach nahezu identisch. Anatomisch betrachtet ist es daher nicht möglich, das Nervengewebe von Schädel und Rückenmark voneinander zu trennen (Murzin & Goriunov 1979). Aus funktioneller Perspektive bildet das kraniale Nervengewebe mit dem restlichen peripheren Nervensystem eine Einheit und besitzt dieselben physiologischen und mechanischen Eigenschaften (Breig 1978). Wie der Rest des peripheren Nervensystems reagiert auch das kraniale System auf ähnliche neurobiologische Art und Weise auf mechanische und chemische Reize, einschließlich Entzündung, veränderter Leitfähigkeit und Gefäßbildung sowie Veränderungen des Bindegewebes (Cruccu et al. 2014).

Kraniale nozizeptive und periphere neuropathische Schmerzen

Bei muskuloskelettalen Schmerzen im Rahmen von Kiefergelenksdysfunktionen (CMDs) muss eine Dysfunktion des kranialen peripheren Nervensystems als wichtiger Faktor in Betracht gezogen werden. Diese Annahme bildet die Grundlage für dieses Kapitel. Die klassische Form einer neuralen Störung ist die periphere Neuropathie, etwa eine Radikulopathie oder eine periphere Nervenkompression, die wiederum zu peripheren neuropathischen Schmerzen führen kann. Derartige Schmerzen wurden von der International Association for the Study of Pain (IASP) als Schmerzen definiert, die durch eine Läsion oder Erkrankung der somatosensorischen Systems hervorgerufen werden (Jensen et al. 2011).

Hauptursache für periphere neuropathische Schmerzen ist eine Schädigung des Nervensystems selbst. Wie allerdings Zusman (2008) betonte, verursachen Nervenschädigungen nicht immer Schmerzen und weniger als 10 % der peripheren Nervenschäden sind mit deutlichen Schmerzzuständen verbunden (Marchettini et al. 2006). In der orofazialen Region ist ein Beispiel dafür eine Schädigung des N. hypoglossus im Zusammenhang mit einer durch einen sich ausbreitenden Tumor bedingten Invasion des Nervenkanals. Hauptmerkmale hier sind eher Funktionsstörungen der motorischen Kontrolle der Zunge (veränderte Ausdauer, Koordination und Kraft) als Schmerzen (Gursoy et al. 2014). Erstaunlicherweise kann eine nur geringe Nervenläsion dagegen massive Schmerzen verursachen (Bove et al. 2003; Dilley et al. 2005; Greening et al. 2005). Zu den klassischen Beispielen für neuropathische Schmerzen im orofazialen Bereich gehören Trigeminusneuralgien, mandibuläre und maxilläre Neuralgien sowie Neuralgien des N. glossopharyngeus und des superioren Larynx (Sommer 2007). Für das klinische Setting wurden Empfehlungen auf Basis der IASP-Richtlinien zur Diagnose neuropathischer Schmerzen veröffentlicht (Treede et al. 2008) und aktualisiert (Finnerup et al. 2016).

In anderen Kapiteln dieses Buches wurden bereits nozizeptive Schmerzsymptomatiken besprochen, die von muskuloskelettalen Strukturen wie Muskeln und Gelenken der orofazialen Region ausgehen. Zwischen nozizeptiven und peripheren kranialen neuropathischen Schmerzen ist zu unterscheiden, auch wenn diese Unterscheidung auf klinischer Ebene (Markman et al. 2004) und auch theoretisch (Bennett 2006) schwierig sein kann. Schwierigkeiten ergeben sich dann, wenn sowohl neuropathische als auch nozizeptive Schmerzen gleichzeitig auftreten. Dennoch ist es wichtig, zwischen diese beiden Schmerzarten zu unterscheiden, da unserer Ansicht nach jede dieser Erkrankungen einen anderen Behandlungsansatz erfordert und eine jeweils andere Prognose hat (Hans et al. 2007). Beispielsweise erfordert die Behandlung einer medialen Kapselentzündung des Kiefergelenks bei gleichzeitig entzündetem Diskus eine andere Behandlungs- und Herangehensweise, wenn der N. alveolaris inferior (Zweig des N. mandibularis) lädiert ist und neuropathische Schmerzen verursacht. Nach Auffassung von Forssell et al. (2015) wurden die diagnostischen Kriterien für kraniale neuropathische Schmerzen von der International Headache Society (IHS) nur unzureichend definiert und wir verstehen die zugrundeliegenden pathophysiologischen Mechanismen nicht wirklich. Die Diagnose und Behandlung dieser Beschwerden ist schwierig und häufig unzureichend (Woda 2009; Forssell et al. 2015). Von besonderer Relevanz für Manualtherapeuten ist die Tatsache, dass Patienten mit Merkmalen neuropathischer Schmerzen schlechter auf Manuelle Therapie reagieren (Jull et al. 2007), insbesondere auf eine Neuromobilisation (Nee et al. 2013), was die Bedeutung der Klassifizierung neuropathischer Schmerzen unterstreicht.

Neurale Störungen

Eine weitere Schwierigkeit bei der Behandlung von orofazialen und anderen muskuloskelettalen Schmerzzuständen besteht darin, dass Schmerzen mit einer neuralen Störung ohne Verlust der Leitfähigkeit verbunden sein können (Dilley et al. 2005). Diese Art von Schmerzen wird üblicherweise als periphere Nervensensibilisierung (PNS) bezeichnet und erklärt sich durch eine Entzündung, die das Bindegewebe eines peripheren Nervs oder dessen Axone betrifft (Hall & Elvey 1999). Das Problem geht mit einer Dysfunktion des den Nerv umgebenden Interfacegewebes einher, die die Entzündung auslöst und damit das Nervengewebe sensibilisiert. Folglich können die Schmerzen durch bestimmte Haltungen und Bewegungen beeinflusst werden (Nee & Butler 2006), die das sensibilisierte Nervengewebe mechanisch reizen. So können Patienten z. B. bei solchen Aktivitäten des täglichen Lebens Schmerzen verspüren, bei denen orofaziale Bewegungen wie Kauen, Sprechen oder Singen erforderlich sind oder die mit typischen Kopfbewegungen wie bei der Rasur der Achselhöhle, dem Schuhanziehen und anderen Haltungen mit anhaltender Nackenflexion verbunden sind. Solche Bewegungen und Positionen stellen das mechanosensitive kraniale Nervensystem vor eine mechanische Herausforderung (von Piekartz 2015).

Das Management neuronaler Schmerzstörungen beinhaltet auch eine Mobilisierung des Nervensystems, um die mit einer peripheren Sensibilisierung verbundenen Schmerzen zu reduzieren. Allerdings mehren sich Hinweise darauf, dass nicht alle peripheren neuronalen Störungen auf ein derartiges Management ansprechen (Schäfer et al. 2014; Su & Lim 2016). Das Karpaltunnelsyndrom (KTS) etwa ist die häufigste periphere Neuropathie. Ein älterer systematischer Review kam zu dem Schluss, dass hier keine überzeugende Evidenz für signifikante Therapieeffekte durch eine Neuromobilisation zu finden ist (Medina McKeon & Yancosek 2008).

Ausgehend von diesen Erkenntnissen scheint es, dass Techniken der Neuromobilisation bei KTS nicht angewendet werden sollte. Allerdings wies die Methodik der Studien Schwächen auf, weil einige Patienten für diese Art der Intervention nicht geeignet waren, was den Gesamteffekt der Therapie reduzierte. Eine randomisierte klinische Studie kam zu dem Ergebnis, dass die Einbeziehung einer Neuromobilisation des Mediannervs im Rahmen eines multimodalen manuellen Therapieansatzes langfristig ebenso effektiv in der KTS-Behandlung war wie eine Operation (Fernández-de-las-Peñas et al. 2015). Darüber hinaus wurden auch Vorteile der Neuromobilisation im Vergleich zu einem „Keep Active Approach“ (Nee et al. 2012; Ferreira et al. 2016) für Personen mit zervikobrachialen Schmerzen und Merkmalen einer peripheren Sensibilisierung nachgewiesen. Ein aktueller Review kam zu dem Ergebnis, dass Neuromobilisation bei einigen Beschwerdebildern wirksam sein kann, aber nicht bei allen (Basson et al. 2017).

Die Mobilisation des kranialen Nervengewebes ist ein relativ neues Gebiet, das nur wenige Physiotherapeuten bei der Behandlung einsetzen, obwohl die klinische Evidenzlage die Anwendung einer kranialen Neuromobilisation befürwortet. So weisen beispielsweise Patienten nach Meningitis eine verminderte Halsflexion auf, die mit Hals- und Gesichtsschmerzen assoziiert ist (Curtis et al. 2010).

Neurochirurgen positionieren den Kopf während einer subokzipitalen Dekompression des Kleinhirnbrückenwinkels (KBW) in Extension (Jannetta et al. 2005), um diese Strukturen zu entlasten. Übungen zur Nackenflexion werden auch zur Reduzierung einer Duralfibrose der intrakraniellen Okzipitalregion nach subokzipitalen Operationen empfohlen (Barba & Alksne 1984; Bohman et al. 2014). In einer Einzelfallstudie konnten Geerse und von Piekartz (2015) nachweisen, dass chronische einseitige Kopfschmerzen bei einer jungen Patientin fälschlicherweise als Arthrose des Kiefergelenks diagnostiziert wurden und nicht als Störung des N. auriculotemporalis, einem Zweig des N. mandibularis. Eine spezifische Neuromobilisation des betroffenen Nervs und des Narbengewebes mittels Flexion der oberen Halswirbelsäule war mit einer Reduktion der Kopfschmerzen assoziiert (Geerse & von Piekartz 2015).

Eine Erklärung für die unterschiedlichen Reaktionen auf eine Behandlung erfordert, dass wir die grundlegenden Mechanismen verstehen, die neuropathischen und nozizeptiven Schmerzen zugrunde liegen. Im Wesentlichen können neuronale Schmerzstörungen in drei Untergruppen eingeteilt werden (Schäfer et al. 2009b), basierend auf der am wahrscheinlich wirksamsten Behandlung (Schäfer et al. 2011). Jede diese Behandlungen kann durch eine sorgfältige klinischen Untersuchung ermittelt werden und erfordert eine andere Vorgehensweise. Die drei Kategorien sind: 1. neuropathische Schmerzen mit sensorischer Überempfindlichkeit; 2. kompressive Neuropathie; und 3. periphere Sensibilisierung.

Kraniale neuropathische Schmerzen bei sensorischer Überempfindlichkeit

Periphere Nervenschäden treten bei einer Vielzahl plötzlicher Erkrankungen auf – darunter physisches Nerventrauma, Stoffwechsel- und Gefäßerkrankungen, Infektionen, Neurotoxine, Autoimmunerkrankungen sowie Bestrahlung – und können zu neuropathischen Schmerzen führen (Treede et al. 2008). Abgesehen von derartigen Nervenschädigungen ist zu beachten, dass eine Nervenverletzung nicht immer chronische Schmerzen nach sich zieht (Costigan et al. 2009). Die Prävalenz von mittelschweren bis schweren neuropathischen Schmerzen wurde durch eine Umfrage auf bis zu 5 % der Allgemeinbevölkerung geschätzt (Bouhassira et al. 2008). Anscheinend sprechen Patienten mit derartigen Symptomatiken nur schlecht auf eine Manuelle Therapie an (Schäfer et al. 2011), einschließlich Trainingstherapie (O'Connell et al. 2013), oder auch eine medikamentöse Therapie (Finnerup et al. 2007). Für ein angemessenes Management ist die frühzeitige Identifizierung der zugrundeliegenden Schmerzmechanismen daher unerlässlich.

Gesichtsneuralgien mit einer sensorischen Überempfindlichkeit sind in der täglichen Praxis eher selten und werden daher von Ärzten oder anderen Therapeuten häufig nicht adäquat diagnostiziert (Evers 2017). Beispiele für solche Störungen sind Neuralgien des N. laryngeus superior, N. auriculotemporalis, N. glossopharyngeus sowie idiopathische Trigeminusneuralgien. Die klassische Symptomatik besteht in episodenhaften stechenden, pochenden oder einschießenden Schmerzen, die Sekunden oder Minuten andauern. Diese Schmerzen sind nicht direkt belastungsabhängig. Auch hier ist die frühzeitige Identifizierung der zugrundeliegenden Schmerzmechanismen für ein angemessenes Management unerlässlich.

Neuropathische Schmerzen entstehen durch zahlreiche pathophysiologische Veränderungen innerhalb des zentralen und peripheren Nervensystems. Im peripheren Nervensystem sind das eine veränderte Genexpression und Veränderungen innerhalb der Ionenkanäle, was zu ektopischer Aktivität führt. Tatsächlich sind reizunabhängige, spontan auftretende Schmerzen häufig Bestandteil dieser Schmerzform. Ein peripherer Input bewirkt eine synaptische Fazilitierung und gleichzeitig den Verlust der Hemmung auf mehreren Ebenen des Nervensystems, was letztlich zu einer zentralen Verstärkung führt (Decosterd et al. 2002). Im Laufe der Zeit kann dies zum Untergang von Nervengewebe und einer anomalen synaptischen Konnektivität führen, was wiederum strukturelle Grundlage für eine dauerhaft veränderte Verarbeitung sowohl nozizeptiver als auch harmloser afferenter Reize bildet. Aufgrund einer veränderten Gentranskription verhalten sich A-Fasern dann eher wie C-Fasern, und unschädliche Reize verstärken die zentrale Sensibilisierung (Decosterd et al. 2002). Sind derartige Veränderungen einmal eingetreten, werden Reize, die sich aus normalerweise harmlosen Handlungen wie leichter Berührung, Gelenkbewegung oder Muskelkontraktion ergeben, als schmerzhaft empfunden und können eine zentrale Sensibilisierung und sensorische Überempfindlichkeit hervorrufen und/oder aufrechterhalten (Campbell & Meyer 2006). Diese weitreichenden und tiefgreifenden Veränderungen innerhalb des zentralen und peripheren Nervensystems liegen am extremen Ende des chronisch-neuropathischen Schmerzkontinuums und werden als neuropathischer Schmerz mit sensorischer Überempfindlichkeit (Neuropathic Pain Sensory Hypersensitivity, NPSH) definiert.

Die Diagnose neuropathischer Schmerzen basiert auf klinischen Schlüsselmerkmalen. Liegen die folgenden vier Kriterien vor, festigt das eine derartige Diagnose (Treede et al. 2008):

1. Schmerzen innerhalb eines eindeutig neuroanatomisch nachvollziehbaren Bereichs, z. B. eine Dysästhesie des Gesichts während der Rasur oder von distal nach proximal einschießende Schmerzen im Unterkiefer in Übereinstimmung mit dem Verlauf des N. mandibularis;

2. eine Läsion oder eine das somatosensorische System betreffende Krankheit in der Vorgeschichte, z. B. nach Zahnextraktion und vor dem Hintergrund einer mit Schleudertrauma assoziierten Erkrankung vor einigen Jahren;

3. Nachweis einer abnormen neurologischen Funktion beim Patienten, wie z. B. veränderte Leitfähigkeit der Gesichtshaut bei einseitiger Anästhesie, verminderte Ausdauer oder Kraft der Unterkiefermuskulatur oder „trockener Mund";

4. Nachweis dieser entsprechenden Läsion oder Erkrankung durch bestätigende Tests, z. B. verminderte Leitfähigkeit des N. mandibularis oder Nachweis einer Nervschädigung durch MRT.

Diese Art des Schmerzes stellt für den Patienten in der Regel eine Behinderung dar und zeichnet sich einerseits durch eine Reihe spezifischer positiver Merkmale als Reaktion auf eine erhöhte Erregbarkeit des zentralen und peripheren Nervensystems aus (mechanische Allodynie und abnormale unangenehme Empfindungen wie brennende Schmerzen oder Stromschläge) sowie andererseits durch negative Anzeichen und Symptome, die mit fehlender Nervenleitfähigkeit assoziiert sind. Dadurch können diese Schmerzarten von anderen chronischen Schmerzen unterschieden werden (Attal et al. 2008; Baron 2009; Baron et al. 2009). Positive Eigenschaften (d. h. Dysästhesie, Allodynie oder Hyperalgesie während der Rasur im Bereich des Unterkiefers) treten innerhalb des Innervationsbereichs des geschädigten Nervs auf, während negative Merkmale in der Regel mit einer reduzierten axonalen Leitfähigkeit des geschädigten Nervs verbunden sind. Dies kann eine Anästhesie im Bereich des Unterkiefers oder auch eine reduzierte Muskelausdauer einschließen. Um das Vorliegen neuropathischer Schmerzen zu bestätigen, wären Untersuchungen auf Verlust der Nervenleitfähigkeit einschließlich Empfindung und Motorik (Kraft, Ausdauer und Koordination) wichtig. Liegt eine schwerwiegendere Erkrankung vor, was für diese Fälle typisch ist, ist es möglicherweise nicht sinnvoll, Schmerzprovokationstests durchzuführen. Das schließt solche Bewegungen ein, die den peripheren Nerv belasten, sowie Nervenpalpation und neurodynamische Tests.

Um zu erkennen, ob eine NPSH vorliegt, kann man auch Screening-Tools wie den in Tabelle 14.1 dargestellten Fragebogen „Leeds Assessment of Neuropathic Symptoms and Signs (LANSS)" (Bennett 2001) nutzen.

Weitere Fragebögen sind der Neuropathic Pain Questionnaire (Galer & Jensen 1997), die Douleur Neuropathique 4 (DN4) (Bouhassira et al. 2005), ID Pain (Portenoy 2006) und Standardized Evaluation of Pain (StEP) (Scholz et al. 2009). Jedes dieser Werkzeuge beschreibt neuropathische Schmerzen anhand positiver und negativer Symptome und Anzeichen und versucht, das Vorhandensein

Tab. 14.1
Fragebogen (Item Score) des Leeds Assessment for Neuropathic Symptoms and Signs (LANSS). Mehr als 12 Punkte zeigen das Vorhandensein neuropathischer Schmerzen an (nicht autorisierte Übersetzung der Originalfassung).

Fragen	
1	Fühlt der Schmerz sich stechend oder kribbelnd an? (ja = 5)
2	Sieht die Haut im betroffenen Bereich anders, gefleckt oder gerötet aus? (ja = 5)
3	Führt der Schmerz zu einer übermäßigen Berührungsempfindlichkeit? (ja = 3)
4	Kommt der Schmerz schubweise – wie bei elektrischen Schlägen oder einschießend? (ja = 2)
5	Fühlt sich die Haut im betroffenen Bereich anders an, z. B. heiß oder brennend? (ja = 1)
6	Gibt es Hinweise auf eine mechanische Allodynie? (ja = 5)
7	Gibt es Hinweise auf eine PinPrick-Hyperalgesie oder -Hypalgesie? (ja = 3)

neuropathischer Schmerzen auf unterschiedliche Art und Weise zu ermitteln. So ist beispielsweise der ID Pain rein subjektiv (Portenoy 2006), während LANSS und DN4 aus einem Fragebogen zur Schmerzbeschreibung sowie Elementen der neurologischen Untersuchung bestehen. Die Sensitivität und Spezifität der einzelnen Fragebögen wurden an anderer Stelle zusammengefasst (Hall & Elvey 2009). Jeder Fragebogen fokussiert sich dabei auf leicht voneinander abweichende Punkte, die mit neuropathischen Schmerzen assoziiert sind, und interpretiert diese bezüglich des Vorliegens neuropathischer Schmerzen anders. Daher sind sie nicht untereinander austauschbar (Walsh et al.2012).

Die zugrundeliegenden Prozesse von NPSH zu erfassen, hilft uns dabei zu verstehen, wie sie am besten behandelt werden sollten. Da die Symptome mit einer abnormalen afferenten Verarbeitung sensorischer Informationen im zentralen Nervensystem verbunden sind, sollte das Management auch entsprechend darauf abzielen und nicht auf eine Mobilisation des Nervensystems ausgerichtet sein.

Kompressionsneuropathie

Eine Schädigung des peripheren Nervensystems aufgrund einer Kompression verursacht nicht zwingend die zuvor erwähnten Symptome. Selbst ein Verlust der Leitfähigkeit in der Kopf- und Gesichtsregion kann mit minimalen oder fehlenden Schmerzen einhergehen, z. B. bei einer Dysarthrie, einem Spasmus hemifacialis, einer Fazialisparese oder bei Diplopie (Haller et al. 2016). Das Vorhandensein von Entzündungsmediatoren in Kombination mit Kompression scheint der entscheidende Faktor für eine Symptomausprägung zu sein. Die Prävalenz asymptomatischer Nervenschädigungen in der kraniofazialen Region wurde im KBW untersucht. So liegen beispielsweise Hinweise vor, dass mikrovaskuläre Kompressionen des N. trigeminus im KBW bei gesunden Menschen fast genauso häufig vorkommen wie bei Personen mit einer symptomatischen Trigeminusneuralgie (Peker et al. 2009). Ein weiteres Beispiel ist die Kompression des N. mentalis oder N. alveolaris inferior, die bei einigen Menschen ohne Gesichtsschmerzen ein „Numb-Chin-Syndrom“ (NCS) verursacht (Smith et al. 2015). Daher sollten Hinweise für eine Nervenkompression auf Basis bildgebender Verfahren, wie auch bei jeder anderen Körperregion, mit Vorsicht interpretiert werden, und nur zu Rate gezogen werden, wenn die Befunde mit der klinische Bewertung übereinstimmen.

In der Praxis treffen wir jedoch auf Patienten, die sowohl auf Basis bildgebender Verfahren als auch klinisch signifikante Anzeichen einer Kompressionsneuropathie (KN) aufweisen, die mit erheblichen Schmerzen einhergehen, aber nicht mit positiven Merkmalen korreliert sind. Diese Patienten testen negativ auf neuropathischen Screening-Tools wie der LANSS-Skala (Schäfer et al. 2011; Moloney et al. 2013; Schäfer et al. 2014; Tampin et al. 2013). Sie entsprechen den IASP-Kriterien für neuropathische Schmerzen und fallen gemäß anderer Richtlinien in die Kategorie „eindeutig neuropathischer Schmerz“ (Treede et al. 2008). Allerdings scheinen Patienten mit einer KN anders auf physische Interventionen wie Manuelle Therapie zu reagieren als Individuen mit NPSH, vermutlich aufgrund unterschiedlicher zugrundeliegender Schmerzmechanismen.

Klassischerweise zeigen Patienten mit KN-Merkmalen Anzeichen für einen Verlust der neurologischen Leitfähigkeit. Dieser Verlust kann in anderen Körperregionen durch die Auswertung von Sehnenreflexen, Muskelkrafttests, Hautgefühlstests und Vibrationswahrnehmung bestätigt werden. Allerdings ist eine Analyse von derartiger Tiefe in der kraniofazialen Region nicht so einfach gegeben und erfordert eine umfassendere Untersuchung. Zusätzlich zu den typisch klinischen Befunden bieten auch radiologische und elektrodiagnostische Nachweise einer KN, die mit den klinischen Befunden übereinstimmen, einen Informationswert, wenn sie verfügbar sind. Da bildgebende Verfahren an sich keinen großen diagnostischen Nutzen darstellen, wird die Kombination aller genannten Faktoren wahrscheinlich zu einer genaueren Diagnose führen (Haig et al. 2007).

Das klassische Beispiel für eine KN in der orofazialen Region ist die Trigeminusneuralgie, die durch paroxysmale, schockartige Schmerzen in einem oder mehreren Zweigen des N. trigeminus gekennzeichnet ist. Dies geht häufig mit einer Gefäßkompression des sensorischen Teils des N. trigeminus einher, die durch den anomalen Verlauf einer Arterie oder Vene verursacht wird (Marinkovic et al. 2007; Marinkovic et al. 2009). Hinweise auf eine Kompressionskomponente zeigen die positiven Effekte der Dekompressionschirurgie (Lovely & Jannetta 1997). Darüber hinaus steht die Ausprägung der Atrophie des N. trigeminus in Zusammenhang mit den Ergebnisse der operativen Dekompression (Leal et al. 2014). Das Gefäß komprimiert die Nervenwurzel zunehmend, sodass sich im Laufe der Zeit Symptome entwickeln, die zu einer Deformierung, Demyelinisierung oder Remyelinisierung führen (Marinkovic et al. 2009). Obwohl eine Kompression der Wurzel des N. trigeminus nicht immer Schmerzen verursacht, deuten klare Veränderungen der Ultrastruktur und der Immunhistochemie des Nervs bei Patienten mit Schmerzsymptomatiken darauf hin, dass eine Kompressionsneuropathie vorliegt (Marinkovic et al. 2009). Unter diesen Umständen kann es bei neurodynamischen Tests zu Hinweisen auf axonale Mechanosensitivität (Olmarker et al. 1989; Amundsen et al. 1995) und minimale positive Symptome kommen (Schäfer et al. 2009a).

Patienten mit Schmerzen aus einer peripheren Nerven- oder Nervenwurzelkompression werden typischerweise mit Symptomen vorstellig, die in Zusammenhang mit Aktivitäten oder Haltungen auftreten und die Kompression der beteiligten neuronalen Strukturen verstärken. Im klassischen Beispiel einer zervikalen Foramenstenose werden die Symptome typischerweise bei der Extension der Halswirbelsäule provoziert sowie bei ipsilateraler Lateralflexion oder Rotation, entweder in einer Ebene oder in Kombination. Diese Bewegungen verengen den Raum um die Nervenwurzel weiter (Takasaki et al. 2009). Das zeigt sich auch im kranialen Neuralgewebe. Wenn das kraniale Nervengewebe z.B. im subokzipitalen Bereich komprimiert wird, kann eine Extension der oberen Halswirbelsäule provokativ sein (Barba & Alksne 1984). Ein weiteres Beispiel ist, wenn eine ipsilaterale Kreuzbissbewegung oder eine seitliche Bewegung des Unterkiefers in Richtung der symptomatischen Seite eine Kompression von Ästen des N. trigeminus induziert (Assaf et al. 2014). Damit diese Bewegungen die neuronalen Strukturen komprimieren, muss sich zunächst das Raumvolumen um den Nerv herum verengen, was in der Regel durch einen degenerativen oder raumfordernden Prozess geschieht.

Im Falle einer trigeminalen KN ist der Verlust der Nervenleitfähigkeit nur schwer zu diagnostizieren und basiert auf einer Reihe klinischer Indikatoren. Derzeit gibt es keinen eindeutigen klinischen Diagnosetest, um festzustellen, ob der N. trigeminus komprimiert ist. Stattdessen basiert die Diagnose auf anderen typischen klinischen Befunden, einschließlich Schmerzbeschreibung, -lokalisation und -ausbreitung, zusammen mit bildgebenden Nachweisen von KN. Leider haben sich einfache Werkzeuge wie das Neuropathic Pain Screening Tool und der painDETECT-Fragebogen (PD-Q) für die diagnostische Aufarbeitung von orofazialen Schmerzen als ungeeignet erwiesen (Elias et al. 2014). Spezielle elektrodiagnostische Tests können für eine Differenzialdiagnose von Nutzen sein (Jaaskelainen 2004) und umfassen den Blink-, Hornhaut- und Masseterreflex, Aufzeichnungen der trigeminalen somatosensorisch evozierten Endplattenpotenziale sowie sensible Neurografie bei Schäden an myelinierten sensorischen Fasern. Die thermische quantitativ-sensorische Testung kann beim Nachweis einer Dysfunktion der trigeminalen Kleinfasern helfen, ist in der täglichen Praxis aber zeitaufwendig und relativ kostenintensiv.

Tabelle 14.2 zeigt ein Einstufungssystem zur Erkennung neuropathischer Schmerzen mit den Merkmalen einer KN auf Grundlage einer evidenzbasierten Leitlinie (Treede et al. 2008). Treffen alle vier Kriterien zu, kann die endgültige Diagnose „neuropathischer Schmerz“ gestellt und die Ursache der muskuloskelettal bedingten Nervenkompression ermittelt werden, um eine andere Form der Nervenschädigung, etwa eine diabetische Neuropathie, auszuschließen. So steht das Kriterium 4 dem Kliniker bei der Untersuchung der meisten Patienten normalerweise leider nicht zur Verfügung. Ein MRT-Bild ist z.B. ist nicht immer verfügbar, stellt aber den Goldstandard bei der Erkennung einer Kompression der Schädelnerven dar. Das gilt insbesondere für die kritischen extrakraniellen Zonen und die mannigfaltigen Anastomosen dieser Nerven. Beispiel für eine klassische KN ist das „Eagle-Syndrom“, das durch die Kompression des N. glossopharyngeus (IX) verursacht und oft falsch diagnostiziert wird.

Das klinische Erscheinungsbild wird im folgenden Fall beschrieben: Eine 38-jährige Frau leidet an trockenem Mund, Schluckbeschwerden und dumpfen Schmerzen in der Regio cervicalis lateralis und erfüllt damit Kriterium 1. Das Problem verschlechterte sich langsam nach einer Infektion der oberen Atemwege zwei Monate zuvor. Sechs Monate vorher ließ sie sich die Weisheitszähne auf der rechten Seite ziehen und erfüllt damit Kriterium 2. Die Untersuchung ergab eine verminderte Aktivität des weichen Gaumens auf der rechten Seite (über dem Arcus palatoglossus) beim Schlucken sowie eine Dysästhesie im hinteren Bereich der Zunge. Muskelschwäche oder mangelnde Ausdauer bei der Zungenbewegung erfüllt Kriterium 3. Eine seitliche Röntgenaufnahme zeigte einen vergrößerten Proc. styloideus rechts, der den N. glossopharyngeus (IX) möglicherweise komprimieren könnte, was einen Beleg für Kriterium 4 liefert. Nach einer chirurgischen Resektion des Proc. styloideus verbesserte sich die Symptomatik der

Mundtrockenheit, der Zungendysästhesie sowie der verminderte Aktivität im weichen Gaumen.

Periphere Nervensensibilisierung

Unter bestimmten Umständen verursacht eine periphere Nervenverletzung oder -erkrankung keine Nervenschäden, die ausreichen, um einen Verlust der Leitfähigkeit zu verursachen, die aber eine Entzündung des Nervs hervorrufen. In diesem Fall wird das Bindegewebe des Nervenstamms sensibilisiert, was durch kleine Nervenschäden hervorgerufene Schmerzen erklären könnte (Zusman 2008). Obwohl die Erkrankung den Nervenstamm betrifft, handelt es sich um nozizeptive Schmerzen, da keine Schädigung der leitenden Elemente per se vorliegt. Diese Unterscheidung ist wichtig, insbesondere wenn man den Einsatz von Techniken der Neuromobilisation in Betracht zieht, wie sich weiter unten in diesem Kapitel noch zeigen wird.

Eine Erklärung für derartige Schmerzen sind die Nn. nervorum, die einen unregelmäßigen Plexus aus sensiblen Nerven bilden, der die Bindegewebeschichten von Nervenstämmen innerviert (Bove & Light 1995; Bove & Light1997). Grundfunktion der Nn. nervorum ist der Schutz vor übermäßiger mechanischer Belastung. Daher reagieren sie auf übermäßige Dehnung und fokale Kompression des Nervs, den sie innervieren (Zochodne 1993; Bove & Light 1997). Unter normalen Umständen werden durch die Verlängerung des Nervengewebes nur minimale Reaktionen hervorgerufen (Dilley et al. 2005). Allerdings werden die Nn. nervorum durch Entzündungsmediatoren sensibilisiert und können damit zu einer Quelle nozizeptiver Schmerzen werden, die auch bei kleinen Bewegungen des täglichen Lebens auftreten können. Beispielsweise kann eine Sensibilisierung der Trigeminus- oder Unterkiefernerven Schmerzen bei Bewegungen wie Essen, Zahnreinigung und Gähnen verursachen. Chichorro et al. (2017) haben in einer ausgezeichneten Übersichtsarbeit den Gedanken aufgebracht, chronische orofaziale Schmerzen könnten sowohl durch dauerhaft veränderten afferenten Input aus der kranialen PNS in das Gehirn entstehen als auch durch Veränderungen in der Gehirnstruktur und den modulatorischen Bahnen. Zusammenfassend betrachtet führen diese Änderungen zu einer Verstärkung der Nozizeption, die kraniofaziale chronische Schmerzzustände begünstigt und aufrechterhält (Chichorro et al. 2017).

Tab. 14.2
Bewertungssystem zur Identifizierung einer Kompressionsneuropathie (Treede et al. 2008).

	Kriterien	Erklärung
1	Schmerz mit einer ausgeprägten neuroanatomisch plausiblen Verteilung im ZNS	Region, die einem peripheren Innervationsbereich entspricht
2	Vorgeschichte, die auf eine relevante Läsion oder Krankheit hinweist, die das periphere oder zentrale somatosensorische System betrifft	Die vermutete Läsion ist mit Schmerzen verbunden, und zwar auf eine Weise, die zu der jeweiligen Erkrankung passt
3	Demonstration der ausgeprägten neuroanatomisch plausiblen Verteilung durch mindestens einen Bestätigungstest	Neurologische Zeichen, die mit der Verteilung der Schmerzen übereinstimmen. Kann durch Labor- und objektive Tests ergänzt werden, um subklinische Anomalien abzuklären
4	Nachweis der relevanten Läsion oder Erkrankung durch mindestens einen Bestätigungstest	Bestätigt das Vorhandensein der vermuteten Läsion, wie z. B. durch bildgebende Verfahren (MRT usw.)

Neben einer Sensibilisierung der Nn. nervorum zur Erklärung von Schmerzzuständen der Nervenstämme wird ebenfalls diskutiert, ob Entzündungen aus angrenzenden Geweben das nervale Bindegewebe und die Axone selbst infiltrieren können (Eliav et al. 1999). Entzündungsmediatoren rufen mittels Zytokinproduktion physiologische Veränderungen am Nerv hervor (Eliav et al. 2009) und verursachen damit Schmerzen (Bennett 2006; Zusman 2008). Dieser Prozess erklärt die Mechanosensitivität entzündeter Nerven (Eliav et al. 1999; Bove et al. 2003; Dilley et al. 2005). Trotz physiologischer Veränderungen der axonalen Mechanosensitivität scheinen die Axone Reize normal weiterzuleiten (Dilley et al. 2005). Daher wird dieser Zustand nicht dem Kardinalzeichen der Neuropathie gerecht, nämlich einer veränderten axonalen Leitfähigkeit und einem neurologischen Defizit. Bei extremeren Formen der Entzündung und damit verbundenen Nervenschwellungen und -hypoxien können strukturelle Nervenschäden auftreten, die mit einer veränderten Nervenkonduktion verbunden sind (Gazda et al. 2001; Kleinschnitz et al. 2005). Es scheint also eine stufenlose Skala von Nervenverletzungen zu geben, die mit unterschiedlichen Graden von Nervenentzündungen einhergehen. Darüber hinaus wird diskutiert, ob chronische fokale Nervenentzündungen, die eine anhaltende Entladung von C-Fasern induzieren, auch die Entwicklung des komplexen regionalen Schmerzsyndroms (Complex Regional Pain Syndrome, CRPS) erklären können (Bove 2009).

In Tierversuchsmodellen hat sich gezeigt, dass nur ein Teil der Aδ- und C-Fasern eine axonale Mechanosensitivität entwickelt. In diesen Modellen werden die mechanosensitiven Fasern bereits bei einer Dehnung von nur 3 % aktiviert (Dilley et al. 2005). Möglicherweise reichen schon kleine Bewegungen der orofazialen Region aus, um bei sensibilisiertem Nervengewebe eine Schmerzreaktion hervorzurufen. Eine Störung des axoplasmatischen Flusses und des axonalen Transports am Ort der Nervenentzündung (Dilley & Bove 2008a; Dilley & Bove 2008b) gilt als hauptsächliche Ursache für eine axonale Mechanosensitivität. Zusätzlich ergeben sich aufgrund einer veränderten Ionenkanalexpression innerhalb der Zelle auch Veränderungen in Bezug auf Art und Anzahl der Ionenkanäle (Costigan & Woolf 2000; Campbell & Meyer 2006). Das führt dazu, dass einige Axone, anders als normalerweise, auf mechanische Reize reagieren. Mechanosensibilisierung von Axonen und der Nn. nervorum aufgrund einer Entzündung des Nervs bezeichnet man als PNS. Das Vorhandensein einer PNS kann mittels sorgfältiger klinischer Untersuchungen mit neurodynamischen Tests und einer Palpation der Nervenstämme nachgewiesen werden.

Pathophysiologische Veränderungen innerhalb von nicht nervalem Gewebe, das an einen peripheren Nerv angrenzt, können möglicherweise physiologische und auch physische Veränderungen des Nervs und die Entwicklung einer PNS induzieren. Dies kann nur durch sorgfältige Untersuchungen ermittelt werden (Hall & Elvey 1999; Nee & Butler 2006). Aufgrund seiner spezifischen Beziehung zu nicht nervalen kranialen Strukturen kann das kraniale Nervengewebe von Natur aus anfällig für Abweichungen in der Neurodynamik und daraus resultierende Entzündungen sein. Einige Beispiele dafür werden im Folgenden genannt:

1. Verbindungen des kranialen Duralgewebes mit den Hirnnerven: Die kraniale Dura spielt eine Rolle beim Schutz des Gehirns und ist stark von Gefäßen und sensiblen Nerven aus den trigeminalen und dorsalen Ganglien der oberen Halswirbelsäule durchzogen (Zhao et al. 2016). Ihre inneren Schichten sind sowohl fest mit dem Hinterhauptbein als auch mit Nerven verbunden, die durch die Schädelbasis verlaufen, einschließlich des N. oculomotorius (III), N. trigeminus (V), N. vestibulocochlearis (VIII), N. glossopharyngeus (IX), N. vagus (X) und N. hypoglossus (XII) (Wilson-Pauwels et al. 2010).

2. Topografie des Hirnstamms: Der Hirnstamm liegt klar dorsal der Bewegungsachse für Flexion und Extension von Kopf/Hals und zehn der zwölf Hirnnerven entspringen aus seiner dorsolateralen Seite (Breig 1978). Bei der Flexion der oberen Halswirbelsäule neigt sich der Hirnstamm um 6° bis 32° und bewegt sich in dorsokranialer Richtung. Das bedeutet, dass Kopfbewegungen (insbesondere die obere Flexion der oberen HWS sowie die laterale Flexion) das intrakranielle Nervengewebe auf Dehnung bringen und so mechanischen Stress erzeugen (Doursounian et al. 1989).

3. Für dynamische Veränderungen anfällige intrakraniale Zonen:
   a. Nerveneintrittsstellen: Hirnnerven, die an der dorsolateralen Seite des Hirnstamms entspringen, weisen eine Reihe von Anastomosen auf, die in Schädelarterien eingebettet und teilweise durch Bindegewebe miteinander verbunden sind. Beispiele dafür sind die Äste des N. trigeminus, N. oculomotorius, N. vestibulocochlearis und N. facialis (Demski 1993; Brown et al. 2000).

b. Kleinhirnbrückenwinkel (KBW): Dieser mit Liquor gefüllte Raum umfasst die Nerveneintrittsstellen, die durch den Pons, das Kleinhirn und das Schläfenbein begrenzt sind. Diese Region reagiert besonders auf ansteigenden Druck, z. B. bei Aneurysmen, kleinen gutartigen Tumoren oder einer Fibrose des Bindegewebes (Schessel et al. 1993; Koperer et al. 1999).

c. Sinus cavernosus: Dieser Tunnel liegt an der ventrolateralen Seite des Schädels. Er enthält die Halsschlagader, den N.oculomotorius, N. trochlearis und den N. ophtalmicus sowie die im Oberkiefer verlaufenden Bereiche des N. trigeminus (Wilson-Pauwels et al. 2010).

4. Extrakranielle Zonen, die für dynamische Veränderungen anfällig sind: Der extrakranielle Teil des kranialen Nervengewebes weist viele Varianten und Anastomosen auf, was möglicherweise Fehldiagnosen bei Patienten mit Kopf- und Gesichtsschmerzen erklärt (Shoja et al. 2014, 2014b). Ein Beispiel ist der sehr unterschiedliche Verlauf des N. trigeminus vom Hirnstamm über den KBW, die Cavitas trigeminalis und den Sinus cavernosus und bis in die peripheren Bereiche (Graff-Radford et al. 2015). Unterschiedliche Ausprägungen der supra- und infraorbitalen Foramina für den N. ophthalmicus und die Zweige des N. maxillaris sowie Unterschiede beim Abstand des Caput mandibulae zum Discus articularis des Kiefergelenks können abnorme Bewegungen des damit verbundenen kranialen Nervengewebes verursachen und bei einzelnen Personen zu einer Prädisposition für PNS und neuropathische Schmerzen führen (Pedulla et al. 2009).

Clinical Reasoning für Assessment und Behandlung

Eine Entzündung des Nervenstamms und eine daraus resultierende PNS können mit einer Reihe muskuloskelettaler Erkrankungen assoziiert sein, einschließlich CMD und orofazialen Schmerzen, und sollten während der klinischen Untersuchung routinemäßig beurteilt werden (Nee & Butler 2006). Liegen keine eindeutigen Läsionen des Nervs vor, können Nervenschmerzen über eine Entzündung erklärt werden.

Für Schmerzen, die durch neurodynamische Tests hervorgerufen werden, muss eine nervale Mechanosensitivität vorliegen. Das Vorhandensein von Nervenschäden per se führt bei diesen Tests allerdings nicht zwingend zu einer positive Reaktion. Tatsächlich ist das Fehlen einer positiven Reaktion auf neurodynamische Tests mit einer schwerwiegenderen Dysfunktion von nicht myelinisierten Fasern in Verbindung gebracht worden (Baselgia et al. 2017). Neurodynamische Tests sind bei der Erkennung von Läsionen der Nervenfaszikel daher vermutlich nicht hilfreich, aber bei der Feststellung einer Mechanosensitivität, die mit entzündlichen Veränderungen einhergeht.

Die Diagnose einer kranialen PNS wird auf Basis einer umfassenden Untersuchung mittels neurodynamischer Tests gestellt, bei der das kraniale Nervensystem mechanischen Belastungen ausgesetzt wird. Wir schlagen die folgenden drei Testkategorien vor, um verschiedene Teile des Systems (einschließlich Nervenstämme) zu belasten und eine kraniale PNS-Störung zu bestimmen:

Kategorie 1. Die grundlegendsten Tests, mit denen die Hirnstamm- und Nerveneintrittszonen sowie das Gewebe des Kleinhirnbrückenwinkels durch Flexion/Extension der oberen Halswirbelsäule mechanisch belastet werden.

Kategorie 2. Die Tests sind relativ einfach und bieten sich für die Untersuchung eines breiten Patientenspektrums mit kranialer Dysfunktion und Schmerzen mit kranialer Nervenbeteiligung an. Die entscheidenden Hirnnerven sind dabei der N. trigeminus (V), N. facialis (VII), N. vestibulocochlearis (VIII), N. accessorius (XI) und N. hypoglossus (XII) (von Piekartz 2007).

Kategorie 3. Die Tests bewerten die restlichen Hirnnerven, die nicht weniger wichtig sind, aber nur bei bestimmten spezifischen Pathologien und Symptomen eine Rolle spielen. Die Tests sind für den N. olfactorius (I), N. opticus (II), N. oculomotorius (III), N. trochlearis (IV), N. abducens (VI), N. glossopharyngeus (IX) und N. vagus (X) bestimmt (von Piekartz 2007).

Dabei sollte berücksichtigt werden, dass die Reliabilität und vorläufige Validität des Klassifizierungssystems zur Unterscheidung unterschiedlicher Arten von Nervenproblemen bei Patienten mit rückenbezogenen Beinschmerzen (Schäfer et al. 2008, 2009a, 2009b, 2009b, 2011, 2014) und bei Patienten mit Schmerzen in den oberen Extremitäten (Moloney et al. 2015) für gut befunden wurde. Dagegen haben bislang noch keine Studien deren Reliabilität oder klinischen Nutzen bei orofazialen Schmerzstörungen untersucht, weshalb eine weitere Validierung erforderlich ist.

Ein Überblick über den Entscheidungsfindungsprozess zur Testung der Mechanosensitivität des kranialen Nervengewebes bei Patienten mit kraniofazialen Schmerzen ist in Abbildung 14.1 dargestellt. Ein klinisches Beispiel für die Testung zur Ermittlung einer kranialen PNS ist im folgenden Beispiel zu sehen. Nachdem einer 32-jährigen Patientin chirurgisch ein Tumor im submandibulären Bereich entfernt worden war, bildetet sich eine suprahyoidale Narbe (Abb. 14.2), die mögliche Verwachsungen der Äste des N. glossopharyngeus und/oder des N. vagus (X) bewirkte. Ihre Hauptbeschwerden bestanden darin, dass längeres Sprechen von mehr als 15 Minuten zu dumpfen, ventral liegenden Halsschmerzen und einem zunehmenden „Engegefühl" im Rachen führte. Darüber hinaus litt sie an Dysphagie und Dysarthrie. Es lagen keine Hinweise auf eine veränderte Leitfähigkeit (und damit eine kompressive Neuropathie) vor und die Ergebnisse der LANSS-Skala waren negativ. Ein Neurologe berichtete keine Anzeichen einer Neuropathie. Das Assessment ergab eine Hypersensivität gegenüber leichten Berührungen der Haut am rechten ventralen Teil des Halses und am rechten Unterkiefer. Über der subkutanen Faszie war die Haut in diesem Bereich weniger gut beweglich. Der R. pharyngeus des N. vagus erschien bei der Palpation im Seitenvergleich dicker und war auf der rechten Seite empfindlicher gegenüber Berührungen (VAS 8/10) als auf der linken Seite (VAS 2/10). Dabei wurden auch die ventralen Nackenschmerzen (VAS 4/10) sowie veränderte Empfindungen im Rachen reproduziert (Abb. 14.3). Neurodynamische Tests des N. vagus waren positiv mit einer Symptomreproduktion auf der rechten Seite sowie Asymmetrien des Bewegungsaumaßes und Endgefühls zwischen der linken und der rechten Seite (Abb. 14.4). Der entsprechende Test bestand aus einer Flexion der oberer Halswirbelsäule und einer kontralateralen Lateralflexion mit gleichzeitiger Extension sowie einer Bewegung von anterior nach posterior des Sternums (Inspiration und Exspiration). In diesem Fall gab es ausreichend klinische Hinweise auf eine PNS, die das kraniale Nervengewebe betraf, insbesondere den N. vagus. Die Behandlung umfasste eine neurale Mobilisation in Form von neuralen Gleittechniken und Übungen. Die Behandlung wurde mit Techniken kombiniert, die auf das zugehörige muskuloskelettale Gewebe abzielten. Ziel der Behandlung war es, das Nervengewebe langsam soweit zu desensibilisieren, dass ein normales Ausmaß an Mechanosensitivität erreicht werden konnte, und damit Schmerzen zu lindern und die Funktion zu verbessern.

Zusammenfassung zum Assessment und Management

Obwohl das Management kranialer Neuropathien nicht in diesem Kapitel behandelt wird, wollten wir einige kritische Anmerkungen zum Einsatz von Neuromobilisationen bei der Behandlung von muskuloskelettalen Dysfunktionen machen, wie sie bei orofazialen Schmerzen auftreten. Neuromobilisation stellt eine sich zunehmend entwickelnde Komponente der Manuellen Therapie dar, um aber wirksam zu sein, muss ihre Implementierung sorgfältig erwogen werden. Ihre Anwendung mag bei undifferenzierten Schmerzzuständen keine Wirkung zeigen (Salt et al. 2016), sie ist aber nützlich bei ausgesuchten Patienten (Nee et al. 2012). Auf Basis der Neurophysiologie sowie nozizeptiver Mechanismen ist eine Begründung für die Einteilung neural bedingter schmerzhafter Gewebedysfunktionen in Untergruppen gegeben. Ziel ist es, potenzielle Patienten zu ermitteln, die für die Neuromobilisation geeignet sind (Abb. 14.5). Um festzustellen, welcher Kategorie der Patient angehört, bedarf es einer umfassenden Untersuchung. Auch wenn Patienten mit orofazialen Schmerzen Merkmale aufweisen können, die allen Kategorien zugeordnet werden können, ist das Klassifizierungssystem hierarchisch aufgebaut, sodass die Gruppen sich gegenseitig ausschließen. Die Reihenfolge der Diagnosen sollte folgendermaßen sein: NPSH, KN, PNS und muskuloskelettale Schmerzen. Liegt kein positiver LANSS-Test vor (s. Tabelle 14.1; positiver Wert ≥ 12), ist die nächste Priorität die KN. Eine PNS wird als Ausschlussdiagnose auf Grundlage einer fehlenden NPSH oder KN gestellt, zusammen mit vorliegenden Hinweisen auf eine Mechanosensitivität des Nervengewebes. Diese Patientengruppe reagiert am ehesten auf Techniken der Neuromobilisation. Liegen schließlich überhaupt keine Hinweise auf eine neurale Dysfunktion vor, werden die Schmerzen als muskuloskelettal eingestuft. Die Autoren unterstützen diese Klassifizierungsstrategie ausdrücklich bei Patienten mit neurogenen Erkrankungen, die die Kopf- und Gesichtsregion betreffen, obwohl weitere Untersuchungen erforderlich sind, um die Validität des Systems zu überprüfen.

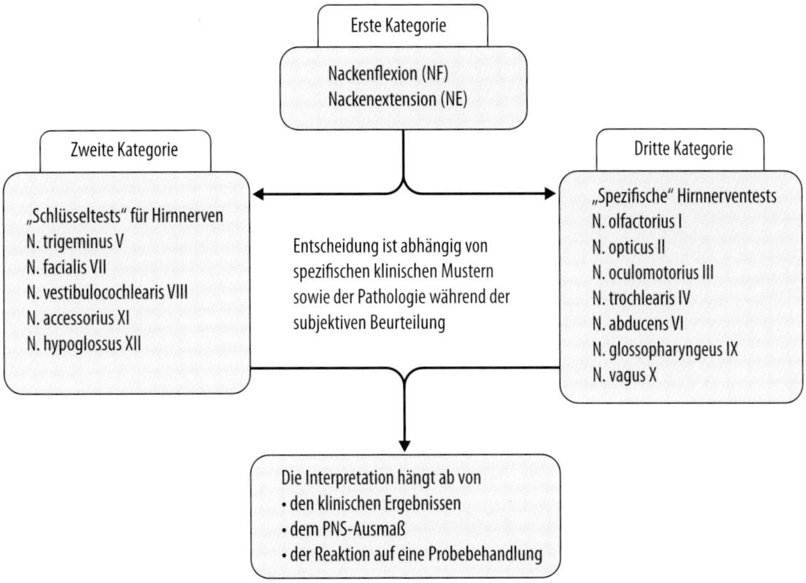

Abb. 14.1
Übersicht zur Testung einer Mechanosensitivität des kranialen Nervengewebes bei Patienten mit kraniofazialen Schmerzen (PNS = periphere Nervensensibilisierung).

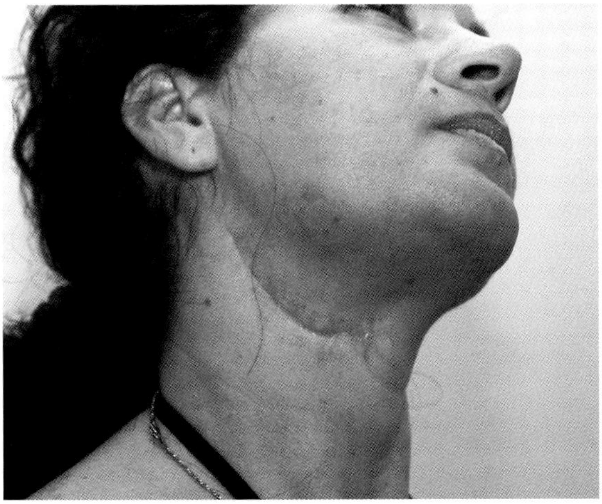

Abb. 14.2
32-jährige Frau mit einer PNS des Vagusnervs nach Tumorresektion im submandibulären Bereich.

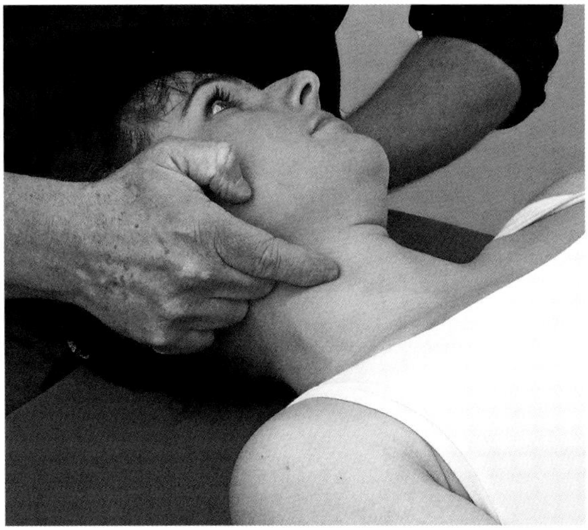

Abb. 14.3
Palpation des N. vagus (R. pharyngeus).

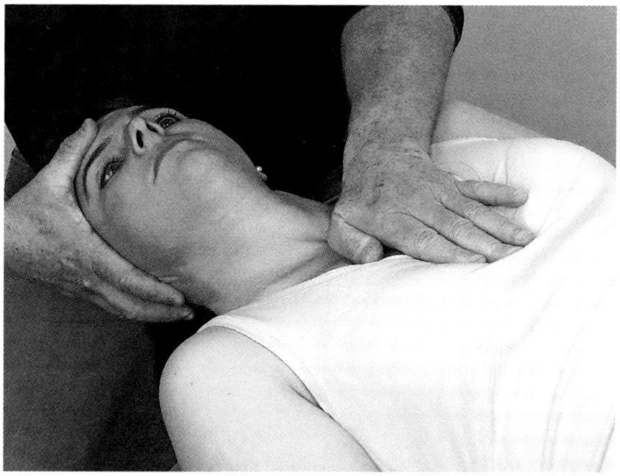

Abb. 14.4
Neurodynamische Testung des N. vagus.

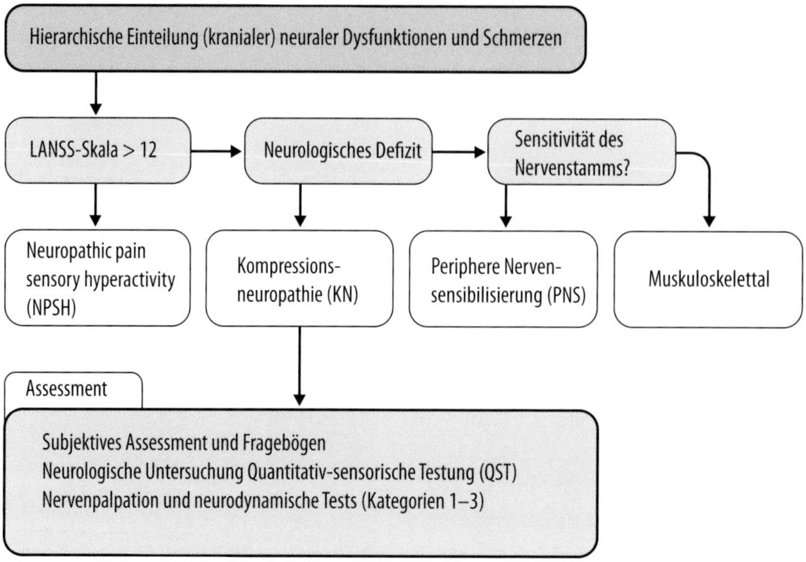

Abb. 14.5
Hierarchische Einteilung kranialer neuronalen Schmerzstörungen in spezifische neuronale Untergruppen und deren empfohlene Bewertungen (modifiziert nach Schäfer et al. 2009b; LANSS = Leeds Assessment of Neuropathic Symptoms and Signs).

Literatur

Amundsen T, Weber H, Lilleas F et al. Lumbar spinal stenosis: Clinical and radiologic features. Spine 1995; 20: 1178–1186.

Assaf AT, Jurgens TP, Benecke AW et al. Numb chin syndrome: a rare and often overlooked symptom. J Oral Facial Pain Headache 2014; 28: 80–90.

Attal N, Fermanian C, Fermanian J et al. Neuropathic pain: are there distinct subtypes depending on the aetiology or anatomical lesion? Pain 2008; 138: 343–353.

Barba D, Alksne JF. Success of microvascular decompression with and without prior surgical therapy for trigeminal neuralgia. J Neurosurg 1984; 60: 104–107.

Baron R. Neuropathic pain: a clinical perspective. Handb Exp Pharmacol 2009; 194: 3–30.

Baron R, Tolle TR, Gockel U, Brosz M, Freynhagen R. A cross-sectional cohort survey in 2100 patients with painful diabetic neuropathy and postherpetic neuralgia: Differences in demographic data and sensory symptoms. Pain 2009; 146: 34–40.

Baselgia LT, Bennett DL, Silbiger RM, Schmid AB. Negative neurodynamic tests do not exclude neural dysfunction in patients with entrapment neuropathies. Arch Phys Med Rehabil 2017; 98: 480–486.

Basson A, Olivier B, Ellis R, Coppieters M, Stewart A, Mudzi W. The effectiveness of neural mobilization for neuro-musculoskeletal conditions: A systematic review and meta-analysis. J Orthop Sports Phys Ther 2017; 47: 593–615.

Bennett GJ. Can we distinguish between inflammatory and neuropathic pain. Pain Res Manage 2006; 11: S11A–S15A.

Bennett M. The LANSS Pain Scale: the Leeds assessment of neuropathic symptoms and signs. Pain 2001; 92: 147–157.

Bereiter DA, Hirata H, Hu JW. Trigeminal subnucleus caudalis: beyond homologies with the spinal dorsal horn. Pain 2000; 88: 221–224.

Bohman LE, Pierce J, Stephen JH, Sandhu S, Lee JY. Fully endoscopic microvascular decompression for trigeminal neuralgia: technique review and early outcomes. Neurosurg Focus 2014; 3: E18.

Bouhassira D, Attal N, Alchaar H et al. Comparison of pain syndromes associated with nervous or somatic lesions and development of a new neuropathic pain diagnostic questionnaire (DN4). Pain 2005; 114: 29–36.

Bouhassira D, Lanteri-Minet M, Attal N, Laurent B, Touboul C. Prevalence of chronic pain with neuropathic characteristics in the general population. Pain 2008; 136: 380–387.

Bove G, Light A. Unmyelinated nociceptors of rat paraspinal tissues. Journal of Neurophysiology 1995; 73: 1752–1762.

Bove G, Light A. The nervi nervorum: Missing link for neuropathic pain? Pain forum 1997; 6: 181–190.

Bove GM. Focal nerve inflammation induces neuronal signs consistent with symptoms of early complex regional pain syndromes. Exp Neurol 2009; 219: 223–227.

Bove GM, Ransil BJ, Lin HC, Leem JG. Inflammation induces ectopic mechanical sensitivity in axons of nociceptors innervating deep tissues. J Neurophysiol 2003; 90: 1949–1955.

Breig A. Adverse mechanical tension in the central nervous system: Relief by functional neurosurgery. Stockholm: Almquist and Wiksell, 1978.

Brown H, Hidden G, Ledroux N, Poitevan L. Anatomy and blood supply of the lower four cranial and cervical nerves: relevance to surgical neck dissection. Proc Soc Exp Biol Med 2000; 223: 352–361.

Campbell JN, Meyer RA. Mechanisms of neuropathic pain. Neuron 2006; 52: 77–92.

Chichorro JG, Porreca F, Sessle B. Mechanisms of craniofacial pain. Cephalalgia 2017; 37: 613–626.

Costigan M, Woolf CJ. Pain: molecular mechanisms. J Pain 2000; 1: 35–44.

Costigan M, Scholz J, Woolf CJ. Neuropathic pain: a maladaptive response of the nervous system to damage. Annu Rev Neurosci 2009; 32: 1–32.

Cruccu G, Pennisi EM, Antonini G et al. Trigeminal isolated sensory neuropathy (TISN) and FOSMN syndrome: despite a dissimilar disease course do they share common pathophysiological mechanisms? BMC Neurol 2014; 14: 248.

Curtis S, Stobart K, Vandermeer B, Simel DL, Klassen T. Clinical features suggestive of meningitis in children: a systematic review of prospective data. Pediatrics 2010; 126: 952–960.

Decosterd I, Allchorne A, Woolf CJ. Progressive tactile hypersensitivity after a peripheral nerve crush: non-noxiousmechanical stimulus-induced neuropathic pain. Pain 2002; 100: 155–162.

Demski LS. Terminal nerve complex. Acta Anat 1993; 148: 81–95.

Dilley A, Bove GM. Disruption of axoplasmic transport induces mechanical sensitivity in intact rat C-fibre nociceptor axons. J Physiol 2008a; 586: 593– 604.

Dilley A, Bove GM. Resolution of inflammation-induced axonal mechanical sensitivity and conduction slowing in C-fiber nociceptors. J Pain 2008b; 9: 185–192.

Dilley A, Lynn B, Pang SJ. Pressure and stretch mechanosensitivity of peripheral nerve fibres following local inflammation of the nerve trunk. Pain 2005; 117: 462–472.

Doursounian L, Alfonso JM, Iba-Zizen MT et al. Dynamics of the junction between the medulla and the cervical spinal cord: an in vivo study in the sagittal plane by magnetic resonance imaging. Surg Radiol Anat 1989; 11: 313–322.

Elias L, Yilmaz Z, Smith J et al. PainDETECT: a suitable screening tool for neuropathic pain in patients with painful post-traumatic trigeminal nerve injuries? Int J Oral Maxillofac Surg 2014; 43: 120–126.

Eliav E, Herzberg U, Ruda MA, Bennett JG. Neuropathic pain from an experimental neuritis of the rat sciatic nerve. Pain 1999; 83: 169–182.

Eliav E, Benoliel R, Herzberg U, Kalladka M, Tal M. The role of IL-6 and IL- 1beta in painful perineural inflammatory neuritis. Brain Behav Immun 2009; 23: 474–484.

Evers S. Facial pain: Overlapping syndromes. Cephalalgia 2017; 37: 705–713.

Fernández-de-las-Peñas C, Ortega-Santiago R, de la Llave-Rincón AI et al. Manual physical therapy versus surgery for carpal tunnel syndrome: A randomized parallel-group trial. J Pain 2015; 16: 1087–1094.

Ferreira G, Stieven F, Araujo F, Wiebusch M, Rosa C, Plentz R, Silva M. Neurodynamic treatment did not improve pain and disability at two weeks in patients with chronic nerve-related leg pain: a randomised trial. J Physiother 2016; 62: 197–202.

Finnerup NB, Otto M, Jensen TS, Sindrup SH. An evidence-based algorithm for the treatment of neuropathic pain. MedGenMed 2007; 9: 36.

Finnerup NB, Haroutounian S, Kamerman P et al. Neuropathic pain: an updated grading system for research and clinical practice. Pain 2016; 157: 1599–1606.

Forssell H, Jaaskelainen S, List T, Svensson P, Baad-Hansen L. An update on pathophysiological mechanisms related to idiopathic oro-facial pain conditions with implications for management. J Oral Rehabil 2015; 42: 300–322.

Galer BS, Jensen MP. Development and preliminary validation of a pain measure specific to neuropathic pain: the Neuropathic Pain Scale. Neurology 1997; 48: 332–338.

Gazda LS, Milligan ED, Hansen M et al. Sciatic inflammatory neuritis (SIN): behavioral allodynia is paralleled by peri-sciatic proinflammatory cytokine and superoxide production. J Peripher Nerv Syst 2001; 6: 111–129.

Geerse WK, von Piekartz HJ. Ear pain following temporomandibular surgery originating from the temporomandibular joint or the cranial nervous tissue? A case report. Man Ther 2015; 20: 212–215.

Graff-Radford S, Gordon R, Ganal J, Tetradis S. Trigeminal neuralgia and facial pain imaging. Curr Pain Headache Rep 2015; 19: 19.

Greening J, Dilley A, Lynn B. In vivo study of nerve movement and mechanosensitivity of the median nerve in whiplash and non-specific arm pain patients. Pain 2005; 115: 248–253.

Gursoy M, Orru E, Blitz AM, Carey JP, Olivi A, Yousem D. Hypoglossal canal invasion by glomus jugulare tumors: clinico-radiological correlation. Clin Imaging 2014; 38: 655–658.

Haig AJ, Geisser ME, Tong H et al. Electromyographic and magnetic resonance imaging to predict lumbar stenosis, low-back pain, and no back symptoms. J Bone Joint Surg Am 2007; 89: 358–366.

Hall T, Elvey RL. Nerve trunk pain: physical diagnosis and treatment. Man Ther 1999; 4: 63–73.

Hall T, Elvey RL. Evaluation and treatment of neural tissue pain disorders. In: Donatelli R, Wooden M (eds). Orthopaedic physical therapy. New York: Churchill Livingstone, 2009.

Haller S, Etienne L, Kovari E, Varoquaux AD, Urbach H, Becker M. Imaging of neurovascular compression syndromes: Trigeminal neuralgia, hemifacial spasm, vestibular paroxysmia, and glossopharyngeal neuralgia. AJNR Am J Neuroradiol 2016; 37: 1384–1392.

Hans G, Masquelier E, De Cock P. The diagnosis and management of neuropathic pain in daily practice in Belgium: an observational study. BMC Public Health 2007; 7: 170.

Jaaskelainen SK. Clinical neurophysiology and quantitative sensory testing in the investigation of orofacial pain and sensory function. J Orofac Pain 2004; 18: 85–107.

Jannetta PJ, McLaughlin MR, Casey KF. Technique of microvascular decompression. Technical note. Neurosurg Focus 2005; 18: E5.

Jensen TS, Baron R, Haanpaa M et al. A new definition of neuropathic pain. Pain 2011; 152: 2204–2205.

Jull G, Sterling M, Kenardy J, Beller E. Does the presence of sensory hypersensitivity influence outcomes of physical rehabilitation for chronic whiplash?: A preliminary RCT. Pain 2007; 129: 28–34.

Kleinschnitz C, Brinkhoff J, Sommer C, Stoll G. Contralateral cytokine gene induction after peripheral nerve lesions: dependence on the mode of injury and NMDA receptor signaling. Brain Res Mol Brain Res 2005; 136: 23–28.

Koperer H, Weinsberger D, Jodicke A, Boker D. Postoperative headache after the lateral suboccipital approach: craniotomy versus craniectomy. Minim Invasive Neurosurg 1999; 42: 175–178.

Leal PR, Barbier C, Hermier M, Souza M, Cristino-Filho G, Sindou M. Atrophic changes in the trigeminal nerves of patients with trigeminal neuralgia due to neurovascular compression and their association with the severity of compression and clinical outcomes. J Neurosurg 2014; 120: 1484–1495.

Lovely TJ, Jannetta PJ. Microvascular decompression for trigeminal neuralgia. Surgical technique and long-term results. Neurosurg Clin N Am 1997; 8: 11- 29.

Marchettini P, Lacerenza M, Mauri E, Marangoni C. Painful peripheral neuropathies. Curr Neuropharmacol 2006; 4: 175–181.

Marinkovic S, Todorovic V, Gibo H et al. The trigeminal vasculature pathology in patient with neuralgia. Headache 2007; 47: 1334–1339.

Marinkovic S, Gibo H, Todorovic V, Antic B, Kovacevic D, Milisavljevic M, Cetkovic M. Ultrastructure and immunohistochemistry of the trigeminal peripheral myelinated axons in patients with neuralgia. Clin Neurol Neurosurg 2009; 111: 795–800.

Markman J, Dukes E, Siffert J, Griesing T. Patient flow in neuropathic pain management: Understanding existing patterns of care. Eur J Neurol 2004; 11: 135–136.

Medina McKeon JM, Yancosek KE. Neural gliding techniques for the treatment of carpal tunnel syndrome: a systematic review. J Sport Rehabil 2008; 17: 324–341.

Merskey H, Bogduk N. Classification of chronic pain: Descriptions of chronic pain syndromes and definitions of pain terms. Seattle: IASP, 1994.

Moloney N, Hall T, Doody C. Sensory hyperalgesia is characteristic of nonspecific arm pain: a comparison with cervical radiculopathy and pain-free controls. Clin J Pain 2013; 29: 948–956.

Moloney NA, Hall TM, Leaver AM, Doody CM. The clinical utility of pain classification in non-specific arm pain. Man Ther 2015; 20: 157–165.

Murzin VE, Goriunov VN. [Study of the strength of the adherence of the dura mater to the bones of the skull]. Zh Vopr Neirokhir Im N N Burdenko 1979; 4: 43–47.

Nee R, Butler DS. Management of peripheral neuropathic pain: Integrating neurobiology, neurodynamics, and clinical evidence. Phys Ther Sport 2006; 7: 36–49.

Nee RJ, Vicenzino B, Jull GA, Cleland JA, Coppieters MW. Neural tissue management provides immediate clinically relevant benefits without harmful effects for patients with nerve-related neck and arm pain: a randomised trial. J Physiother 2012; 58: 23–31.

Nee RJ, Vicenzino B, Jull GA, Cleland JA, Coppieters MW. Baseline characteristics of patients with nerve-related neck and arm pain predict the likely response to neural tissue management. J Orthop Sports Phys Ther 2013; 43: 379–391.

O'Connell NE, Wand BM, McAuley J, Marston L, Moseley GL. Interventions for treating pain and disability in adults with complex regional pain syndrome. Cochrane Database Syst Rev 2013; 4: CD009416.

Olmarker K, Rydevik B, Holm S, Bagge U. The effects of experimental graded compression on blood flow in spinal nerve roots. A vital microscopic study on porcine cauda equina. J Orthop Res 1989; 7: 817–823.

Pedulla E, Meli GA, Garufi A, Mandala ML, Blandino A, Cascone P. Neuropathic pain in temporomandibular joint disorders: case-control analysis by MR imaging. AJNR Am J Neuroradiol 2009; 30: 1414–1418.

Peker S, Dincer A, Necmettin Pamir M. Vascular compression of the trigeminal nerve is a frequent finding in asymptomatic individuals: 3-T MR imaging of 200 trigeminal nerves using 3D CISS sequences. Acta Neurochir 2009; 151: 1081–1088.

Portenoy R. Development and testing of a neuropathic pain screening questionnaire: ID Pain. Curr Med Res Opin 2006; 22: 1555–1565.

Salt E, Kelly S, Soundy A. Randomised controlled trial for the efficacy of cervical lateral glide mobilisation in the management of cervicobrachial pain. Open J Ther Rehabil 2016; 4: 132–145.

Schäfer A, Hall T, Briffa K, Ludtke K, Mallwitz J. QST profiles of subgroups of patients with low back related leg pain – do they differ? Glasgow: International Association for the Study of Pain, 2008.

Schäfer A, Hall T, Briffa K, Ludtke K, Mallwitz J. Changes in somatosensory profiles in subgroups of patients with sciatica after 4 weeks of manual therapy: an observational cohort study. Glasgow: International Association for the Study of Pain, IASP press, 2009a.

Schäfer A, Hall T, Briffa K. Classification of low back-related leg pain: a proposed patho-mechanism-based approach. Man Ther 2009b 14: 222–230.

Schäfer A, Hall T, Muller G, Briffa K. Outcomes differ between subgroups of patients with low back and leg pain following neural manual therapy: a prospective cohort study. Eur Spine J 2011; 20: 482–490.

Schäfer A, Hall T, Rolke R, Treede R, Ludtke K, Mallwitz J, Briffa K. Low back related leg pain: an investigation of construct validity of a new classification system. J Back Musculoskelet Rehabil 2014; 27: 409–418.

Schessel DA, Rowed DW, Nedzelski JM, Feghali JG. Postoperative pain following excision of acoustic neuroma by the suboccipital approach: observations on possible cause and potential amelioration. Am J Otol 1993; 14: 491–494.

Scholz J, Mannion RJ, Hord DE et al. A novel tool for the assessment of pain: validation in low back pain. PLoS Med 2009; 6: e1000047.

Shoja MM, Oyesiku NM, Griessenauer CJ et al. Anastomoses between lower cranial and upper cervical nerves: a comprehensive review with potential significance during skull base and neck operations. Part I: trigeminal, facial, and vestibulocochlear nerves. Clin Anat 2014a; 27: 118–130.

Shoja MM, Oyesiku NM, Shokouhi G et al. A comprehensive review with potentialsignificance during skull base and neck operations. Part II: glossopharyngeal, vagus, accessory, and hypoglossal nerves and cervical spinal nerves 1-4. Clin Anat 2014b; 27: 131–144.

Smith, RM, Hassan A, Robertson CE. Numb chin syndrome. Curr Pain Headache Rep 2015; 19: 44.

Sommer C. Neuralgic and idiopathic pain: Pathophysiology and management. In: Türp J, Sommer C, Hugger A (eds). The puzzle of orofacial pain: Integrating research into clinical management. Basel: Karger, 2007: 153–165.

Su Y, Lim EC. Does evidence support the use of neural tissue management to reduce pain and disability in nerve-related chronic musculoskeletal pain? A systematic review with meta-analysis. Clin J Pain 2016; 32: 991–1004.

Takasaki H, Hall T, Jull G, Kaneko S, Iizawa T, Ikemoto Y. The influence of cervical traction, compression, and spurling test on cervical intervertebral foramen size. Spine 2009; 34: 1658–1662.

Tampin B, Slater H, Briffa NK. Neuropathic pain components are common in patients with painful cervical radiculopathy, but not in patients with nonspecific neck-arm pain. Clin J Pain 2013; 29: 846–856.

Treede RD, Jensen TS, Campbell JN et al. Neuropathic pain: redefinition and a grading system for clinical and research purposes. Neurology 2008; 70: 1630–1635.

von Piekartz HJM. Craniofacial pain: Neuromusculoskeletal assessment, treatment and management. Edinburgh: Butterworth-Heinemann, 2007.

von Piekartz HJM. Kiefer, Gesichts- und Zervikalregion: Neuromuskuloskeletale Untersuchung, Therapie und Mangagement. Berlin: Thieme Georg Verlag, 2007.

von Piekartz HJM. Untersuchung und Behandlung des kranialen Nervengewebes. In von Piekartz HJM (ed.). Kiefer, Gesichts- und Zervikalregion: Neuromuskuloskelettale Untersuchung, Therapie und Management. 2. Aufl. Stuttgart: Georg Thieme Verlag, 2015: 392–465.

Walsh J, Raby M, Hall T. Agreement and correlation between the self-report Leeds Assessment of Neuropathic Symptoms and Signs and Douleur Neuropathique 4 questions neuropathic pain screening tools in subjects with low back-related leg pain. J Manipulative Physiol Ther 2012; 35: 196–202.

Wilson-Pauwels L, Stewart P, Akeson E, Spacey S. Cranial nerves: Function and dysfunction. 3rd ed. Shelton: PMPH-USA, 2010.

Woda A. A dysfunctional pain group in addition to the neuropathic and nociception/ inflammatory groups of orofacial pain entities? J Orofac Pain 2009; 23: 89–90.

Zhao J, Bree D, Harrington MG, Strassman AM, Levy D. Cranial dural permeability of inflammatory nociceptive mediators: Potential implications for animal models of migraine. Cephalalgia 2016; pii: 0333102416663466.

Zochodne D. Epineural peptides: A role in neuropathic pain. Can J Neurolog Sci 1993; 20: 69–72.

Zusman M. Mechanisms of peripheral neuropathic pain: Implications for musculoskeletal physiotherapy. Phys Ther Rev 2008; 13: 313–323.

Kapitel 15

Therapeutische Übungen, Haltungsschulungen und motorische Kontrolle bei CMD

Susan Armijo-Olivo, Cristina Lozano-López, Elisa Bizetti Pelai, Laurent Pitance, Ambra Michelotti, Blanca Codina García-Andrade

Einleitung

Therapeutische Übungen stellen einen der am häufigsten verwendeten Ansätze zur Behandlung muskuloskelettaler Schmerzen und damit verbundener Erkrankungen dar, einschließlich der Kiefergelenkerkrankungen (CMDs). In der Physiotherapie hat der Einsatz therapeutischer Übungen enorm zugenommen, da sie bei der Behandlung von Erkrankungen wie z. B. Rücken-, Nacken-, zervikogenen Kopfschmerzen und Arthrose helfen (Armijo-Olivo et al. 2016; Fransen et al. 2015; Gross et al. 2016). Sie gelten damit als Eckpfeiler in der Rehabilitation von muskuloskelettalen Erkrankungen (Philadelphia Panel 2001). Die Bewegungstherapie zielt darauf ab, die normale Funktion wiederherzustellen, indem sie den sensorischen Input verändert, Entzündungen reduziert, Schmerzen und Muskelaktivität verringert, dabei gleichzeitig Koordination und Muskelkraft verbessert sowie Reparatur und Regeneration von Geweben fördert (Taylor et al. 2007). Obwohl wir noch nicht genau verstehen, wie therapeutische Übungen Einfluss auf Schmerzen haben, ist ihre Anwendung weit verbreitet (Armijo-Olivo et al. 2016; Fransen et al. 2015; Gross et al. 2016). Neue Erkenntnisse haben gezeigt, dass die Behandlung chronischer Schmerzen des Bewegungsapparats mittels Übungen, die nicht nur auf den peripheren Bewegungsapparat, sondern auch auf durch chronische Schmerzen verursachte kortikale neuroplastische Veränderungen abzielen, das größte Potenzial für eine erfolgreiche Rehabilitation bieten (Pelletier et al. 2015). Neben ihren Auswirkungen auf Funktion und Gesundheit sind therapeutische Übungen dafür bekannt, schmerzlindernde Eigenschaften zu haben (Sokunbi et al. 2007, 2008), und spezifische Motor-Control-Übungen für den Nacken können die neurale Kontrolle der Halswirbelsäule bei Personen mit Nackenbeschwerden wie z. B. CMD-Patienten verbessern.

Es wurde betont, dass jedes Trainingsprogramm die wichtigsten funktionellen Defizite des Patienten beheben sollte. Dieser funktionsorientierte Ansatz ist für den Patienten sinnvoll und fördert die Compliance. Darüber hinaus sollten therapeutische Übungen frühzeitig im Rehabilitationsprozess eingesetzt werden und schmerzfrei ausführbar sein, um eine Verschlimmerung der Symptome und ein Angstvermeidungsverhalten zu umgehen (O'Leary et al. 2009).

Aufgrund ihres „Selbstmanagementcharakters“ in Bezug auf Behandlung und eines verbesserten Copings für den Patienten werden Übungen häufig von Ärzten verschrieben, die CMDs behandeln. Um ein gegebenes Trainingsprogramm korrekt durchzuführen und eine gute Compliance zu erzielen, ist es sehr wichtig, den Patienten zu motivieren und sorgfältig anzuleiten.

In diesem Kapitel werden wir spezifische Übungen für die orofaziale Region, insbesondere den Kiefer vorstellen – außerdem Übungen für den Hals, die aufgrund der engen Beziehung zwischen dem stomatognathen System und der Halswirbelsäule (Armijo-Olivo et al. 2006) sowie den muskuloskelettalen Beeinträchtigungen des Nackens bei CMD-Patienten häufig Anwendung finden (Armijo-Olivo et al. 2010, 2011, 2012; Olivo et al. 2010). Wir hoffen, dass dieses Kapitel Behandlern, die mit CMD-Patienten arbeiten, hilft, ein Behandlungsprotokoll zu planen, und bei der Behandlung mit therapeutischen Übungen Orientierung bietet.

Übungen für den Kiefer

CMD-Patienten zeigen abnormale Bewegungsmuster des Kiefergelenks und funktionelle Einschränkungen der Kieferfunktion. Diese dysfunktionalen Bewegungsmuster sind hauptsächlich das Ergebnis einer neu organisierten Kiefermuskelaktivität, insbesondere bei chronischen CMD-Patienten mit schwerer Symptomatik (Mapelli et al. 2016). Dysfunktion und kraniofaziale Schmerzen verursachen u. a. auch psychische Beschwerden bei diesen Patienten. Übungen sind nützlich, um bei CMD-Patienten die Schmerzerfahrung zu verändern und ein Angstvermeidungsverhalten sowie Bewegungsangst und katastrophisierendes Verhalten zu reduzieren (Nijs et al. 2013). Bewegungsübungen induzieren physiologische Veränderungen: Sie reduzieren die Empfindlichkeit des zentralen Nervensystems, was zu verändertem Schmerz-Output führt, und haben außerdem einen endogen induzierten analgetischen Effekt (es wird angenommen, dass dieser durch die Freisetzung endogener Opioide und die Aktivierung spinaler Hemmmechanismen entsteht) (Littlewood et al. 2013). Auch wenn unterschiedliche therapeutische Übungen unterschiedliche Wirkmechanismen aufweisen, ist das übergeordnete Ziel aller Übungen, eine Heilung zu ermöglichen und weitere Verletzungen des Bewegungsapparats zu verhindern (Durham et al. 2016). Übungen für den Kiefer beinhalten die aktive Teilnahme der Patienten an der eigenen Behandlung. Aus diesem Grund werden sie als Bestandteil eines Selbstmanagementprogramms bei CMD-Erkrankungen einbezogen. Edukation, Selbstmassage, Wärmetherapie, Ernährungsberatung sowie Ernährung, Erkennen parafunktionaler Verhaltensweisen, Kontrolle und Vermeidung werden im Rahmen eines Selbstmanagements ebenfalls berücksichtigt. Patienten, die Eigenübungen für den Kiefer ausführen, fühlen sie sich motiviert und verantwortlich für ihre eigene Behandlung (Durham et al. 2016; Lindfors et al. 2017). Eine qualitative Studie, die die Erfahrungen der Patienten mit therapeutischen Kieferübungen bei der Behandlung myofaszialer Schmerzen der Kaumuskulatur untersuchte, kam zu dem Schluss, dass Patienten diese Übungen aufgrund ihrer Einfachheit und Wirksamkeit als nützlich für die Behandlung erachteten (Lindfors et al. 2017).

Derzeit besteht noch kein Konsens hinsichtlich Dosierung oder Dauer der Übungen. Vorerst wird empfohlen, Übungen bis zur Schmerz- oder Toleranzgrenze durchzuführen, d. h., der Patient darf beim Training keine Schmerzen spüren. Eine Untersuchung hat allerdings gezeigt, dass Programme, bei denen in den Schmerz hineintrainiert wird bei chronischen Schmerzen des Bewegungsapparats kurzfristig einen kleinen, aber signifikanten Vorteil gegenüber schmerzfreien Übungen bieten (Smith et al. 2017). Es gibt Hinweise darauf, dass therapeutisches Training bei einem breiten Spektrum physiotherapeutischer Methoden wirksam ist, insbesondere wenn es individualisiert oder gezielt eingesetzt wird (Taylor et al. 2007). Übungen, speziell solche zur Haltungskorrektur und für das Kiefergelenk, scheinen für Patienten mit myogenen und arthrogenen CMDs hilfreich zu sein, obwohl die Evidenz dafür insgesamt eher gering ist (Armijo-Olivo et al. 2016; Medlicott & Harris 2006).

In diesem Abschnitt werden wir ein Übungsprogramm für das Kiefergelenk beschreiben, das zur Wiederherstellung der Beweglichkeit, Verbesserung der Propriozeption und zur Schmerzlinderung bei Patienten mit CMD verwendet wurde. Außerdem werden wir Aspekte der Edukation erläutern, die vom Behandler bei der Behandlung von CMD-Patienten berücksichtigt werden sollten.

Allgemeine Kiefergelenksübungen

In der Behandlung von CMD-Patienten werden Kiefergelenksübungen in der Regel mit anderen physikalisch-therapeutischen Techniken kombiniert, etwa Gelenkmobilisationen oder -manipulationen sowie physikalischen Mitteln. Hauptsächliche Ziele dieser Behandlungen sind eine vergrößertes Bewegungsausmaß des Kiefergelenks sowie die Schmerzreduzierung (Medlicott & Harris 2006). Bei Probanden in einer akuten Phase oder mit starken Schmerzen wird empfohlen, zuerst langsame und kontrollierte aktive oder passive Bewegungen durchzuführen und Kräftigungsübungen der Kaumuskulatur auszuführen, wenn die Symptomatik nachlässt.

Bei CMD-Patienten kann das Kiefergelenk sehr empfindlich sein. Aus diesem Grund wird den Patienten empfohlen, die Belastung auf das Gelenk progressiv zu steigern, indem die Übungen häufig und mit geringer Wiederholungszahl durchgeführt werden (Armijo-Olivo & Gadotti 2016). Obwohl kein Konsens bezüglich der Übungsdosierung besteht, haben einige Autoren, wie Rocabado (1979), ein 6 x 6 x 6-Protokoll entworfen: sechs Übungen, die sechsmal täglich durchgeführt werden, mit jeweils sechs Wiederholungen pro Übung. Andere Behandler bevorzugen eine oder zwei Übungen pro Stunde mit nur wenigen Wiederholungen. Es wurde auch vorgeschlagen, die Übungen in Verbindung mit einer bereits etablierten Routine (z. B. Zähneputzen) durchzuführen, damit der Patient das Programm einhält (Lindfors et al. 2017). Für diese Patienten ist es von Bedeutung, Bewegungen oder parafunktionale Verhaltensweisen zu vermeiden, die ihre Beschwerden verschlimmern könnten (Bae & Park 2013; Durham et al. 2016; Nascimento et al. 2013).

Kiefergelenksübungen können in aktive oder passive Kieferbewegungen, Dehnungsübungen und propriozeptive Übungen unterteilt werden.

Aktive Kiefergelenksübungen

Es gibt Hinweise darauf, dass aktive Übungen zur Verringerung von Muskelkrämpfen und -schmerzen, zur Verbesserung der Muskelkraft und Widerstandsfähigkeit sowie zur Wiederherstellung der Muskelfunktion und der motorischen Kontrolle eingesetzt werden können (Armijo-Olivo & Gadotti 2016). Zu Beginn werden die Kiefergelenksübungen mithilfe eines Spiegels durchgeführt, um ein visuelles Feedback bezüglich der Kieferstellung zu erhalten und die Übungsausführung zu erleichtern. Anschließend können die Patienten die Übungen ohne Spiegel durchführen.

A. Aktive Mundbewegungen ohne Widerstand

Die häufigsten Kiefergelenksübungen sind die aktive Mundöffnung, laterotrusive sowie protrusive Bewegungen (Bae & Park 2013; Niemelä et al. 2012). Um die Übungen auszuführen, können die Patienten ihren Mund einige Sekunden lang leicht geöffnet halten und die Bewegungen langsam und kontrolliert ausführen. Während der Übung mit offenem Mund sollte die Zungenspitze den Kontakt zum Gaumen halten, um das Ausmaß der Mundöffnung zu begrenzen, insbesondere bei Patienten mit einer Kiefergelenkshypermobilität. Diese Bewegungen werden in der Regel verwendet, um die Kiefermuskulatur zu entspannen, die Lubrikation des Kiefergelenks zu verbessern und eine kontrollierte und symmetrische Beweglichkeit des Unterkiefers zu erreichen – und darüber hinaus, um mittels Stimulation von Gelenkrezeptoren eventuelle Schmerzen zu kontrollieren (de Felício et al. 2010; Haketa et al. 2010). Die Übungen sind einfach durchzuführen und den Patienten wird empfohlen, sie in ihre Tagesroutine einzubauen (Abb. 15.1) Die Patienten werden außerdem dazu ermutigt, aus der Startposition heraus laterale und protrusive Bewegungen des Kiefers durchzuführen.

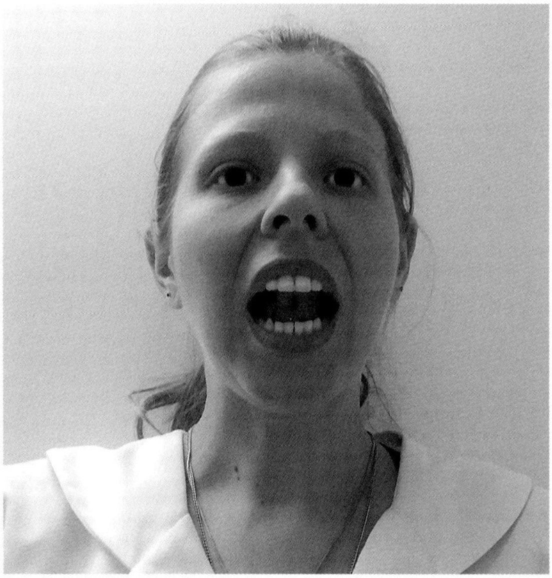

Abb. 15.1
Aktive Mundöffnung ohne Widerstand.

B. Kontrolle der Kiefergelenksrotation

Eine Variante der aktiven Mundöffnung ist die Durchführung gleichzeitiger Kontrolle der Gelenksrotation (Mulet et al. 2007). Dazu legt der Patient seine Zeigefinger von außen auf das Kiefergelenk und öffnet und schließt den Mund. Hat er/sie das Gefühl, dass die Gelenkkondylen („Ball") sich gegen die Finger nach vorne bewegen, wird die Bewegung gestoppt. Während der Übung hält der Patient mit seiner Zunge Kontakt zum Gaumen. Die Übung ist primär für Patienten mit einer arthrogenen CMD angezeigt, weil sie dem Betroffenen hilft darauf zu achten, gewohnte Kieferbewegungen, wie z. B. Kauen, Gähnen oder Schlucken, korrekt auszuführen. Sie ist außerdem nützlich für Patienten mit myogenen und gemischten CMDs, um die motorische Kontrolle zu verbessern, die bei diesen Beschwerdebildern reduziert ist.

C. Aktive Mundöffnung mit Widerstand

Aktive Kiefergelenksübungen können auch so durchgeführt werden, dass der Patient selber oder der Therapeut mit seinen Fingern Widerstand ausübt. Dafür muss der Patient seinen Zeigefinger auf, unter oder seitlich an das Kinn legen, um je nach gewünschter Bewegung einen leichten Widerstand anzubringen. Ziel dieser Übungen ist es, in der Kaumuskulatur eine möglichst große Anzahl an motorischen Einheiten zu rekrutieren und so die Kraft zu verbessern. Auch abgestufte Kontraktionen mit einer geringeren Belastung über längere Zeiträume hinweg können hilfreich sein, um die Kraftausdauer zu erhöhen. In Bezug auf andere Pathologien finden sich Hinweise darauf, dass ein dynamisches Widerstandstraining mit verbesserter Gelenkkraft, erhöhter neuromuskulärer Leistungsfähigkeit und besserer Funktionalität einhergeht (Yadav & Attrey 2017).

Ganz allgemein lässt sich nicht viel über die genaue Dosierung eines solchen Trainings sagen. Die Übungen werden abgestimmt auf die Patiententoleranz und das Belastungsmanagement. Es kann das 6 x 6 x 6-Protokoll nach Rocabado angewendet werden (Rocabado 1979).

D. Mandibular Body-Condylar Cross-Pressure Chewing Technique

Die „Mandibular Body-Condylar Cross-Pressure Chewing Technique" entspricht der Modifikation einer chiropraktischen Technik. Dabei handelt es sich um eine aktive Selbstmobilisierung, bei der der Patient seine Hand (kleinfingerseitig) auf das ispilaterale Kiefergelenk legt und den Handballen der anderen Hand an die kontralaterale Seite des Kinns hält. Dann öffnet und schließt der Patient den Mund und übt dabei über die Handkontakte Druck aus. Wenn der Patient es toleriert, sollte der Druck mit jeder weiteren Öffnung erhöht werden (Abb. 15.2). Die Übung kann auf beiden Seiten fünfmal wiederholt werden. Ziel ist es, die Gelenkkapsel zu stimulieren und zu dehnen und die Kaumuskulatur zu entspannen. Trotz begrenzter Studien zu dieser Technik kann sie aufgrund ihrer Wirkung auf die Gelenkkapsel für alle CMD-Patienten empfohlen werden, hauptsächlich aber in Fällen einer arthrogenen CMD (Kalamir et al. 2010, 2012, 2013).

E. Aktive Bewegungen mit der Zunge als Bewegungsinitiator

Diese Übungen können durchgeführt werden, um die Kiefergelenksbeweglichkeit zu verbessern, insbesondere wenn eine Einschränkung vorliegt oder der Patient Angst vor Bewegung hat. Der Patient kann seine Zunge nach vorne oder nach rechts und links herausstrecken, um eine Protrusion/Öffnung oder eine laterale Kieferbewegung zu induzieren. In diesem Fall sollte der Arzt bei der Übungserklärung mehr auf Zungen- als auf Kieferbewegungen bestehen. Die Übungen werden innerhalb des Toleranzrahmens des Patienten durchgeführt.

Passiv-assistive Kiefergelenksbewegungen

Einige Geräte wie das TheraBite Jaw Motion Rehabilitation System® (Atos Medical AB, Hörby, Schweden), Dynasplint (Stubblefield et al. 2010) oder Zungendepressoren können zur passiv-assistiven Unterstützung der Kiefergelenksbewegungen eingesetzt werden. Die Geräte zielen darauf ab, die Koordination des Kiefergelenks zu verbessern und das Bewegungsausmaß zu vergrößern. Bei Patienten mit einer arthrogenen CMD wird von einem verbesserten Bewegungsausmaß sowie einer reduzierten Schmerzintensität berichtet. Bei Probanden mit myogener CMD bewirkten sie eine stärkere Reduktion der Schmerzintensität als bei solchen mit arthrogener CMD (Kraaijenga et al. 2014; Maloney et al. 2002).

A. Passive Kiefergelenksbewegungen mit dem TheraBite®-Gerät

Das TheraBite®-Gerät ist ein System zur passiven Mobilisierung des Kiefergelenks, das vom Patienten ohne ärztliche Hilfe genutzt werden kann. Es besteht aus zwei Mundstücken, die an Kunststoffgriffen befestigt sind. Die Mundstücke werden zwischen den oberen und unteren Zähnen eingesetzt. Durch Zusammendrücken der Griffe bewegen

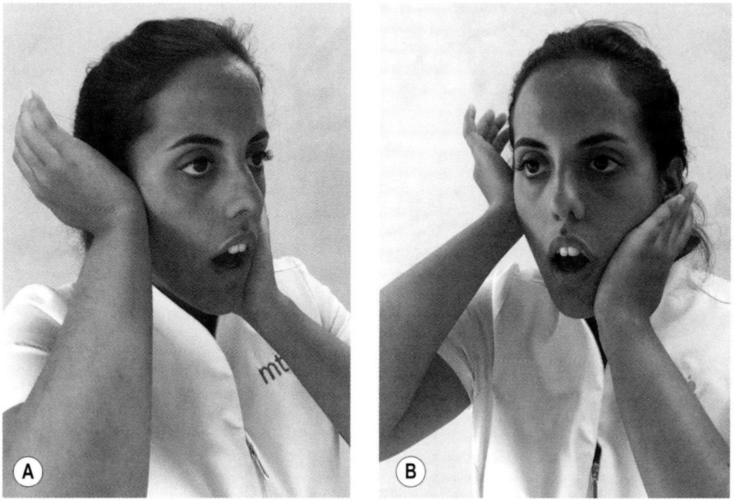

Abb. 15.2
Mandibular Body-Condylar Cross-Pressure Chewing Technique.

sich die Mundstücke auseinander und der Mund des Patienten wird geöffnet. Der Patient hält das Gerät dabei in seiner dominanten Hand. Berichten zufolge reduziert die Anwendung eines TheraBite®-Geräts die Schmerzintensität und verbessert die Beweglichkeit. Es erzeugt ein hohes Drehmoment, das eine kurzzeitige passive Dehnung ermöglicht (Maloney et al. 2002). Laut einigen Studien führt es bei der Behandlung einer akuten myogenen CMD zu einer schnelleren Funktionsverbesserung als klassische Physiotherapie (Satomi et al. 2013).

Das Programm muss entsprechend der Symptomatik des Patienten individuell angepasst werden. Die übliche Dosierung ist 7-7-7; d. h., es werden siebenmal täglich jeweils sieben Wiederholungen ausgeführt, die sieben Sekunden lang aufrechterhalten werden. Das Programm variiert je nach Ziel. Besteht das Ziel z. B. vorrangig in einer Dehnung, wäre es besser, jede Wiederholung für 30 Sekunden zu halten.

Eine mechanisch unterstützte Kiefergelenkmobilisierung kann auch mit aufeinander gestapelten Zungendepressoren durchgeführt werden. Dafür legt der Patient auf beiden Seiten einen Zungendepressor zwischen die oberen und unteren Zähne. Dann werden weitere Zungendepressoren hinzugefügt, um den Mund sanft zu öffnen und eine moderate Dehnung zu erreichen. Obwohl es zur exakten Dosierung derartiger Übungen nur wenige Studien gibt, kann man davon ausgehen, dass drei bis fünf Durchgänge der assistiven Übung täglich mit einer Pause von jeweils zwei Sekunden am Punkt der maximalen Mundöffnung hilfreich sind (Ren et al. 2013). Hauptziel dieser Technik ist es, das Bewegungsausmaß des Kiefergelenks zu vergrößern.

B. (Self-)Mobilization With Movement (MWM)

Brian Mulligan führte MWM ein, eine Technik der Manuellen Therapie, die eine passive akzessorische Mobilisierung des Gelenks durch den Therapeuten mit einer aktiven Bewegung des Patienten kombiniert. Die Prinzipien der Technik wurden zur Behandlung einer schmerzhaften Einschränkung der Mundöffnung oder des Kieferschlusses an das Kiefergelenk angepasst (González-Iglesias et al. 2013; Vicenzino et al. 2011). Zeitigt eine Manuelle Therapie keine Wirkung, bringt der Therapeut dem Patienten MWM-Übungen bei. Dabei mobilisiert der Patient das Kiefergelenk passiv mit der Hand oder den Fingern in der Gelenkebene und führt dabei aktiv die schmerzhafte oder eingeschränkte Bewegung aus. Am Ende der Bewegung kann ein leichter passiver Überdruck hinzugefügt werden. Die Technik sollte schmerzfrei durchgeführt werden und ist bei Bewegungseinschränkungen des Kiefergelenks aufgrund von Schmerzen oder Widerstand angezeigt. Die empfohlene Dosierung besteht aus drei Sätzen von sechs bis zehn Wiederholungen.

Stretching

Ziel eines Stretchings ist es, Bewegungen in den periartikulären Strukturen zu ermöglichen, um eine wirkungsvollere Lubrikation zwischen den Kollagenfasern wiederherzustellen und die Synthese von Glykoaminoglykanen zu stimulieren (Carmeli et al. 2001). Ein Stretching ist sowohl bei arthrogenen als auch myogenen CMDs hilfreich. Für eine Eigendehnung der Kiefermuskulatur öffnet der Patient den Mund langsam soweit, bis ein anfängliches Spannungsgefühl wahrzunehmen ist. Dann öffnet der Patient den Kiefer mithilfe von Daumen und Zeigefinger weiter (Abb. 15.3). Die Dehnung sollte, wenn möglich, mindestens 30 Sekunden beibehalten werden, um Veränderungen in den Weichteilen bewirken (Michelotti et al. 2004; Niemelä et al. 2012).

Die Dehnung der Kiefermuskulatur kann durch die Kontraktion des Agonisten und damit eintretende Entspannung des Antagonisten erleichtert werden. Diese Technik basiert auf dem Prinzip der reziproken Hemmung. Wird ein Muskel aktiv kontrahiert, entspannen sich die Antagonisten. Ziel der Technik ist es, die Kiefermuskulatur zu entspannen. Um beispielsweise die Mundöffnung zu verbessern, wird der Patient aufgefordert, der Bewegung über 5–10 Sekunden einen geringen Widerstand entgegenzusetzen. Das soll eine Entspannung der Kieferschlussmuskulatur bewirken (Kalamir et al. 2010, 2012, 2013). Nach der Kontraktion der kieferöffnenden Muskulatur wird der Patient angewiesen, seinen Mund zu öffnen und mit einer 30 Sekunden andauernden Eigendehnung die Mundöffnung weiter zu verbessern. Das gleiche Prinzip kann bei Lateralbewegungen des Kiefers angewendet werden. Die Technik kann drei- bis fünfmal pro Sitzung durchgeführt werden, je nach Toleranzschwelle des Patienten.

Propriozeptive Übungen

Propriozeption aus dem Kiefer liefert Informationen über Position und Bewegung des Kiefergelenks im Raum. Dafür werden Informationen aus den Muskeln, den Mechanorezeptoren der Gelenke sowie den Hautrezeptoren gesammelt. Liegt eine Kiefergelenkerkrankung vor, ist die

Propriozeption beeinträchtigt und beeinflusst damit die normale Biomechanik. Propriozeptive Übungen zielen darauf ab, die motorische Kontrolle zu verbessern und die Sensitivität der Mechanorezeptoren zu steigern. Derartige Übungen können außerdem dabei helfen, die viskoelastischen Eigenschaften des Muskelgewebes wiederherzustellen, die Sauerstoffversorgung zu verbessern und die Körpertemperatur zu erhöhen. Die wiederholte Positionierung des Kiefergelenks in bestimmte Positionen führt darüber hinaus zu Veränderungen im zuständigen Kortex (Ju et al. 2011).

Ziel der propriozeptiven Übungen ist es, die Koordination und dysfunktionale Bewegungsmuster der Kaumuskulatur zu verbessern, die zu einer abnormalen Lastverteilung auf das Kiefergelenk und zu einer Verstärkung von Muskeldysbalancen führen können (Armijo-Olivo & Gadotti 2016).

A. Geführte Übungen

Geführte Übungen für die Mundöffnung und -schließung können dabei helfen, die Koordination des Kiefergelenks zu verbessern. Patienten sollten die Übung vor einem Spiegel durchführen. Dazu benutzen sie ein Blatt Papier, das die Hälfte ihres Gesichts bedeckt oder zeichnen eine vertikale Linie auf den Spiegel. Diese dient dazu, die untere Zahnreihe mittig zu positionieren und abnormale Bewegungsmuster zu vermeiden. Um die Koordination der Muskeln und der stomatognathen Funktionen weiter zu verbessern, können Patienten auch Bewegungsübungen für Zunge, Lippen und Wangen durchführen (Michelotti et al. 2004). Dabei kann auch die Zunge am Gaumendach anliegen (Abb. 15.4).

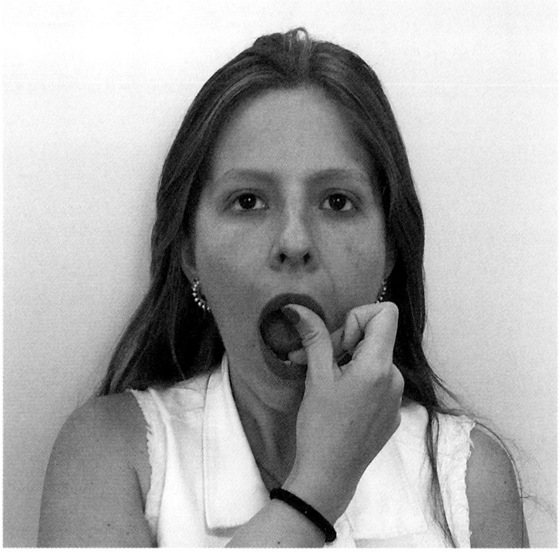

Abb. 15.3
Eigendehnung zur Mundöffnung.

B. Rhythmische Stabilisation

Eine bekannte Übung ist die rhythmische Stabilisation, die auf der propriozeptiven neuromuskulären Fazilitation (PNF) basiert. Die Technik dient u. a. dazu, die Intaktheit der Muskeln zu kontrollieren. Sie basiert auf Übungen zur Verringerung der Aktivität der Muskelspindeln auf ein Minimum. Dabei legt der Patient seine Zeigefinger auf das Kinn und die Daumen unter das Kinn, um den Kiefer in Position zu fixieren, während die Zunge in einer Ruheposition gehalten wird. Anschließend setzt der Patient Widerstände gegen die Kieferöffnung, den Kieferschluss und gegen Lateralbewegungen des Kiefers. Diese Widerstände dürfen keine Bewegung des Kiefergelenks zulassen. Jede Kontraktion sollte sechs Sekunden lang gehalten werden; es werden abwechselnd jeweils fünf Kontraktionen von Agonist und Antagonist ausgeführt. Da die Technik hauptsächlich auf die Muskulatur abzielt, ist sie für Patienten mit myogenen und gemischten CMDs angezeigt (Mulet et al. 2007).

C. Hyperboloid

Das Hyperboloid ist ein von einem brasilianischen Zahnarzt erfundenes Mastikationsinstrument (Patent Nr. 8901216-0) und beim National Institute of Intellectual Property als Mastikationsapparat registriert. Es ist hyperbolisch geformt und aus weichem, ungiftigem, geruchlosem, geschmacklosem Silikon hergestellt. Seine Härte und Textur sind der idealen Kaukraft angepasst. Das Hyperboloid soll eine propriozeptive Exzitation der Nerven im dentoalveolären Bereich, den Muskelspindeln und in den Golgi-Sehnenorganen erzeugen. Es wurde entwickelt, um die Koordination der Kieferbewegungen sowie die Muskelkraft während der Bewegung zu verbessern (Armijo-Olivo & Gadotti 2016; Giannasi et al. 2014). Mit dem Hyperboloid zwischen den Zähnen gehalten, kann der Patient eine Protrusion sowie laterale Bewegungen durchführen (Abb. 15.5). Die Evidenz für die Anwendung des Hyperboloids

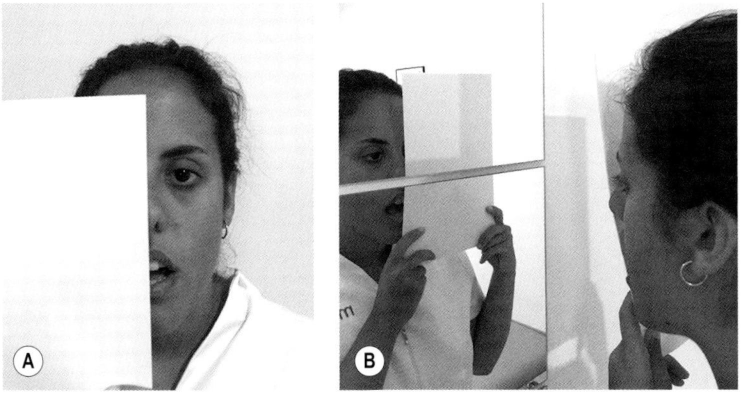

Abb. 15.4
Geführte Öffnungsbewegungen: Frontansicht (A), Seitansicht (B).

in der Forschungsliteratur ist limitiert. Weitere Studien zur Auswirkungen bei Patienten mit CMD sind eindeutig notwendig.

Edukation und Beratung

Self-Care- oder Self-Management-Methoden werden häufig zur initialen Behandlung von CMD-Patienten eingesetzt. Ein Team aus elf internationalen Experten auf dem Gebiet der CMD führte eine Delphi-Studie durch, um die Bestandteile eines Selbstmanagementprogramms bei CMD zu ermitteln, und kam zu dem Ergebnis, dass ein standardisiertes Selbstmanagementprogramm Edukation, Bewegungstherapie, Wärmeanwendungen, Selbstmassage, Ernährungsumstellung und -beratung sowie Aufklärung über parafunktionales Verhalten umfassen sollte (Durham et al. 2016).

Es gibt Hinweise darauf, dass Beratungs- und Selbstmanagementprogramme zur Verbesserung von spontanen Schmerzzuständen, Muskelreizungen bei Palpation und maximaler Mundöffnung mit und ohne Schmerzen bei CMD-Patienten effektiv sind (de Freitas et al. 2013). Darüber hinaus scheinen diese Programme in Kombination mit Haltungsschulung und Physiotherapie bessere Ergebnisse zu liefern als bei alleiniger Anwendung.

Die Edukation sollte den Schwerpunkt auf die Diagnose und die gute Prognose einer CMD legen. Sie sollte auch den biopsychosozialen Aspekt einer CMD-Ätiologie einschließen, die Bedeutung eines konservativen Behandlungsansatzes sowie die Risiken einer invasiven und damit irreversiblen Behandlung. Darüber hinaus sollten Anatomie und Funktion des Kiefergelenks erklärt werden. Den Patienten sollte auch eine Beratung hinsichtlich der Schlafpraxis, der begrenzten Anwendung von Analgetika sowie zur Ernährung angeboten werden. Die Idee des schmerzfreien Kauens ist der Empfehlung einer weichen Diät vorzuziehen. Zusätzlich sollten diese Patienten zu einer bilateralen Mastikation ermutigt werden (Armijo-Olivo & Gadotti 2016; Orlando et al. 2007). Darüber hinaus sollte der Therapeut die normale Muskelfunktion des Kiefergelenks erklären und darüber informieren, dass eine übermäßige Nutzung dieser Muskeln mit den Beschwerden zusammenhängen könnte. Daher sollten Patienten auf die Muskelaktivität ihres Kiefers sowie diejenigen parafunktionalen Verhaltensweisen achten, die ihre Schmerzen verschlimmern. Sie sollten folgende Aspekte für sich erkennen, selber überwachen und möglichst vermeiden: parafunktionale Verhaltensweisen, Überlastungen des stomatognathen Systems, wie z. B. Zusammenpressen der Zähne und Zähneknirschen, Kaugummikauen, Aufstützen des Kiefers auf der Hand sowie übermäßige Bewegungen des Unterkiefers. Der Therapeut sollte dem Patienten außerdem eine entspannte Ruheposition des Kiefers sowie der Kaumuskulatur beibringen, bei der sich die Zähne nicht berühren. Bei Nasenatmung sollten die Lippen vorzugsweise geschlossen sein. Der Patient sollte dazu angehalten werden, die Ruheposition des Kiefers auch im Wachzustand beizubehalten. Für einige Patienten kann ein Biofeedback hilfreich sein, um die neue Kieferposition mit entspannter Kaumuskulatur zu übernehmen (Craane et al. 2012; Gavish et al. 2006; Kalamir et al. 2012, 2013). Für spezifische Informationen zu neurowissenschaftlicher Edukation sei der Leser auf Kapitel 18 dieses Buchs verwiesen.

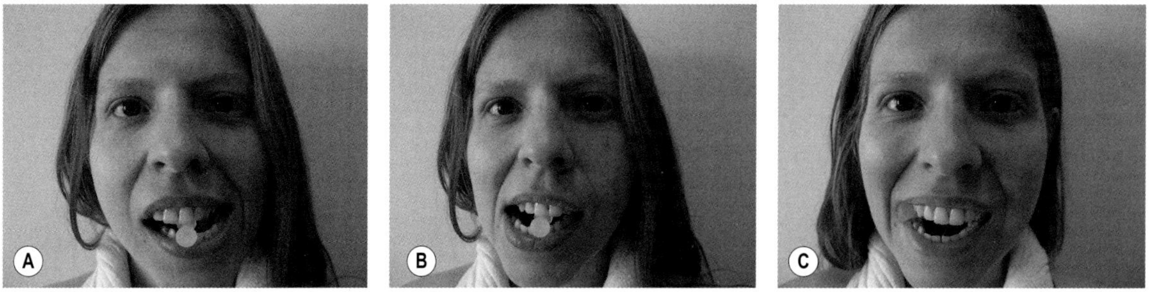

Abb. 15.5
Übungen mit dem Hyperboloid mit Deviation nach links (A) und rechts (B) und zur Seite (C).

CMD-Patienten sollten positive Lebensgewohnheiten, wie die Vermeidung von Koffein und körperliche Bewegung, empfohlen werden. Die Patienten müssen sowohl während als auch nach der Behandlung eigenständig üben und sich ihrer Selbstverantwortung bewusst sein.

Übungen für die Halswirbelsäule

Die Literatur zeigt, dass zwischen Beeinträchtigungen der Halswirbelsäule und Kieferdysfunktionen ein enger Zusammenhang besteht (Olivo et al. 2010). Der Grund dafür liegt vermutlich darin, dass die Halswirbelsäule starke anatomische, biomechanische und neurologische Verbindungen zum stomatognathen System aufweist, insbesondere auf der Ebene des Nucleus trigeminocervicalis (Armijo Olivo et al. 2006; Sessle 1999). Darüber hinaus konnte gezeigt werden, dass CMDs in hohem Maße mit Nackenschmerzen, zervikogenen Kopfschmerzen sowie Beschwerden nach Schleudertraumata assoziiert sind (Armijo Olivo et al. 2006). Derartige muskuloskelettale Erkrankungen sind durch eine abnorme Funktion der Flexoren und Extensoren der Halswirbelsäule gekennzeichnet (Jull et al. 2008). Mehrere Studien haben ganz konkret berichtet, dass CMD-Patienten eine abnorme Ausdauer und Leistungsfähigkeit der genannten Muskeln aufweisen (Armijo-Olivo et al. 2010, 2011, 2012). So wurde beispielsweise berichtet, dass CMD-Patienten im Vergleich zu gesunden Personen bei entsprechenden Tests eine reduzierte Ausdauer der HWS-Flexoren und -Extensoren aufweisen. Darüber hinaus zeigten Patienten mit einer gemischten CMD während dieser Ausdauertests stärkere Negativwerte als gesunde Probanden, was auf eine höhere Ermüdbarkeit dieser Muskeln hinweist (Armijo-Olivo et al. 2012). Außerdem schnitten CMD-Patienten bei der Durchführung des kraniozervikalen Flexionstests (CCFT) (Armijo-Olivo et al. 2011) schlecht ab und wiesen eine erhöhte elektromyografische Aktivität der oberflächlichen Halsflexoren auf (Armijo-Olivo et al. 2011). Diese Ergebnisse unterstreichen die Tatsache, dass Veränderungen der Ausdauerleistung der Flexoren und Extensoren des Halses bei Personen mit einer CMD als muskuloskelettale Störungen betrachtet werden können. Daher sollte die Behandlung einer CMD in der Praxis neben Behandlungen des Kiefers auch Therapien und Übungen für die Halswirbelsäule beinhalten.

Die Evidenz in Bezug auf Therapien für den Nacken befindet sich noch im Entwicklungszustand, hat aber großes Potenzial. Wie bereits in Kapitel 10 erwähnt, haben bislang nur zwei Studien (Calixtre et al. 2016; La Touche et al. 2009) Nackenübungen in Kombination mit Techniken der Manuellen Therapie am Hals bei CMD-Patienten getestet. Diese Studien zeigten, dass eine auf die Halswirbelsäule gerichtete Behandlung bei Patienten mit myofaszialer CMD möglicherweise die Schmerzintensität in der Kaumuskulatur reduziert und das Bewegungsausmaß für eine schmerzfreie Mundöffnung verbessert. Die Ergebnisse deuten darauf hin, dass eine Behandlung von zervikalen muskulären Einschränkungen bei CMD-Patienten helfen kann, deren Symptome zu reduzieren und ihre Lebensqualität zu verbessern. Behandlungsstrategien für die Halswirbelsäule sollten daher bei diesen Patienten angewendet werden.

Zusammenfassend scheinen Übungen zur motorischen Kontrolle der Halswirbelsäule sowohl die Schmerzen als auch Ausmaß einer Dysfunktion bei Patienten mit zervikalen Beteiligungen, wie CMD, Kopfschmerzen und Halsschmerzen, zu verbessern (Calixtre et al. 2016; Jull et al. 2002, 2004, 2009; La Touche et al. 2009). Daher sind derartige Übungen eine der vielversprechendsten Möglichkeiten für die Behandlung von CMD-Patienten (Armijo-Olivo et al. 2016). Allerdings sollte betont werden, dass nach unserem Wissen in der Literatur bislang keine randomisierte kontrollierte Studie mit geeigneter Methodik existiert, die isoliert die Wirksamkeit von Übungen für die Halswirbelsäule bei CMD-Patienten getestet hat.

In diesem Abschnitt werden wir ein Behandlungsprotokoll für Nackenübungen beschreiben, das darauf abzielt, bei Patienten mit einer Beteiligung des Nackens die motorische Kontrolle auf zervikaler Ebene zu steuern. Die Wirksamkeit dieses Protokolls wurde in der Literatur für Patientenpopulationen mit zervikogenen Kopf- und Nackenschmerzen ausführlich getestet (Falla et al. 2007, 2013; Jull et al. 2002, 2004, 2008, 2009; La Touche et al. 2009) und verringert nach neueren Erkenntnissen (Calixtre et al. 2015; La Touche et al. 2009) möglicherweise die Symptome bei CMD-Patienten. Die Übungen können isoliert oder in Kombination mit Kiefergelenksübungen bei CMD-Patienten durchgeführt werden.

Training der Zervikalmuskulatur

Für das Training der Halsmuskulatur wurden zwei Ansätze vorgeschlagen (Jull et al. 2009; O'Leary et al. 2009). Einer davon beschreibt niedrigintensive Muskelkontraktionen, die auf die motorische Kontrolle abzielen (Falla et al. 2013), der andere legt den Schwerpunkt auf allgemeine Kräftigungs- und Ausdauerübungen für die Nackenmuskulatur (Berg et al. 1994; Jordan & Manniche 1996). Es wurde hervorgehoben, dass beide Therapien bei Patienten positive Effekte zeitigen und zu unterschiedlichen Zeiten des Rehabilitationsprozesses angewendet werden können (O'Leary et al. 2009). Niedrigintensive Übungen sollten zu Beginn der Erkrankung durchgeführt werden, wenn Schmerzen und Einschränkungen des Patienten eine höhere Intensität nicht zulassen. Höher intensive, globale Übungen, die eine größere Anzahl von Muskeln ansprechen, sollten dagegen genutzt werden, wenn die motorische Kontrolle und Koordination der tiefer liegenden und posturalen Nackenmuskeln bereits neu gelernt wurde.

Jull et al. (2002) und Falla et al. (2013) haben ein Trainingsprotokoll vorgeschlagen, das auf die Beeinträchtigungen der Halsmuskulatur bei Patienten mit zervikaler Beteiligung und zervikogenem Kopfschmerz abzielt (Jull et al. 2002, 2004, 2009; La Touche et al. 2009). Dieses Protokoll dauert in der Regel acht Wochen und besteht aus progressiv ansteigenden Übungen für die Nackenflexoren und -extensoren und sollte für jeweils 30–45 Minuten zweimal pro Woche wie unten beschrieben durchgeführt werden (Falla et al. 2007, 2013). Das Protokoll kann in mehrere Phasen unterteilt werden und zielt auf die Flexoren und Extensoren der Nackenmuskulatur ab.

Training der Nackenflexoren

Die erste Phase des Trainings der Nackenflexoren besteht aus dem Neu-Lernen der kraniozervikalen Flexionsbewegung. Das geschieht mittels einer zunehmenden Flexionsbewegung der Halswirbelsäule aus einer entspannten, liegenden Position heraus und unter Verwendung eines Biofeedbacksensors unter dem Nacken des Patienten. Die Übung zielt auf die tiefen Flexoren der oberen Halswirbelsäule ab, den M. longus capitis und die Mm. colli (Armijo-Olivo et al. 2011), nicht auf die oberflächlichen Flexoren, den M. sternocleidomastoideus und den M. scalenus anterior.

Die richtige Ausführung der Flexionsbewegung ist für das Trainingsprogramm äußerst wichtig (Jull et al. 2004). Der Behandler muss dem Patienten beibringen, die Bewegung korrekt auszuführen und jede Kompensationsstrategie wie Retraktion des Halses, übermäßige Halsflexion und/oder Zusammenpressen der Kiefer zu kontrollieren und/oder auszuschalten. Der Patient nickt sanft und langsam mit dem Kopf, als ob er „ja" sagen würde, sodass der Sensor den ausgeübten Druck messen kann. Zu Beginn wird ein Druck von 22 mmHg eingestellt, der dann bis auf 30 mmHg gesteigert werden kann. Um die Behandlung fortzusetzen, muss die Flexionsbewegung in jedem Bereich korrekt und präzise ausgeführt werden (Falla 2004; Jull et al. 2004; O'Leary et al. 2007). Ziel der Übung ist es, einen Druckvon 10 mmHg oberhalb des Ausgangswerts zu erreichen, ohne dabei über die oberflächlichen Nackenbeugemuskeln zu kompensieren oder sie zukontrahieren.

Die Bewegung sollte zehnmal korrekt ausgeführt werden, bevor zur nächsten Stufe übergegangen wird (Abb. 15.6). Hat der Patient Schwierigkeiten, die Bewegung richtig auszuführen, kann der Behandler ihm raten, vor Bewegungsbeginn zunächst nach unten zu schauen. Darüber hinaus kann es helfen, die Bewegung beim Ausatmen auszuführen (Cagnie et al. 2008).

Training der Haltefähigkeit der tiefen Nackenflexoren

Ist der Patient in der Lage, die Flexionsbewegung korrekt auszuführen, unterrichtet der Behandler ihn anschließend dahingehend, sie langsam und kontrolliert auszuführen, während Kopf und Hals in einer neutralen Position gehalten werden. Auch dabei sollte den Patienten Feedback über einen unter dem Nacken platzierten Druckmesser gegeben werden, um die bei einer Kontraktion des M. longus colli auftretende Abflachung der Halslordose zu kontrollieren. Kann der Patient die korrekte Flexionsbewegung ausführen, sollte er dazu übergehen, eine zunehmend größere Flexion beizubehalten und dabei weiterhin das Feedback aus dem Druckmesser beachten. Das Feedback wird dabei auf einen Monitor projiziert, der sich im Sichtfeld des Patienten befindet, um Ausgleichsbewegungen zu vermeiden (Abb. 15.7).

Jeder Patient muss zunächst kraniozervikale Flexionsbewegungen durchführen, mit denen er nacheinander fünf vorgegebene Zielwerte auf dem Druckmesser erreichen soll, die, von einem Basiswert von 20 mmHg ausgehend, in 2-mmHg-Schritten bis zur letzten Stufe von 30 mmHg gesteigert werden. Der Behandler markiert denjenigen Wert, den der Patient fünf Sekunden lang konstant halten kann, ohne den Kopf in Retraktion zu ziehen, ohne die oberflächlichen Nackenflexoren übermäßig zu nutzen und ohne eine schnelle, ruckartige Flexionsbewegung zu Beginn zu machen. Für jede Stufe wird die Kontraktionsdauer auf zehn Sekunden erhöht und der Patient angewiesen, zehn Wiederholungen mit kurzen Pausen von jeweils fünf Sekunden zwischen den Wiederholungen auszuführen. Hat er eine Serie von zehn Wiederholungen zu je zehn Sekunden auf einer Stufe absolviert, wird zur nächsten Stufe übergegangen, bis hin zur letzten Stufe mit zehn Wiederholungen zu je zehn Sekunden bei 30mmHg.

Widerstandstraining für die Flexoren

In späteren Phasen der Rehabilitation können die Patienten angeleitet werden, die Flexoren mit höherer Intensität und dem Gewicht des Kopfes als Widerstand zu trainieren. Die Kopfhebebewegung für die Flexoren wird zunächst aufrecht stehend durchgeführt, mit dem Rücken an eine Wand gelehnt und von dort in eine Bewegung aus der Rückenlage heraus übertragen (Abb. 15.8). Dem Anheben muss eine kraniozervikale Flexion vorausgehen, gefolgt von einer zervikalen Flexion, um den Kopf von der Unterlage abzuheben. Die kraniozervikale Flexion muss für die

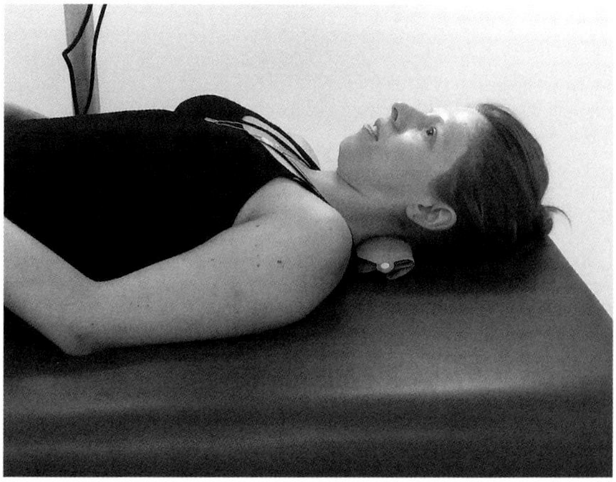

Abb. 15.6
Training der kraniozervikalen Flexion.

Dauer der gesamten Übung beibehalten werden (ein Satz von fünf Wiederholungen mit einer Haltezeit von lediglich ein bis zwei Sekunden). Die Anzahl der Wiederholungen und Sätze sollte entsprechend der Reaktion des Patienten auf die Übung erhöht und ein Ausdauerelement integriert werden, indem die Zeit, in der der Patient die Position halten muss, abhängig vom Fortschritt gesteigert wird.

Die Patienten sollten außerdem instruiert werden, die Flexoren der Halswirbelsäule aus verschiedenen Positionen heraus zu trainieren. Dazu führen sie die Übungen im Sitz und Stand aus. Der erste Teil der nächsten Belastungsstufe besteht darin, Kopf und Halswirbelsäule im Sitzen in eine Extension zu bewegen. Diese Bewegung beinhaltet eine exzentrische Kontraktion der zervikalen Flexoren. Jegliche Kompensationsbewegung, wie z. B. eine Retraktion des Kinns oder der Halswirbelsäule, sollte vermieden werden. Anschließend sollen die Patienten die Halswirbelsäule wieder in eine neutrale Position bringen. In dieser Phase werden die zervikalen Flexoren konzentrisch kontrahiert. Dabei sollte sichergestellt werden, dass die Bewegung auf kraniozervikaler Ebene eingeleitet wird und nicht mittels einer dominanten Aktivierung des M. sternocleidomastoideus. Der Behandler kann diese Übung weiter steigern, indem er den Patienten einerseits mit zunehmend besserer Kontrolle das Ausmaß der Extensionsbewegung vergrößern lässt und andererseits in verschiedenen Abschnitten der zervikalen Rücklaufbewegung (konzentrische Flexion) Isometrieübungen hinzufügt, um die flektorischen Synergien in unterschiedlichen funktionellen Bewegungsausmaßen der Extension zu verbessern (Abb. 15. 9).

Training der tiefen zervikalen Extensoren

Da die zervikalen Extensoren zur Kontrolle der Halswirbelsäule beitragen, sollten sie im Hinblick auf eine einwandfreie Bewegungsfähigkeit trainiert werden. Um diese Muskulatur zu trainieren, kann der Patient mit der Übung zunächst im Sitz oder im Stand beginnen und anschließend in den Ellenbogenstütz oder den Vierfüßlerstand wechseln.

Für eine Aktivierung der subokzipitalen Muskeln sollte der Patient angewiesen werden, Kopf und Nacken in eine Flexion zu bewegen und dann von dort in die Ausgangsposition zurückzukehren, um die exzentrisch-konzentrische Funktion der Extensoren zu trainieren. Der Behandler muss dem Patienten vorher erklären, wie er die Bewegung ausführen soll. Dabei ist auf die Position von Kopf und Hals sowie der Schulterblätter zu achten. Eine der häufigsten Kompensationsbewegungen bei dieser Übung ist z. B. das Vorschieben des Kinns, was auf eine übermäßige kraniozervikale Extension und damit eine Dominanz der oberflächlichen Muskeln hindeutet (z. B. M. semispinalis capitis). Darüber hinaus ist es wichtig, den M. rectus capitis major und M. rectus capitis minor zu trainieren, insbesondere im Hinblick auf ihre wichtige propriozeptive Funktion, ihre Rolle bei der Unterstützung und Kontrolle der hochzervikalen Gelenke sowie die nachgewiesenen Veränderungen, die bei Nackenschmerzen in diesen Muskeln auftreten können. Dazu führt der Patient eine kraniozervikale Extensions- und Flexionsbewegung aus (Kopfnicken), während er die mittlere und untere Halswirbelsäule in neutraler Position hält (Abb. 15.10).

Eine weitere Übung fördert die Aktivität des M. obliquus capitis superior und des M. obliquus capitis inferior. Sie besteht aus einer Rotationsbewegung von < 40°, die sich auf den oberen Halsbereich konzentriert (jede Bewegung sollte zehnmal wiederholt werden).

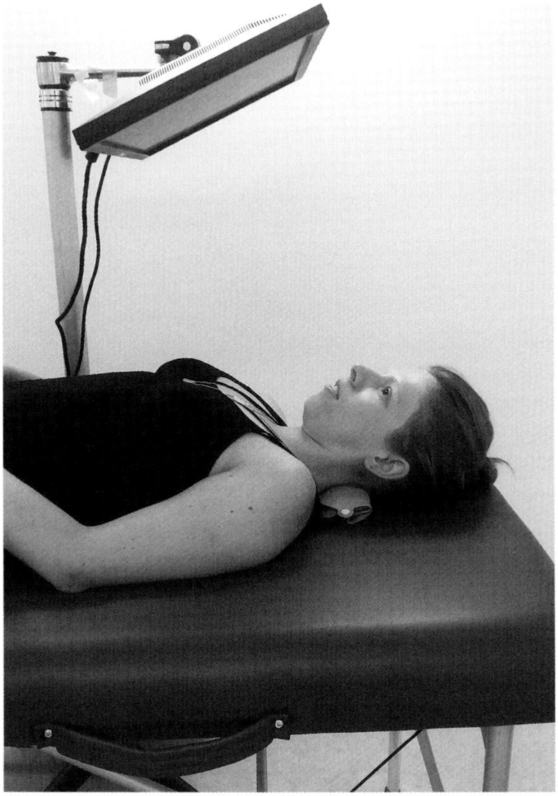

Abb. 15.7
Training der Haltefähigkeit der tiefen Nackenflexoren.

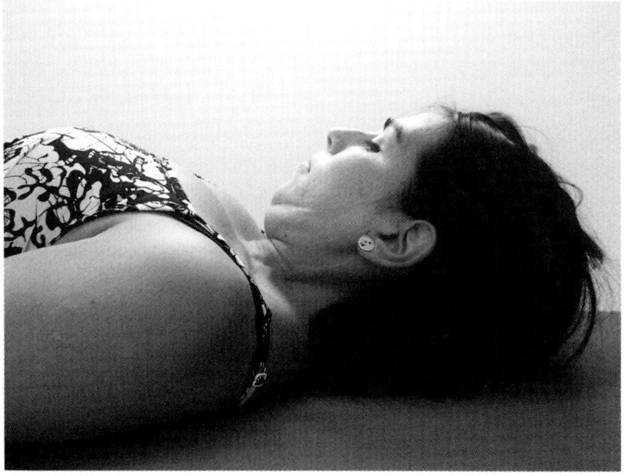

Abb. 15.8
Intensives Training der zervikalen Flexoren.

Training der tiefen HWS-Extensoren

Diese Übung stellt eine schwierigere Variante der oben beschriebenen Übungen dar und sollte in ähnlicher Weise durchgeführt werden, allerdings aus dem Vierfüßlerstand heraus. Der Patient muss die Übungen mit dem Gewicht des Kopfes als Widerstand ausführen und damit unter höherer Intensität. Der Schwerpunkt liegt dabei auf dem Training der tiefen zervikalen Extensoren und dem M. semispinalis cervicis und den Mm. multifidi. Zu Beginn sollte der Patient die Halsextension bis zu 15-mal wiederholen und dabei den Kopf in einer neutralen Position halten. Das Ausmaß der Extension und damit das Training der entsprechenden Muskulatur sollte zunehmend erhöht werden. Darüber hinaus sollte die Anzahl der Wiederholungen und Sätze entsprechend der Reaktion des Patienten auf die Übung ebenfalls erhöht und eine Ausdauerkomponente integriert werden, indem die Zeit, in der der Patient die Position halten muss, abhängig vom Fortschritt gesteigert wird (Abb. 15.11).

Kokontraktion der HWS-Flexoren und -Extensoren in Kombination mit Arm- und Beinbewegungen

Mit diesen Übungen wird begonnen, sobald der Patient in der Lage ist, seine zervikalen Flexoren und Extensoren adäquat zu kontrahieren. So führt der Patient z. B. zunächst eine Flexion der oberen Halswirbelsäule aus dem Vierfüßlerstand aus, während er die untere Halswirbelsäule in einer neutralen Position hält. Diese Konstellation wird beibehalten und der Patient ermutigt, seine Wirbelsäule und den restlichen Körper zu stabilisieren. Kann der Patient die Bewegung korrekt ausführen und die Position für mindestens zehn Sekunden und zehn Wiederholungen halten, wird die Übung gesteigert. So können beispielsweise Arm- und Beinbewegungen hinzugenommen werden. Dafür wird der Patient gebeten, einen Arm anzuheben und gleichzeitig den Körpers und das zervikothorakale System stabil zu halten. Dann hebt der Patient ein Bein an. Die Bewegungen werden abwechselnd ausgeführt (rechter Arm, linkes Bein; dann linker Arm, rechtes Bein), bis der Patient das korrekte Bewegungsmuster beibehalten und ausführen kann. Die Übung kann auch auf einem Pezziball durchgeführt werden, um die Instabilität und damit die Anforderungen an das spinale Stabilisierungssystem zu erhöhen.

Training der Skapulaposition

Patienten, die an Nackenschmerzen und damit verbundenen Erkrankungen wie CMD leiden, weisen eine veränderte Haltung von Kopf, Hals und Schulterbereich auf. Es ist wichtig, dass der Behandler diesen Patienten beibringt, die richtige Position und Bewegung des Schulterblatts wahrzunehmen und die axioskapulare Muskulatur neu zu trainieren. Dafür ist es notwendig, alle Muskeln zu aktivieren, die an der Kontrolle der Skapulaposition beteiligt sind (d. h. den M. trapezius pars ascendens und transversus, den M. serratus anterior, den M. levator scapulae und die Mm. rhomboidei). Bevor das Training beginnen kann, wird empfohlen, die hyperaktive und hypertone Muskulatur zu dehnen und zu entspannen, um die Biomechanik aufrecht zu erhalten und die muskuläre Funktion der Halswirbelsäule neu zu ordnen. Dazu muss eine Dehnung des M. trapezius pars descendens, des M. sternocleidomastoideus, des M. levator scapulae, des M. pectoralis minor und des M. pectoralis major vorgenommen werden. Ein Hypertonus der Pektoralmuskulatur schränkt z. B. die Schulterbewegung ein und sollte vor der Neuordnung der axioskapularen Muskeln behandelt werden. Eine klassische Eigendehnung für den M. pectoralis minor ist die unilaterale Eckendehnung. Aus dem Stand

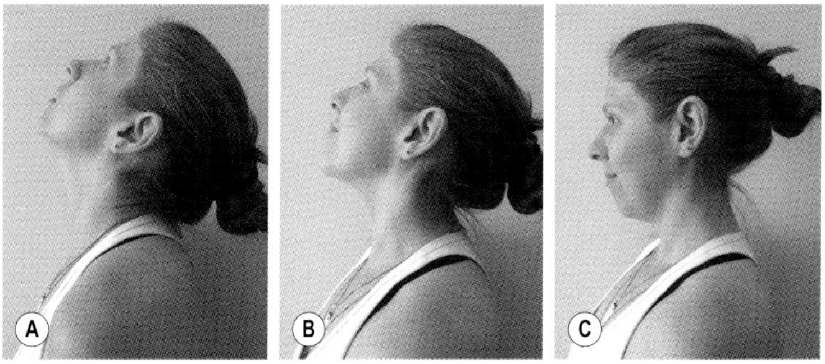

Abb. 15.9
Training der zervikalen Flexoren in aufrechter Position: (A) Ausgangsposition der Bewegung in Extension, (B) mittlere Position, (C) Endstellung.

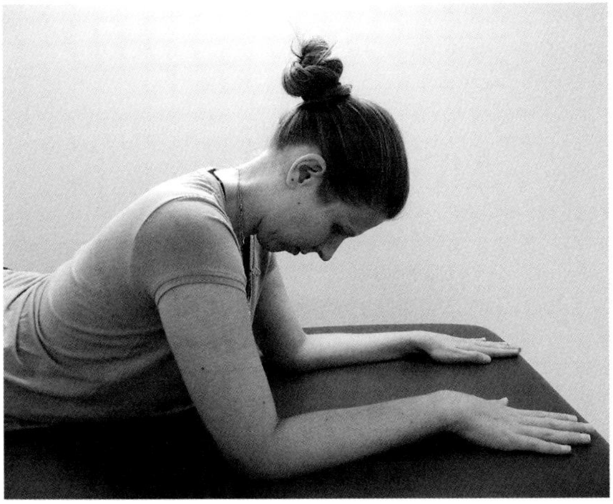

Abb. 15.10
Training der zervikalen Extensoren mit Schwerpunkt auf einer kraniozervikalen Flexion und der unteren Halswirbelsäule in neutraler Position.

heraus abduziert der Patient seinen Oberarm bis zu 90°, den Ellbogen ebenfalls 90° flektiert, und platziert seine Handfläche auf eine ebene Wand. Dann vollführt der Patient eine horizontale Abduktion, indem er seinen Rumpf vom Arm wegdreht und so eine maximale Dehnung der Brust erreicht (Borstad & Ludewig 2006). Um den M. trapezius descendens maximal zu dehnen, neigt der Patient seinen Hals zur gegenüberliegenden Seite (weg vom Arm), dreht den Kopf dabei gleichzeitig zum Arm hin und führt eine Flexionsbewegung in der Halswirbelsäule aus, bis er eine Dehnung spürt, aber keine Schmerzen. Diese Position sollte mindestens 20–30 Sekunden lang gehalten und dreimal wiederholt werden. Die Dehnung kann zunächst passiv durch den Therapeuten erfolgen und dem Patienten beigebracht werden, sodass er sie anschließend selbst durchführen kann. Für eine Dehnung des M. sternocleidomastoideus führt der Patient sein Ohr zur gegenüberliegenden Schulter, dreht den Kopf dann zur gegenüberliegenden Seite und das Gesicht zur selben Seite, sodass die Nase in einem Winkel von etwa 45° zur Decke zeigt. Anschließend streckt er die rechte Hand nach unten in Richtung Boden, um die Dehnung zu intensivieren. Diese Position sollte mindestens 20–30 Sekunden lang gehalten und dreimal wiederholt werden.

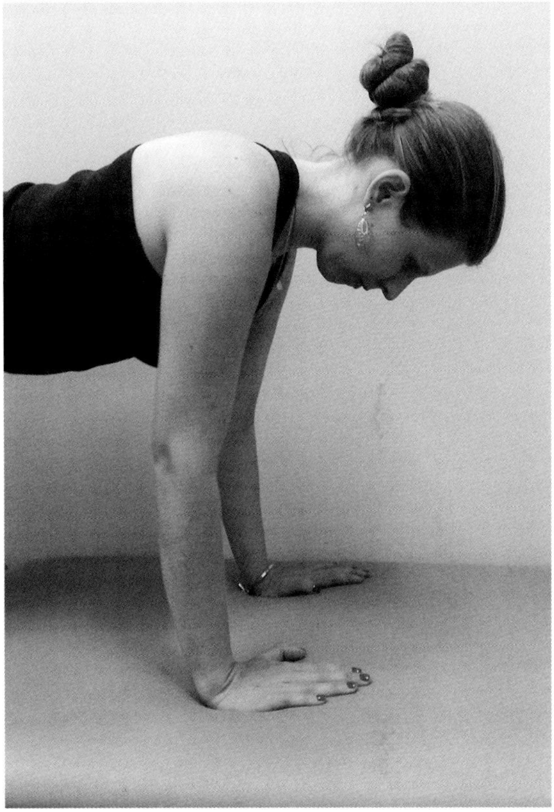

Abb. 15.11
Training der tiefen unteren Halsextensoren der Halswirbelsäule.

Ausdauertraining der Schulterblattstabilisatoren

Die Ausdauerleistung der Schulterstabilisatoren kann trainiert werden, indem der Patient angewiesen wird, die richtige Position des Schulterblatts für mindestens zehn Sekunden zu halten. Der Behandler muss dabei sicherstellen, dass der Patient die erforderlichen Fähigkeiten für die gewünschte Bewegung und Haltung der Schulterblätter erlernt. Dafür kann der Behandler dem Patienten taktiles Feedback geben, um die Bewegung und Ausdauer zu verbessern. Hat der Patient gelernt, Position und Bewegung der Schulterblätter zu kontrollieren, sollte der Trainingsschwerpunkt auf wiederholten Bewegungen liegen, um die neuen Positionierungs- und Bewegungsmuster zu automatisieren. Eine Möglichkeit, diese Übungen zu steigern, besteht darin, den Patienten die Übungen zunächst aus der Seitlage, dann der Bauchlage und schließlich aus dem Sitz ausführen zu lassen. Um die muskuläre Ausdauer zu verbessern, kann er dabei die Schwerkraft als Widerstand nutzen. Die Patienten werden angewiesen, das muskuläre Kontrolltraining in diejenigen problembehafteten Alltagsaktivitäten zu integrieren und während dieser Aktivitäten zu praktizieren, die für ihre Beschwerden relevant sind, wie z. B. Beispiel in die Arbeit am Computer (Cagnie et al. 2014; Falla, 2004; Jull et al. 2004; O›Leary et al. 2007).

Training der Schulterblattkontrolle mittels Armbewegungen und Widerstand

Die Schulterblattkontrolle in Kombination mit Armbewegungen und -belastung zu trainieren, zielt darauf ab, das Schulterblatt zu stabilisieren, während gleichzeitig Armbewegungen ausgeführt werden. Dies erreicht man mittels Übungen mit einem kleinen Bewegungsausmaß (≤ 60°) bei gleichzeitiger Schulterblattstabilisation. Für eine zunehmend steigende Anforderung können Übungen in geschlossener Kette verwendet werden. Der Patient kann sowohl konzentrische als auch exzentrische Übungen zur Schulterblattkontrolle durchführen, während er die Halswirbelsäule in Neutralstellung hält. Dies ist aus der Bauchlage, dem Unterarmstütz oder dem Vierfüßlerstand heraus möglich. Die Übung trainiert die statische Ausdauer des M. serratus anterior und sollte zehn Sekunden lang in einem mittleren Bewegungsausmaß ausgeführt werden. Ziel ist es, zehn perfekte Wiederholungen zu absolvieren (Jull et al. 2004; O'Leary et al. 2007).

Übungen zur Haltungsschulung

Ein möglicher Zusammenhang zwischen Kopf- und Nackenhaltung und CMDs wird seit vielen Jahren diskutiert. Physiotherapeuten haben häufig Techniken zur Re-Edukation der Halswirbelsäule eingesetzt, um Haltungsabweichungen bei Patienten mit Nackenbeschwerden zu behandeln. Die Evidenzlage dafür ist jedoch noch immer unzureichend und ein eindeutiger Zusammenhang zwischen CMD und Haltung konnte nicht nachgewiesen werden. Trotz dieser Kontroverse ergab ein aktueller systematischer Review (Armijo-Olivo et al. 2016), dass Haltungsschulung eine der empfohlenen Maßnahmen zur Wiederherstellung oder Optimierung der Ausrichtung des kraniomandibulären Systems und zur Schmerzlinderung bei Patienten mit CMDs mit muskulärer Beteiligung (d. h. myogener CMD) ist. Es wurde außerdem empfohlen, das Haltungstraining auf die individuellen Bedürfnissen abzustimmen (Jull et al. 2004). Patienten, bei denen die Körperhaltung zu ihren Beschwerden beiträgt und die über eine Verbesserung der Symptomatik bei der Durchführung von Haltungskorrekturen berichten, können die Haltungskorrektur zur Symptomlinderung einsetzen. Behandler von CMD-Patienten, bei denen Haltungsabweichungen zur Symptomatik beitragen, können diese Empfehlungen zur Behandlung der Patienten in der Praxis berücksichtigen. Eine Studie ergab, dass eine einfache Haltungsübung dabei helfen kann, die oberflächliche Aktivität der Zervikalmuskulatur zu reduzieren und die tiefer liegenden Muskeln zu erreichen (Beer et al. 2012). Die Übung wird im Sitzen durchgeführt. Der Patient nimmt eine aufrechte Haltung mit neutraler Position der Lumbopelvikalregion ein und verlängert dann langsam die Halswirbelsäule, indem er sich vorstellt, die Schädelbasis vom Hals zu lösen. Häufig wird eine Haltungskontrolle der Schulterblätter zu dieser Übung hinzugefügt. Der Behandler muss dem Patienten zunächst beibringen, wie er die Bewegung richtig ausführen kann. Die Übung kann in der Praxis durchgeführt werden (der Patient hält die Position für zehn Sekunden und geht fünfmal in die Haltung hinein) oder auch im häuslichen oder beruflichen Umfeld des Patienten (idealerweise alle 15–20 Minuten während des Tages für jeweils zehn Sekunden) (Abb. 15.12).

Self-SNAG für C1–C2

Bei CMD-Patienten lässt sich mit dem zervikalem Flexionstest eine eingeschränkte Beweglichkeit der oberen Halswirbelsäule (C1–C2) nachweisen (Greenbaum et al. 2017; von Piekartz et al. 2016; Grondin et al. 2015). Darüber hinaus konnten Studien zeigen, dass eine Mobilisation der oberen HWS bei CMD-Patienten Wirkung zeigt (Calixtre et al. 2016; La Touche et al. 2009). Nach neueren Erkenntnissen ist der Self-Sustained Natural Apophyseal Glide (SNAG, gehaltenes natürliches Facettengelenkgleiten) für das Segment C1–C2 in Kombination mit anderen Mobilisationstechniken und Übungen für die obere Halswirbelsäule zur Reduzierung von Schmerzen/Kopfschmerzen bei CMD-Patienten wirkungsvoll (Calixtre et al. 2019). Für Patienten mit einem positiven Flexionstest können C1–C2-Self-SNAGs mit einem Self-SNAG-Gurt verschrieben werden. Der Gurt wird auf dem Wirbelbogen

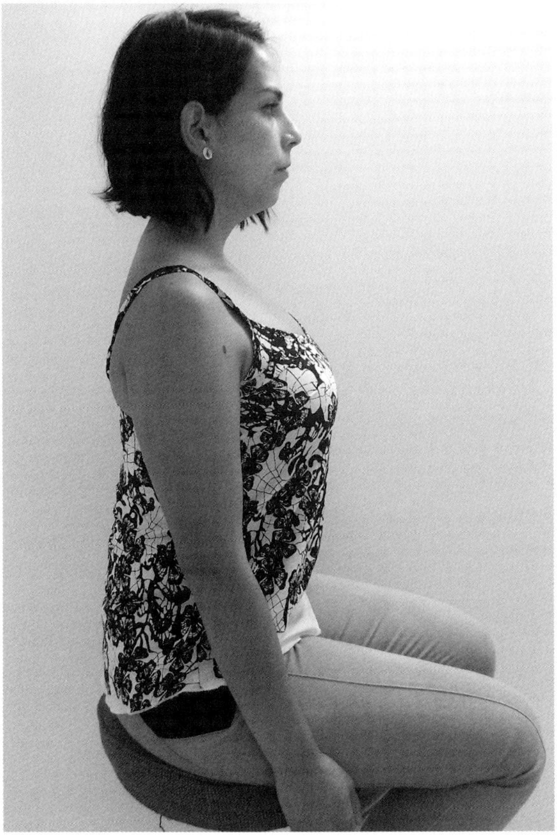

Abb. 15.12
Haltungsübung zur Rekrutierung der tiefer liegenden zervikalen Flexoren und damit zur Verringerung der Aktivität der oberflächlichen Flexoren.

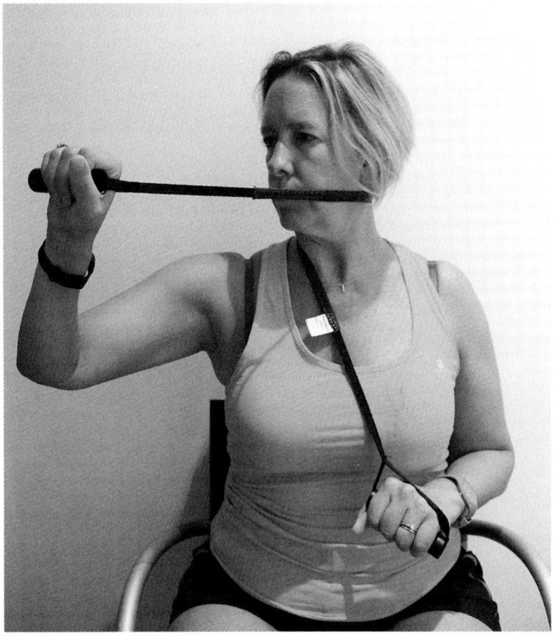

Abb. 15.13
SNAG-Selbstanwendung für die zervikale Rotation von C1–C2 nach rechts. Durch horizontalen Druck des Gurts wird Kraft auf die Ebene des Segments C1 ausgeübt. Gleichzeitig dreht der Patient den Kopf aktiv nach rechts.

von C1 platziert und in horizontaler Ebene nach vorne gezogen. Zweck des Gurts ist es, die Rotation von C1–C2 zu erleichtern. Während der Patient den Gurt auf Spannung bringt, dreht er den Kopf in die Richtung, die laut zervikalem Flexionstest eingeschränkt ist (Abb. 15.13). Der Patient hält die Endrotation für ca. drei Sekunden und kehrt dann in die Ausgangsposition zurück, während er den Gurt auf Spannung hält. Die Übung wird jeweils dreimal hintereinander und mehrmals am Tag wiederholt. Bei der Übung sollte lediglich ein Dehnungsgefühl auftreten (Hall et al. 2007). Self-SNAGs im Segment C1–C2 verbessern die rotatorische Beweglichkeit der oberen Halswirbelsäule. Die Wirksamkeit dieser Technik für CMD-Patienten muss allerdings noch weiter untersucht werden.

Literatur

Armijo-Olivo S, Gadotti I. Temporomandibular Disorders. In: Magee DJ, Zachazewski JE, Quillen W, Manske RC. Pathology and Intervention in Musculoskeletal Rehabilitation. 2nd ed. London: Elsevier. 2016: 119–156.

Armijo Olivo S, Magee DJ, Parfitt M, Major P, Thie NM. The association between the cervical spine, the stomatognathic system, and craniofacial pain: a critical review. J Orofac Pain 2006; 20: 271–287.

Armijo-Olivo S, Fuentes JP, da Costa BR et al. Reduced endurance of the cervical flexor muscles in patients with concurrent temporomandibular disorders and neck disability. Man Ther 2010; 15: 586–592.

Armijo-Olivo S, Silvestre R, Fuentes J et al. Electromyographic activity of the cervical flexor muscles in patients with temporomandibular disorders while performing the craniocervical flexion test: a cross-sectional study. Phys Ther 2011; 91: 1184–1197.

Armijo-Olivo S, Silvestre RA, Fuentes JP et al. Patients with temporomandibular disorders have increased fatigability of the cervical extensor muscles. Clin J Pain 2012; 28: 55–64.

Armijo-Olivo S, Pitance L, Singh V, Neto F, Thie N, Michelotti A. Effectiveness of manual therapy and therapeutic exercise for temporomandibular disorders: Systematic review and meta-analysis. Phys Ther 2016; 96: 9–25.

Bae Y, Park Y. The effect of relaxation exercises for the masticator muscles on Temporomandibular Joint Dysfunction (TMD). J Phys Ther Sci 2013; 25: 583–586.

Beer A, Treleaven J, Jull G. Can a functional postural exercise improve performance in the cranio-cervical flexion test? A preliminary study. Man Ther 2012; 17: 219–224.

Berg HE, Berggren G, Tesch PA. Dynamic neck strength training effect on pain and function. Arch Phys Med Rehabil 1994; 75: 661–665.

Borstad JD, Ludewig PM. Comparison of three stretches for the pectoralis minor muscle. J Shoulder Elbow Surg 2006; 15: 324–330.

Cagnie B, Danneels L, Cools A, Dickx N, Cambier D. The influence of breathing type, expiration and cervical posture on the performance of the cranio-cervical flexion test in healthy subjects. Man Ther 2008; 13: 232–238.

Cagnie B, Struyf F, Cools A, Castelein B, Danneels L, O'leary S. The relevance of scapular dysfunction in neck pain: a brief commentary. J Orthop Sports Phys Ther 2014; 44: 435–439.

Calixtre BL, Oliveira AB, de Sena Rosa LR, Armijo-Olivo S, Visscher CM, Alburquerque Sendín F. Effectiveness of mobilisation of the upper cervical region and craniocervical flexor training on orofacial pain, mandibular function and headache in women with TMD. A randomised, controlled trial. J Oral Rehabil 2019; 46: 109–119.

Calixtre LB, Moreira RFC, Franchini GH, Alburquerque-Sendín F, Oliveira AB. Manual therapy for the management of pain and limited range of motion in subjects with signs and symptoms of temporomandibular disorder: a systematic review of randomised controlled trials. J Oral Rehabil 2015; 42: 847–861.

Calixtre LB, Grüninger BL da S, Haik MN, Alburquerque-Sendín F, Oliveira AB. Effects of cervical mobilization and exercise on pain, movement and function in subjects with temporomandibular disorders: a single group pre-post test. J Appl Oral Sci 2016; 24: 188–197.

Carmeli E, Sheklow SL, Bloomenfeld I. Comparative study of repositioning splint therapy and passive manual range of motion techniques for anterior displaced temporomandibular discs with unstable excursive reduction. Physiotherapy 2001; 87: 26–36.

Craane B, Dijkstra PU, Stappaerts K, De Laat A. One-year evaluation of the effect of physical therapy for masticatory muscle pain: a randomized controlled trial. Eur J Pain 2012; 16: 737–747.

Durham J, Al-Baghdadi M, Baad-Hansen L et al. Self-management programmes in temporomandibular disorders: results from an international Delphi process. J Oral Rehabil 2016; 43: 929–936.

de Felício CM, de Oliveira MM, da Silva MAMR. Effects of orofacial myofunctional therapy on temporomandibular disorders. Cranio J Craniomandib Pract 2010; 28: 249–259.

de Freitas RFCP, Ferreira MÂF, Barbosa G a. S, Calderon PS. Counselling and self-management therapies for temporomandibular disorders: a systematic review. J Oral Rehabil 2013; 40: 864–874.

Falla D. Unravelling the complexity of muscle impairment in chronic neck pain. Man Ther 2004; 9: 125–133.

Falla D, Jull G, Russell T, Vicenzino B, Hodges P. Effect of neck exercise on sitting posture in patients with chronic neck pain. Phys Ther 2007; 87: 408– 417.

Falla D, Lindstrøm R, Rechter L, Boudreau S, Petzke F. Effectiveness of an 8- week exercise programme on pain and specificity of neck muscle activity in patients with chronic neck pain: a randomized controlled study. Eur J Pain 2013; 17: 1517–1528.

Fransen M, McConnell S, Harmer AR, Van der Esch M, Simic M, Bennell KL. Exercise for osteoarthritis of the knee: a Cochrane systematic review. Br J Sports Med 2015; 49: 1554–1557.

Gavish A, Winocur E, Astandzelov-Nachmias T, Gazit E. Effect of controlled masticatory exercise on pain and muscle performance in myofascial pain patients: A pilot study. Cranio 2006; 24: 184–190.

Giannasi LC, Freitas Batista SR, Matsui MY et al. Effect of a hyperbolide mastication apparatus for the treatment of severe sleep bruxism in a child with cerebral palsy: long-term follow-up. J Bodywork Mov Ther 2014; 18: 62–67.

González-Iglesias J, Cleland JA, Neto F, Hall T, Fernández-de-las-Peñas C. Mobilization with movement, thoracic spine manipulation,and dry needling for the management of temporomandibular disorder: A prospective case series. Physiother Theory Pract 2013; 29: 586–595.

Greenbaum T, Dvir Z, Reiter S, Winocur E. Cervical flexion-rotation test and physiological range of motion – A comparative study of patients with myogenic temporomandibular disorder versus healthy subjects. Musculoskelet Sci Pract 2017; 27: 7–13.

Grondin F, Hall T, Laurentjoye M, Ella B. Upper cervical range of motion is impaired in patients with temporomandibular disorders. Cranio J Craniomandib Pract 2015; 33: 91–99.

Gross AR, Paquin JP, Dupont G et al. Exercises for mechanical neck disorders: A Cochrane review update. Man Ther 2016; 24: 25–45.

Haketa T, Kino K, Sugisaki M, Takaoka M, Ohta T. Randomized clinical trial of treatment for TMJ disc displacement. J Dent Res 2010; 89: 1259–1263.

Hall T, Chan HT, Christensen L, Odenthal B, Wells C, Robinson K. Efficacy of a C1-C2 self-sustained natural apophyseal glide (SNAG) in the management of cervicogenic headache. J Orthop Sports Phys Ther 2007; 37: 100–107.

Jordan A, Manniche C. Rehabilitation and spinal pain. J Neuromusculoskel Syst 1996 J Neuromusculoskel Syst 1996; 4: 89–93.

Ju Y-Y, Liu Y-C, Cheng H-YK, Chang Y-J. Rapid repetitive passive movement improves knee proprioception. Clin Biomech 2011; 26: 188–193.

Jull G, Trott P, Potter H et al. A randomized controlled trial of exercise and manipulative therapy for cervicogenic headache. Spine 2002; 27: 1835–1843.

Jull GA, Falla DL, Treleaven JM, Sterling MM, O'Leary SP. A therapeutic exercise approach for cervical disorders. London: Churchill Livingstone- Elsevier, 2004.

Jull GA, O'Leary SP, Falla DL. Clinical assessment of the deep cervical flexor muscles: the craniocervical flexion test. J Manipulative Physiol Ther 2008; 31: 525–533.

Jull GA, Falla D, Vicenzino B, Hodges PW. The effect of therapeutic exercise on activation of the deep cervical flexor muscles in people with chronic neck pain. Man Ther 2009; 14: 696–701.

Kalamir A, Pollard H, Vitiello A, Bonello R. Intra-oral myofascial therapy for chronic myogenous temporomandibular disorders: a randomized, controlled pilot study. J Man Manip Ther 2010; 18: 139–146.

Kalamir A, Bonello R, Graham P, Vitiello AL, Pollard H. Intraoral myofascial therapy for chronic myogenous temporomandibular disorder: a randomized controlled trial. J Manipulative Physiol Ther 2012; 35: 26–37.

Kalamir A, Graham PL, Vitiello AL, Bonello R, Pollard H. Intra-oral myofascial therapy versus education and self-care in the treatment of chronic, myogenous temporomandibular disorder: a randomised, clinical trial. Chiropr Man Ther 2013; 21: 17.

Kraaijenga S, van der Molen L, van Tinteren H, Hilgers F, Smeele L. Treatment of myogenic temporomandibular disorder: a prospective randomized clinical trial, comparing a mechanical stretching device (TheraBite®) with standard physical therapy exercise. Cranio J Craniomandib Pract 2014; 32: 208–216.

La Touche R, Fernández-de-las-Peñas C, Fernández-Carnero J et al. The effects of manual therapy and exercise directed at the cervical spine on pain and pressure pain sensitivity in patients with myofascial temporomandibular disorders. J Oral Rehabil 2009; 36: 644–652.

Lindfors E, Hedman E, Magnusson T, Ernberg M, Gabre P. Patient experiences of therapeutic jaw exercises in the treatment of masticatory myofascial pain: a qualitative study. J Oral Facial Pain Headache 2017; 31: 46–54.

Littlewood C, Malliaras P, Bateman M, Stace R, May S, Walters S. The central nervous system – an additional consideration in "rotator cuff tendinopathy" and a potential basis for understanding response to loaded therapeutic exercise. Man Ther 2013; 18: 468–472.

Maloney GE, Mehta N, Forgione AG, Zawawi KH, Al-Badawi EA, Driscoll SE. Effect of a passive jaw motion device on pain and range of motion in TMD patients not responding to flat plane intraoral appliances. Cranio 2002; 20: 55– 66.

Mapelli A, Zanandréa Machado BC, Giglio LD, Sforza C, De Felício CM. Reorganization of muscle activity in patients with chronic temporomandibular disorders. Arch Oral Biol 2016; 72: 164–171.

Medlicott MS, Harris SR. A systematic review of the effectiveness of exercise, manual therapy, electrotherapy, relaxation training, and biofeedback in the management of temporomandibular disorder. Phys Ther 2006; 86: 955–973.

Michelotti A, Steenks MH, Farella M, Parisini F, Cimino R, Martina R. The additional value of a home physical therapy regimen versus patient education only for the treatment of myofascial pain of the jaw muscles: short-term results of a randomized clinical trial. J Orofac Pain 2004; 18: 114–125.

Mulet M, Decker KL, Look JO, Lenton PA, Schiffman EL. A randomized clinical trial assessing the efficacy of adding 6 x 6 exercises to self-care for the treatment of masticatory myofascial pain. J Orofac Pain 2007; 21: 318–328.

Nascimento MM, Vasconcelos BC, Porto GG, Ferdinanda G, Nogueira CM, Raimundo RC. Physical therapy and anesthetic blockage for treating

temporomandibular disorders: a clinical trial. Med Oral Patol Oral Cirugia Bucal 2013; 18: e81–e85.

Niemelä K, Korpela M, Raustia A, Ylöstalo P, Sipilä K. Efficacy of stabilisation splint treatment on temporomandibular disorders. J Oral Rehabil 2012; 39: 799–804.

Nijs J, Roussel N, Paul van Wilgen C, Köke A, Smeets R. Thinking beyond muscles and joints: therapists' and patients' attitudes and beliefs regarding chronic musculoskeletal pain arekey to applying effective treatment. Man Ther 2013; 18: 96–102.

O'Leary S, Falla D, Hodges PW, Jull G, Vicenzino B. Specific therapeutic exercise of the neck induces immediate local hypoalgesia. J Pain 2007; 8: 832–839.

O'Leary S, Falla D, Elliott JM, Jull G. Muscle dysfunction in cervical spine pain: implications for assessment and management. J Orthop Sports Phys Ther 2009; 39: 324–333.

Olivo SA, Fuentes J, Major PW, Warren S, Thie NMR, Magee DJ. The association between neck disability and jaw disability. J Oral Rehabil 2010; 37: 670–679.

Orlando B, Manfredini D, Salvetti G, Bosco M. Evaluation of the effectiveness of biobehavioral therapy in the treatment of temporomandibular disorders: a literature review. Behav Med Wash DC 2007; 33: 101–118.

Pelletier R, Higgins J, Bourbonnais D. Is neuroplasticity in the central nervous system the missing link to our understanding of chronic musculoskeletal disorders? BMC Musculoskelet Disord 2015; 16: 25.

Philadelphia Panel. Philadelphia Panel evidence-based clinical practice guidelines on selected rehabilitation interventions: overview and methodology. Phys Ther 2001; 81: 1629–1640.

Ren W, Ao H, Lin Q, Xu Z, Zhang B. Efficacy of mouth opening exercises in treating trismus after maxillectomy. Chin Med J 2013; 126: 2666–2669.

Rocabado M. Head and Neck Biomechanics: Joint Treatment. Buenos Aires: Intermedica, 1979.

Satomi T, Tanaka T, Kobayashi T, Iino M. Developing a new appliance to dissipate mechanical load on teeth and improve limitation of vertical mouth. J Oral Maxillofac Res 2013; 4: e4.

Sessle BJ. Neural mechanisms and pathways in craniofacial pain. Can J Neurol Sci J Can Sci Neurol 1999; 26: S7–S11.

Smith BE, Hendrick P, Smith TO et al. Should exercises be painful in the management of chronic musculoskeletal pain? A systematic review and meta- analysis. Br J Sports Med 2017: bjsports-2016–097383.

Sokunbi O, Watt P, Moore A. Changes in plasma concentration of serotonin in response to spinal stabilisation exercises in chronic low back pain patient. Niger Q J Hosp Med 2007; 17: 108–111.

Sokunbi O, Moore A, Watt P. Plasma levels of beta-endorphin and serotonin in response to specific spinal based exercises. South Afr J Physiother 2008; 64: 31–37.

Stubblefield MD, Manfield L, Riedel ER. A preliminary report on the efficacy of a dynamic jaw opening device (Dynasplint Trismus System) as part of the multimodal treatment of trismus in patients with head and neck cancer. Arch Phys Med Rehabil 2010; 91: 1278–1282.

Taylor NF, Dodd KJ, Shields N, Bruder A. Therapeutic exercise in physiotherapy practice is beneficial: a summary of systematic reviews 2002–2005. Aust J Physiother 2007; 53: 7–16.

Vicenzino B, Hing W, Hall T, Rivett D. Mobilisation with Movement: The Art and the Science. Chatswood, NSW, Australia: Elsevier Australia, 2011.

von Piekartz H, Pudelko A, Danzeisen M, Hall T, Ballenberger N. Do subjects with acute/subacute temporomandibular disorder have associated cervical impairments: A cross-sectional study. Man Ther 2016; 26: 208–215.

Yadav M, Attrey P. Effect of dynamic versus isometric resistance exercise on pain and functional ability in elderly patients with osteoarthritis of knee. Indian J Physiother Occup Ther – Int J 2017; 11: 30.

4

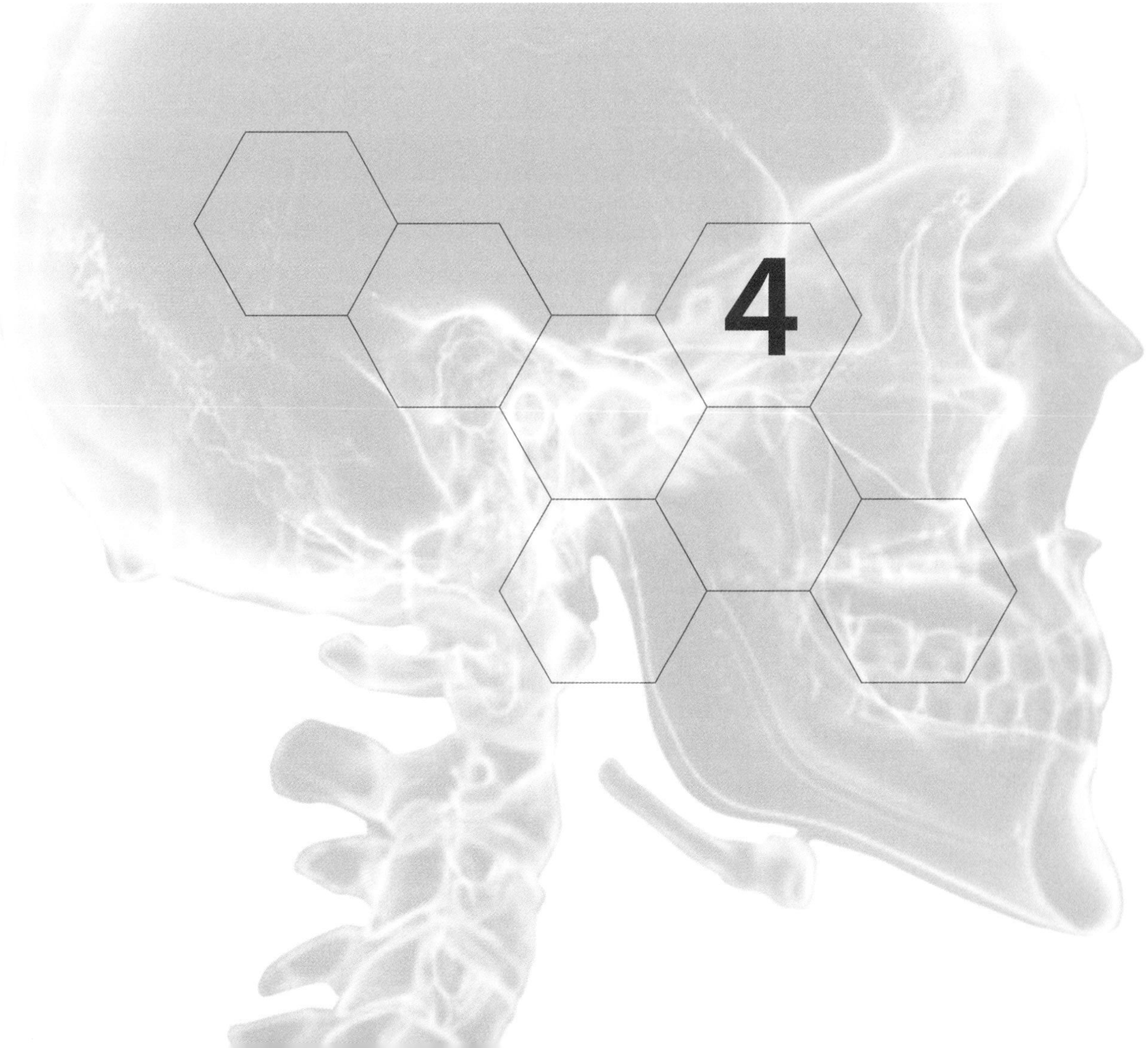

TEIL 4

Andere Behandlungsansätze bei craniomandibulären Dysfunktionen

Kapitel 16

Dry Needling von myofaszialen Triggerpunkten bei CMD

César Fernández-de-las-Peñas, Juan Mesa-Jiménez

Dry Needling von Triggerpunkten

Eine der am weitesten verbreiteten Maßnahmen zur Behandlung von Triggerpunkten (TrPs) ist das Dry Needling (DN). Die American Physical Therapy Association (APTA) definiert Dry Needling als „fachgerechte Intervention mit einer dünnen fadenförmigen Nadel (meist Akupunkturnadel), mit der man zur Behandlung muskuloskelettaler Erkrankungen in die Haut eindringt, um TrPs, Muskeln und Bindegewebe zu stimulieren" (APTA 2013). Dry Needling fällt je nach Rechtsprechung in den Anwendungsbereich verschiedener Gesundheitsberufe, einschließlich Medizin, Physiotherapie, Chiropraktik, Veterinärmedizin, Akupunktur oder Zahnmedizin. Jeder dieser Berufe verwendet seine fachspezifische Philosophie und Behandlungsansätze, um zu bestimmen, wann und wie Dry-Needling-Techniken angewendet werden sollten. Tatsächlich wird darüber diskutiert, ob Dry Needling der Akupunktur entspricht (Zhou et al. 2015). Allerdings gibt es mehrere Unterschiede zwischen diesen beiden Interventionen, z.B. in der klinischen Begründung ihrer Anwendung, den zugrundeliegenden Mechanismen, der Technik, der Philosophie der Anwendung usw. Der Leser wird dafür auf andere Texte verwiesen. Außerdem muss darauf hingewiesen werden, dass Dry Needling von Akupunkteuren zwar als „TrP-Akupunktur" bezeichnet werden mag, dies aber nicht bedeutet, dass es die ausschließliche Domäne irgendeiner Disziplin wäre. Darüber hinaus kann das Dry Needling auch auf andere Strukturen wie Bänder, Sehnen, Narbengewebe oder Faszienverklebungen angewendet werden (Dunning et al. 2014). In diesem Kapitel liegt der Fokus allerdings auf dem Dry Needling von Triggerpunkten (TrP-DN).

Obwohl TrP-DN in ein oberflächliches und ein tiefes Dry Needling unterteilt werden kann (Dommerholt & Fernández-de-las-Peñas 2013), ist das tiefe Dry Needling die am weitesten verbreitete Intervention, insbesondere die „Fast-in, Fast-out"-Technik (Hong 1994). Dabei wird die Nadel in den TrP-Bereich eingeführt, bis eine erste sogenannte Local Twitch Response (LTR) auftritt. Die Local Twitch Response ist definiert als kurze und plötzliche Kontraktion des muskulären Hartspanns bei Eintritt der Nadel (Dommerholt & Fernández-de-las-Peñas 2013). Sobald eine erste Kontraktion aufgetreten ist, wird die Nadel auf und ab bewegt, ohne sie zu drehen, um weitere LTRs auszulösen. Nach Hong (1994) sollen LTRs während der Anwendung auftreten, damit diese wirksam ist. Allerdings ist nicht klar, wie viele LTRs für ein positives Ergebnis erforderlich sind. Eine kürzlich durchgeführte Studie konnte keine Unterschiede hinsichtlich der Schmerzintensität in Bezug auf die Anzahl der LTRs bei Patienten mit Nackenschmerzen feststellen (Fernández-Carnero et al. 2017). Dennoch zeigten Studienteilnehmer eine signifikante Verbesserung der Symptome, wenn die höchste Anzahl ($n = 6$) an LTRs oder LTRs bis zur Erschöpfung hervorgerufen wurde, im Vergleich zu keinen LTRs (Fernández-Carnero et al. 2017). Laut einer weiteren Studie müssen LTRs für eine erfolgreiche Behandlung nicht als notwendig erachtet werden, da nach einer Woche keine Unterschiede zwischen Patienten mit LTRs und Patienten ohne LTRs beobachtet wurden (Koppenhaver et al. 2017). Die widersprüchliche Studienlage hat einige Autoren dazu veranlasst, die Notwendigkeit einer LTR während des TrP-DN infrage zu stellen (Perreault et al. 2017).

Aufgrund der invasiven Natur des Verfahrens und der Verwendung von festen Nadeln besteht die Gefahr, dass lebenswichtige Organe und andere Körperstrukturen, wie z.B. Lunge, Darm, Nieren, Harnröhre, Nerven und Arterien, perforiert werden. Während die Inzidenz eines akupunkturinduzierten Pneumothorax bei weniger als einem Fall pro 10.000 Fälle liegt, ist die Inzidenz eines TrP-DN-induzierten Pneumothorax nicht bekannt, da bislang nur ein Fallbericht in der Literatur veröffentlicht wurde (Cummings et al. 2014). Daher sollte die Anwendung von TrP-DN anatomiebasiert sein, und eine umfassende Kenntnis der anatomischen Verhältnisse ist erforderlich (Halle & Halle 2016). Der Behandler muss die Richtlinien für eine sichere Dry-Needling-Praxis befolgen, einschließlich Händewaschen und andere Maßnahmen (ASAP 2007; McEvoy et al. 2012; Bachmann et al. 2014). Eine prospektive Studie zum Risiko von Nebenwirkungen bei TrP-DN zeigte, dass dieses Risiko für ca. 8.000 Dry-Needling-Behandlungen bei unter 0,04 % lag (Brady et al. 2014). Die häufigsten Nebenwirkungen waren Schmerzen während und nach der Behandlung, Blutungen sowie Hämatome (Brady et al. 2014). Von besonderem Interesse ist der nach dem Needling auftretende Schmerz, der als Folge der neuromuskulären Schäden durch die wiederholten Stiche in den Muskel angesehen wird (Domingo et al. 2013). Die Schmerzen können ursächlich dafür sein, dass der Patient keine weitere Nadelung mehr erhalten möchte, was zur Unzufriedenheit des Patienten und einer reduzierten Therapietreue führt. Es wird daher dringend empfohlen, den Patienten über derartige Schmerzen nach TrP-DN zu informieren (APTA 2012). Einige Studien haben mögliche therapeutische Strategien untersucht, um nach dem Dry Needling auftretende Schmerzen zu verringern. Alle diese Studien kamen zu dem Ergebnis, dass die Anwendung von Spray und Stretch (Martín-Pintado-Zugasti et al. 2014), ischämischer Kompression (Martín-Pintado-Zugasti et al. 2015) oder exzentrischen Übungen mit niedriger Intensität (Salom-Moreno et al. 2017) nach TrP-DN kurzfristig (zwischen 6–24 Stunden) und im Vergleich mit einer Kontrollgruppe dazu führten, anschließende Schmerzen zu reduzieren. Interessanterweise zeigten alle Studien, dass die Schmerzen dazu tendierten, 48 bis 72 Stunden nach der TrP-DN-Behandlung ohne jegliche Intervention abzuklingen, was darauf hindeutet, dass sie möglicherweise eine physiologische Nebenwirkung von TrP-DN darstellen. Dennoch kann die kurzfristige Reduzierung der durch das Dry Needling induzierten Schmerzen für die Wahrnehmung des Patienten in Bezug auf seine Genesung wichtig sein, da diejenigen Patienten, die unter starken Schmerzen nach der Nadelung leiden, eventuell weitere Behandlungen ablehnen. Tatsächlich kann dies mit einer früher entwickelten Angst vor Nadeln zusammenhängen, die oft bei Patienten auftritt, die bereits negative Erfahrungen mit Nadeln gemacht haben. Nichtsdestotrotz ist es interessant, dass eine bestehende Angst vor Nadeln keine Auswirkungen auf die klinischen Ergebnisse von Dry Needling hat (Josef et al. 2013).

Evidenz für das Dry Needling von Triggerpunkten

Die erste Studie zur Verwendung von Dry Needling bei der Behandlung von Schmerzen wurde vor fast 40 Jahren veröffentlicht (Lewit 1979). Seitdem wurden mehrere systematische Übersichtsarbeiten zur Evidenz für diese Intervention veröffentlicht. Die vergangenen fünf Jahre allerdings waren in Bezug auf dieses Thema die wichtigsten, da die jüngsten systematischen Übersichtsarbeiten und Metaanalysen die Wirksamkeit von TrP-DN für die Schmerzbehandlung bestätigt haben. So kam man zu dem Ergebnis, dass TrP-DN zur Behandlung von Schmerzzuständen des oberen Quadranten (Kietrys et al. 2013) und des unteren Quadranten wirksam ist (Morihisa et al. 2016). Andere Metaanalysen kamen zu dem Schluss, dass TrP-DN für die Behandlung von Nacken-Schulter-Schmerzen (Liu et al. 2015) und Schmerzen im unteren Rücken wirksam ist (Liu et al. 2018). Eine Übersichtsarbeit untersuchte die Wirksamkeit von TrP-DN nur für einen Muskel, beispielsweise den M. trapezius descendens (Cagnie et al. 2015). Ein weiteres Review fand positive Effekte von TrP-DN für mehrere Körperregionen, was auf eine breite Anwendbarkeit dieses Behandlungsansatzes für mehrere Muskelgruppen hindeutet (Boyles et al. 2015). Basierend auf den aktuellen Erkenntnissen hat die Canadian Agency for Drugs and Technologies in Health die Verwendung von Dry Needling im Zuge eines angemessenen Clinical Reasoning im öffentlichen Gesundheitswesen akzeptiert (CADTH 2016). Alle Reviews kamen auch zu dem Schluss, dass keine Evidenz für eine Langzeitwirkung von TrP-DN existiert (Kietrys et al. 2013; Boyles et al. 2015; Cagnie et al. 2015; Liu et al. 2015; Gattie et al. 2017; Liu et al. 2018).

Allerdings ist zu beachten, dass nicht alle Metaanalysen positive Ergebnisse in Bezug auf das Dry Needling berichteten. Eine Metaanalyse kam zu dem Schluss, dass Dry Needling im Vergleich zu einem Placebo weniger wirksam ist (Rodríguez-Mansilla et al. 2016). Ein Review von France et al. (2014) ergab ungenügende Evidenz für die Anwendung von TrP-DN bei Kopfschmerzen. Dies kann u. a. unterschiedlichen Techniken, dem Clinical Reasoning, der Patientenpopulation, den TrP-Diagnosekriterien und der Ausbildung des Behandlers geschuldet sein. Eine interessante Metaanalyse fand Hinweise darauf, dass ein durch einen Physiotherapeuten appliziertes TrP-DN keiner Behandlung oder einer Scheinbehandlung überlegen war, für die Funktionalität bei Patienten mit muskuloskelettalen Schmerzen kurz- und mittelfristig allerdings ebenso wirksam war wie andere physikalische Therapiebehandlungen (Gattie et al. 2017).

Es muss bedacht werden, dass TrP-DN immer in Kombination mit anderen Interventionen und nicht als isolierter Therapieansatz angewendet werden sollte. Téllez-García et al. (2015) fanden heraus, dass eine Kombination aus TrP-DN und einer neurowissenschaftlichen Patientenedukation zur Verbesserung der Schmerzsymptomatik, damit verbundenen Behinderungen und Kinesiophobie bei Patienten mit mechanischen Kreuzschmerzen effektiver ist als die Edukation allein. Diese Erkenntnisse wurden auch von Liu et al. (2017a) gestützt, die eine moderate Evidenz für die Wirksamkeit von TrP-DN bei Kreuzschmerzen nachwiesen, insbesondere in Kombination mit anderen Therapien. Es wurde ebenfalls auf die Wirksamkeit einer multidisziplinären Anwendung mit Manueller Therapie einschließlich TrP-DN bei Kiefergelenksdysfunktion (CMDs) hingewiesen (González-Iglesias et al. 2013; Butts et al. 2017).

Mehrere Studien haben gezeigt, dass echtes TrP-DN der Kaumuskulatur bei Patienten mit CMDs (Fernández-Carnero et al. 2010a; González-Perez et al. 2012; Itoh et al. 2012; González-Perez et al. 2015) oder bruxbezogenen Schmerzen (Blasco-Bonora et al. 2017) wirksamer war als Medikamente oder eine Scheinnadelung. Tatsächlich ist ein punktspezifisches Dry Needling bei der Behandlung von CMDs effektiver als eine nicht punktspezifische Nadelung (Dıraçoğlu et al. 2012). Für die orofaziale Region gibt es mehr Studien, die die Wirksamkeit von TrP-DN mit anderen Injektionstherapien vergleichen. Das ist gemäß Lewit (1979) und Hong (1994) ein wichtiger Punkt. Sie postulierten, dass der hauptsächliche therapeutische Mechanismus nicht von der injizierten Substanz ausgehe, sondern von der mechanischen Wirkung der Nadel. Zwei Studien kamen zu dem Ergebnis, dass es keine signifikanten Unterschiede zwischen Botulinumtoxininjektionen, Lidocaininjektionen und TrP-DN bei Patienten mit Kopfschmerzen und orofazialen Schmerzen gebe (Venâncio et al. 2008, 2009). Eine weitere Studie beobachtete keine signifikanten Unterschiede zwischen Injektionen mit Kochsalzlösung oder einem Anästhetikum und TrP-DN bei Personen mit Schmerzen des M. temporalis (Sabatke et al. 2015). Tatsächlich fand auch die von Ong und Claydon (2014) durchgeführte Metaanalyse keine signifikanten kurz- oder mittelfristigen Unterschiede zwischen der TrP-DN-Behandlung und einer Lidocaininjektion, was bestätigt, dass der therapeutische Effekt auf die Nadelung zurückzuführen ist und nicht auf einen bestimmten Stoff.

Wirkmechanismen des Dry Needling von Triggerpunkten

Der zugrundeliegende Wirkmechanismus des TrP-DN ist nicht vollständig geklärt, es wurden sowohl mechanische als auch neurophysiologische Mechanismen vorgeschlagen (Dommerholt 2011; Chou et al. 2012; Cagnie et al. 2013).

Von einem rein mechanischen Standpunkt aus betrachtet werden mehrere Hypothesen vorgeschlagen, darunter eine gestörte Integrität dysfunktionaler Endplatten, eine Steigerung der Sarkomerlänge sowie die Reduzierung der Überlappung von Aktin- und Myosinfilamenten. Die erste Hypothese basiert auf der Tatsache, dass TrP-DN Endplattenartefakte am TrP reduziert (Chen et al. 2001; Chou et al. 2009; Hsieh et al. 2011). Eine aktuelle Studie hat bestätigt, dass TrP-DN die Amplitude und Frequenz von Endplattenartefakten sowie Endplattenspikes verringert, die typische Merkmale einer spontanen elektrischen Aktivität von TrPs sind, und den Acetylcholinspiegel senkt (Liu et al. 2017). Die zweite mechanische Hypothese hängt möglicherweise damit zusammen, dass TrP-DN die Durchblutung der Muskeln und damit die Sauerstoffversorgung verbessern kann (Cagnie et al. 2012). Es scheint daher, dass Dry Needling im TrP-Bereich eine mechanische Wirkung zeitigt, die eine Kaskade weiterer Mechanismen zur Folge hat (Cagnie et al. 2013).

Aus neurophysiologischer Sicht kann die Anwendung von TrP-DN bei Patienten mit chronischen Schmerzen sowohl die periphere als auch die zentrale Sensibilisierung reduzieren, indem es die Ursache der peripheren Nozizeption (TrP) entfernt, die Leistungsfähigkeit im Hinterhorn moduliert und zentrale schmerzhemmende Bahnen aktiviert. Tatsächlich kann TrP-DN in diesem Prozess auf verschiedenen Ebenen ansetzen. Erstens ist es wahrscheinlich, dass das Einführen einer Nadel in den menschlichen Körper eine physiologische Wirkung hat, wie z. B. Endorphinfreisetzung, eine Änderung der Schmerzschwelle oder die Erwartung eines positiven Ergebnisses. Echte Nadelungen und Scheinbehandlungen können kortikale Hirnareale aktivieren, die an der sensomotorischen Verarbeitung beteiligt sind, und gleichzeitig Hirnareale deaktivieren, die in Ruhe aktiv sind (Napadow et al. 2009).

Eine systematische Übersichtsarbeit ergab, dass das Einbringen einer Nadel in den Körper den sensomotorischen Kortex aktivierte sowie die Insula, den Thalamus, den anterioren Gyrus cinguli und den primären und sekundären somatosensorischen Kortex, während es gleichzeitig den limbischen und paralimbischen Kortex, den medialen präfrontalen Kortex, den Nucleus caudatus, die Amygdala, den posterioren Gyrus cinguli und den Gyrus parahippocampalis deaktivierte (Chae et al. 2013).

Zweitens konnte gezeigt werden, dass TrP-DN antinozizeptive Effekte hervorrufen kann, indem segmentale Rückenmarksmechanismen moduliert werden (Srbely et al. 2010). Das Vorhandensein solcher spinalen Mechanismen wird durch Studien gestützt, die über eine Fernwirkung von TrP-DN auf diejenigen Muskeln berichten, die sich im

Bereich eines weitergeleiteten Schmerzes des behandelten Muskels befinden (Hsieh et al. 2007; Fernández-Carnero et al. 2010b). Tatsächlich kamen Hsieh et al. (2011) zu dem Ergebnis, dass die Fernwirkung des Dry Needling von einer intakten Afferenz der genadelten Stelle hin zum Rückenmark abhängt sowie von einer normalen Funktion des Rückenmarks auf Höhe der Innervation des proximal betroffenen Muskels. Noch wichtiger ist, dass die Fernwirkung von TrP-DN auch eine Reduzierung von Substanz P in den oberflächlichen Laminae des spinalen Hinterhorns beinhaltet, was die These eines vom Rückenmark gesteuerten Mechanismus in diesem Prozess stützt (Hsieh et al. 2014).

Der erste neurophysiologische Arbeitsschritt erfolgt in der Peripherie (Butts et al. 2016). Shah et al. (2005) konnten nach dem Einsetzen einer Nadel den sofortigen Rückgang der Konzentrationen von Neurotransmittern nachweisen, wie z. B. Calcitonin-Gene-Related Peptide (CGRP) und Substanz P sowie mehrerer Zytokine und Interleukine in der extrazellulären Flüssigkeit des lokalen TrP-Milieus. Hsieh et al. (2012) bestätigten diese Ergebnisse und beobachteten, dass TrP-DN die mit Schmerzen und Entzündungen assoziierten chemischen Mediatoren wie Substanz P, β-Endorphin und den Tumornekrosefaktor-α (TNF-α) regulierten. Die Studie berichtete allerdings auch, dass diese Effekte von der Dosierung abhingen. Unmittelbar nach dem Dry Needling stiegen die Werte von β-Endorphin und TNF-α an, während die Konzentrationen von Substanz P abnahmen. Eine längerfristige Nadelung führte auch zu Veränderungen der Konzentrationen von Cyclooxygenase-2 (COX-2), Vascular Endothelial Growth Factor (VEGF), NO-Synthase sowie Hypoxie-induziertem Faktor 1-alpha (HIF-1α). Der Anstieg von Substanz P, COX-2 und TNF-α kann auf einen größeren Gewebeschaden zurückzuführen sein (Hsieh et al. 2012). Es scheint daher, dass die Mechanismen und Auswirkungen des TrP-DN von der Positionierung der Nadel, der Tiefe der Nadelung, der Anzahl der Nadeln und des Drucks und der Bewegungen der Nadeln abhängen sowie von der Tatsache, ob eine LTR ausgelöst wurde oder nicht.

Dry Needling von Triggerpunkten bei CMD-Patienten

Dieser Abschnitt enthält grundlegende Hinweise zu TrP-DN für die kraniozervikale Muskulatur, die bei Patienten mit CMDs am häufigsten betroffen ist (Fernández-de-las-Peñas et al. 2010). Zu beachten ist, dass der Inhalt dieses Kapitels nicht für die Anwendung von TrP-DN in der klinischen Praxis qualifiziert. Es werden lediglich allgemeine Richtlinien vorgestellt, die eingehalten werden sollten. Wurde der TrP identifiziert, muss der Behandler sich ein Bild von dessen Lage im dreidimensionalen Raum des Körpers machen und Verlauf und Vorhandensein benachbarter Strukturen abschätzen, bevor er eine Anwendung in Betracht zieht. Bei Bedarf sollten anatomische Orientierungspunkte identifiziert und markiert werden, einschließlich der Muskelränder und der relevanten knöchernen Strukturen (Halle & Halle 2016). Es wird derzeit darüber diskutiert, ob eine Desinfektion der Haut oder die Verwendung von Handschuhen notwendig ist oder nicht. Die entsprechenden Richtlinien variieren von Land zu Land und Region zu Region (ASAP 2007; McEvoy et al. 2012; Bachmann et al. 2014).

Die Länge der Nadel wird in Abhängigkeit von der Zielmuskulatur, dem vorhandenen Fett im Zielbereich und/oder dem Patienten an sich gewählt. TrP-DN wird in der Regel so angewendet, dass die Nadeln sich noch in kleinen Röhrchen befinden. Das Röhrchen wird auf die Haut über dem TrP aufgesetzt und die Nadel dann schnell in die Haut gestochen. Dann wird das Röhrchen entfernt und die Nadel zunächst in den TrP hinein und dann wieder heraus bewegt, zum Unterhautgewebe zurückgezogen und neu ausgerichtet (Fast-in-Fast-out-Technik). Die Spitze der Nadel kann dabei als verlängerte Hand des Behandler betrachtet werden. Tatsächlich muss der Behandler wissen, wo sich die Nadel genau befindet und mit welchen Strukturen sie in Berührung kommt. Eine gut entwickelte kinästhetische Wahrnehmung und praktische Fähigkeiten ermöglichen es dem Behandler, Veränderungen in diesen Strukturen wahrzunehmen und korrekt zu erkennen, wann die Nadel in die Haut, das subkutane Bindegewebe und die Faszienschichten, den Muskel und schließlich den TrP-Bereich penetriert (Dommerholt & Fernández-de-las-Peñas 2013). Nach dem Eingriff wird eine Blutstillung empfohlen, um lokale Blutungen zu verhindern oder zu minimieren.

Dry Needling des M. masseter

Die oberflächliche Schicht (Pars superficialis) des M. masseter entspringt am vorderen Anteil des Jochbogens (Arcus zygomaticus), die tiefe Schicht (Pars profunda) am hinteren Anteil. Beide Schichten setzen am Angulus mandibulae und den Seitenflächen des Unterkiefers an. Die oberflächliche Schicht kann Schmerzen in die Augenbrauen, den Ober- und Unterkiefer und die Zähne weiterleiten, während die tiefe Schicht Schmerzen ins Ohr und in den Bereich des Kiefergelenks leitet (Simons et al. 1999). Für das Dry Needling liegt der Patient in der Rückenlage. Der Muskel wird in der Regel über eine flache Palpation genadelt, eine Zangenpalpation kann ebenfalls möglich sein. Sowohl für die oberflächliche wie auch die tiefe Muskelschicht wird die Nadel senkrecht zum TrP eingesetzt (Abb. 16.1 und 16.2).

Dry Needling des M. temporalis

Der M. temporalis entspringt an der Fossa temporalis und setzt am vorderen Rand des Proc. coronoideus sowie am vorderen Rand des Ramus mandibulae an. TrPs in diesem Muskel leiten Schmerzen in den Kopf weiter, die Schläfenkopfschmerzen sowie Zahnschmerzen im Oberkieferbereich verursachen (Simons et al. 1999). Für das Dry Needling liegt der Patient in der Rückenlage. Die Nadelung erfolgt über eine flache Palpation, wobei die Nadel senkrecht zur Fossa temporalis in die Haut eingesetzt wird (Abb. 16.3). Der Behandler muss dabei den Verlauf der A. temporalis superficialis beachten.

Dry Needling des M. zygomaticus

Der M. zygomaticus entspringt vom Jochbein und verläuft weiter in die Mundmuskulatur (M. orbicularis oris, M. levator anguli oris und M. depressor anguli oris). Der Muskel leitet Schmerzen in den Bereich um das Jochbein, der Nase und bis zur Stirn weiter (Simons et al. 1999). Für das Dry Needling liegt der Patient in Rückenlage. Der Muskel kann mittels Zangen oder flacher Palpation genadelt werden. Bei einer flachen Palpation wird die Nadel senkrecht zur Haut des Jochbeins eingesetzt (Abb. 16.4).

Dry Needling des M. pterygoideus medialis

Der M. pterygoideus medialis entspringt an der medialen Fläche der Lamina pterygoideus lateralis des Keilbeins, der Tuberositas maxillae und vom Proc. pyramidalis des Gaumenbeins und setzt am unteren hinteren Teil der medialen Fläche des Ramus und Angulus mandibulae an. TrPs im M. pterygoideus medialis leiten Schmerzen in den Ober- und Unterkiefer, die Zähne, die Ohren und das Kiefergelenk weiter (Simons et al. 1999). Für das Dry Needling liegt der Patient in Rückenlage. Der untere Anteil des Muskels kann über die medial liegende Fläche des Angulus mandibulae genadelt werden. Bei einer flachen Palpation wird die Nadel zwischen Zeige- und Mittelfinger der palpierenden Hand fixiert und in einem flachen Winkel zur medialen Fläche des Ramus mandibulae und Angulus mandibulae eingesetzt (Abb. 16.5).

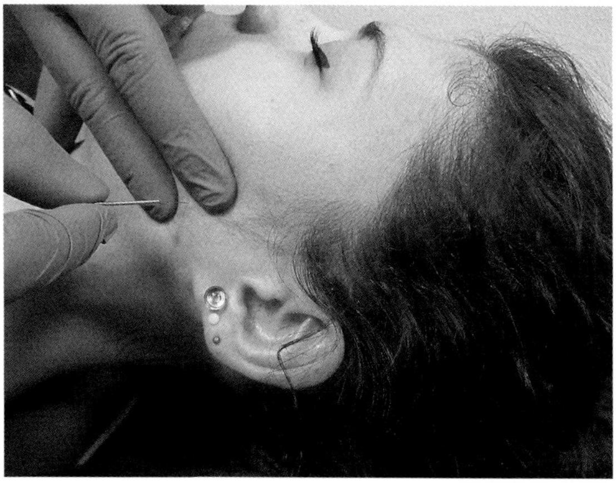

Abb. 16.1
Dry Needling des M. masseter pars superficialis.

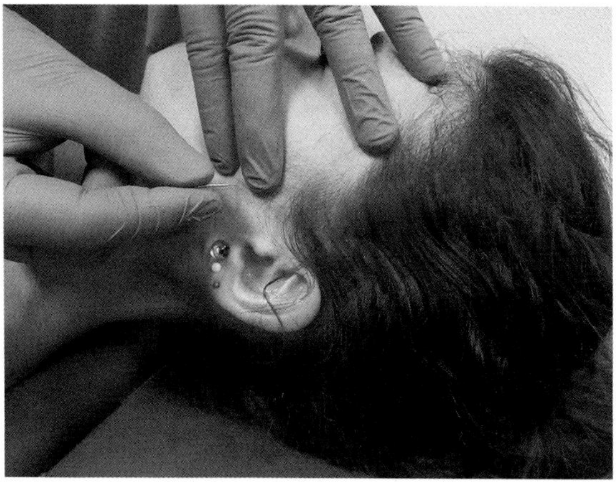

Abb. 16.2
Dry Needling des M. masseter pars profunda.

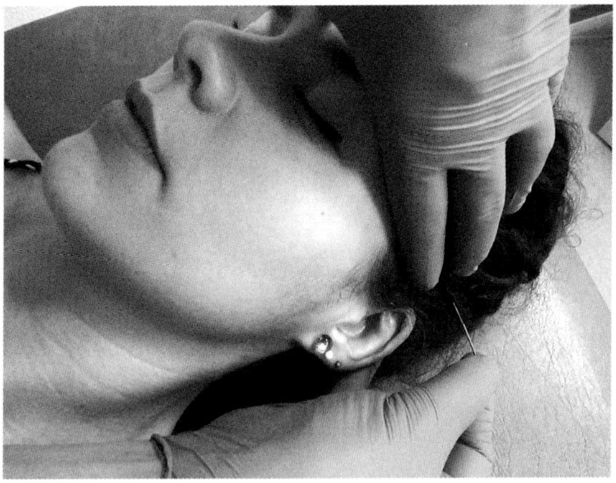

Abb. 16.3
Dry Needling des M. temporalis.

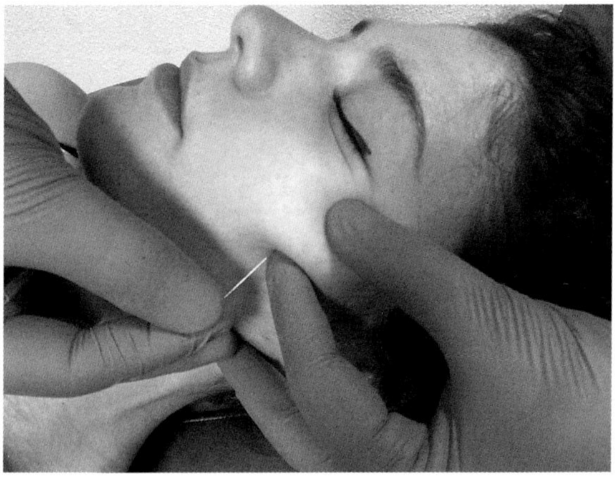

Abb. 16.4
Dry Needling des M. zygomaticus (Zangenpalpation).

Dry Needling des M. pterygoideus lateralis

Das Caput superius des M. pterygoideus lateralis entspringt an der infratemporal gelegenen Fläche der Ala major des Keilbeins, das Caput inferius an der Lamina lateralis des Proc. pterygoideus. Beide Muskelköpfe setzen am Proc. condylaris des Unterkiefers sowie dem Discus articularis an. Aus diesem Muskel weitergeleitete Schmerzen breiten sich bis in den Oberkiefer und tiefer in das Kiefergelenk aus (Simons et al. 1999). Aufgrund der klinischen Relevanz dieses Muskels für das Kiefergelenk wurde dafür eine spezifische Dry-Needling-Technik entwickelt (Mesa-Jiménez et al. 2015). Dafür begibt sich der Patient in Seitenlage. Es werden zwei Nadeln mit einer Länge von 50 bis 60 mm verwendet, von denen eine oberhalb des Proc. zygomaticus im posterioren Bereich des Jochbeinbogens (Caput superius) inseriert wird, die andere unterhalb des Proc. zygomaticus zwischen den Unterkieferkondylen und dem Proc. coronoideus (Caput inferius) (Abb. 16.6) (Mesa-Jiménez et al. 2015).

Dry Needling des M. digastricus

Der anteriore Muskelbauch entspringt vom unteren Rand des Unterkiefers, nahe der Symphyse, während der posteriore Muskelbauch von der Incisura mastoidea des Schläfenbeins entspringt. Beide Bäuche sind durch eine gemeinsame Sehne miteinander verbunden, die indirekt am Zungenbein ansetzt. TrPs im anterioren Muskelbauch leiten Schmerzen zu den unteren Zähnen und der Zunge weiter, der hintere Bauch leitet Schmerzen in den Teil des Proc. mastoideus (Simons et al. 1999). Für das Dry Needling liegt der Patient in Rückenlage. Für einen besseren Zugang zum vorderen Muskelbauch werden Kopf und Hals des Patienten in eine leichte Extension gebracht. Die Nadel wird mit Zeige- und Mittelfinger einer Hand fixiert und dann senkrecht zum Unterkiefer eingesetzt (Abb. 16.7). Für die Nadelung des hinteren Muskelbauchs wird die Nadel senkrecht zur Incisura mastoidea am Proc. mastoideus und in Richtung des Proc. transversus des Atlas eingesetzt (Abb. 16.8). Es ist darauf zu achten, dass die Nadel den Muskel nicht vollständig durchdringt.

Dry Needling des M. mylohyoideus

Der M. mylohyoideus entspringt von der gesamten Länge der Linea mylohyoidea des Unterkiefers und setzt am vorderen unteren Rand des Zungenbeins und der Raphe mylohyoidea an. TrPs in diesem Muskel leiten Schmerzen in die Zunge weiter (Simons et al. 1999). Für das Dry Needling liegt der Patient in Rückenlage. Die Nadel wird zwischen dem Zeige- und Mittelfinger der einen Hand fixiert und mit der anderen Hand senkrecht etwa auf der Mittellinie zwischen der Symphyse des Unterkiefers (Nadelung des vorderen Muskelbauchs des M. digastricus) und dem Angulus mandibulae (Nadelung des M. pterygoideus medialis) eingesetzt (Abb. 16.9). Die Nadel darf den Muskel dabei nicht vollständig durchdringen.

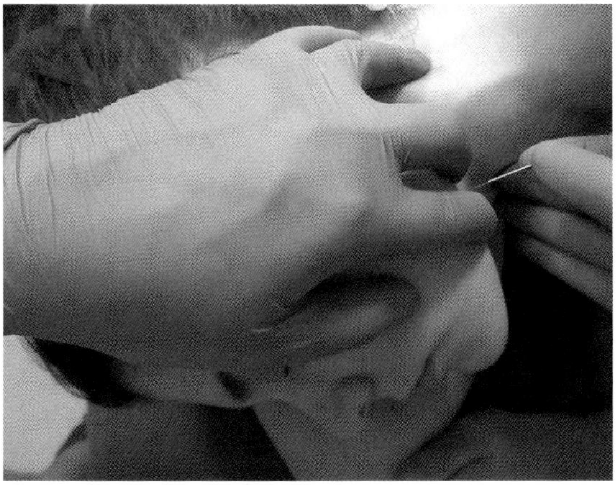

Abb. 16.5
Dry Needling des M. pterygoideus medialis.

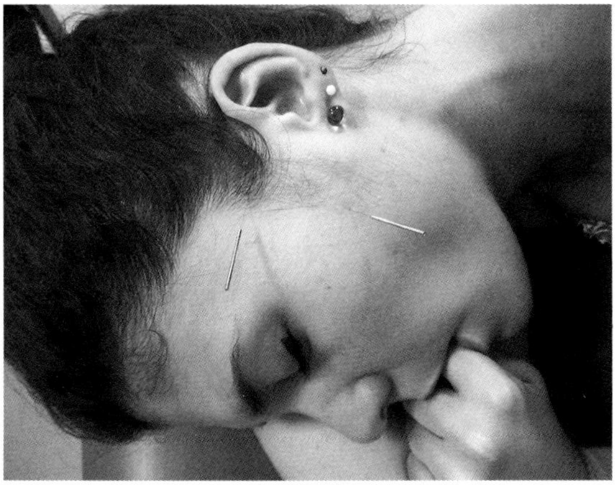

Abb. 16.6
Dry Needling des M. pterygoideus lateralis.

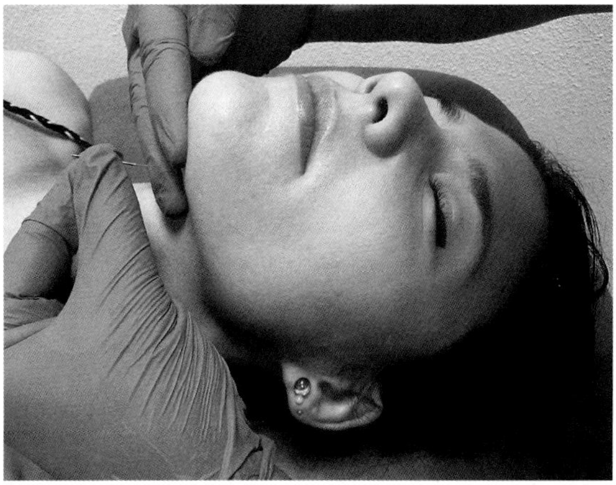

Abb. 16.7
Dry Needling des anterioren Muskelbauchs des M. digastricus.

Dry Needling des M. trapezius pars descendens

Der obere Anteil des M. trapezius pars descendens entspringt an der Protuberantia occipitalis externa, dem mittleren Drittel der Linea nuchae superior, dem Ligamentum nuchae sowie dem Proc. spinosus C7 und setzt am hinteren Rand des lateralen Drittels des Schlüsselbeins an. TrPs in diesem Muskelanteil leiten Schmerzen ipsilateral in die hintere laterale Halsregion weiter, außerdem hinter das Ohr und in die Schläfenregion. Für das Dry Needling liegt der Patient in Rückenlage. Der obere Anteil des M. trapezius wird mittels Zangenpalpation genadelt. Die Nadel wird dazu senkrecht zur Haut und in Richtung der palpierenden Finger eingesetzt. Die Nadel kann von anterior nach posterior oder von posterior nach anterior eingeführt werden (Abb. 16.10). Die häufigste unerwünschte Komplikation ist das Eindringen der Nadel in die Lunge und damit die Entstehung eines Pneumothorax. Diese Gefahr kann durch eine Nadelung in Richtung und zwischen die Finger der palpierenden Hand bei gleichzeitiger Zangenpalpation minimiert werden.

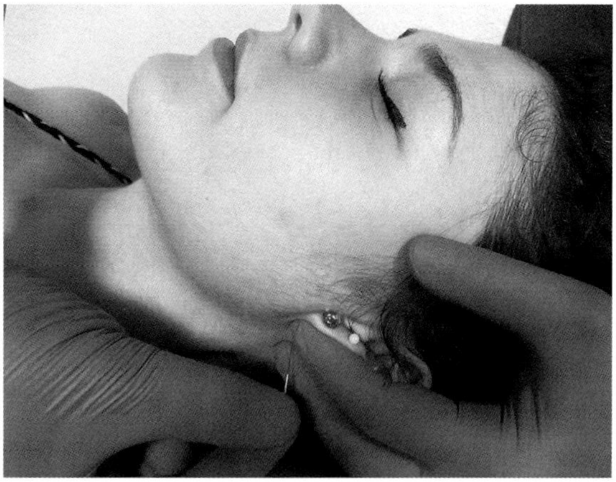

Abb. 16.8
Dry Needling des posterioren Muskelbauchs des M. digastricus.

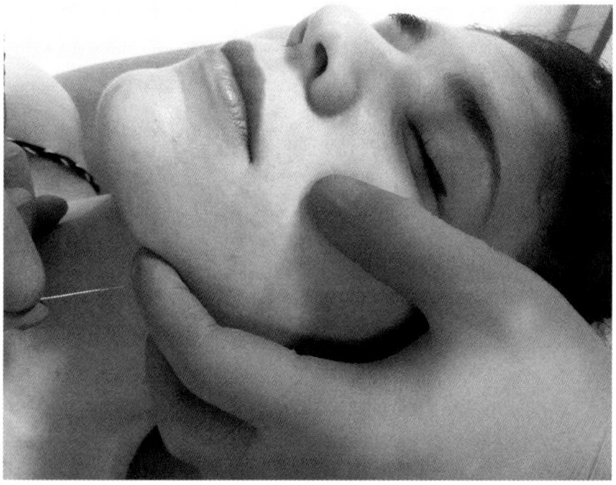

Abb. 16.9
Dry Needling des M. mylohyoideus.

Dry Needling des M. sternocleidomastoideus

Das Caput mediale entspringt an der Vorderseite des Manubrium sterni, das Caput laterale an der Oberkante und der Vorderseite des medialen Drittels des Schlüsselbeins. Beide Köpfe inserieren am Proc. mastoideus des Schläfenbeins. TrPs in diesem Muskel leiten Schmerzen in die Scheitelregion, das Hinterhauptbein, die Augen, die Stirn und in das Ohr weiter und verursachen frontale Kopfschmerzen (Simons et al. 1999). Für das Dry Needling liegt der Patient in Rückenlage. Der M. sternocleidomastoideus wird über eine Zangenpalpation genadelt. Die Nadel wird senkrecht zur Haut und in Richtung der Finger der palpierenden Hand eingesetzt (Abb. 16.11). Die A. carotis sowie die V. jugularis liegen medial des Muskels. Der M. sternocleidomastoideus wird von der A. carotis weggehoben und die Nadel zwischen den Fingern der palpierenden Hand und wie beschrieben eingesetzt, um eine Perforierung der Arterie und der Vene zu vermeiden.

Dry Needling des M. obliquus capitis inferior

Der M. obliquus capitis inferior entspringt am Dornfortsatz des Axis (C2) und setzt am Querfortsatz des Atlas (C1) an. Weitergeleitete Schmerzen aus TrPs in diesem Muskel werden als tiefer Schmerz wahrgenommen, der sich vom Hinterhauptbein bis in die Augenregion ausbreitet (Simons et al. 1999). Für das Dry Needling wird der Patient in Seitlage positioniert. Der Muskel wird an einem Punkt mittig zwischen dem Querfortsatz von C1 und dem Dornfortsatz von C2 genadelt. Die Nadel wird senkrecht zur Haut direkt in die mediale Hälfte des Muskels und in Richtung des gegenüberliegenden Auges des Patienten sowie in leicht kraniomedialer Richtung eingesetzt (Abb. 16.12). Der Behandler sollte vermeiden, die Nadel direkt kranial oder zu seitlich auszurichten, um ein unbeabsichtigtes Eindringen in die A. vertebralis zu verhindern.

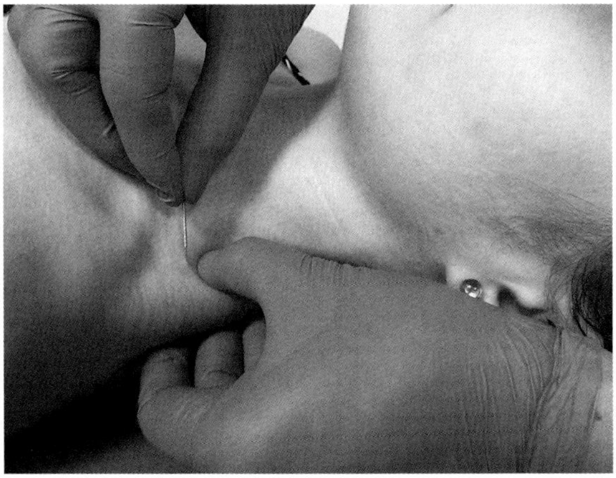

Abb. 16.10
Dry Needling des M. trapezius pars descendens.

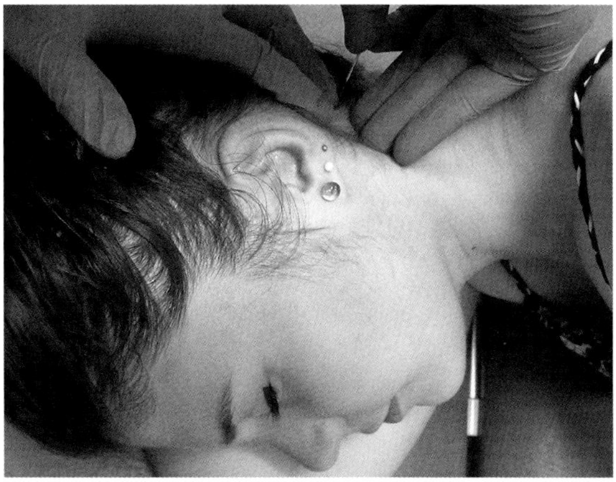

Abb. 16.12
Dry Needling des M. obliquus capitis inferior.

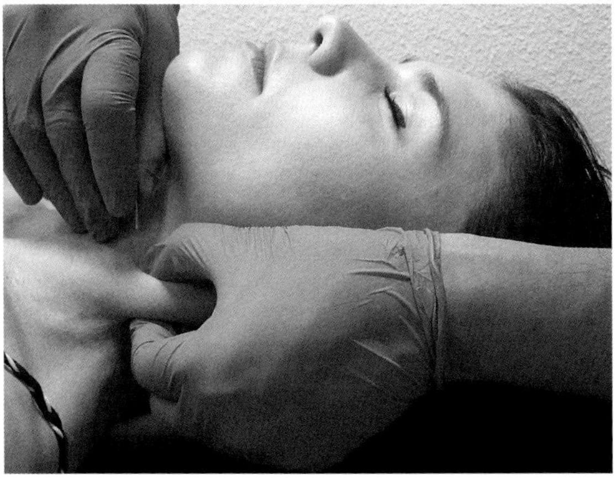

Abb. 16.11
Dry Needling des M. sternocleidomastoideus.

Literatur

APTA – American Physical Therapy Association. Physical therapists & the performance of dry needling: An educational resource paper. Alexandria, VA: APTA Department of Practice and APTA State Government Affairs, 2012. http://www.apta.org/StateIssues/DryNeedling/ResourcePaper/.

APTA – American Physical Therapy Association. Description of dry needling in clinical practice: an educational resource paper. Alexandria, VA: APTA Public Policy, Practice, and Professional Affairs Unit, 2013. http://www.apta.org/StateIssues/DryNeedling/ClinicalPracticeResourcePaper/.

ASAP – Australian Society of Acupuncture Physiotherapists. Guidelines for safe acupuncture and dry needling practice. ASAP, 2007. http://combinedhealth.com. au/webfiles/ASAP_Guidelines_2013.pdf.

Bachmann S, Colla F, Gröbli C, Mungo G, Gröbli L, Reilich P, Weissmann R. Swiss guidelines for safe dry needling. Dry Needling Verband Schweitz, 2014. http://www.dgs-academy.com/fileadmin/ documents/Swiss_Guidelines_for_safe_1.7_ Dry_Needling.pdf.

Blasco-Bonora PM, Martín-Pintado-Zugasti A. Effects of myofascial trigger point dry needling in patients with sleep bruxism and temporomandibular disorders: a prospective case series. Acupunct Med 2017; 35: 69–74.

Boyles R, Fowler R, Ramsey D, Burrows E. Effectiveness of trigger point dry needling for multiple body regions: a systematic review. J Man Manip Ther 2015; 23: 276–293.

Brady S, McEvoy J, Dommerholt J, Doody C. Adverse events following trigger point dry needling: a prospective survey of chartered physiotherapists. J Man Manip Ther 2014: 22: 134–140.

Butts R, Dunning J, Perreault T, Mourad F, Grubb M. Peripheral and spinal mechanisms of pain and dry needling mediated analgesia: a clinical resource guide for health care professionals. Int J Phys Med Rehabil 2016; 4: 2.

Butts R, Dunning J, Pavkovich R, Mettille J, Mourad F. Conservative management of temporomandibular dysfunction: a literature review with implications for clinical practice guidelines. J Bodyw Mov Ther 2017; 21: 541– 548.

CADTH – Canadian Agency for Drugs and Technologies in Health. Dry Needling and Injection for Musculoskeletal and Joint Disorders: A Review of the Clinical Effectiveness, Cost-Effectiveness, and Guidelines. Ottawa, ON: Canadian Agency for Drugs and Technologies in Health, 2016. https://www.ncbi.nlm.nih.gov/ books/NBK395711/.

Cagnie B, Barbe T, De Ridder E et al. The influence of dry needling of the trapezius muscle on muscle blood flow and oxygenation. J Manipulative Physiol Ther 2012; 35: 685–691.

Cagnie B, Dewitte V, Barbe T, Timmermans F, Delrue N, Meeus M. Physiologic effects of dry needling. Curr Pain Headache Rep 2013; 17: 348.

Cagnie B, Castelein B, Pollie F, Steelant L, Verhoeyen H, Cools A. Evidence for the use of ischemic compression and dry needling in the management of trigger points of the upper trapezius in patients with neck pain: a systematic review. Am J Phys Med Rehabil 2015; 94: 573–583.

Chae Y, Chang DS, Lee SH et al. Inserting needles into the body: a meta- analysis of brain activity associated with acupuncture needle stimulation. J Pain 2013; 14: 215–222.

Chen JT, Chung KC, Hou CR et al. Inhibitory effect of dry needling on the spontaneous electrical activity recorded from myofascial trigger spots of rabbit skeletal muscle. Am J Phys Med Rehabil 2001; 80: 729–735.

Chou, LW, Hsieh YL, Kao MJ et al. Remote influences of acupuncture on the pain intensity and the amplitude changes of endplate noise in the myofascial trigger point of the upper trapezius muscle. Arch Phys Med Rehabil 2009; 90: 905–912.

Chou LW, Kao MJ, Lin JG. Probable mechanisms of needling therapies for myofascial pain control. Evid Based Complement Alternat Med 2012, 2012: 705327.

Cummings M, Ross-Marrs R, Gerwin R. Pneumothorax complication of deep dry needling demonstration. Acupunct Med 2014; 32: 517–519.

Dıraçoğlu D, Vural M, Karan A, Aksoy C. Effectiveness of dry needling for the treatment of temporomandibular myofascial pain: a double-blind, randomized, placebo controlled study. J Back Musculoskelet Rehabil 2012; 25: 285–290.

Domingo A, Mayoral O, Monterde S, Santafé MM. Neuromuscular damage and repair after dry needling in mice. Evid Based Complement Alternat Med 2013; 2013: 260806.

Dommerholt J. Dry needling: peripheral and central considerations. J Manual Manipul Ther 2011; 19: 223–237.

Dommerholt J, Fernández-de-las-Peñas C. Trigger Point Dry Needling: An Evidenced and Clinical-Based Approach. 1st ed. London: Churchill Livingstone: Elsevier, 2013.

Dunning J, Butts R, Mourad F, Young I, Flannagan S, Perreault T. Dry needling: a literature review with implications for clinical practice guidelines. Phys Ther Rev 2014; 19: 252–265.

Fernández-Carnero J, La Touche R, Ortega-Santiago R et al. Short-term effects of dry needling of active myofascial trigger points in the masseter muscle in patients with temporomandibular disorders. J Orofac Pain 2010a; 24: 106–112.

Fernández-Carnero J, Ge HY, Kimura Y et al. Increased spontaneous electrical activity at a latent myofascial trigger point after nociceptive stimulation of another latent trigger point. Clin J Pain 2010b; 26: 138–143.

Fernández-Carnero J, Gilarranz-de-Frutos L, León-Hernández JV et al. Effectiveness of different deep dry needling dosages in the treatment of patients with cervical myofascial pain: A Pilot RCT. Am J Phys Med Rehabil 2017; 96:726–733.

Fernández-de-las-Peñas C, Galán-del-Río F, Alonso-Blanco C, Jiménez-Garcia R, Arendt-Nielsen L, Svensson P. Referred pain from muscle triggerpoints in the masticatory and neck-shoulder musculature in women with temporomandibular disorders. J Pain 2010; 11: 1295–1304.

France S, Bown J, Nowosilskyj M, Mott M, Rand S, Walters J. Evidence for the use of dry needling and physiotherapy in the management of cervicogenic or tension-type headache: a systematic review. Cephalalgia 2014; 34: 994–1003.

Gattie E, Cleland JA, Snodgrass S. The effectiveness of trigger point dry needling for musculoskeletal conditions by physical therapists: a systematic review and meta-analysis. J Orthop Sports Phys Ther 2017; 47: 133–149.

González-Iglesias J, Cleland JA, Neto F et al. Mobilization with movement, thoracic spine manipulation, and dry needling for the management of temporomandibular disorder: A prospective case series. Physiother Theory Pract 2013; 29: 586–595.

González-Perez LM, Infante-Cossio P, Granados-Nuñez M, Urresti-Lopez FJ. Treatment of temporomandibular myofascial pain with deep dry needling. Med Oral Patol Oral Cir Bucal 2012; 17: 781–785.

González-Perez LM, Infante-Cossio P, Granados-Nunez M et al. Deep dry needling of trigger points located in the lateral pterygoid muscle: Efficacy and safety of treatment for management of myofascial pain and temporomandibular dysfunction. Med Oral Patol Oral Cir Bucal 2015; 20: 326– 333.

Halle JS, Halle RJ. Pertinent dry needling considerations for minimizing adverse effects – part one. Int J Sports Phys Ther 2016; 11: 651–662.

Hong C. Lidocaine injection versus dry needling to myofascial trigger point. The importance of the local twitch response. Am J Phys Med Rehabil 1994; 73: 256–263.

Hsieh YL, Kao MJ, Kuan TS et al. Dry needling to a key myofascial trigger point may reduce the irritability of satellite MTrPs. Am J Phys Med Rehabil 2007; 86: 397–403.

Hsieh YL, Chou LW, Joe YS et al. Spinal cord mechanism involving the remote effects of dry needling on the irritability of myofascial trigger spots in rabbit skeletal muscle. Arch Phys Med Rehabil 2011; 92: 1098–1105.

Hsieh YL, Yang SA, Yang CC, Chou LW. Dry needling at myofascial trigger spots of rabbit skeletal muscles modulates the biochemicals associated with pain, inflammation, and hypoxia. Evid Based Complement Alternat Med 2012; 2012: 342165.

Hsieh YL, Yang SA, Liu SY, Chou LW, Honc CZ. Remote dose-dependent effects of dry needling at distant myofascial trigger spots of rabbit skeletal muscles on reduction of substance P levels of proximal muscle and spinal cords. Biomed Res Int 2014; 2014: 982121.

Itoh K, Asai S, Ohyabu H, Imai K, Kitakoji H. Effects of trigger point acupuncture treatment on temporomandibular disorders: a preliminary randomized clinical trial. J Acupunct Meridian Stud 2012; 5: 57–62.

Joseph L, Mohd Ali K, Ramli A et al. Fear of needles does not influence pain tolerance and sympathetic responses among patients during a therapeutic needling. Pol Ann Med 2013; 20: 1–7.

Kietrys DM, Palombaro KM, Azzaretto E et al. Effectiveness of dry needling for upper quarter myofascial pain: A systematic review and meta-analysis. J Orthop Sports Phys Ther 2003; 43: 620–634.

Koppenhaver SL, Walker MJ, Rettig C et al. The association between dry needling-induced twitch response and change in pain and muscle function in patients with low back pain: a quasi-experimental study. Physiotherapy 2017; 103: 131–137.

Lewit, K 1979. The needle effect in the relief of myofascial pain. Pain 6: 83– 90.

Liu L, Huang QM, Liu QG, Ye G, Bo CZ, Chen MJ, Li P. Effectiveness of dry needling for myofascial trigger points associated with neck and shoulder pain: a systematic review and meta-analysis. Arch Phys Med Rehabil 2015; 96: 944–955.

Liu L, Huang QM, Liu QG, Thitham N, Li LH, Ma YT, Zhao JM. Evidence for dry needling in the management of myofascial trigger points associated with low back pain: a systematic review and meta-analysis. Arch Phys Med Rehabil 2018; 99: 144–152.

Liu QG, Liu L, Huang QM, Nguyen TT, Ma YT, Zhao JM. Decreased spontaneous electrical activity and acetylcholine at myofascial trigger spots after dry needling treatment: a pilot study. Evid Based Complement Alternat Med 2017; 2017: 3938191.

Martín-Pintado Zugasti A, Rodríguez-Fernández ÁL, García-Muro F et al. Effects of spray and stretch on post-needling soreness and sensitivity after dry needling of a latent myofascial trigger point. Arch Phys Med Rehabil 2014; 95: 1925–1932.

Martín-Pintado-Zugasti A, Pecos-Martin D, Rodríguez-Fernández ÁL et al. Ischemic compression after dry needling of a latent myofascial trigger point reduces post-needling soreness intensity and duration. PM R 2015; 7: 1026– 1034.

McEvoy J, Dommerholt J, Rice D, Holmes L, Grobli C, Fernández-de-las- Penas C. Guidelines for Dry Needling Practice. Dublin: Irish Society of Chartered Physiotherapists, 2012. http://www.colfisiocv.org/ sites/default/files/Guidelines%20 for%20 Dry%20Needling%20Practice%20 ISCP%20 2012.pdf.

Mesa-Jiménez JA, Sánchez-Gutiérrez J, de-la-Hoz-Aizpurua JL, Fernández-de-las-Peñas C. Cadaveric validation of dry needle placement in the lateral pterygoid muscle. J Manipulative Physiol Ther 2015; 38: 145–150.

Morihisa R, Eskew J, McNamara A, Young J. Dry needling in subjects with muscular trigger points in the lower quarter: A systematic review. Int J Sports Phys Ther 2016; 11: 1–14.

Napadow V, Dhond RP, Kim J et al. Brain encoding of acupuncture sensation – coupling on-line rating with fMRI. Neuroimage 2009; 47: 1055–1065.

Ong J, Claydon LS. The effect of dry needling for myofascial trigger points in the neck and shoulders: a systematic review and meta-analysis. J Bodyw Mov Ther 2014; 18: 390–398.

Perreault T, Dunning J, Butts R. The local twitch response during trigger point dry needling: is it necessary for successful outcomes? J Bodyw Mov Ther 2017; 21: 940–947.

Rodríguez-Mansilla J, González-Sánchez B, De Toro García A et al. Effectiveness of dry needling on reducing pain intensity in patients with myofascial pain syndrome: a meta-analysis. J Tradit Chin Med 2016; 36: 1– 13.

Sabatke S, Scola RH, Paiva ES, Kowacs PA. Injecction [sic] of trigger points in the temporal muscles of patients with miofascial [sic] syndrome. Arq Neuropsiquiatr 2015; 73: 861–866.

Salom-Moreno J, Jiménez-Gómez L, Gómez-Ahufinger V et al. Effects of low- load exercise on postneedling-induced pain after dry needling of active trigger point in individuals with subacromial pain syndrome. PM R 2017; 9: 1208– 1216.

Shah JP, Phillips T, Danoff J, Gerber L. An in-vivo microanalytical technique for measuring the local biochemical milieu of human skeletal muscle. J Appl Physiol 2005; 99: 1977–1984.

Simons DG, Travell JG, Simons LS. Travell and Simons' Myofascial Pain and Dysfunction: The Trigger Point Manual. Vol. 1: Upper Half of Body. Baltimore: Williams & Wilkins, 1999.

Srbely JZ, Dickey JP, Lee D, Lowerison M. Dry needle stimulation of myofascial trigger points evokes segmental anti-nociceptive effects. J Rehabil Med 2010; 42: 463–468.

Téllez-García M, de-la-Llave-Rincón AI, Salom-Moreno J, Palacios-Ceña M, Ortega-Santiago R, Fernández-de-las-Peñas C. Neuroscience education in addition to trigger point dry needling for the management of patients with mechanical chronic low back pain: a preliminary clinical trial. J Bodyw Mov Ther 2015; 19: 464–472.

Venâncio Rde A, Alencar FG, Zamperini C. Different substances and dry- needling injections in patients with myofascial pain and headaches. Cranio 2008; 26: 96–103.

Venâncio Rde A, Alencar FG Jr, Zamperini C. Botulinum toxin, lidocaine, and dry-needling injections in patients with myofascial pain and headaches. Cranio 2009; 27: 46–53.

Zhou K, Ma Y, Brogan MS. Dry needling versus acupuncture: the ongoing debate. Acupunct Med 2015; 33: 485–490.

Kapitel 17

Akupunktur bei CMD

Tom Mark Thayer, Mike Cummings

Einleitung

Akupunktur ist eine traditionelle Therapie, deren lange Geschichte eng mit der Kultur Chinas und des Fernen Ostens verbunden ist. Die Grundlagen der Akupunktur wurden erstmals um 2.500 v. Chr. vom sogenannten Gelben Kaiser Hung Ti formal festgehalten und spiegeln vermutlich die Erfahrungsmedizin der damaligen Zeit wider sowie ihre Weiterentwicklung über die folgenden Generationen. Daraus entwickelte sich ein komplexes Diagnosesystem, das auf sorgfältiger Anamnese und Beobachtung basiert und dessen Schwerpunkt auf dem Konzept des Chi (auch Qi oder Ch'i) liegt, der Lebensenergie des Körpers. Störungen des Chi-Flusses werden als Ursache von Krankheiten betrachtet und die Akupunktur als eine Technik angewendet, diesen Fluss wieder zu verbessern und die Gesundheit wiederherzustellen. Um den Chi-Fluss zu verbessern, kann eine ganze Reihe unterschiedlicher Methoden zum Einsatz kommen, wobei die traditionelle Akupunktur wahrscheinlich am häufigsten angewendet wird. Akupressur, Schröpfen und Moxibustion (brennende Kräuter) basieren aber alle auf denselben Prinzipien.

Akupunktur beruht auf der Anwendung fester, dünner Nadeln, die an verschiedenen Stellen des Körpers eingesetzt werden, um dort Veränderungen herbeizuführen, die zu einer Auflösung der Symptome führen können. Während diese traditionellen Konzepte dem medizinisch ausgebildeten Fachmann aus der westlichen Kultur fehlerhaft erscheinen mögen, ist das theoretische Modell der Akupunkturwirkung einigermaßen solide, und einige der beobachteten Ergebnisse können bestätigt werden. Für einige akupunkturbasierte Interventionen besteht eine begründete Evidenz, aber auch die kontextuelle Reaktion (manchmal als Placebo bezeichnet) kann sich stark auswirken, und die Auswertung der Ergebnisse ist schwierig.

Die traditionelle Akupunkturlehre beschreibt eine Reihe von Meridianen oder Kanälen, in denen das Chi im Körper zirkuliert, um die verschiedenen Organe zu versorgen. Anamnese und Untersuchung zielen darauf ab festzustellen, wo der Chi-Fluss oder die ausgleichenden Naturkräfte der Organe gestört sind, was zu einer Imbalance von Yin und Yang führt. Anschließend kommt die Akupunkturnadelung zur Anwendung, um den Chi-Fluss zu verbessern und damit auch die Gesundheit, indem das Gleichgewicht von Yin und Yang wiederhergestellt wird. Es gibt eine ganze Reihe unterschiedlicher traditioneller Techniken, und viele Anwender werden erläutern, was die Vorteile der einen Methode gegenüber der anderen sind.

Allerdings ist es wenig empfehlenswert, nur einen einzigen Ansatz zu bevorzugen und viele Anwender werden mehreren Ansätze und Therapien folgen, um Ergebnisse zu erzielen. Im Großen und Ganzen gibt es allgemeine Körpertechniken, Techniken, die sich auf muskuläre Triggerpunkt (TrP) konzentrieren, und sogenannte Mikrosystemtechniken (oder Homunkulustechniken), wie z. B. Techniken, bei denen die komplette Nadelung allein am Ohr erfolgt.

Akupunkturpunkte liegen in der Regel auf den Meridianen, obwohl auch einige außerhalb davon zu finden sind. Man sagt, es existierten 12 gepaarte Meridiane (links und rechts), zwei mittige Meridiane (einer ventral, einer dorsal) und sechs isolierte Meridiane. Jeder dieser Meridiane trägt eine Bezeichnung, allerdings haben diese Namen wenig oder gar nichts mit unserem modernen Verständnis der Organe zu tun, auf die sich diese Namen beziehen. So hat beispielsweise der Magenmeridian (Abb. 17.1) keine direkte Verbindung zum Magen, sondern beginnt im unteren Augenlid, erstreckt sich über das Gesicht, einschließlich der Kaumuskulatur, und verläuft über die Vorderseite des Körpers bis in das Bein und den Fuß. Während die Meridiane keine anatomischen Strukturen darstellen, sondern wahrscheinlich ein Konstrukt sind, um beobachtete Phänomene und Reaktionen auf bestimmte Reize zu erklären, scheinen sie von anatomischen Strukturen ausgehend dauerhaft zugänglich zu sein, was vermutlich den Zusammenhang mit den Strukturen widerspiegelt und damit auch mit den davon ausgehenden Symptomen.

Der Magenmeridian wird abgekürzt als ST bezeichnet. Auf diesem Meridian liegen 45 Akupunkturpunkte, jeder an einer bestimmten Stelle mit einer bestimmten Bezeichnung, die auch mittels dieser Bezeichnung sowie dem Namen des Meridians dokumentiert werden. Die im M. masseter liegenden Akupunkturpunkte entsprechen demnach ST5, ST6 und ST7 (Abb. 17.2). Diese Punkte sind typischerweise Ziel einer Behandlung von muskulären Symptomatiken bei Kiefergelenkerkrankungen (CMDs). Jeder Punkt trägt darüber hinaus einen traditionellen Namen. So ist etwa der Punkt ST6 auch als Jiache bekannt, und ein Bereich im M. temporalis mit der Bezeichnung EX2 (Extra 2) wird als Taiyang bezeichnet. Dabei handelt es sich um einen Bereich mit muskulärem TrP, der häufig mit Komponenten einer CMD assoziiert wird und oft mit CMD-assoziierten Kopfschmerzen in Zusammenhang steht. Untersuchungen zur Korrelation zwischen traditionellen Akupunkturpunkten und muskulären TrPs zeigen einen signifikanten Zusammenhang, und es scheint, dass dieser Zusammenhang als Grundlage für die Interpretation von TrPs als Akupunkturpunkte dienen kann, wobei aber berücksichtigt werden sollte, dass keine spezifischen Lokalisationen für muskuläre TrPs existieren.

Traditionellerweise wird Akupunktur anhand der klinischen Befunde verschrieben und spiegelt diese wider, indem zur Kontrolle der Symptome entweder Punkte im Bereich der Symptomatik selber oder aber weiter entfernt gelegene Punkte genutzt werden. Tatsächlich werden die den Symptomen am nächsten gelegenen Punkte im Allgemeinen als

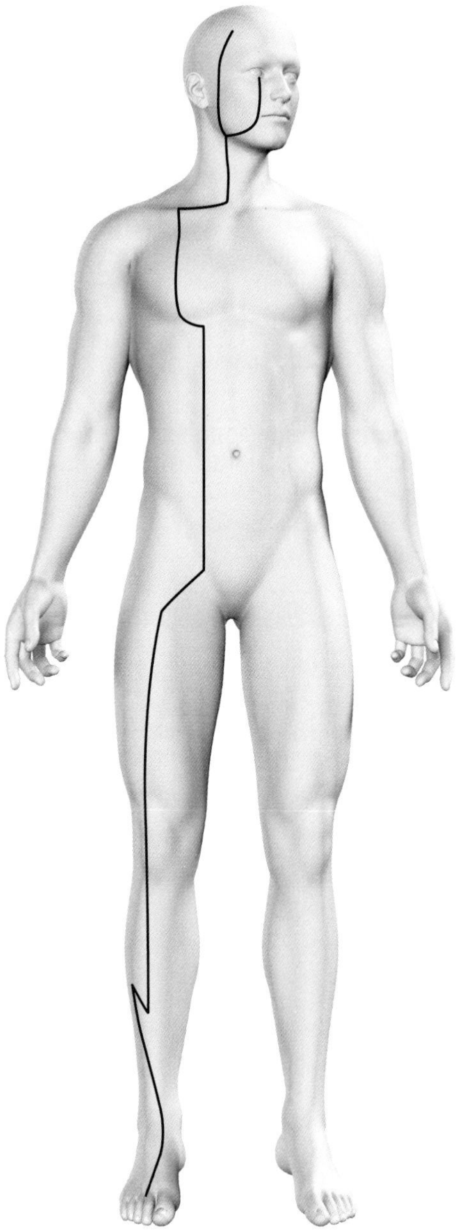

Abb. 17.1
Magenmeridian (45 Punkte).

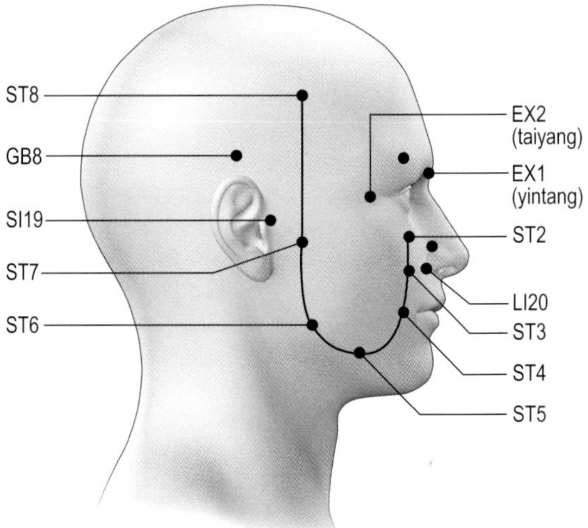

Abb. 17.2
Akupunkturpunkte des Kopfes.

am günstigsten betrachtet. Bei CMDs sind dies meist Stellen in der Kaumuskulatur. In einigen Fällen können allerdings auch weiter entfernte Punkte in der Hand oder dem Fuß genutzt werden. Bei CMDs sind sicherlich häufig Punkte in der Hals- und Schultermuskulatur relevant.

Wirkmechanismen

Das ursprüngliche Modell zur Wirkung der Akupunktur wurde parallel zur Gate-Control-Theorie von Melzack und Wall entwickelt (Melzack & Wall 1965). Diese besagt, dass ein Stimulus in einem Gebiet die neuronale Funktion in einem anderen, von denselben Nerven versorgten Gebiet unterdrücken kann, indem das „Tor" zur Übertragung elektrischer Impulse geschlossen wird und auf diese Weise Schmerzen reduziert werden. Dies geschieht in erster Linie auf segmentaler Ebene, wobei die Symptome am einfachsten in denjenigen Gebieten kontrolliert werden können, die segmental mit den Akupunkturpunkten in Verbindung stehen, auch wenn gewisse vertikale Überschneidungen existieren, da jede Region von mehreren Spinalnerven versorgt wird. Diese neuroanatomischen Konzepte sind weit verbreitet und werden für die transkutane elektrische Nervenstimulation (TENS) bis hin zur tiefen Hirnstimulation genutzt. Bei einer Akupunkturbehandlung aktiviert der mittels Nadelung gesetzte Stimulus afferente Neuronen, in erster Linie Aδ-Fasern und damit dünne myelinierte Neuronen, die normalerweise schnelle Reaktionen auf anfängliche Schmerzreize weiterleiten. Die Nadelung dagegen induziert eine Reaktion von allen afferenten Fasern. Die afferenten Fasern wiederum exprimieren über Interneurone im Hinterhorn des Rückenmarks eine Inhibition zur Unterdrückung von Schmerzen, die vor allem über C-Faserneuronen vermittelt werden. Dieser Mechanismus wirkt besonders auf segmentaler Ebene, aber da eine einzelne Nadelung durch Haut- und Muskelgewebe mehr als ein Segment (häufig fünf Segmente) stimuliert und durch den Zervikal- oder Sakralplexus wirkt, kann dies zu einer breiteren Wirkung über mehrere Segmente hinweg führen, sodass beispielsweise ein Punkt in der Hand Schultersymptome unterdrücken kann. Studien mit funktioneller Magnetresonanztomografie (fMRT) zeigen, dass die Reaktionen des Gehirns auf eine Akupunkturstimulation mit entsprechender Gewebeempfindung (oft auch als De-Qi-Gefühl bezeichnet) die Herabregulation vieler Komponenten des limbischen Systems beinhalten (Napadow et al. 2016). Dies könnte darauf hindeuten, dass die Reaktionen auf die Akupunktur sowohl zentral als auch peripher vermittelt werden, was dazu beitragen könnte, dass weit auseinanderliegende Akupunkturpunkte an unterschiedlichen Stellen genutzt werden können.

Akupunktur scheint sowohl eine segmentale als auch eine heterosegmentale Wirkung zu haben (d. h. eine Wirkung auf andere Segmente), wobei die absteigende Kontrolle durch das Gehirn zu einer Hemmung peripherer Schmerzen und zur Modulation neuronaler Aktivität (insbesondere der inhibitorischen Interneuronen) im Rückenmark führt. Die aufsteigenden (Tractus spinothalamicus) und absteigenden (Funiculus dorsolateralis) Leitbahnen beeinflussen somit die Schmerzwahrnehmung zentral, indem sie die Aktivität sowohl im Gehirn als auch im Rückenmark modulieren.

Akupunkturpunkte und muskuläre Triggerpunkte

Akupunkturpunkte scheinen mitunter deutlich andere funktionelle Eigenschaften für das umgebende Gewebe zu haben, allerdings können diese Unterschiede histologisch nicht nachgewiesen werden. Es wurde vermutet, dass es an diesen Punkten eine überdurchschnittlich hohe Innervation oder Clusterbildung von Nervenfasern und Rezeptoren geben könnte, die üblicherweise in Beziehung zu Skelettmuskel und Bindegewebe stehen (Li et al. 2004; Baldry 2005). Darüber hinaus sind Mechanorezeptoren, genau wie Nozizeptoren, in Muskel und Haut ebenfalls vorhanden, und können alle durch eine Nadelung stimuliert werden. Auf jeden Fall erscheinen Akupunkturpunkte bei der Palpation oft empfindlicher zu sein als das umliegende Gewebe, was primär zu ihrer Bestimmung beiträgt.

Studien deuten darauf hin, dass dieser Unterschied im Verhalten der Akupunkturpunkte auf eine unterschiedliche Repräsentation in der Gehirnaktivität bei Stimulation zurückgeführt werden kann, was darauf hinweist, dass der Unterschied zwischen Akupunkturpunkten und anderen Geweben und der Art und Weise, wie sie auf Reize reagieren, möglicherweise ein zentral vermitteltes Phänomen ist (Gu et al. 2015; Li et al. 2016a; Yeo et al. 2016). Alternativ kann der Unterschied einfach darin liegen, dass die erhöhte Dichte von Sinnesrezeptoren eine erhöhte Reaktion auf Reize ermöglicht – mit Folgen für efferente Auswirkungen. Die funktionelle Magnetresonanztomografie zeigt eine Modulation der Aktivität innerhalb einer ganzen Reihe zentraler Strukturen, darunter dem präfrontalen Kortex, der vorderen und hinteren Insula, dem Hippocampus, der Amygdala und dem periaquäduktalen Grau (PAG). PAG ist an der absteigenden Regulation der Nozizeption entlang der Hinterhornneuronen durch die rostrale ventromediale Medulla (RVM) beteiligt, die spinale 5-HT-Rezeptoren zusammen mit α2-Adrenozeptoren enthält (Yaksh 1979). Teil der RVM ist der Nucleus raphe magnus, und ein Reiz in diesem Bereich erzeugt eine starke Hemmung der Nozizeption, die einen wichtigen Aspekt der zentralen Schmerzvermittlung darstellt (Napadow et al. 2009; Li et al. 2016b; Wang et al. 2016).

Muskuläre (myofasziale) TrPs spielen bei muskuloskelettalen Problemen eine große Rolle und leiten Schmerzen häufig in entfernt gelegene Strukturen weiter. TrPs sowie bestimmte Zonen in der Kaumuskulatur stellen eine primäre Schmerzquelle mit charakteristischen ausstrahlenden Mustern dar, die von Travell und Simons sorgfältig dokumentiert wurden (Simons et al. 1999). Eine sorgfältige Dokumentation der Schmerzmuster des Patienten erlaubt es möglicherweise, die Symptome auf bestimmte Muskelgruppen abzubilden und damit Schmerzen an entfernt gelegene Stellen einzuordnen. Schmerzen müssen nicht auf eine CMD beschränkt sein, können vielmehr konventionelle Zahnschmerzen vortäuschen, d.h. innerhalb der Zahnstrukturen, und können aus entfernter gelegenen Gebieten in das Gesicht einstrahlen, z.B. aus der Schulter.

Muskuläre TrPs bilden sich typischerweise in Gruppen mit Spiegelpunkten in der antagonistischen Muskulatur. Infolgedessen können TrPs im M. pterygoideus lateralis oft gemeinsam mit TrPs im M. masseter auftreten. Ein häufiges klinisches Zeichen für TrPs des M. pterygoideus lateralis sind schmerzhafte Beschwerden im vorderen Oberkiefer, die als „Sinusschmerzen" bezeichnet werden, zusammen mit oder ohne Ohrenschmerzen und einer daraus resultierenden Vorgeschichte wiederholter Arztbesuche für ein entsprechendes Assessment dieser Schmerzgebiete. Tatsächlich hat der Patient TrPs im M. pterygoideus lateralis, die in diese Bereiche ausstrahlen (Abb. 17.3). Eine entsprechende Kartierung der Schmerzen wird dies nachweisen und damit die Vorgehensweise vorgeben. Das Wesen von TrPs und die von ihnen ausgehenden Probleme wurden in Kapitel 8 diskutiert.

Eine sekundäre und möglicherweise weit wichtigere Auswirkung der Akupunktur ist die Verbesserung der Symptomatik durch eine Reduzierung der Aktivität von TrPs und anderen Zonen. Wird eine Stelle genadelt, verändert die Nadel die lokale Umgebung durch antidrome (umgekehrte) Stimulation kleinerer Nerven, die trophische Neurochemikalien freisetzen und damit Vasodilatation und Reparaturmaßnahmen fördern. Abnormale und anhaltende Kontraktionen von Muskelzellen, die an einem muskulären TrP beteiligt sind, können durch Akupunktur zurückgesetzt werden, wobei der Stoffwechselbedarf (Sauerstoff) der Muskelfasern kontrolliert und die anaerobe Natur der zellulären Umgebung reduziert werden. Eine Nadelung kann auch eine Reihe von Neurotransmittern freisetzen, insbesondere das Calcitonin Gene-Related Peptide (CGRP), das auf Kapillarebene für eine starke Vasodilatation sorgt. Diese führt zu vermehrter Sauerstoffzufuhr in das Muskelgewebe und kann so Schmerzen als Folge einer Ischämie durch parafunktionelle Aktivitäten reduzieren. Die Vasodilatation kann mit bloßem Auge beobachtet werden, da sich die Haut um die Nadel herum häufig rötet und eine verbesserte Gewebedurchblutung nachgewiesen wurde (Blom 1993; Cagnie

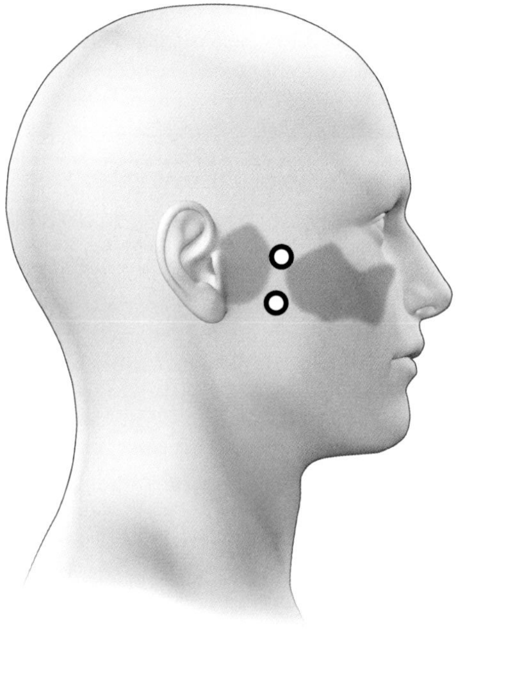

Abb. 17.3
Ausstrahlungsmuster von Triggerpunkten im M. pterygoideus lateralis.

et al. 2012). Parallele Arbeiten, bei denen Wärmebildtechniken angewendet wurden, haben gezeigt, dass eine Verringerung der Symptome durch Schienenversorgung mit einem Anstieg der Muskeltemperatur korrelierte, was wiederum mit erhöhtem Blutfluss einherging (Barão et al. 2011). Häufig verspüren die Patienten während der Nadelung ein Wärmegefühl. Daraus kann gefolgert werden, dass eine vermehrte Durchblutung und Sauerstoffversorgung des Gewebes in Kombination mit einer Reduzierung des zellulären Gesamtbedarfs einen wichtigen Faktor bei der Behandlung von muskulären und myofaszialen Schmerzen darstellt.

Technik

Als Akupunktur bezeichnet man das Einführen feiner Nadeln in das Gewebe, vor allem das Muskelgewebe. Die Nadeln variieren in der Länge und werden als subkutane Nadeln eingeordnet, sind aber nicht hohl wie diese, sondern massiv. Ihre Spitze ist fein zugeschliffen und keine abgeschrägte schneidende Spitze wie bei einer Injektionsnadel. Heutzutage werden in der westlichen Praxis einzeln und steril verpackte Einwegnadeln aus rostfreiem Stahl verwendet. Während einige Behandler sehr feine Nadeln (0,12 mm Durchmesser) verwenden, können diese in der praktischen Anwendung schwierig sein, da sie dazu neigen, sich beim Einsetzen zu verbiegen, was insbesondere beim Einstechen durch Faszienschichten größerer Dicke eine Herausforderung sein kann. Nadeln mit einem Durchmesser von 0,25 mm sind wesentlich steifer und eignen sich besser für eine tiefere Nadelung von Muskeln wie dem M. pterygoideus lateralis.Die Einbringungstiefe variiert je nach Gebiet, Muskel und Körperbau des Patienten. Im Allgemeinen reichen für den größten Teil der Akupunktur an Kopf und Hals Nadeln mit einer Länge von 30 mm, für tiefer gelegene Stellen oder Patienten mit einem erheblichem Körperfettanteil können längere Nadel erforderlich sein, z. B. 40 oder 50 mm. Beim Einsetzen berichten die Patienten über Missempfindungen (manchmal auch schlicht Schmerz bei besonders empfindlichen Muskeln), Wärme, Schwere und häufig Parästhesien, die z. B. vom oberen Teil des M. masseter (Punkt ST7) (Abb. 17.4) in den seitlichen Anteil der Zunge einstrahlen. Diese Empfindungen an der Einstichstelle werden als De-Qi-Gefühl bezeichnet und gelten als Indikator für effektive Behandlungen. In der Praxis kann beobachtet werden, dass das Nichterreichen einer De-Qi-Reaktion an der Stelle auf eine schlechtere Behandlungsreaktion oder an einigen Stellen auf eine falsche Platzierung der Nadel hinweisen kann. Diese Aussage basiert auf den klinischen Erfahrungen des Erstautors.

Üblicherweise wird die Nadel gedreht, um den Reiz zu erhöhen und damit die Wirksamkeit der Behandlung zu steigern. Die Nadeln können sowohl gedreht als auch unterschiedlich tief weiter hineingedrückt werden. Auch eine tiefe Stimulation des Periosts ist möglich und bietet ebenfalls einen sehr starken Stimulus.

Unterschiedliche Reize ermöglichen die Aktivierung verschiedener Rezeptoren an den Akupunkturstellen. Eine einfache manuelle Stimulation von etwa 2 Hz ist üblich. Die mechanische Wirkung der rotatorischen Reibung innerhalb der Haut aktiviert die Mechanorezeptoren und rekrutiert vermehrt sowohl Aδ- als auch Aβ-Fasern und

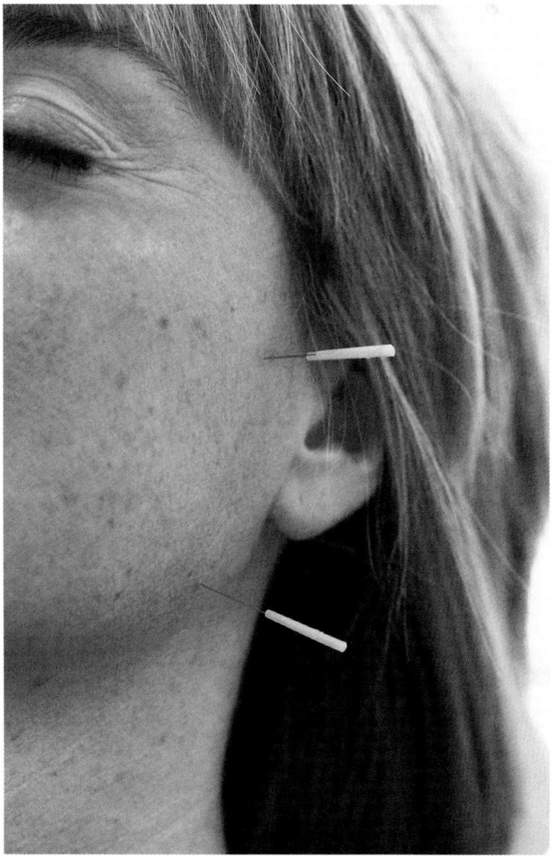

Abb. 17.4
Punkte ST6 (unten) und ST7 (oben).

inhibiert damit gleichzeitig C-Fasern im Hinterhorn des Rückenmarks. Die vermehrte Bewegung verstärkt wahrscheinlich auch die Reaktion des tiefer liegenden Gewebes, was zu einer erhöhten Vasodilatation führt, obwohl bei sehr empfindlichen Personen auch eine entgegengesetzte Reaktion auftreten kann (Sandberg et al. 2005), wie z.B. bei Personen mit Fibromyalgiesyndrom. Für diese ist eine sanftere und eher oberflächliche Behandlung eventuell geeigneter. Das Nadeln von muskulären TrPs und Zonen verläuft nach demselben Prinzip, aber mit manchmal anderen Reaktionen. In einigen Fällen kommt es bei der Nadelung eines TrP zu einer plötzlichen, aber meist nicht schmerzhaften Kontraktion des Muskelhartspanns.

Diese „Local Twitch Response" des TrP ist in der Regel ein Indikator für eine erfolgreiches „Loslassen" des TrP mit einer schnell darauf folgenden Entspannung. Bei Bedarf kann die Nadel entfernt werden, da der Triggerpunkt deaktiviert wurde. Das Dry Needling eines TrP wird in Kapitel 16 erklärt.

Die Behandlungsdauer kann variieren. Längere Sitzungen sollten theoretisch eine verbesserte Symptomkontrolle ermöglichen, da durch die erhöhte Rekrutierung von Interneuronen die Inhibition der C-Fasern verstärkt wird. Rosted (2001) schlägt eine Behandlungsdauer bis zu 30 Minuten vor. Tatsächlich scheint eine 30-minütige Behandlung wenig Vorteile gegenüber einer Dauer von 10–15 Minuten zu bieten, und die manuelle Stimulation über die Nadeln für einen so langen Zeitraum kann sicherlich anstrengend und zeitaufwendig sein. Daten aus der Grundlagenforschung scheinen in der Tat zu zeigen, dass eine 10-minütige Behandlung ausreicht, um Effekte bezüglich Adenosin und TNF-α zu zeitigen, eine akute Schwellenwertmodulation liegt bei maximal bei 20–30 Minuten.

Allgemein kann auch die Stimulation von Nadeln mittels eines elektrischen Impulsgebers (Elektroakupunktur oder EA) erfolgen, um einen stärkeren Reiz ohne manuelle Modulation zu erzeugen. Der Strom kann dabei mit unterschiedlichen Frequenzen angelegt werden. Dieser Ansatz wird in der Regel nicht für die Gesichts- und Kaumuskulatur empfohlen, da die Gesichtsnerven schon bei sehr geringer Intensität reagieren. Dies wird am deutlichsten bei der Anwendung von EA in der Nähe von Punkt ST7. Die daraus resultierenden Muskelzuckungen können für den Patienten beunruhigend sein, sind aber nicht schmerzhaft.

Wann sollte Akupunktur angewendet werden? Wie ist die Evidenzlage?

Die Anwendung der Akupunktur zur CMD-Behandlung basiert wie bei jeder anderen Behandlungsplanung auf einer Reihe von Entscheidungskomponenten. Schlüsselfaktoren sind die Bereitschaft des Patienten und seine Einstellung zur Akupunktur. Einige sind davon begeistert, andere weniger. Eine Nadelphobie würde die Akzeptanz offensichtlich erschweren. Solche Phobien können allerdings gebietsspezifisch sein, und viele für den Patienten nicht einsehbare Stellen können sehr gut behandelt werden, solange der Patient die Nadeln dabei nicht sieht.

Darüber hinaus gibt es alternative Methoden zur Stimulation von Akupunkturpunkten, wie z.B. einen kräftigen Druck über die Finger (Akupressurtechniken), der bei TrPs in der Hals- und Temporalismuskulatur besonders effektiv sein kann, sowie andere Reize wie Laser- und Elektrostimulatoren. Low-Level-Laser sind in den letzten Jahren immer beliebter geworden, und es sind Laserakupunkturtechniken beschrieben worden. Derzeit fehlt allerdings ein Nachweis für die Wirksamkeit dieser Maßnahmen.

Oft wird Akupunktur bei der Behandlung von chronischen und akuten Schmerzen im Zusammenhang mit CMDs als letzte Möglichkeit eingesetzt. Allerdings scheinen alle wissenschaftlichen Studien zur Wirksamkeit der Akupunktur bei der Behandlung von Schmerzen ein gemeinsames Muster aus Schmerzreduktion und verbesserter Funktion aufzuzeigen. So hat beispielsweise ein Cochrane-Review über Spannungskopfschmerzen ergeben, dass Akupunktur hier genauso effektiv ist wie herkömmliche Therapien (Linde et al. 2016). Eine Metaanalyse von List & Axelsson (2010) zeigte positive Ergebnisse für Akupunktur zur Behandlung von CMDs mit langfristig vergleichbaren, aber nicht stärkeren Verbesserungen und Erfolgsraten wie bei herkömmlichen Therapien. Von besonderem Vorteil ist, dass Akupunktur typischerweise wenig Nebenwirkungen zeitigt. Es kann allerdings gelegentlich zu Druckstellen kommen. Sehr selten sind Hämatome (typischerweise an den Schläfen, in der relativ große oberflächliche Arterien verlaufen). Der Effekt kann sofort auftreten und häufig verringern sich die Werte der Schmerzskalen während der Behandlungen. Eine Reaktion kann allerdings auch verzögert und erst nach Stunden oder Tagen auftreten und die akkumulierte Auswirkung mehrerer Behandlungen erfordern.

Während etwa 10–20 % der Patienten überhaupt nicht auf eine solche Behandlung reagieren, scheint sie für den Großteil hilfreich zu sein, obgleich für einige davon vielleicht nur kurzfristig. Daraus folgt, dass Akupunktur in jedem Therapiestadium verschrieben und auch als Erstbehandlung in Betracht gezogen werden kann, insbesondere bei Patienten mit primär myogenen Schmerzen. Theoretisch können die Muskeln entweder in akuten oder auch chronischen Phasen einer CMD genadelt werden. Allerdings wird eine Nadelung während eines akuten Myospasmus extrem schmerzhaft sein und sollte in einigen Fällen am besten vermieden werden, sodass sich die anfänglich schwere Symptomatik vor der Nadelung etwas beruhigen kann. Alternativ können initial zunächst segmental zugehörige Bereiche für eine Schmerzlinderung mittels „Gating" genutzt werden, bevor die eigentlichen Bereiche bei einem späteren Termin genadelt werden.

Natürlich beinhalten CMD-Probleme auch Gelenkprobleme, und zwar entweder Gelenkpathologien, wie z. B. degenerative Störungen, oder funktionell-mechanische Probleme (s. Kap. 2), die hauptsächlich mit einer Verlagerung des Meniskus zusammenhängen. Wie bei jedem anderen Gelenk kann Akupunktur auch bei Kiefergelenkspathologien für eine gewisse Schmerzkontrolle sorgen und dabei helfen, die Gelenksfunktion zu verbessern, wenn auch nur in geringem Ausmaß. Es ist wichtig, andere ernsthafte Gelenkpathologien auszuschließen, um eine angemessene Therapie zu gewährleisten.

Akupunktur kann auch bei einer Verschiebung des Diskus mit daraus resultierendem Clicking helfen, und sowohl der Schweregrad als auch das zeitliche Auftreten des Clickings können mit einem solchen Ansatz verändert werden. In derartigen Fällen zielt eine Nadelung darauf ab, die verschiebend einwirkenden Kräfte auf den Diskus vor allem aus dem M. pterygoideus lateralis zu reduzieren (s. Kap. 16). Dabei werden die Nadeln in den M. pterygoideus lateralis und in der Nähe seiner Ansatzstellen am Kondylus und dem Meniskus eingesetzt, um TrPs zu lösen und den Muskeltonus zu reduzieren – dies in Kombination mit der Nadelung im Bereich hinter dem Kiefergelenk, um eine Entzündungsreaktion zu erzeugen, die möglicherweise die retrodiskalen Bänder „strafft". Klinisch kann ein solches Vorgehen bei lästigem Clicking hilfreich sein, wird das Problem grundsätzlich aber nicht beseitigen.

Typischerweise reduziert sich das Clicking und tritt dann oft früher im Bewegungszyklus des Unterkiefers auf, verlagert sich also von der mittleren in eine frühere Phase, was mit der Behandlungsplanung für das Problem übereinstimmen würde. Daher hängt die Entscheidung für die Anwendung von Akupunktur von einer Kombination mehrerer Faktoren ab. Die Begründung für das Verschreiben von Akupunktur wird von den Behandlungsbedürfnissen bestimmt: Kontrolle der Schmerzen, Beseitigung von Störfaktoren für andere Behandlungsmöglichkeiten, Unterstützung oder Verbesserung anderer Behandlungsansätze sowie psychologische Symptome.

Schmerzkontrolle

Akute oder chronische Schmerzen aufgrund von CMDs sind für viele Patienten der primäre Grund, sich in Behandlung zu begeben und ebenfalls Hauptgrund für die Verschreibung von Akupunktur. Dies kann eine Erstbehandlung zur Symptomkontrolle sein und beim ersten Termin eingeleitet werden, obwohl häufiger ein geplanter Therapieansatz zum Einsatz kommt. Bei primär muskulären Schmerzen kann Akupunktur die alleinige Behandlung darstellen oder durch andere Ansätze ergänzt werden, wie z. B. Physiotherapie oder eine Schienenversorgung.

Akut auftretende Schmerzen reagieren häufig sehr rasch auf Akupunktur und können sich innerhalb weniger Behandlungen verbessern (unter der Voraussetzung, dass vorher ein deutlicher Myospasmus vermieden wurde). Die Linderung chronischer Schmerzen dauert häufig länger (vier bis sechs Behandlungen) und kann erneute Behandlungen erfordern. Das liegt normalerweise an nur schlecht kontrollierbaren persönlichen stressbehafteten Umständen, die eine anhaltende parafunktionale Muskelaktivität fördern. Eine vollständige Beseitigung aller Symptome kann bei einigen Patienten erzielt werden, für viele bleibt im Ergebnis nur eine Verringerung der Symptome auf eine subklinische und damit tolerable Ebene.

Störfaktoren

Für manche Patienten ist die Akupunktur anderen Therapien vorzuziehen, einige fragen aktiv nach einer solchen Behandlung. Für andere erweist sie sich als eine effektive Option, wenn Störfaktoren vorliegen, die zu einer verringerten Toleranzschwelle gegenüber konventionellen Therapien führen, wie z. B. bei Patienten, die Probleme mit einer Gebissschiene haben, und insbesondere bei Patienten, die deshalb einen Würgereiz verspüren, oder bei Patienten, die eine Schiene getragen haben und das nicht mehr wollen.

In manchen Fällen kann die Funktion des Unterkiefers durch einen Trismus oder Muskelschmerzen eingeschränkt sein. Die Kieferöffnung kann eingeschränkt oder schmerzhaft und ein Gebissabdruck zur Herstellung einer Schiene daher schwieriger sein. Eine Akupunkturbehandlung vor der Abdrucknahme kann die Kieferöffnung verbessern und damit genauere Abdrücke ermöglichen. In vielen Fällen wird dabei unmittelbar vor der Aufnahme der Abdrucknahme genadelt, vor allem an den schmerzhaftesten Stellen des M. masseter, um die Schmerzen zu reduzieren und damit die Mundöffnung zu erleichtern. In Fällen allerdings, in denen anstatt Schmerzen ein Trismus das größeres Problem darstellt, kann eine Nadelung über einige Behandlungstermine hinweg vor der Abdrucknahme erforderlich sein, um die Funktion zu verbessern.

Für Patienten mit Würgereiz kann Akupunktur diesen Reiz zu einem großen Teil wirksam unterdrücken (ca. 80 %) (Fiske & Dickenson 2001; Rosted et al. 2006). Die Reaktion auf eine Nadelung erfolgt in der Regel relativ schnell (innerhalb weniger Minuten) und erleichtert die Abdrucknahme, verbessert die Genauigkeit des Abdrucks und reduziert das Stressaufkommen des Patienten. Es werden zwei primäre Punkte genutzt: einer am Kinn (Abb. 17.5) und einer am Rand des Ohres, die entweder zusammen oder unabhängig voneinander verwendet werden können. Der Ohrpunkt wird dabei immer bilateral genutzt.

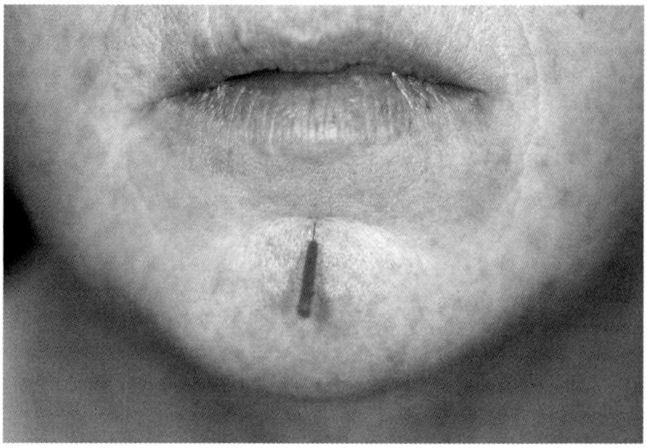

Abb. 17.5
Akupunkturpunkt CV24 zur Kontrolle des Würgereizes.

Geplante kombinierte Therapien

Bei einer gewissen Anzahl von Fällen kann die Kombination von Akupunktur und einer anderen Therapie die Wirksamkeit beider Therapien erhöhen. Typischerweise betrifft es eine Kombination von Schienenversorgung und Akupunktur. Diese Kombination ist bei einer ganzen Reihe von Szenarien hilfreich. In einigen Fällen wird die Akupunktur als Initialtherapie zur Symptomkontrolle eingesetzt, während eine passende Schiene hergestellt wird. Die Behandlung kann dann mit einer Schienenversorgung abgeschlossen werden. Alternativ kann Akupunktur parallel zu einer Schienenversorgung eingesetzt werden, und sobald die Symptome unter Kontrolle sind, kann sie beendet werden und die Behandlung allein mittels Schiene erfolgen (oder umgekehrt). So ein Ansatz kann bei einem Clicking hilfreich sein.

Bei Patienten mit einem anhaltenden nächtlichen Bruxismus ist Akupunktur allein vermutlich nicht ausreichend für eine Symptomkontrolle ohne ständige Rückfälle. In solchen Fällen wird eine nächtliche Schienenversorgung zur Reduzierung des Bruxismus die tagsüber durchgeführte Akupunkturtherapie unterstützen. Andere Therapien wie etwa Physiotherapie können eine Akupunktur mit konventionellen Ansätzen zur Symptomkontrolle und Funktionsverbesserung kombinieren.

Manchmal ist ein anhaltender Bruxismus, der nicht auf konventionelle Behandlungen reagiert, das Kernproblem. Das kann zu einem Zustand starker und hartnäckiger Muskelschmerzen führen. Während Akupunktur die Schlafgewohnheiten verbessern und psychischen Stress reduzieren kann, reicht sie allein wahrscheinlich nicht aus, um die Symptomatik eines nächtlichen und damit nicht kontrollierbaren Bruxismus aufzulösen. Unter diesen Umständen kann die Akupunktur als Initialtherapie zur Reduzierung der Symptomatik angewendet werden, auf die dann eine Behandlung der Kaumuskulatur mittels Botulinumtoxin (Botox) folgt – insbesondere des M. masseter und des M. pterygoideus lateralis. Dieses Vorgehen reduziert die Kontraktionskraft der Kaumuskulatur. Akupunktur kann als guter Indikator für die zu erwartende Wirksamkeit von Botulinumtoxin dienen und dabei helfen, die am stärksten betroffenen Muskelbereiche einzugrenzen, indem man durch sie die Stellen ermittelt, an denen die effektivste Schmerzkontrolle möglich ist, sodass kleinere Dosierungen angewendet werden können. Obwohl eine Botulinumtoxinbehandlung sehr effektiv zur Symptomreduzierung sein kann, wird der Effekt sich abschwächen und die Antikörperproduktion gegen das Toxin nach und nach die Wirksamkeit verringern. An diesem Punkt kann Akupunktur eingesetzt werden, um die Symptomkontrolle auszuweiten.

Psychologische Symptome

Bei vielen Patienten liegt ein wesentlicher Anteil der CMD in den psychologischen Aspekten der Erkrankung. Durch Umweltstressoren ausgelöstes erhöhtes Stressaufkommen sowie Angst wirken sich auf die Toleranzgrenze des Patienten aus und tragen zu parafunktionalen Aktivitäten bei. Diesen Aspekt zu kontrollieren, stellt einen wesentlichen Teil des Behandlungsplans dar, und für viele Patienten ist der Einsatz geeigneter psychologischer Interventionen angebracht. Schlafstörungen sind häufig Bestandteil von erhöhtem psychischem Stress und anderen psychischen Problemen.

Ein häufig zu beobachtender Effekt der Akupunktur ist, dass sie beruhigt oder entspannt. Es passiert oft, dass Patienten sich deutlich entspannen und müde werden und gelegentlich sogar im Zahnarztstuhl einschlafen! Dies hängt vermutlich mit einer erhöhten Freisetzung von Endorphinen und Serotonin im zentralen Nervensystem zusammen, die neben der beobachteten Entspannung außerdem zu einer erhöhten Schmerztoleranz führt. Der Effekt kann genutzt werden, um die Wirkung der eigentlichen Behandlung zu verstärken, indem eine allgemeine Entspannung gefördert wird und damit potenziell stressbedingte parafunktionale Aktivitäten sowie der Muskeltonus reduziert werden. Ein erhöhter Serotoninspiegel im Zentralnervensystem (ZNS) kann ebenfalls zu einer verbesserten Gemütslage beitragen, und es gibt Hinweise darauf, dass Akupunktur bei leichten bis mittelschweren Depressionen möglicherweise hilfreich ist (Wang et al. 2016; MacPherson et al. 2017). Laut einigen Patienten bessern sich nach einer Akupunkturbehandlung das allgemeine Wohlbefinden und für einige Tage auch der Schlaf, wahrscheinlich als Reaktion einen erhöhten Serotoninspiegel im ZNS. Um das psychologische Verlangen nach parafunktionalen Verhaltensweisen zu reduzieren, können für einige Tage Dauer-Ohrnadeln gesetzt werden (Abb. 17.6).

Wie wird Akupunktur eingesetzt?

Akupunktur ist relativ einfach anzuwenden, ihre Verordnung basiert aus westlicher Sicht auf den Schmerzverteilungsmustern sowie der Empfindlichkeit der Muskulatur. Rosted (2004) hat in einem Leitfaden für Zahnärzte eine Reihe von Punkten an Kopf und Hals beschrieben, die für eine Anwendung geeignet sind, aber die Verordnung einer Nadelung hängt sehr stark von den klinischen Befunden ab. Eine Verordnung kann in Stufen beschrieben werden (Tab. 17.1):

1. Ermitteln Sie den Zielmuskel oder das Zielorgan, z. B. den M. masseter.
2. Ermitteln Sie anhand des Schmerzmusters die zu behandelnden Akupunkturpunkte innerhalb desMuskels.
3. Fügen Sie zusätzliche Punkte für spezifische Zusatzeffekte hinzu, z. B. Entspannung, verbesserten Schlaf und erhöhte Schmerztoleranz.

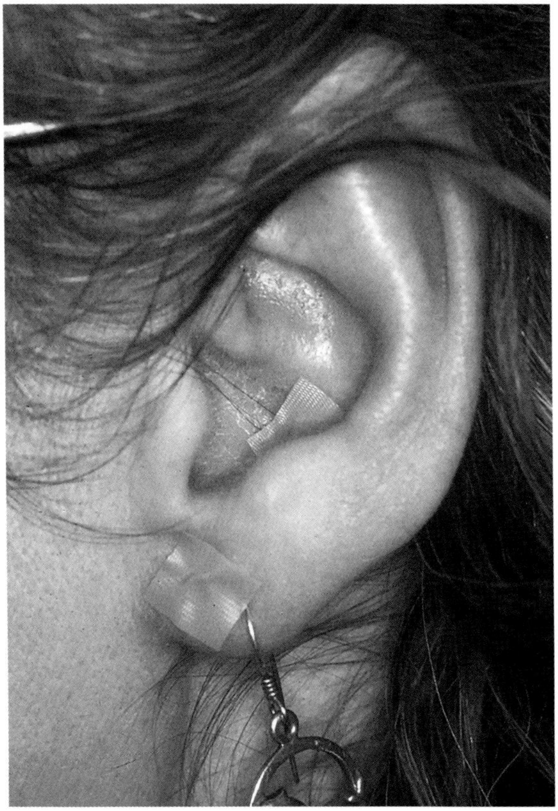

Abb. 17.6
Dauer-Ohrnadeln zur Entspannung.

Kapitel 17

Nach Ermittlung der Akupunkturpunkte werden die Nadeln durch sanftes Drücken und Drehen eingesetzt, in der Regel im 90°-Winkel zur Hautoberfläche. Die Nadeln werden bis zur gewünschten Tiefe eingeführt oder, wenn der Patient ein De-Qi-Gefühl spürt, im Uhrzeigersinn und gegen den Uhrzeigersinn gedreht, um die Punkte weiter zu stimulieren. Sind Muskelschmerzen das Hauptproblem, kann eine lokale Nadelung der Kopf- und Nackenmuskulatur eine Analgesie durch einen Gating-Effekt bieten sowie eine reduzierte Muskelischämie durch verringerten Tonus, was TrPs löst und die lokale Durchblutung verbessert. Die Nadelung zielt auf die Bereiche ab, in denen zuerst Symptome entstanden. Diese werden im Zuge der Untersuchung ermittelt, und typischerweise handelt es sich dabei um die Bereiche der Muskelansätze sowie jeden anderen TrP innerhalb des Muskels.

Die am stärksten betroffenen Stellen sind in der Regel die Bereiche des Ursprungs und des Ansatzes des M. masseter (Akupunkturpunkte ST5, ST6, ST7), der Muskelbauch des M. pterygoideus lateralis (ST7) sowie der vordere Anteil des M. temporalis (EX2) (Abb. 17.7). Ein zusätzlicher muskulärer TrP kann auch im zentralen Muskelbauch des M. masseter vorhanden sein und spricht normalerweise sehr auf eine Nadelung an. Jede TrP-Zone kann mit Akupunktur behandelt werden.

Eine Nadelung an diesen Punkten erfordert in der Regel eine Nadel von 30 mm Länge. Für die tiefer gelegenen Triggerpunkte des M. pterygoideus lateralis können auch Nadellängen von 40 oder 50 mm erforderlich sein, da die Nadel durch den M. masseter und die Kerbe des Proc. mastoideus reichen muss, um an den Muskel zu gelangen. An besonders problematischen Stellen kann eine doppelte Nadelung (buchstäblich zwei Nadeln an derselben Stelle) von Vorteil sein, was sich am deutlichsten bei ST6 (Ansatz des M. masseter) und ST7 (Ursprung des M. masseter) zeigt.

An Stellen, an denen die Muskeln besonders gereizt und schmerzhaft sind, kann sich das auf die Nadelung übertragen und der Punkt EX2 im M. temporalis kann tatsächlich zu schmerzhaft für eine Nadelung sein. Dem kann mittels Nadelung anderer Punkte abgeholfen werden, um die betreffende Stelle zu desensibilisieren und bei einem späteren Termin zu behandeln.

Die Nadelung kann unilateral oder bilateral sein, mit leichter Tendenz zur bilateralen Anwendung. Die gewählten Punkte hängen jedoch von der lokalen Symptomatik oder auch der Reaktion auf die Untersuchung ab, sodass auch eine asymmetrische Nadelung gewählt werden kann. Da die Kaumuskulatur relativ konstante Muster an problematischen Punkten aufweist, fällt die Verordnung für die meisten Patienten ironischerweise sehr ähnlich aus. Seitlich betrachtet scheinen die Nadeln oft eine vertikal ausgerichtete Linie zu bilden und werden manchmal auch symmetrisch gesetzt, aber das ist einer zufälligen Anordnung geschuldet und nicht gewollt (Abb. 17.8). Ein tieferer Dry-Needling-Ansatz für den M. pterygoideus lateralis ist in Kapitel 16 beschrieben.

Die muskuläre Untersuchung kann andere symptomatische Stellen aufdecken, z. B:

Tab. 17.1
Vorgehen bei der Verordnung.

CMD	**Beschwerdeaspekt**	**Verschreibung**
Betroffene Körperregion	M. masseter	Akupunkturpunkte im M. masseter ST5, ST6, ST7
Ursache	Bruxismus	GB2
Stress?	Ja	Entspannung GV20, EX6

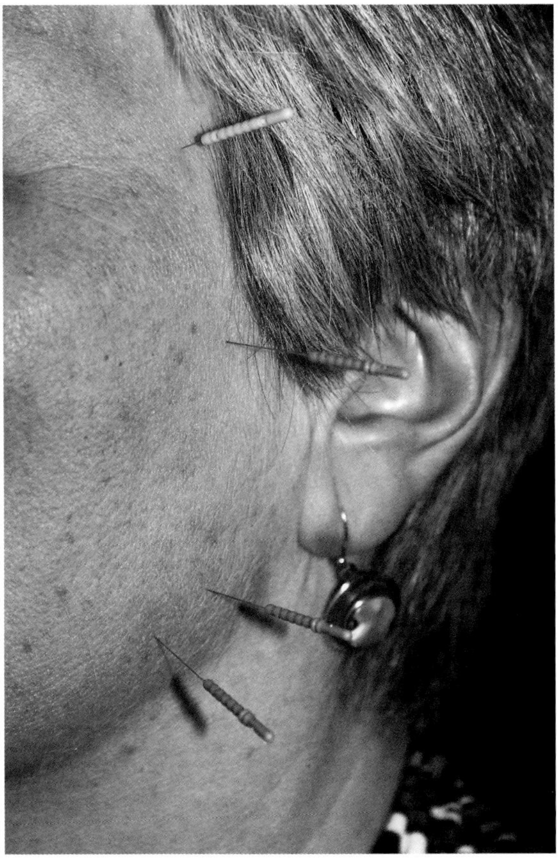

Abb. 17.7
Nadeln in ST5, ST6, ST7 und EX2 (von unten nach oben) bei kraniomandibulären Schmerzen.

- den hinteren Anteil des M. temporalis (GB8), der häufig mit Kopfschmerzen assoziiert ist,
- den oberen Ansatzpunkt des M. temporalis (ST8), der seltener involviert ist, aber als Alternative zu anderen Bereichen des Muskels genutzt werden kann,
- Stellen innerhalb des M. trapezius, die Schmerzen in Kopf und Hals weiterleiten,
- Stellen innerhalb des M. sternocleidomastoideus, die Schmerzen in Kopf und Gesicht weiterleiten.

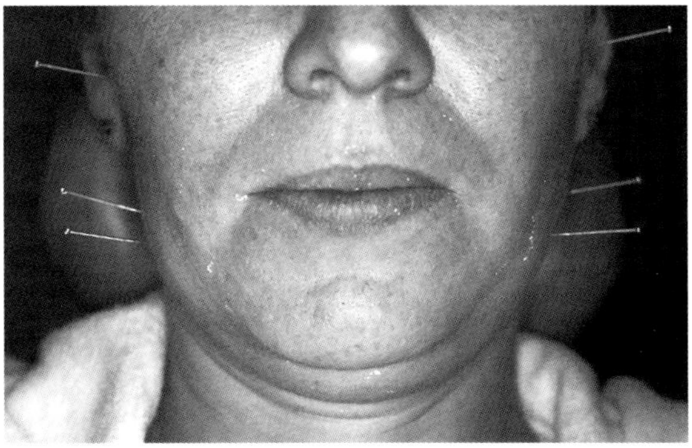

Abb. 17.8
Bilaterale Nadelung bei kraniomandibulären Schmerzen.

In den meisten Fällen stehen diese Bereiche repräsentativ für die Bildung und Aktivierung muskulärer TrPs und die Akupunktur sollte entsprechend darauf abzielen. Dies gilt besonders für den hinteren Anteil des M. temporalis (GB8), wo die Vorwölbung des TrP gut an der Schädelseite palpiert werden kann. Der obere Anteil des M. trapezius (Pars descendens) strahlt in die okzipitalen und temporalen Bereiche aus sowie in den Angulus mandibularis und ist oft mit Haltungsproblemen innerhalb des diagnostischen Gesamtbildes assoziiert (s. Kap. 8). Häufig liegt es an vermehrt sitzenden Arbeitsweisen (Computerarbeit), aber auch andere Ursachen wie ein Schleudertrauma nach Verkehrsunfall oder die Reaktion auf ein psychologisches Trauma können TrPs initiieren oder verschlimmern und damit Bruxismus und CMD verursachen. Eine Nadelung dieser Punkte erfordert den Zugang zu Schulter und Nacken. Patienten sollten daher geeignete Kleidung tragen. Es ist darauf zu achten, keine Nadelung zwischen den oberen Rippen in Richtung Lunge durchzuführen. Auch hier kann die Behandlung dieser Bereiche mit anderen physikalischen Behandlungsmethoden kombiniert werden.

Globaler Schmerz

Schmerzen, die sich in den Muskeln von Kopf, Nacken und Schulter zentrieren, können als Teil eines globalen Schmerzbildes auftreten, dessen Bestandteil wiederum eine CMD ist. Bei derartigen Gesichtsschmerzen kann Akupunktur die primäre Therapie zur Symptomkontrolle darstellen. Für eine beträchtliche Anzahl von Patienten allerdings ist die Physiotherapie ein wesentlicher Bestandteil des Behandlungsplans zur effektiven Behandlung von ursächlich aus der Halsmuskulatur stammenden Schmerzen. In diesen Fällen müssen die unterschiedlichen Aspekte der Erkrankung ermittelt und die Therapien entsprechend gesteuert werden. Dies wird manchmal mit dem „Schälen einer Zwiebel" verglichen. Solche Beschwerden sind komplex und können Teil eines umfangreicheren Krankheitsbildes sein. Zu diesen gehört die Fibromyalgie in Form einer lokalisierten Variante, die eine CMD nachahmt. In solchen Fällen zeigt die Untersuchung aber typischerweise, dass im Gegensatz zu den eher normalen TrP-Zonen die gesamte Kaumuskulatur empfindlich ist, gemeinsam mit Muskeln, die bei einer CMD normalerweise nicht betroffen sein sollten, wie etwa der M. buccinator und der M. orbicularis oris. In einigen Fällen kann Akupunktur zur vorübergehenden Symptomkontrolle hilfreich sein, aber ein Rückfall ist fast unvermeidlich, und im Allgemeinen werden solche Fälle besser und angemessener über einen multidisziplinären biopsychosozialen Ansatz behandelt.

Entfernt gelegene Akupunkturpunkte

Akupunkturverordnungen beschränken sich im Großen und Ganzen auf lokale Punkte, die im Problemgebiet liegen, oder auf bestimmte Bereiche, die weiter davon entfernt liegen und als „distale Punkte" bezeichnet werden. Die traditionellen Texte beschreiben eine Reihe dieser Punkte an den Gliedmaßen und insbesondere zwei gelten dabei als besonders wichtig und wirksam: Dickdarm 4 (Di4) (Hegu) und Leber 3 (Le3) (Taichong). Beide Punkte werden häufig im Rahmen von Akupunkturverordnungen genutzt und spielen eine tragende Rolle für die Verwendung lokaler Punkte. Di4 liegt im ersten M. interosseus dorsalis I der Hand und kann leicht durch Palpation des Gewebes zwischen Daumen und Zeigefinger gefunden werden (Abb. 17.9). Eine Nadelung an dieser Stelle kann sehr unangenehm sein, aber auch effektiv zur Anhebung der allgemeinen Schmerzgrenze sowie anderer Aspekte der Akupunkturbehandlung. Sie kann u. a. die Schmerzkontrolle nach Extraktion des dritten Molars verbessern (Lao et al. 1999). Der Punkt ist leicht zugänglich und seine Nutzung wird von Patienten gut akzeptiert.

Der Leberpunkt 3 (Le3) liegt am Fuß im M. interosseus dorsalis I und kann als ein Di4 entsprechender Punkt für die unteren Extremitäten angesehen werden. Auch hier wird eine Nadelung von den Patienten akzeptiert, kann aber ebenfalls sehr unangenehm und manchmal auch schmerzhaft sein. Eine Nadelung dieses Punktes kann gerade für Zahnärzte eine Herausforderung darstellen, da er nicht im Kopf verortet ist. Das ist allerdings einfach eine Frage der Kenntnis und des Verständnisses seiner Funktion. In beiden Bereichen befinden sich an dem Punkt, wo Mittelhandknochen oder Mittelfußknochen zusammenlaufen, markant hervortretende Arterien. Daher ist es wichtig, die Nadel nicht direkt in diesen Punkt zu setzen.

Eine Kombination dieser vier Punkte (eine bilaterale Anwendung an den Punkten Di4 und Le3) wird manchmal als „Vier-Tore"-Akupunktur bezeichnet und kann eine sehr wirksame Schmerzlinderung vor allem für von Spinalnerven versorgte Bereiche darstellen. Bei der CMD-Behandlung wird der Punkt Di4 am häufigsten bilateral genadelt, es gibt allerdings keinen Grund, warum auch Le3 nicht verwendet werden sollte.

Diese Punkte scheinen klinisch wirksam zu sein, obwohl möglicherweise kein direkter segmentaler Zusammenhang mit der eigentlichen Schmerzquelle besteht, wie beispielsweise im M. masseter. Sie erzeugen allerdings einen starken Reiz auf das Rückenmark und wirken darüber wahrscheinlich auf das zentrale Nervensystem ein, indem sie die Schmerzreaktion modifizieren – sowohl peripher über den Gate-Effekt im Hinterhorn des Rückenmarks als auch durch die Initialisierung einer heterotopen noxisch konditionierenden Reaktion, die die zentrale Wahrneh-

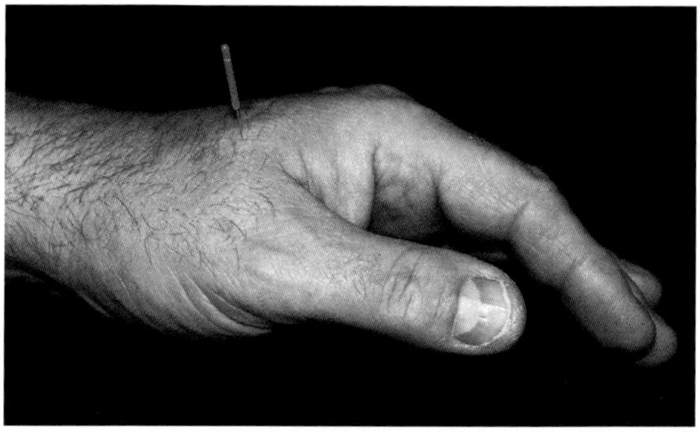

Abb. 17.9
Dickdarmpunkt 4 (Di4).

mung verändert. Gu et al. (2015) konnten allerdings mittels MRT-Aufnahmen zeigen, dass die Reaktion des Gehirns auf eine Stimulation von Di4 die des Punktes St6 im M. masseter überlagert. Daher ist zu erwarten, dass eine Reizung von Di4 sich auf den M. masseter und damit auf die CMD auswirkt. Diese Erkenntnis eröffnet eine gänzlich neue Sicht auf die Wirkung und Anwendung der Akupunktur und kann ihr aus traditioneller Sicht mehr Glaubwürdigkeit verleihen und Verständnis entgegenbringen.

Ohrakupunktur

Ein alternativer und eigenständiger Ansatz ist die Anwendung der Ohrakupunktur. Diese Methode basiert auf der alleinigen Anwendung von Akupunkturpunkten auf der Ohrmuschel, obwohl sie während der Behandlung aber auch mit Körperpunkten kombiniert werden kann.

Das Konzept der Ohrakupunktur basiert auf dem Homunkulusprinzip, nach dem sich alle Akupunkturpunkte innerhalb eines abstrakten Körperabbildes auf der Ohrmuschel finden. Demnach sind die Akupunkturpunkte des Kopfes weitgehend auf den Ohrläppchen angesiedelt, während die Punkte der Wirbelsäule der Antihelix folgen und die inneren Organe um den Gehörgang in der Concha herum angeordnet sind. Das theoretische Verständnis des Wirkmechanismus der Ohrakupunktur ist deutlich schwieriger. Interessanterweise werden die meisten Punkte für die inneren Organe durch den R. auricularis des Vagusnervs versorgt. Das könnte eine logische Erklärung dafür sein, warum diese Stellen teilweise über Ohrakupunktur beeinflusst werden. Die restlichen Teile des Ohrs werden von den aurikulotemporalen Zweigen des N. trigeminus und der Halsnerven versorgt, und es scheint, dass diese einen Gating-Reiz für die übrigen Körperteile und bei CMD insbesondere für die Kaumuskulatur liefern.

Die Behandlung mit der Ohrakupunktur ähnelt der herkömmlichen Körperakupunktur, nur mit kleineren Nadeln. Allerdings kann es mitunter schwieriger sein, die jeweiligen Akupunkturpunkte zu finden, da viele von ihnen in einem kleinen Bereich liegen und es je nach verwendeter Methode unterschiedliche Lagebeschreibungen dieser Punkte gibt. Die Verordnung erfolgt logischerweise anhand des Zielorgans, nach gewünschtem Ergebnis sowie den zusätzlichen Effekten und kann durchaus erfolgreich sein. Der Patient in Abbildung 17.10 wurde wegen Schmerzen aus dem rechten M. masseter behandelt und war nach 15-minütiger Ohrakupunktur schmerzfrei.

Eine Nadelung des Ohrs wird typischerweise mit beiden Händen durchgeführt, wobei eine Hand die Ohrmuschel fixiert, während die andere die Nadel setzt. Die empfindlichen Stellen für eine Nadelung können über eine Palpation des Ohrs mittels Kugelstopfer oder der Rückseite des Nadelgriffs ermittelt werden. Ohrakupunktur kann sehr unangenehm sein, vor allem an den Ohrläppchen. Typischerweise tritt dort als häufige physiologische Reaktion eine deutliche Vasodilatation auf. Die Nadeln können intermittierend gedreht werden, um über die Behandlungsdauer hinweg einen adäquaten Stimulus zu setzen. In seltenen Fällen kann es zu einer veränderten Empfindung auch in der Mundhöhle kommen.

Zusätzlich können Dauernadeln mehrere Tage in situ belassen werden, um den Akupunkturreiz aufrecht zu erhalten (s. Abb. 17.6). Dies kann sowohl für eine Schmerzlinderung mit einhergehender funktioneller Verbesserung als auch zur Angst- und Stressminderung eingesetzt werden, z. B. bei ängstlichen Patienten vor einem Zahnarztbesuch (Karst et al. 2007; Rosted et al. 2010; Machalek-Sauberer et al. 2012). Die Anwendung von Dauernadeln im Anschluss an eine Behandlung kann in eine längerfristige Angst- und Stressreduktion umgewandelt werden und damit auch eine Tendenz zu abnormaler Muskelaktivität bei CMDs reduzieren.

Seltsamerweise wird Akupunktur im Gegensatz zu einem geeigneten psychologischen Therapieansatz wie Psychotherapie, kognitiver Verhaltenstherapie oder Medikamentengabe als sozialverträglicher angesehen. Es ist wichtig, Dauernadeln bei Patienten mit Herzklappenfehler zu vermeiden, da diese in mehreren Fällen zu einer bakteriellen Endokarditis geführt haben.

Ergebnisse und Komplikationen

Akupunkturbehandlungen finden in der Regel wöchentlich statt und dauern je nach Behandler etwa 10 bis 20 Minuten. Theoretisch sollten längere Behandlungen mehr schmerzreduzierende Neuronen rekrutieren, aber im Falle einer CMD kann die Deaktivierung von muskulären TrPs wichtiger sein und diese Deaktivierung ist mittels Akupunktur relativ schnell zu erreichen. Einige Behandler bevorzugen mehrere Termine bei zwei- bis dreitägigen Behandlungsintervallen, aber es scheint kaum Evidenz für den Nutzen einer derartigen Vorgehensweise zu geben. In einigen Fällen sprechen Patienten nur langsam auf die Akupunktur an und eine zu schnelle Abfolge an Behandlungen ist möglicherweise nicht gut.

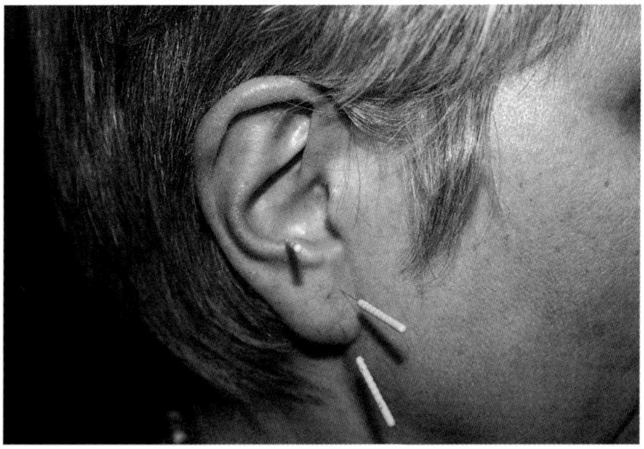

Abb. 17.10
Nadelung des Ohrs bei kraniomandibulären Schmerzen.

Die Ergebnisse einer Akupunkturtherapie können recht drastisch ausfallen und viele Patienten erfahren über mehrere Sitzungen hinweg möglicherweise eine signifikante Schmerzlinderung sowie funktionelle Verbesserung (Smith et al. 2007; Shen et al. 2009). Tatsächlich kommt es häufig vor, dass die Schmerzen reduziert sind, sobald der Patient die Praxis verlässt, und sich bei Palpation eine deutlich verminderte Empfindlichkeit der Kaumuskulatur zeigt. Grundsätzlich werden Patienten, die ihre Schmerzen anhand der visuellen Analogskala (VAS) bewerten, im Laufe der ersten drei oder vier Sitzungen eine zügige Symptomreduktion aufweisen. Auch wenn häufig nicht alle Symptome beseitigt werden können, reicht eine angemessene funktionelle Verbesserung und Symptomkontrolle schon aus und die Patienten fühlen sich wesentlich besser. Diese Reaktion ist typisch für Akupunktur bei muskuloskelettalen Problemen, hängt aber von der Kontrolle anderer Aspekte des Patientenzustands ab, insbesondere der psychologischen Achse der CMD (s. Kap. 2). Diejenigen Umgebungsfaktoren, die parafunktionale Aktivitäten ausgelöst und damit zu einer symptomatischen CMD geführt haben, werden allerdings nicht durch Akupunktur beeinflusst. Werden sie nicht behandelt, kommt es bei einer ganzen Reihe von Patienten zu einem Rückfall. Dies kann durch eine erneute Behandlung nach Bestätigung der Diagnose oder alternativ durch die Bereitstellung anderer Therapien erfolgen, wie z. B. einer Schienenversorgung. Außerdem sollte ein langfristiges Management der psychologischen Aspekte geprüft werden.

Wie bereits erwähnt, haben Übersichtsarbeiten die kurz- und langfristige Wirksamkeit von Akupunktur bei der Behandlung einer symptomatischen CMD bestätigt. Grundsätzlich fallen die Ergebnisse ähnlich aus wie bei anderen Therapien, aber nicht besser (Fernández-Carnero et al. 2010; List & Axelsson 2010).

Komplikationen infolge einer Akupunktur fallen unterschiedlich aus, sind in der Regel aber gering und bestehen aus kleineren Hämatomen. Akupunktur kann auch bei Patienten eingesetzt werden, die Antikoagulanzien einnehmen. Es sollte aber über das Blutungsrisiko aufgeklärt und nur eine begrenzte Anzahl von Nadeln platziert werden. Ohnmacht tritt nur sehr selten ein, eine beruhigende Wirkung ist dagegen eine häufige, wenn auch vorübergehende Nebenwirkung. In seltenen Fällen kann es zu vorübergehender Euphorie oder enthemmtem Verhalten kommen. Dies klingt in der Regel schnell wieder ab, nachdem die Nadeln entfernt wurden.

Größere Komplikationen, wie z. B. eine falsche Platzierung der Nadel mit dadurch verursachter Organpenetration (von der Leber bis zur Lunge), sind selten, aber ausführlich in der Literatur abgehandelt und kommen in der Regel nur bei schlecht ausgebildeten Behandlern vor.

Gelegentlich kann es vorkommen, dass sich der Patient nach einer Akupunktursitzung – normalerweise der ersten – unwohl fühlt. Einige Patienten reagieren sehr stark und empfindlich auf eine Akupunktur, was sie von weiteren Behandlungen abhalten kann. Mit anderen kann die Behandlung nach einer deutlichen Verringerung der Akupunkturreize dagegen fortgesetzt werden. Damit kommen wir zur „Dosierung“ einer Akupunktur. Die Sensibilität eines stark reagierenden Patienten wird durch Reduzierung der Dosis gesteuert, und die Reaktionen können sich damit normalisieren. Das bedeutet eine Reduzierung der Anzahl der Nadeln sowie der Dauer der Sitzung. Dies stimmt mit dem Gedanken überein, dass eine längere Behandlungssitzung effektiver sein kann. Um die Wahrscheinlichkeit einer idiosynkratischen Reaktion zu verringern, kann eine kurze testweise Akupunktur in der ersten Behandlungseinheit sinnvoll sein.

Schlussfolgerung

Wie bei allen anderen Behandlungen hängt der Einsatz der Akupunktur davon ab, ob der Patient dafür geeignet ist, aufgeklärt wurde und seine Zustimmung gegeben hat. Da allgemein nur minimale Komplikationen bei der Anwendung von Kopf- und Halsakupunktur auftreten, kann der Patient sich in Bezug auf die Wirksamkeit und Sicherheit der Technik bei der CMD-Behandlung sicher sein, sodass sie guten Gewissens empfohlen werden kann. Die Methode sollte eher als Erstbehandlung anstatt als letzte Option angesehen werden und wird von Patienten gut angenommen.

Literatur

Baldry P. Acupuncture, Trigger Points and Musculoskeletal Pain. 3rd ed. London: Elsevier Churchill Livingstone, 2005.

Barão VA, Gallo AK, Zuim PR, Garcia AR, Assunção W. Effect of occlusal splint treatment on the temperature of different muscles in patients with TMD. J Prosthodont Res 2011; 55: 19–23.

Blom M, Lundeberg T, Dawidson I, Angmar-Månsson B. Effects on local blood flux of acupuncture stimulation used to treat xerostomia in patients suffering from Sjögren's syndrome. J Oral Rehabil 1993; 20: 541–548.

Cagnie B, Barbe T, De Ridder E et al. The influence of dry needling of the trapezius muscle on muscle blood flow and oxygenation. J Manipulative Physiol Ther 2012; 35: 685–691.

Fernández-Carnero J, La Touche R, Ortega-Santiago R et al. Short-term effects of dry needling of active myofascial trigger points in the masseter muscle in patients with temporomandibular disorders. J Orofac Pain 2010; 24: 106–112.

Fiske J, Dickenson C. The role of acupuncture in controlling the gagging reflex using a review of ten cases. Br Dent J 2001; 190: 611–613.

Gu W, Jiang W, He J, Liu S, Wang Z. Blockade of the brachial plexus abolishes activation of specific brain regions by electroacupuncture at LI4: a functional MRI study. Acupunct Med 2015; 33: 457–464.

Karst M, Winterhalter M, Münte S et al. Auricular acupuncture for dental anxiety: A randomized controlled trial. Anaesth Analg 2007; 104: 295–300.

Lao L, Bergman S, Hamilton GR, Langenberg P, Berman B. Evaluation of acupuncture for pain control after oral surgery: a placebo-controlled trial. Acta Otolaryngol Head Neck Surg 1999; 125: 567–572.

Li A, Li XL, Zhang F, Yue JH, Yuan CS, Li K, Zhang QH. A functional magnetic resonance imaging study of the neuronal specificity of an acupoint: acupuncture at Rangu (KI 2) and its sham point. Intern Med J 2016a; 46: 973– 977.

Li AH, Zang JM, Xie YK. Human acupuncture points mapped in rats are associated excitable muscle/skin-nerve complexes with enriched nerve endings. Brain Res 2004; 1012: 154–159.

Li Z, Liu M, Lan L, Zeng F et al. Altered periaqueductal gray resting state functional connectivity in migraine and the modulation effect of treatment. Sci Rep 2016b; 6: 20298.

Linde K, Allais G, Brinkhaus B et al. Acupuncture for the prevention of tension-type headache. Cochrane Database Syst Rev 2016; 4: CD007587.

List T, Axelsson S. Management of TMD: evidence from systematic reviews and meta-analyses. J Oral Rehabil 2010; 37: 430–451.

Machalek-Sauberer A, Gusenleitner E, Gleiss A, Tepper G, Deusch E. Auricular acupuncture effectively reduces state anxiety before dental treatment: a randomised controlled trial. Clin Oral Investig 2012; 16: 1517– 1522.

MacPherson H, Vickers A, Bland M et al. Acupuncture for Chronic Pain and Depression in Primary Care: A Programme of Research. Southampton, UK: NIHR Journals Library, 2017. https://www.ncbi.nlm.nih.gov/books/NBK409491/.

Melzack R, Wall PD. Pain mechanisms: a new theory. Science 1965; 150: 971–979.

Napadow V, Dhond R, Park K et al. Time-variant fMRI activity in the brainstem and higher structures in response to acupuncture. Neuroimage 2009; 47: 289– 301.

Napadow V, Kettner NW, Harris RE. Neuroimaging: a window into human brain mechanisms supporting acupuncture effects. In Filshie J, White A, Cummings M (eds). Medical Acupuncture: A Western Scientific Approach. London: Elsevier, 2016: 59–72.

Rosted P. Practical recommendations for the use of acupuncture in the treatment of temporomandibular disorders based on the outcome of published controlled studies. Oral Dis 2001; 7: 109–115.

Rosted P. Acupuncture for Dentists: 10 Central Treatments. Klim, 2004.

Rosted P, Bundgaard M, Fiske J, Pendersen AM. The use of acupuncture in controlling the gag reflex in patients requiring an upper alginate impression: an audit. Br Dent J 2006; 201: 721–725.

Rosted P, Bundgaard M, Gordon S, Pendersen AM. Acupuncture in the management of anxiety related to dental treatment: a case series. Acupunct Med 2010; 28: 3–5.

Sandberg M, Larsson B, Lindberg L-G et al. Different patterns of blood flow response in the trapezius muscle following needle stimulation (acupuncture) between healthy subjects and patients with fibromyalgia and work-related trapezius myalgia. Eur J Pain 2005; 9: 497–510.

Shen YF, Younger J, Goddard G, Mackey S. Randomized clinical trial of acupuncture for myofascial pain of the jaw muscles. J Orofac Pain 2009; 23: 353–359.

Simons DG, Travell JG, Simons LS. Travell and Simons' Myofascial Pain and Dysfunction: The Trigger Point Manual. Vol. 1: Upper Half of Body. 2nd ed. Baltimore: Lippincott Williams and Wilkins, 1999.

Smith P, Mosscrop D, Davies S, Sloan P, Al-Ani Z. The efficacy of acupuncture in the treatment of temporomandibular joint myofascial pain: a randomised controlled trial. J Dent 2007; 35: 259–267.

Yaksh TL. Direct evidence that spinal serotonin and noradrenaline terminals mediate the spinal antinociceptive effects of morphine in the periaqueductal grey. Brain Res 1979; 160: 180–185.

Yeo S, Rosen B, Bosch P, Noort MV, Lim S. Gender differences in the neural response to acupuncture: clinical implications. Acupunct Med 2016; 34: 364– 372.

Wang X, Wang Z, Liu J et al. Repeated acupuncture treatments modulate amygdala resting state functional connectivity of depressive patients. Neuroimage Clin 2016; 12: 746–752.

Kapitel 18

Gehirntraining als Behandlungsansatz bei CMD

Harry von Piekartz, Emilio (Louie) Puentedura, Adriaan Louw

Mit orofazialen Schmerzen assoziierte Komorbiditäten

Es gibt Hinweise darauf, dass chronische Schmerzzustände wie Kreuz-, Kopf- und orofaziale Schmerzen gemeinsame Merkmale aufweisen (De Leeuw & Klasser 2013). Bei diesen Beschwerdebildern strahlen die Schmerzen häufig in andere Bereiche ein. Orofaziale Schmerzen weisen als klare Kofaktoren (geschätzt > 60 %) körperliche Schmerzsymptome und Komorbiditäten im Bewegungsapparat auf, etwa Arm-, Kreuz-, Hüft- und Kniebeschwerden (Bonato et al. 2017; Turp et al. 1998). Das deutet darauf hin, dass länger bestehende Gesichtsschmerzen dazu neigen, relativ schnell eine zentrale Sensibilisierung herbeizuführen.

Darüber hinaus können multistrukturelle somatosensorische Veränderungen sowie Veränderungen des affektiven und kognitiven Status auftreten. Wie jede andere Art von chronischen Schmerzen können auch chronische Gesichtsschmerzen biologische und nicht biologische Auslöser haben (s. Kap. 1).

Auch gibt es Anhaltspunkte dafür,, dass bestimmte hormonelle, psychologische und emotionale Faktoren zu einer Chronifizierung von Gesichtsschmerzen beitragen können (Svensson & Graven-Nielsen 2001; Wright 2000). Die Dauer von Gesichtsschmerzen (Tjakkes et al. 2010) sowie von nicht biologischen (psychosozial-emotionalen) Faktoren scheint eng mit einer Beeinträchtigung der Lebensqualität bei fast 10 % der betroffenen Patienten über 18 Jahren verbunden zu sein (LeResche 1997). Langanhaltende kleinere Kiefergelenksdysfunktionen (CMDs) sowie Schmerzen beim Verzehr härterer Nahrungsmittel und beim Kauen und Gähnen scheinen mit einer leichten bis mittelschweren Depression assoziiert zu sein (Yap et al. 2002). Darüber hinaus scheinen Bedrohungsgefühle, katastrophisierende Angststörungen, Veränderungen der Selbstwirksamkeit sowie Schlafstörungen mit andauernden orofazialen Schmerzen assoziiert zu sein (Lei et al. 2015; Turner et al. 2005; Turner & Dworkin 2004).

Somatosensorische Verzerrungen bei Patienten mit CMD

Veränderungen der nonverbalen Kommunikation

Ein entscheidender Unterschied zu anderen Körperregionen besteht darin, dass unser Gesicht für die soziale Interaktion und die zwischenmenschliche Kommunikation von Bedeutung ist (Ekman 2007). Einige qualitative Studien konnten zeigen, dass Patienten mit orofazialen Schmerzen auch Probleme bei der zwischenmenschlichen Kommunikation aufweisen. Sie erlebten ihren Schmerz als allumfassend, schwer fassbar und auch schwer zu vermitteln. Es fehlte ihnen an Worten, um diesen Schmerz und ihr Leiden zu veranschaulichen. Selbst in Fragebögen, die eine Vielzahl von unterschiedlichen Schmerzbeschreibungen enthielten, fiel es den Teilnehmern schwer, ihre persönlichen Schmerzen zu kommunizieren (Wolf et al. 2008). Sie fühlten sich isoliert und zeigten eine verminderte Teilnahme am gesellschaftlichen Leben. Die Patienten selber beschreiben eine Unzufriedenheit mit dem medizinischen Personal, das ihnen unzureichende Informationen über wirksame Behandlungen lieferte sowie Schwierigkeiten bei der Kommunikation mit den Leistungserbringern (Mohr et al. 2011). Könnten diese Kommunikationsschwierigkeiten mit einer Störung der über das Gesicht ausgedrückten Emotionen und dem Erkennen von Gesichtsausdrücken zusammenhängen?

Eine reduzierte Fähigkeit zur Erkennung von Gesichtsausdrücken stellt ein allgemeines Merkmal somatoformer Störungen dar (Pedrosa Gil et al. 2009). Beispielsweise berichteten Haas et al. (2013) davon, dass Patienten mit langanhaltender CMD eine Alexithymie (einen Mangel an emotionaler Ausdrucks- und Erkennungsfähigkeit) aufwiesen und dass die entsprechenden Scores für Alexithymie und somatoforme Störungen mit Defiziten der Erkennung von Gesichtsausdrücken korrelierten. Dieser Mechanismus kann sogar zu fazialen dysmorphen Störungen (dysfunktionales Körperbild, in diesem Fall des eigenen Gesichts) (Buhlmann et al. 2013) oder einer Prosopagnosie führen (ein schwerwiegendes Defizit bei der Gesichtserkennung vertrauter Menschen) (Chatterjee & Nakayama 2012). Menschen mit orofazialen Schmerzen brauchen länger als gesunde Kontrollpersonen, um Emotionen bei anderen Menschen zu erkennen. Darüber hinaus verwechseln sie Emotionen wie Ekel mit Angst und Wut mit Überraschung (Haas et al. 2013; von Piekartz & Mohr 2014). Auch bei Aufgaben zur Erkennung linker/rechter Gesichtshälften benötigt eine Person mit chronischen orofazialen Schmerzen mehr Zeit als gesunde Kontrollpersonen. Es besteht ein starker Zusammenhang zwischen der Qualität (Genauigkeit und Geschwindigkeit) dieser Links/rechts-Erkennung und der Erkennung von Emotionen (von Piekartz & Mohr 2014). Dies stützt die Hypothese, dass Schwierigkeiten bei der Erkennung von Emotionen anhand des Gesichtsausdrucks anderer Menschen eher Defizite in der kortikalen Verarbeitung der Motorik als der von Emotionen widerspiegeln.

Aus anekdotischen Berichten ist bekannt, dass Patienten ihre Gesichtsschmerzen mitunter als „groß oder klein“, „asymmetrisch“ oder „geschwollen“ wahrnehmen. Aus einer Gruppe von Patienten mit chronischen orofazialen Schmerzen, wie etwa posttraumatischer trigeminaler Neuropathie, CMD und anhaltenden idiopathischen Gesichtsschmerzen, berichteten mehr als 55 % über Wahrnehmungsverzerrungen des Gesichts (Dagsdottir et al. 2016).

Störungen des Körperbildes

Aus heutiger Sicht kann davon ausgegangen werden, dass die für ein physiologisches Körperschema und für eine normale Funktion der Körperteile notwendigen neuronalen Netzwerke im prämotorischen Kortex bei Menschen mit CMD verändert sind (Moseley et al. 2012). Es ist denkbar, dass Neuronen des sensorischen (S1) und motorischen (M1) Kortex, die den betroffenen Teil des Gesichts abbilden, durch Schmerzen sensibilisiert und enthemmt werden. Das bedeutet, dass Neuronen eine höhere Erregbarkeit aufweisen und auch in den umliegenden Neurotags enthemmt werden (Kessler et al. 2007). Klinisch folgen daraus neue Schmerzen und eine veränderte Erkennung von Form und Größe der das Gesicht repräsentierenden Fläche – das sogenannte „Smudging“ (Moseley et al. 2012). Dies wurde in Bezug auf verschiedene Körperregionen einschließlich des Gesichts untersucht (Vallence et al. 2013). So nehmen Patienten die betroffene Seite unter Umständen als größer oder verschwommen wahr. Im Gesicht kann das zu einer Verzerrung oder Rigidität der eigenen Mimik führen (Ross et al. 2017). Als eine Folge davon können die taktile Schärfe, die motorische Kontrolle der orofazialen und der Halsmuskeln sowie die Mimik betroffen sein. Später ist eventuell auch die Fähigkeit zur Erkennung von Emotionen beeinträchtigt, was wiederum zu Pathologien wie Alexithymie und Prosopagnosie führen kann.

Taktile Schärfe

Dementsprechend scheint die taktile Wahrnehmung (Änderung der taktilen Schärfe) stark mit Störungen des Körperbildes zu korrelieren (MacIver et al. 2008). Dies äußert sich klinisch durch eine Änderung des Schwellenwerts für die Zwei-Punkt-Diskrimination (2PD) in der betroffenen Region (Haggard et al. 2003). Zusätzlich wurden Korrelationen zwischen taktiler Diskrimination und kortikaler Repräsentation im somatosensorischen Kortex identifiziert, die Veränderungen in der Repräsentation im sensorischen Homunkulus bei anhaltenden Schmerzen zeigen (Wand et al. 2010). Eine Studie zeigte die Referenzwerte anhand einer Stichprobe von 100 gesunden Probanden. Vriens und van der Glas (2009) ermittelten 2PD-Werte von 13,1 ± 1,9 mm für die Wange, 6,3 ± 1,4 mm für die Oberlippe, 5,8 ± 1,5 mm für die Unterlippe und 8,4 ± 1,9 mm für das Kinn. Laut einer bislang unveröffentlichten Studie besteht in allen von Vriens & van der Glas (2009) beschriebenen Regionen ein signifikanter Unterschied in der 2PD im Zusammenhang mit chronischen orofazialen Schmerzen. Genauso wurde ein signifikanter Unterschied zwischen Links/rechts-Diskrimination bei chronischen einseitigen Kopf- und Gesichtsschmerzen festgestellt (Weisbrich et al. 2017).

Motorische Kontrolle

Einige Untersuchungen haben sich auf das Verständnis der Auswirkungen von Schmerzen auf die orofaziale und Nackenmotorik bei chronischen Schmerzen konzentriert (Falla et al. 2004a; Falla et al. 2004b). Insbesondere Patienten mit einer chronischen CMD und Schmerzen zeigen eine weniger genaue Rekrutierung der Kaumuskulatur während des Kauens, was zu Asymmetrien der Okklusion führt (Eberhard et al. 2014) sowie zu einer unkontrollierten Kopfbewegung während der Mundöffnung und beim Kauen (Wiesinger et al. 2013). Von Piekartz et al. (2017) fanden heraus, dass mittels einer Batterie von acht Tests für die orofaziale und Halsmotorik gesunde Probanden von Probanden mit langanhaltenden orofazialen Schmerzen unterschieden werden können, was durch eine veränderte Neuromatrix der (prä)motorischen Kortexneuronen erklärt werden kann.

Es lässt sich zusammenfassend sagen, dass anhaltende orofaziale Schmerzen nicht für sich isoliert betrachtet werden können, sondern mit einer Vielzahl von Komorbiditäten einhergehen (s. vorausgehende Kapitel). Der Schmerz wird z. B. von eindeutig kognitiven und affektiven Veränderungen begleitet, die sich als Schmerzbedrohung, Katastrophierung und Veränderungen der Selbstwirksamkeit, Schlafstörungen, Depressionen und Störungen der kortikalen taktilen, sensorischen und motorischen Verarbeitung äußern können. Diese Faktoren können mit Veränderungen der (verbalen) Kommunikation assoziiert sein, die sich z. B. als Alexithymie, dysmorphe Störungen und Prosopagnosie ausdrücken. Sie beeinträchtigen mit hoher Wahrscheinlichkeit die individuelle Lebensqualität (Visscher et al. 2016).

Neurowissenschaftliche Schmerzedukation bei orofazialen Schmerzen

Es ist allgemein bekannt, dass die verschiedenen peripheren Prozesse, die mit Gewebeschäden und Krankheitszuständen (chemische, thermische und mechanische Faktoren) verbunden sind, Nozizeptoren stimulieren und diese nozizeptiven Informationen zur Verarbeitung an das Gehirn gesendet werden (Moseley 2007; Nijs et al. 2013). Wird das Gehirn mit einer Information konfrontiert, die eine Bedrohung suggeriert, verarbeitet und interpretiert es die Bedrohungslage über ein weit verteiltes neuronales Netzwerk, die sogenannte Schmerz-Neuromatrix (Melzack 2001; Moseley 2003a). Schmerzen sind damit ein Konstrukt des Gehirns (Moseley 2007). Sie stellen einen Output, eine Entscheidung des Gehirns dar, basierend auf dem Ergebnis der Schmerz-Neuromatrix und ihrer Interaktion mit den verschiedenen benachbarten sensomotorischen Karten und beeinflusst durch unterschiedliche biologische und psychosoziale Faktoren (Puentedura & Louw 2012). Ein Schlüsselelement stellt dabei allerdings das Konzept der Bedrohung dar, insbesondere für Patienten, die an orofazialen Schmerzen leiden. Normalerweise äußern sich Bedrohungen in Form von Verletzungen, Krankheiten oder Operationen mit dem Ergebnis eines Schmerzerlebnisses, aber auch als eine Vielzahl nicht nozizeptiv basierter Thematiken, einschließlich veränderter Neuroplastizität, psychosozialer Faktoren usw. (Flor 2000; Vlaeyen & Linton 2000). Angesichts der verschiedenen spezifischen Probleme, mit denen Patienten mit orofazialen Schmerzen zu kämpfen haben (Körperbild, Gesichtserkennung, verbale und nonverbale Kommunikation sowie Links/rechts-Diskrimination), könnte man argumentieren, dass diese Patienten in einer Bedrohungssituation leben, die selbst bei fehlendem nozizeptivem Reiz einen Schmerz erwarten lässt.

Die Definition von Schmerz als Output des Gehirns, der auf der Wahrnehmung von Bedrohungen basiert, ist von entscheidender Bedeutung bei der Behandlungsplanung. Wenn das Gehirn anhand der wahrgenommenen Bedrohungssituation Schmerzen produziert, dann kann die Verringerung oder Beseitigung dieser Bedrohungen potenzielle therapeutische Wirkungen haben (Gifford 2014; Moseley 2007; Gifford 1998). Eine Verringerung der Bedrohungssituation kann durch unterschiedliche pharmakologische und therapeutische Behandlungen erreicht werden. Ein möglicher Weg ist die Patientenaufklärung. In den letzten Jahren wurde von Physiotherapeuten ein neuer schmerzzentrierter Edukationsansatz entwickelt, um die individuelle Schmerzerfahrung zu verändern, insbesondere bei Personen mit chronischen Schmerzen. Diese Art der Aufklärung wird als neurowissenschaftliche Schmerzedukation bzw. Pain Neuroscience Education (PNE) bezeichnet (Louw et al. 2016c; Nijs et al. 2011). In traditionellen physikalisch-therapeutischen Bildungsmodellen werden Patienten oft über ein biomedizinisches Modell ihrer zugrundeliegenden Schmerzerfahrung aufgeklärt, das rein auf Anatomie, Pathoanatomie und Biomechanik basiert (Greene et al. 2005; Nijs et al. 2013). Die Forschung hat gezeigt, dass eine Patientenedukation mit diesen biomedizinischen Modellen nicht nur nicht ausreicht, um Schmerzen und Einschränkungen zu lindern, sondern auch Angst auslösen kann, was wiederum die Schmerzerfahrung erhöht (Louw et al. 2017; Vlaeyen & Linton 2000). Dies gilt insbesondere für chronische Schmerzen. Im Gegensatz dazu konzentriert sich PNE darauf, den Patienten mehr über die zugrundeliegenden neurobiologischen und neurophysiologischen Prozesse im Zusammenhang mit seiner Schmerzerfahrung zu informieren (Moseley et al. 2004; Nijs et al. 2011). Denn chronische Schmerzen beruhen auf neurobiologischen Prozessen wie einer erhöhten Wachsamkeit des zentralen und peripheren Nervensystems (zentrale Sensibilisierung, Hyperalgesie und Allodynie), strukturellen und funktionellen Veränderungen des Gehirns (Schmerz-Neuromatrix und Smudging) sowie veränderten Immun- und Hormonfunktionen (Zytokin- und Gliazellenaktivierung; Änderungen des Kortisol- und Adrenalinspiegels) (Melzack 2001; Moseley 2007; Woolf 2007). Insbesondere Patienten mit chronischen Schmerzen haben das tiefe Verlangen zu wissen, was biologisch in ihrem Körper vor sich geht (Louw et al. 2009). Erstaunlicherweise können diese komplexen biologischen Prozesse den Patienten angemessen vermittelt werden (Louw etal. 2016b; Moseley 2003b).

Bisher konzentrierte sich die Forschung um PNE auf muskuloskelettale Schmerzbeschwerden, einschließlich chronischer Rückenschmerzen, mit Schleudertrauma assoziierter Erkrankungen, Fibromyalgie sowie des chronischen Fatigue-Syndroms (Louw et al. 2011, 2016c). Die derzeit beste Evidenz belegt, dass PNE die Schmerzbeurteilung, Dysfunktionen, Angstvermeidungsverhalten, Katastrophisierungstendenzen, Bewegungseinschränkungen, Wissen um Schmerzen sowie die Inanspruchnahme der Gesundheitsversorgung von Patienten mit chronischen Schmerzen des Bewegungsapparats positiv beeinflusst (Louw et al. 2011, 2016c). Bislang wurden keine spezifischen Studien zur Anwendung von PNE bei orofazialen Schmerzen durchgeführt, aber angesichts der gemeinsamen zugrundeliegenden biologischen Prozesse unter den verschiedenen für PNE vorteilhaften Bedingungen muss eine PNE zur Behandlung von orofazialen Schmerzen berücksichtigt werden. Davon ausgehend, dass orofaziale Schmerzen tatsächlich ein chronisch muskuloskelettales Problem darstellen, deutet die Evidenz darauf hin, dass Therapeuten die Anwendung von PNE in einem multimodalen Behandlungsplan bei derartigen Schmerzen austesten sollten (Louw et al. 2011, 2016c). Genauso kann man für den Einsatz einer PNE unter klinischen Gesichtspunkten argumentieren, sollten orofaziale Schmerzen als neuropathische oder idiopathische Erkrankung angesehen werden. Speziell bei neuropathischen Schmerzen wurde PNE kürzlich bei der lumbalen Radikulopathie (Louw et al. 2014) sowie beim komplexen regionalen Schmerzsyndrom (Fercho et al. 2017 [zur Veröffentlichung eingereicht]) eingesetzt und zeigte dabei ähnliche Ergebnisse wie bei chronischen muskuloskelettalen Schmerzen. Abgesehen von den rein biologischen Gründen für den Einsatz einer PNE, muss der Patient auch verstehen, warum sie bei orofazialen Schmerzen in Betracht gezogen werden sollte. Mehrere qualitative Studien haben gezeigt, dass eine grundlegende Frage der Patienten an ihren Arzt lautet: „Was stimmt bei mir nicht?" (Gifford 2014). Dieser grundlegende menschliche Wissensdurst erscheint zunächst harmlos, aber aus der Perspektive des Betroffenen, der Hilfe bei einem Gesundheitsdienstleister sucht, stellt die Frage einen wesentlichen ersten Schritt des Behandlungsprozesses dar. In Leitlinien für die klinische Praxis heißt es, dass Patienten über die Art ihres Problems aufzuklären sind und diese Aufklärung eng mit einer biologischen Erklärung einhergehen sollte (Kendall et al. 1997). Dies kann insbesondere für chronische Schmerzen gelten, bei denen komplexe biologische und neuroplastische Prozesse eine Rolle spielen.

Darüber hinaus sollte einem bewusst sein, dass die aktuelle wissenschaftlich fundierte Behandlung orofazialer Schmerzen sich auf den Ansatz der Graded Motor Imagery (GMI) konzentriert (Moseley 2006) – und ein grundlegender Ausgangspunkt hierfür ist eben die Edukation des Patienten. Es kaum denkbar, dass mit weiter fortgeschrittenen Behandlungen wie Lateralitätstraining, Graded Motor Imagery oder Spiegeltherapie begonnen wird, ohne dem Patienten zuvor ein biologisch plausibles Verständnis seines Problems oder das Ziel eines GMI-Programms zu vermitteln.

Die klinische Frage lautet: Wie vermitteln wir Patienten Wissen über die Komplexität von Lateralität, Smudging, Gesichtserkennung, Störungen des Körperbildes und so weiter? PNE wird am besten in einem Einzelgespräch und mithilfe von Bildern, Zeichnungen, Metaphern oder Beispielen vermittelt (Louw et al. 2011, 2016a, 2016c). Wenn sich der aktuelle Fokus der Schmerzforschung auf strukturelle und funktionelle Veränderungen des Gehirns fokussiert, sollte die PNE-Metapher darauf abzielen, diese Phänomene zu erklären und den darauf abzielenden Behandlungsplan darzulegen. In Anhang 18.1 findet sich eine Metapher mit unterstützendem Bildmaterial, um die strukturellen Veränderungen im Gehirn zu erklären, die spezifisch für orofaziale Schmerzpatienten sind (Louw 2014). Diese spezielle Metapher zielt darauf ab, das Konzept der Neuroplastizität, des Homunkulus, eines Neglects, Smudging sowie Probleme der Körperwahrnehmung und GMI zu erklären. Bei Patienten mit chronischen Rückenschmerzen, die eine Manuelle Therapie erhalten, hat sich die Verwendung dieser Metapher gegenüber einer traditionelleren biomechanischen Erklärung als überlegen erwiesen. Darüber hinaus wurde die gleiche Metapher kürzlich in einer Studie zum komplexen regionalen Schmerzsyndrom verwendet, was zu einer positiven funktionellen Veränderungen der Schmerz-Neuromatrix führte (Fercho et al. 2017 [eingereicht zur Veröffentlichung]).

Die in Anhang 18.1 verwendeten PNE-Metaphern und Bilder sollen es einem Patienten mit orofazialen Schmerzen ermöglichen, ein biologisches Verständnis seiner Schmerzerfahrung zu entwickeln. Noch wichtiger ist, dass sie auf die weiteren Interventionen des Behandlungsplans vorbereiten.

Es ist zwingend notwendig zu erkennen, dass eine Edukation allein nicht unbedingt ausreicht, um eine Verhaltensänderung bei chronischen Schmerzen zu bewirken (Fordyce 1987). Die verschiedenen strukturellen und funktionellen Veränderungen des Gehirns im Zusammenhang mit orofazialen Schmerzen erfordern neben der PNE auch taktile manuelle Eingriffe. Eine systematische Übersichtsarbeit zum Thema PNE hat gezeigt, dass PNE allein nicht so effektiv ist wie in Kombination mit Bewegung (Training) oder Berührung (Manuelle Therapie) (Louw et al. 2016c). Damit eine PNE erfolgreich ist, ist es daher unerlässlich, einen Behandlungsplan aufzustellen und die verschiedenen Phasen des GMI-Programms zu erklären. Da der Patient unterschiedlichen Meinungen, Rückschlägen und Ausbrüchen ausgesetzt ist, muss die über die PNE vermittelte Botschaft in der Praxis wahrscheinlich wiederholt, verfestigt, näher erläutert und ergänzt werden (Louw et al. 2016a).

Gesichtsbehandlung mittels Gehirntraining: motorische Bilder und motorischer Ausdruck

Durch die anpassungsfähigen und veränderlichen Eigenschaften des Gehirns kann PNE zusammen mit systematischem Gehirntraining eine Möglichkeit bieten, Schmerzen zu reduzieren und Körperbildstörungen und die Motorik zu verbessern. Es gibt einige fundierte Hinweise darauf, dass PNE zusammen mit systematischem Gehirntraining wie GMI – z. B. bei einem chronischen regionalen Schmerzsyndrom – starken Einfluss auf Schmerzen haben kann und zu mehr Aktivität des Patienten führt (Daly & Bialocerkowski 2009). Allerdings gibt es nur wenig diesbezügliche Untersuchungen zu Patienten mit Gesichtsschmerzen. In einer von Mohr et al. (2017) durchgeführten explorativen Mixed-Method-Studie bei Patienten mit chronischen Gesichtsschmerzen wurden über einen Zeitraum von sechs Wochen PNE, GMI, Gesichtsmotorik sowie ein sensorisches Gesichtstraining durchgeführt.

Die Ergebnisse zeigten eine deutliche Reduzierung der Schmerzen und der damit verbundenen Beeinträchtigungen bei einer Alexithymie und Depression. Zusammen mit den Ergebnissen der im Rahmen der Studie geführten Interviews kann man daraus den Schluss ziehen, dass die oben genannte Therapiekombination bei Patienten mit chronischen Gesichtsschmerzen einen positiven Effekt auf das Schmerzempfinden und ein verbessertes Selbstmanagement und dessen Funktion zur Schmerzkontrolle hat (Mohr et al. 2017).

Es gibt zahlreiche Möglichkeiten für die Anwendung eines Gehirntrainings für Gesicht und Kopf, wie z. B. Graded Motor Imagery (implizit, explizit), Links/rechts-Unterscheidung (Lateralitätstraining), Spiegeltherapie sowie sensorisches Training (motorische Kontrolle und taktile Sehkraftübungen) (Moseley et al. 2012; von Piekartz & Mohr 2014). Da die Qualität einer Links/rechts-Diskrimination und das Erkennen von Emotionen stark voneinander abhängen, liegt der Fokus hier auf einer motorischen Rehabilitation, der Motor Imagery (MI) sowie dem motorischen Ausdruck (MA).

Motor Imagery, d.h. die mentale Repräsentation einer Bewegung ohne eigentliche Bewegung des Körpers, hat ihre Wurzeln in der Forschung zur Verhaltens- und Sportrehabilitation am Ende des 20. Jahrhunderts (Annett 1995a 1995b; Dickstein & Deutsch 2007). Die zunehmende Evidenz im Sport hat sich auf die Anwendung in der neurologischen Therapie ausgeweitet, wie beispielsweise bei der Parkinson-Krankheit und der Rehabilitation nach Schlaganfällen (Bowering et al. 2013; Schuster et al. 2009; Sharma et al. 2006). Die Methode wurde auch erfolgreich bei muskuloskelettalen Dysfunktionen und der Behandlung chronischer Kreuzschmerzen sowie Nacken- und Armschmerzen und Fuß- und Beinschmerzen nach Amputation eingesetzt (MacIver et al. 2008; Schwoebel et al. 2002; Wallwork et al. 2013). Moseley konnte zeigen, dass beim chronischen regionalen Schmerzsyndrom folgende Reihenfolge der Anwendungen die besten Ergebnisse zeitigt: zuerst implizite MI (Links/rechts-Diskrimination), dann explizite MI (visualisierte Bewegungen) und am Ende Spiegeltherapie (Moseley 2004).

Diese Rehabilitationsstrategie kann auch bei Patienten mit Gesichtsschmerzen durch die Anwendung von zuerst implizitem und dann explizitem Training der Gesichtsmimik und -motorik (echte Bewegungen oder MA) eingesetzt werden, etwa von isolierten Muskelkettenübungen, die als obere/mittlere/untere Übungen und Übungen für die rechte/linke Seite eingestuft werden, weiterhin durch die Nutzung der verschiedenen Grundemotionen: Glück, Traurigkeit, Überraschung, Wut, Ekel und Angst. Dabei kann von der nicht betroffenen Seite aus auf die betroffene Seite gespiegelt werden und umgekehrt sowie von der oberen Hälfte auf die Unterseite und umgekehrt.

Normwerte für die Lateralität sind: Genauigkeit > 90 % + 7, Geschwindigkeit von 2,5 Sekunden + 0,7 und für die Genauigkeit der Emotionserkennung > 68 % + 9, Geschwindigkeit 3,59 Sekunden + 0,79 (Grashoff & Klos 2014). Die Autoren raten dringend dazu, mit der Spiegeltherapie bei chronischen Gesichtsschmerzen nur dann zu beginnen, wenn Erkennungsgenauigkeit und -zeit links und rechts nahezu gleich sind. Die klinische Erfahrung deutet darauf hin, dass die zu frühe Implementierung einer Spiegeltherapie auf der nicht betroffenen Seite des Gesichts und der Wechsel auf die betroffene Seite den Patienten für affektive und kognitive Dysfunktionen prädisponieren und zu unerwünschten Effekten führen können. Dabei kann auch eine Dyssynchirie auftreten (Blick auf den virtuellen Teil des Gesichts im Spiegel und Schmerzen oder Dysästhesie im verborgenen, betroffenen Gesichtsteil) (Kramer et al. 2008). Vorteile einer Spiegeltherapie für das Gesicht sind: Integration von visuell-motorischen Kontrollübungen (ME) (Abb. 18.1) sowie sensorische Umschulung, etwa der taktilen Schärfe über 2PTD, präzise Lokalisation, Berührungsgröße, scharf versus stumpf sowie Graphästhesie (von Piekartz & Mohr 2014; Won und Collins 2012).

Das oben beschriebene Gehirntraining muss regelmäßig durchgeführt werden und leicht in die klinische Praxis und den Alltag zu integrieren sein. Daher existiert eine Vielzahl unterschiedlicher Anwendungen. Nachfolgend findet sich eine Übersicht über die derzeit verfügbaren und preisgünstigen Werkzeuge.

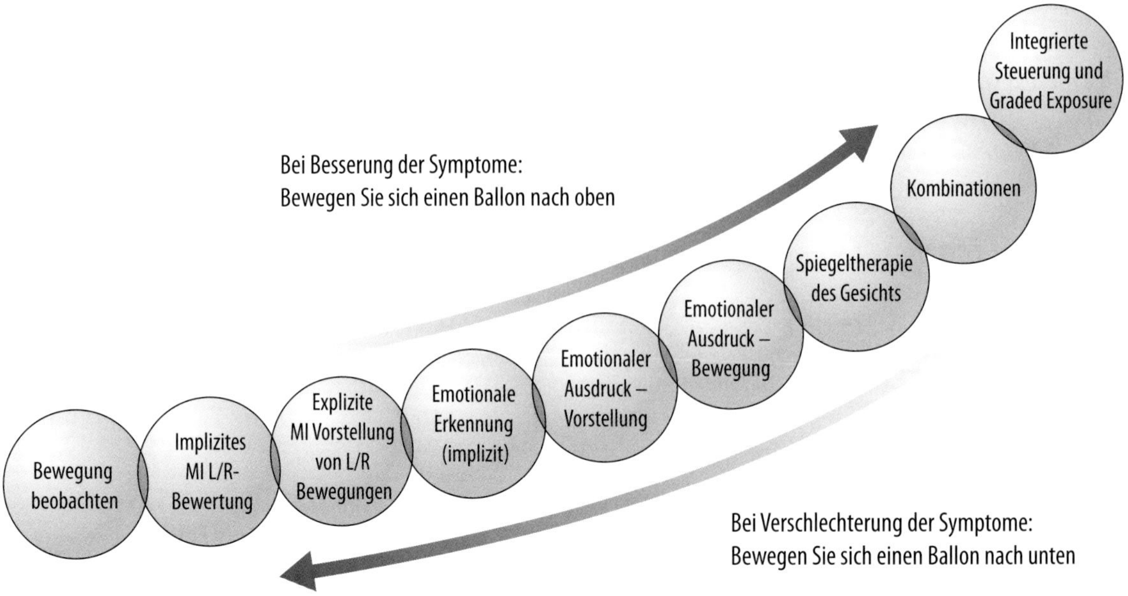

Abb. 18.1
Überblick über ein mögliches Rehabilitationsprogramm mit einem integrierten Gesichtstraining. Die Ballons überlappen sich, sodass verschiedene therapeutische Strategien kombiniert werden können, indem ein Ballon nach oben oder unten bewegt wird. Bessern sich die Symptome und kommt es zu einer Schmerzreduktion, einer verbesserten motorischen Funktion sowie einem verbesserten Körperbild, kann die Strategie weiterentwickelt werden (länger andauernd, mit mehr Abwechslung und neuen Schritten). Sollten sich Symptomatik und Funktion verschlechtern, werden Zeitdauer und Variationen reduziert und es wird einen Schritt zurückgegangen. Wird eine Spiegeltherapie des Gesichts vom Patienten akzeptiert, empfiehlt sich eine Kombination aller Ansätze oder die Integration therapeutischer Übungen, eventuell in Kombination mit Graded Exposure. L = links; MI = Motor Imagery; R = rechts. (Geändert mit Genehmigung von Moseley et al. 2012.)

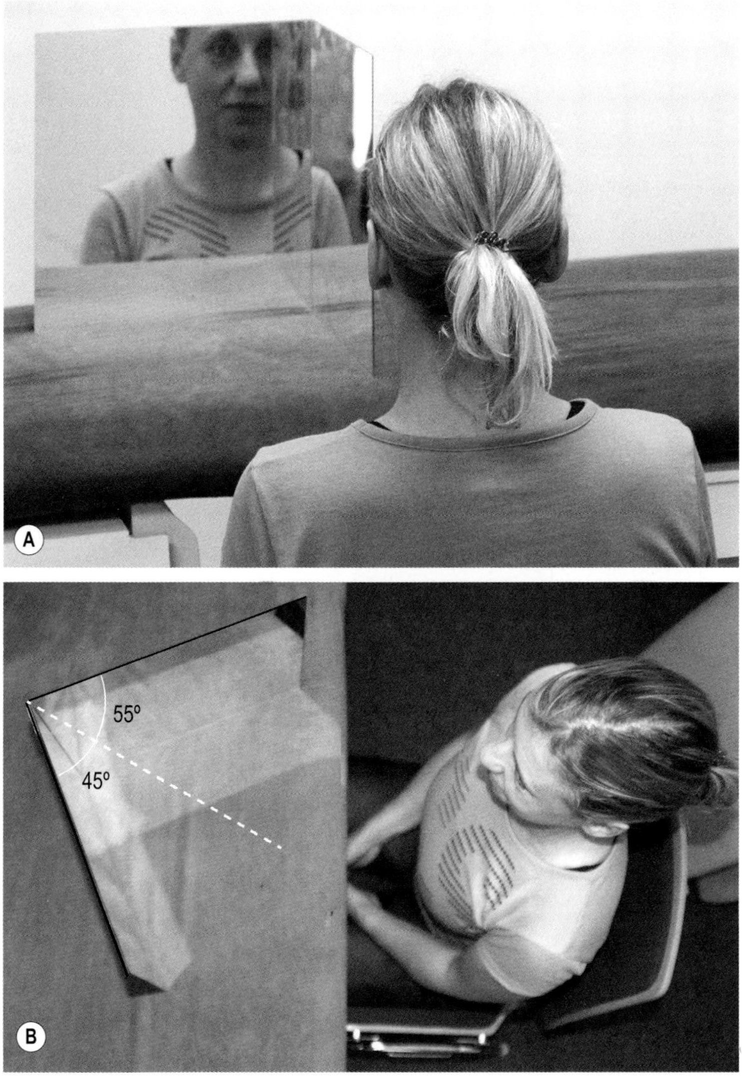

Abb. 18.2
Spiegeltherapie mit Anordnung zweier Spiegel (jeweils 30 cm x 30 cm) in einem 100°-Winkel zueinander. Der Patient schaut in beide Spiegel, wobei der Spiegel gedreht wird, was zu einer Reflexion im Winkel von 55° rechts und 45° links führt.

1. Recognise™ Flash Cards auf Dry-Erase-Karten mit einem Whiteboardmarker, produziert von NOI, umfassen jeweils 24 für links und rechts zueinander passende Bilder von Hand, Fuß, Knie, Rücken, Schulter und Hals. Sie stellen ein wichtiges Instrument zur Behandlung und Rehabilitation von Problemen der Links/rechts-Diskrimination (Lateralität) dar. Mittels unterschiedlicher Schnelligkeitsanforderungen, Drehung der Bilder, selbstausgedachten Spielen sowie der Erforschung der Körpermittellinie wird der Patient auf unterschiedliche Art und Weise gefordert.
2. EmoRec-Karten (Emotion-Recognise-Cards, CRAFTA®) können für das Training des Patienten zur Erkennung von Gesichtsausdrücken und zur Identifizierung der rechten und linken Gesichtshälfte verwendet werden.

Die Karten sind quadratisch und auf beiden Seiten bedruckt. Auf der einen Seite befindet sich eine Zeichnung eines Gesichtsausdrucks, die eine der sechs Grundemotionen darstellt. Die auf diesen Karten abgebildeten Personen unterscheiden sich nach Alter und ethnischer Zugehörigkeit. Auf der anderen Seite wird eine Person nach den Prinzipien des GMI-Programms dargestellt, die entweder die rechte oder die linke Seite des Gesichts bewegt.

3. Zeitschriften oder Bücher eignen sich ebenfalls zum Assessment und zur Schulung der Lateralitätserkennung. Dafür und für die Emotionserkennung werden Bilder des Problembereichs, z.B. Hand oder Gesicht, ausgewählt. Die Rotation einer Zeitschrift nach rechts, links oder um 180° kann den Schwierigkeitsgrad erhöhen. Der Patient wird dann angewiesen, die entsprechende Seite mit einem Stift zumarkieren.

Digitalkameras oder Smartphones sind hervorragend dafür geeignet, Links/rechts-Bilder der Körperregionen, einschließlich des Gesichts, aufzunehmen. Darüber hinaus ermöglichen diese Geräte die Aufzeichnung der unterschiedlichen Emotionen im Tagesverlauf oder in verschiedenen Ausprägungen der Emotionen. Sie können außerdem zur Nachahmung von Gesichtsausdrücken auf der linken oder rechten Seite verwendet werden.

4. E-Health-Software hilft bei der Steuerung der (körperlichen) Gesundheit und kann auch eine ideale Unterstützung für ein Gehirntraining bieten.

5. Die Spiegeltherapie ist relativ einfach für Hand-Arm und Fuß-Bein anzuwenden und die meisten Behandler besitzen wahrscheinlich eine Spiegelbox in ihrer Praxis. Es gibt spezielle Spiegelboxen von NOI, die tragbar sind und speziell für Hand und Fuß konzipiert wurden. Bei einer Spiegeltherapie für das Gesicht werden zwei Spiegel auf einem Tisch benötigt. Der entsprechende Aufbau ist in Abbildung 18.2 dargestellt.

6. Die CRAFTA®-Face-Mirroring-Software ist ein fortschrittliches Programm, das auf iOS- oder Android-Geräten über die CRAFTA®-Facial-Recognition-App verwendet werden kann. Über diese App ist auch ein spezifisches isoliertes Gesichtsmuskeltraining (ME) möglich. Das Highlight dieses Programms besteht in einer Funktion zur Gesichtsspiegelung mit einer Vielzahl von Optionen (Abb. 18.3).

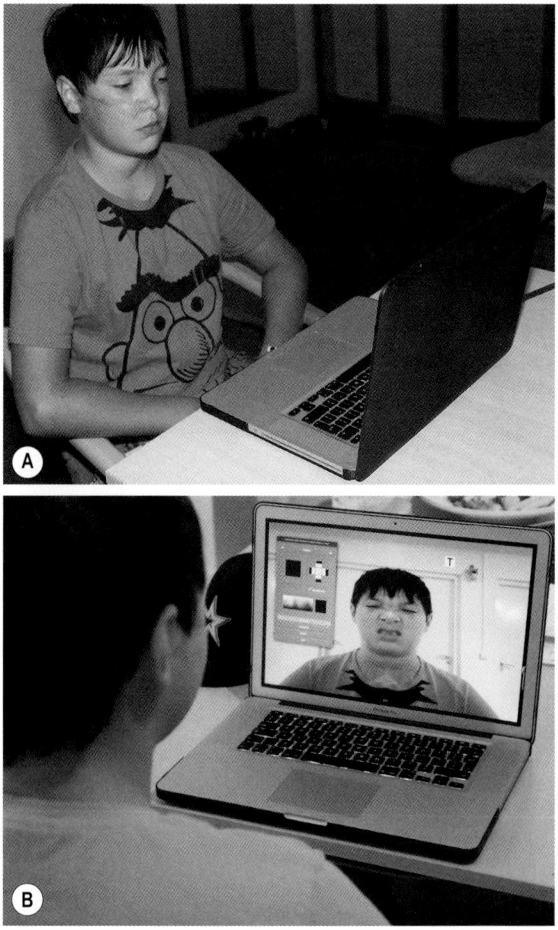

Abb. 18.3
Benutzerfreundliche Software mit Spiegelungsfunktion, die von einem männlichen Patienten nach einseitiger Gesichtsverletzung verwendet wird.

Schlussfolgerung

Es gibt Hinweise darauf, dass Kopf- und Gesichtsschmerzen Veränderungen der Hirnfunktionen bewirken, was sich in psychoemotionalen und nonverbalen Veränderungen der Kommunikation äußern kann. Dazu gehören die Erkennung des Gesichtsausdrucks, Körperbildstörungen, z.B. Veränderungen in Erkennung von links/rechts, Verlust der taktilen Schärfe (Zwei-Punkt-Diskrimination) sowie Veränderungen in der Feinabstimmung der orofazialen Bewegungssteuerung.

Individuelle Behandlungspläne zur Schmerzedukation (PNE), die auf neurowissenschaftlichen und nicht auf biomedizinischen Modellen basieren, erzielen nachweislich ein zufriedenstellendes Ergebnis bei Patienten mit chronischen muskuloskelettalen Schmerzen, sind in Bezug auf orofaziale Schmerzzustände allerdings weniger gut erforscht. Basierend auf den Erkenntnissen aus der Literatur sowie klinischen Erfahrungen könnte eine PNE zusammen mit einem systematischen Gesichtstraining durch (abgestufte) Motor Imagery sowie einem (abgestuften) motorischen Ausdruck zukünftig eine angemessene Behandlungsstrategie bei CMD-Patienten darstellen.

Literatur

Annett J. Imagery and motor processes. Br J Psychol 1995a; 86: 161–167.

Annett J. Motor imagery: perception or action? Neuropsychologia 1995b; 33: 1395–1417.

Bonato LL, Quinelato V, De Felipe Cordeiro PC, De Sousa EB, Tesch R, Casado PL. Association between temporomandibular disorders and pain in other regions of the body. J Oral Rehabil 2017; 44: 9–15.

Bowering KJ, O'Connell NE, Tabor A et al. The effects of graded motor imagery and its components on chronic pain: a systematic review and meta- analysis. J Pain 2013; 14: 3–13.

Buhlmann U, Winter A, Kathmann N. Emotion recognition in body dysmorphic disorder: application of the Reading the Mind in the Eyes Task. Body Image 2013; 10: 247–250.

Chatterjee G, Nakayama K. Normal facial age and gender perception in developmental prosopagnosia. Cogn Neuropsychol 2012; 29: 482–502.

Dagsdottir LK, Skyt I, Vase L, Baad-Hansen L, Castrillon E, Svensson P. Reports of perceptual distortion of the face are common in patients with different types of chronic oro-facial pain. J Oral Rehabil 2016; 43: 409–416.

Daly AE, Bialocerkowski AE. Does evidence support physiotherapy management of adult Complex Regional Pain Syndrome Type One? A systematic review. Eur J Pain 2009; 13: 339–353.

de Leeuw R, Klasser GD. Diagnosis and management of TMDs. In: de Leeuw R, Klasser GD (eds). Orofacial Pain: Guidelines for Assessment, Diagnosis, and Management. 5th ed. Chicago, IL: Quintessence Pub Co., 2013: 127- 186.

Dickstein R, Deutsch JE. Motor imagery in physical therapist practice. Phys Ther 2007; 87: 942–953.

Eberhard L, Braun S, Wirth A, Schindler HJ, Hellmann D, Giannakopoulos NN. The effect of experimental balancing interferences on masticatory performance. J Oral Rehabil 2014; 41: 346–352.

Ekman P. Emotions Revealed: Recognizing faces and feelings to improve communication and emotional life (2nd ed.). London: Holt Paperbacks, 2007.

Falla D, Bilenkij G, Jull G. Patients with chronic neck pain demonstrate altered patterns of muscle activation during performance of a functional upper limb task. Spine 2004a; 29: 1436–1440.

Falla DL, Jull GA, Hodges PW. Patients with neck pain demonstrate reduced electromyographic activity of the deep cervical flexor muscles during performance of the craniocervical flexion test. Spine 2004b; 29: 2108–2114.

Fercho KA, Baugh LA, Louw A, Zimney K. Pain neuroscience education effect on pain matrix processing in an individual with complex regional pain syndrome: A single subject research design. 2017 [eingereicht zur Publikation].

Flor H. The functional organization of the brain in chronic pain. Progress Brain Res 2000; 129: 313–322.

Fordyce WE. Learning processes in pain. In Sternbach RA (ed.) Psychology of Pain 2nd ed. New York: Raven Press, 1987.

Gifford L. Aches and Pain. Cornwall: Wordpress, 2014.

Gifford LS. Pain, the tissues and the nervous system. Physiotherapy 1998; 84: 27–33.

Grashoff M, Klos V. Reference values of facial lateralization and basic emotions and its clinical implementation in chronic facial pain from the CRAFTA Face Recognition Program. Osnabruck: University of Applied Science, 2014.

Greene DL, Appel AJ, Reinert SE, Palumbo MA. Lumbar disc herniation: evaluation of information on the internet. Spine 2005; 30: 826–829.

Haas J, Eichhammer P, Traue HC, Busch V. Alexithymic and somatisation scores in patients with temporomandibular pain disorder correlate with deficits in facial emotion recognition. J Oral Rehabil 2013; 40: 81–90.

Haggard P, Taylor-Clarke M, Kennett S. Tactile perception, cortical representation and the bodily self. Current Biol 2003; 13: R170–173.

Kendall NAS, Linton SJ, Main CJ. Guide to assessing psychosocial yellow flags in acute low back pain: risk factors for long term disability and work loss. Wellington: Accident Rehabilitation & Compensation Insurance Corporation of New Zealand and the National Health Committee, 1997.

Kessler H, Roth J, von Wietersheim J, Deighton RM, Traue HC. Emotion recognition patterns in patients with panic disorder. Depress Anxiety 2007; 24: 223–226.

Kramer HH, Seddigh S, Moseley GL, Birklein F. Dysynchiria is not a common feature of neuropathic pain. Eur J Pain 2008; 12: 128–131.

Lei J, Liu MQ, Yap AU, Fu KY. Sleep disturbance and psychologic distress: prevalence and risk indicators for temporomandibular disorders in a Chinese population. J Oral Facial Pain Headache 2015; 29: 24–30.

LeResche L. Epidemiology of temporomandibular disorders: implications for the investigation of etiologic factors. Crit Rev Oral Biol Med 1997; 8: 291–305.

Louw A. Why You Hurt: Therapeutic Neuroscience Education System. Minneapolis, MN: OPTP, 2014.

Louw A, Louw Q, Crous LCC. Preoperative education for lumbar surgery for radiculopathy. South African J Physiother 2009; 65: 3–8.

Louw A, Diener I, Butler DS, Puentedura EJ. The effect of neuroscience education on pain, disability, anxiety, and stress in chronic musculoskeletal pain. Arch Phys Med Rehabil 2011; 92: 2041–2056.

Louw A, Diener I, Landers MR, Puentedura E. Preoperative pain neuroscience education for lumbar radiculopathy: a multicenter randomized controlled trial with 1-year follow-up. Spine 2014; 39: 1449–1457.

Louw A, Zimney K, O'Hotto C, Hilton S. The clinical application of teaching people about pain. Physiother Theory Pract 2016a; 32: 385–395.

Louw A, Zimney K, Puentedura E. Retention of pain neuroscience knowledge: a multi-centre trial. New Zealand J Physiother 2016b; 44: 91–96.

Louw A, Zimney K, Puentedura EJ, Diener I. The efficacy of pain neuroscience education on musculoskeletal pain: a systematic review of the literature. Physiother Theory Pract 2016c; 32: 332–355.

Louw A, Zimney K, Johnson EA, Kraemer C, Fesler J, Burcham T. De-educate to re-educate: aging and low back pain. Aging Clin Exp Res 2017; 29: 1261–1269.

MacIver K, Lloyd DM, Kelly S, Roberts N, Nurmikko T. Phantom limb pain, cortical reorganization and the therapeutic effect of mental imagery. Brain 2008; 131: 2181–2191.

Melzack R. Pain and the neuromatrix in the brain. J Dental Education 2001; 65: 1378–1382.

Mohr DC, Young GJ, Meterko M, Stolzmann KL, White B. Job satisfaction of primary care team members and quality of care. Am J Med Qual 2011; 26: 18–25.

Mohr G, Moller D, Bochner R, Von Piekartz H. Does orofacial manual therapy and systematic brain training by graded motor imagery and facial expression affect pain perception in patients with chronic unilateral face pain? An explorative mixed-method study. Der Schmerz 2017 [zur Publikation angenommen].

Moseley GL. A pain neuromatrix approach to patients with chronic pain. Man Ther 2003a; 8: 130–140.

Moseley GL. Unravelling the barriers to reconceptualisation of the problem in chronic pain: the actual and perceived ability of patients and health professionals to understand the neurophysiology. J Pain 2003b; 4: 184–189.

Moseley GL. Graded motor imagery is effective for long-standing complex regional pain syndrome: a randomised controlled trial. Pain 2004; 108: 192– 198.

Moseley GL. Graded motor imagery for pathologic pain. Neurology 2006; 67: 1–6.

Moseley GL. Reconceptualising pain acording to modern pain sciences. Phys Ther Rev 2007; 12: 169–178.

Moseley GL, Hodges PW, Nicholas MK. A randomized controlled trial of intensive neurophysiology education in chronic low back pain. Clin J Pain 2004; 20: 324–330.

Moseley GL, Butler DS, Beames TB, Giles TJ. The Graded Motor Imagery Handbook. Adelaide: Noigroup Publications, 2012.

Nijs J, Paul van Wilgen C, Van Oosterwijck J, van Ittersum M, Meeus M. How to explain central sensitization to patients with 'unexplained' chronic musculoskeletal pain: practice guidelines. Man Ther 2011; 16: 413–418.

Nijs J, Roussel N, Paul van Wilgen C, Koke A, Smeets R. Thinking beyond muscles and joints: therapists' and patients' attitudes and beliefs regarding chronic musculoskeletal pain are key to applying effective treatment. Man Ther 2013; 18: 96–102.

Pedrosa Gil F, Ridout N, Kessler H et al. Facial emotion recognition and alexithymia in adults with somatoform disorders. Depress Anxiety 2009; 26: E26–33.

Puentedura EJ, Louw AA. Neuroscience approach to managing athletes with low back pain. Phys Ther Sport 2012; 13: 123–133.

Ross GB, Sheahan PJ, Mahoney B, Gurd BJ, Hodges P, Graham R. Pain catastrophizing moderates changes in spinal control in response to noxiously induced low back pain. J Biomech 2017; 58: 64–70.

Schuster C, Butler J, Andrews B, Kischka U, Ettlin T. Comparison of embedded and added motor imagery training in patients after stroke: study protocol of a randomised controlled pilot trial using a mixed methods approach. Trials 2009; 10: 97.

Schwoebel J, Coslett HB, Bradt J, Friedman R, Dileo C. Pain and the body schema: effects of pain severity on mental representations of movement. Neurology 2002; 59: 775–777.

Sharma N, Pomeroy VM, Baron JC. Motor imagery: a backdoor to the motor system after stroke? Stroke 2006; 37: 1941–1952.

Svensson P, Graven-Nielsen T. Craniofacial muscle pain: review of mechanisms and clinical manifestations. J Orofac Pain 2001; 15: 117–145.

Tjakkes GH, Reinders JJ, Tenvergert EM, Stegenga B. TMD pain: the effect on health related quality of life and the influence of pain duration. Health Qual Life Outcomes 2010; 8: 46.

Turner JA, Dworkin SF. Screening for psychosocial risk factors in patients with chronic orofacial pain: recent advances. J Am Dental Assoc 2004; 135: 1119– 1125.

Turner JA, Brister H, Huggins K, Mancl L, Aaron LA, Truelove EL. Catastrophizing is associated with clinical examination findings, activity interference, and health care useamong patients with temporomandibular disorders. J Orofac Pain 2005; 19: 291–300.

Turp JC, Kowalski CJ, O'Leary N, Stohler CS. Pain maps from facial pain patients indicate a broad pain geography. J Dental Res 1998; 77: 1465–1472.

Vallence AM, Smith A, Tabor A, Rolan PE, Ridding M. Chronic tension-type headache is associated with impaired motor learning. Cephalalgia 2013; 33: 1048–1054.

Visscher CM, van Wesemael-Suijkerbuijk EA, Lobbezoo F. Is the experience of pain in patients with temporomandibular disorder associated with the presence of comorbidity? Eur J Oral Sci 2016; 124: 459–464.

Vlaeyen JW, Linton SJ. Fear-avoidance and its consequences in chronic musculoskeletal pain: a state of the art. Pain 2000; 85: 317–322.

von Piekartz H, Mohr G. Reduction of head and face pain by challenging lateralization and basic emotions: a proposal for future assessment and rehabilitation strategies. J Manual Manipulative Ther 2014; 22: 24–35.

von Piekartz H, Stotz E, Both A, Bahn G, Armijo-Olivo S, Ballenberger N. Psychometric evaluation of a motor control test battery of the craniofacial region. J Oral Rehabil 2017; 44: 964–973.

Vriens J P, van der Glas HW. Extension of normal values on sensory function for facial areas using clinical tests on touch and two-point discrimination. Int J Oral Maxillofac Surg 2009; 38: 1154–1158.

Wallwork SB, Butler DS, Fulton I, Stewart H, Darmawan I, Moseley GL. Left/right neck rotation judgments are affected by age, gender, handedness and image rotation. Man Ther 2013; 18: 225–230.

Wand BM, Di Pietro F, George P, O'Connell NE. Tactile thresholds are preserved yet complex sensory function is impaired over the lumbar spine of chronic non-specific low back pain patients: a preliminary investigation. Physiotherapy 2010; 96: 317–323.

Weisbrich A, Hoffmann M, Von Piekartz H. Tactile discrimination of the skin in patients with unilateral chronic facial pain: a cross-sectional study. J Oral Maxillofac Surg 2017 [zur Veröffentlichung eingereicht].

Wiesinger B, Haggman-Henrikson B, Hellstrom F, Wanman A. Experimental masseter muscle pain alters jaw-neck motor strategy. Eur J Pain 2013; 17: 995–1004.

Wolf JM, Tanaka JW, Klaiman C et al. Specific impairment of face-processing abilities in children with autism spectrum disorder using the Let's Face It! skills battery. Autism Res 2008; 1: 329–340.

Won AS, Collins T. Non-immersive, virtual reality mirror visual feedback for treatment of persistent idiopathic facial pain. Pain Med 2012; 13: 1257–1258.

Woolf CJ. Central sensitization: uncovering the relation between pain and plasticity. Anesthesiology 2007; 106: 864–867.

Wright EF. Referred craniofacial pain patterns in patients with temporomandibular disorder. J Am Dental Assoc 2000; 131: 1307–1315.

Yap AU, Tan KB, Chua EK, Tan HH. Depression and somatization in patients with temporomandibular disorders. J Prosthetic Dentistry 2002; 88: 479–484.

Beispiel für die Anwendung von Pain Neuroscience Education (PNE) bei orofazialen Schmerzen

Geschichte/Metapher	Bild	Begründung
Der Therapeut zeigt dem Patienten das Bild einer Hand und fragt: „Ist das eine linke oder rechte Hand?“ Es wird eine weitere Hand gezeigt und der Therapeut fragt: „Was ist mit dieser? Ist es eine linke oder eine rechte Hand?“ „Schließen Sie die Augen und berühren Sie Ihre Nase mit dem linken Zeigefinger.“	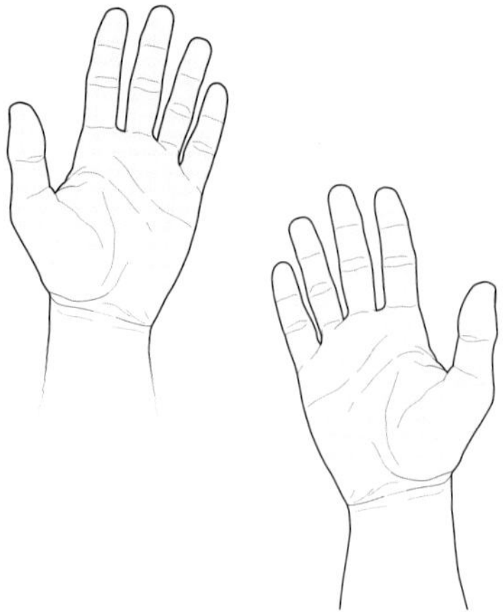	Einen nicht betroffenen Körperteil zu erkennen, ist eine einfache, nützliche Übung. Es beschäftigt den Patienten und bringt ihm die Neuroplastizität näher. Wir schlagen vor, einen nicht schmerzhaften Körperteil zu benutzen, um den Patienten von seinen eigentlichen Schmerzen abzulenken. Das Sehvermögen auszuschalten, ermöglicht es dem Patienten, sich zu überlegen, wie man Körperteile erkennt, ohne sie zu sehen.
Wissenschaftler konnten zeigen, dass es Bereiche in unserem Gehirn gibt, die Karten des menschlichen Körpers enthalten. Wenn Sie genau hinsehen, umfasst die Karte sämtliche Körperpartien. Einige dieser Partien sind dabei größer als andere. Diese Karte ist bei jedem Menschen vorhanden. Sind wir gesund, sind die Karten scharf und klar abgegrenzt, und wenn wir eine Hand sehen, könnten wir sofort sagen, dass es eine Hand ist und auch, ob es sich um eine linke oder rechte handelt.	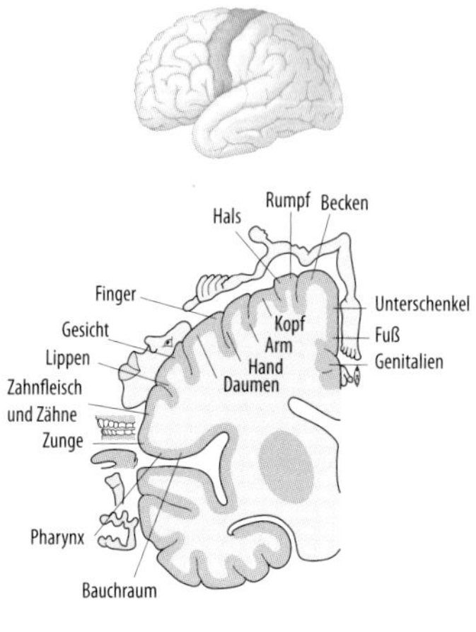	Der Homunkulus ist für den Patienten visuell stimulierend. Man kann leicht erkennen, dass die einzelnen Körperteile unterschiedlich groß sind, was zu weiteren Diskussionen führen wird. Zu zeigen, dass die Körperkarten plastisch formbar sind, ermöglicht es frühzeitig darauf hinzuweisen, dass die Schmerzen des Patienten sich verbessern können. Die Erfahrung der Normalisierung erlaubt es dem Patienten zu erkennen, dass er oder sie nichts Abnormales erlebt, was wiederum zu einer Angstlinderung führen kann. Das deckt sich mit den Prinzipien der motivierenden Gesprächsführung (Motivational Interviewing).

Geschichte/Metapher	Bild	Begründung
Um scharf und klar abgegrenzt zu bleiben, benötigen die Karten Bewegung, Berührung und Training. Wir wissen heute, dass die Karten nicht ausreichend trainiert werden, wenn wir Körperteile z. B. nicht benutzen, bewegen oder berühren. Das kann bei Schmerzen der Fall sein, aufgrund der Angst vor Schmerzen, weil wir eine Schiene tragen usw. und ist eine normale Folgeerscheinung. Werden die Körperteile nicht benutzt, „verschmiert" die Karte (Smudging) oder wird unscharf. Dieses „Smudging" tritt schon nach kurzer Zeit auf.	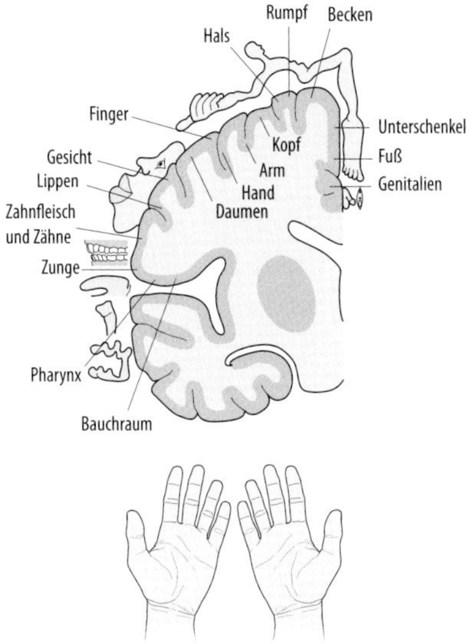 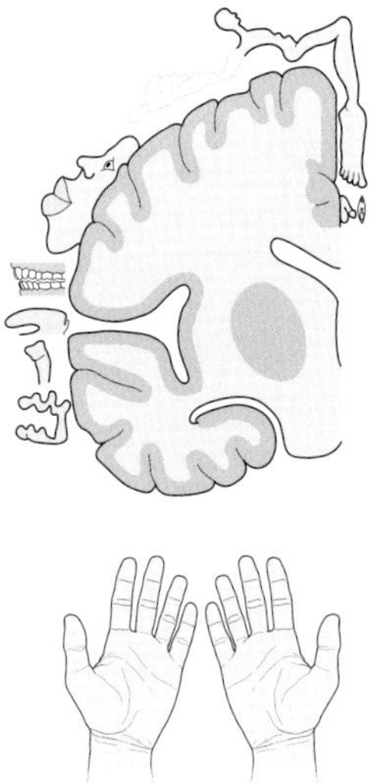	Es ist nachgewiesen, dass Bewegung, Benutzung und Berührung notwendig sind, um die Karten scharf und genau zu halten. Bringen wir das Smudging mit Schmerzen oder der Angst vor Schmerzen in Verbindung, hilft das dem Patienten zu verstehen, warum er leidet. Häufig erleiden Menschen Schmerzen lange nach der eigentlichen Gewebeheilung und verstehen nicht, warum das so ist. Die Karten bieten eine auf Neuroplastizität basierende Erklärung für Schmerzen ohne Gewebeschädigung und nach der Heilung. Die Tatsache, dass Veränderungen innerhalb kurzer Zeit auftreten, impliziert auch, dass das Smudging ebenfalls verändert oder gestoppt werden kann und Zeit ein wesentlicher Faktor ist.

Geschichte/Metapher	Bild	Begründung
Ist die Karte verschmiert oder unscharf, reagiert das Gehirn verwirrt, weil es plötzlich Schwierigkeiten damit hat, den Körperteil zu „finden“. Deshalb bekommen Schmerzpatienten unter Umständen Probleme, wenn es darum geht, rechts von links zu unterscheiden, Gesichtsausdrücke zu erkennen oder leichte Berührung von stärkerem Druck zu unterscheiden. Hat das Gehirn Schwierigkeiten, einen Körperteil auf der Karte zu finden, produziert es im betroffenen Körperteil Schmerzen, um uns zu schützen. Das körpereigene Alarmsystem, das Nervensystem, läuft normalerweise auf geringer Aktivitätsstufe, weit unterhalb der Alarmschwelle. Wird eine Bedrohung angenommen, wird diese Schwelle auf „sehr sensibel“ gestellt, um uns zu schützen, bis mehr Informationen angesammelt wurden.	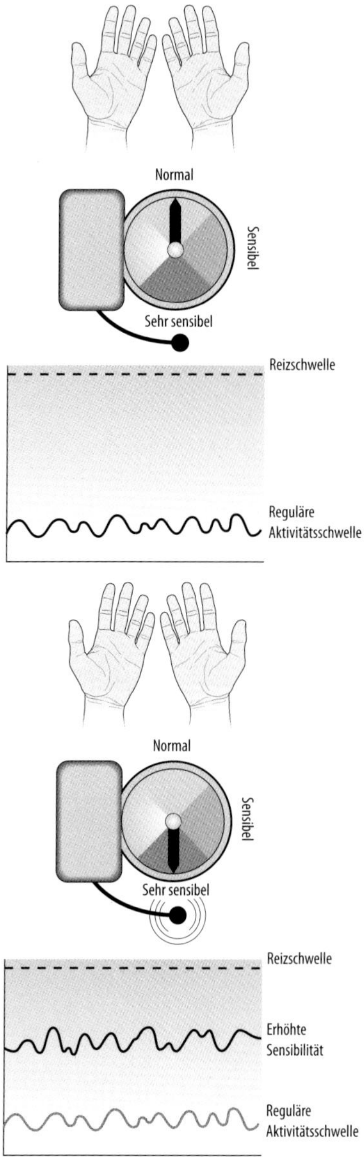	Es muss ein Zusammenhang zwischen veränderter Plastizität und den Schmerzen verdeutlicht werden. Das Nervensystem als Alarmsystem darzustellen, dient als Metapher für eine zentrale Sensibilisierung, Hyperalgesie oder Allodynie.

Geschichte/Metapher	Bild	Begründung
Erhöht das Alarmsystem seine Sensibilität, hat das erheblichen Einfluss auf Ihr Leben. Bevor Sie Schmerzen verspürt haben, hatten Sie „viel Raum“ für andere Aktivitäten und Emotionen. In erhöhtem Alarmzustand gibt es nur noch wenig Raum für Aktivitäten oder emotionale Ereignisse, bevor der Alarm ausgelöst wird. Das lässt Sie vielleicht denken, etwas wäre nicht in Ordnung, aber das ist nicht der Fall. Ihr Nervensystem ist nur übermäßig sensibel, um Sie zu schützen, aber das bedeutet nicht, dass etwas nicht stimmt.	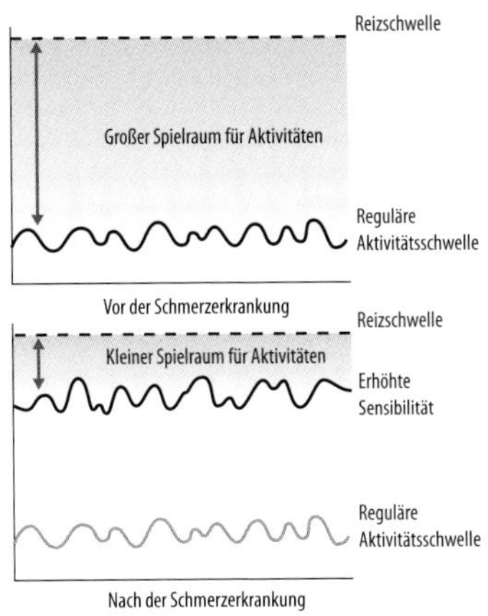 	Es ist von entscheidender Bedeutung, den Patienten diesen biologischen Prozess zu verdeutlichen. Patienten setzen Schmerzen häufig mit gewebebedingten Problematiken gleich. Dieser Teil der Metapher zeigt ihnen, wie ein übersensibles Alarmsystem ihr Leben beeinflusst, ohne dass eine Gewebeschädigung vorliegt. In einer Reihe von PNE-Studien wurde das nebenstehende Bild inklusive der dazugehörigen Geschichte als zentraler Wendepunkt für Patienten und Behandler eingestuft.
Während Sie noch damit Probleme haben, Körperteile zu erkennen, tritt ein weiteres interessantes Phänomen auf. Um ein bestimmtes Körperteil zu finden (z. B. das Gesicht) klopft das Gehirn an viele benachbarte Türen und fragt dort, ob man irgendwo das Gesicht gesehen habe. Die Nachbarn des Gesichts sind der Kiefer, die Hand, der Arm und der Hals. Im Ergebnis wird die gesamte Nachbarschaft aufgeweckt und alarmiert. Und was eigentlich als Schmerz im Gesicht begonnen hat, hat sich jetzt über die gesamte Nachbarschaft ausgebreitet und Sie fühlen jetzt vielleicht Schmerzen im Gesicht, aber auch im Kiefer, dem Hals, dem Arm und der Hand. Das ist völlig normal. Es heißt nicht, dass Sie stärker verletzt sind.	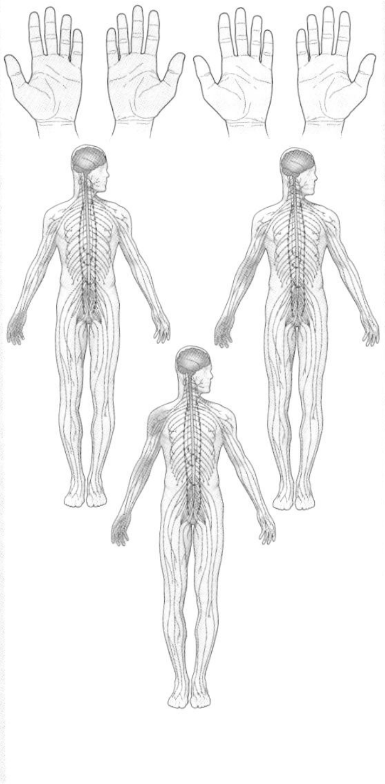	Patienten assoziieren sich ausbreitende Schmerzen häufig mit einer zunehmenden Gewebeschädigung. Die Metapher des „lauten Nachbarn“ erklärt eine sich ausbreitende Sensibilisierung und damit auch Hyperalgesie und Allodynie mit der Vernetzung des Nervensystems (Alarmsystems). Zu erkennen, dass sich ausbreitende Schmerzen normal sind und erklärt werden können, hilft dabei, Ängste zu zerstreuen.

Geschichte/Metapher	Bild	Begründung
Wenn unscharfe Körperkarten zu Schmerzen führen, sollten Sie den Behandler fragen: „Wie können wir unscharfe Körperteile wieder schärfen?“	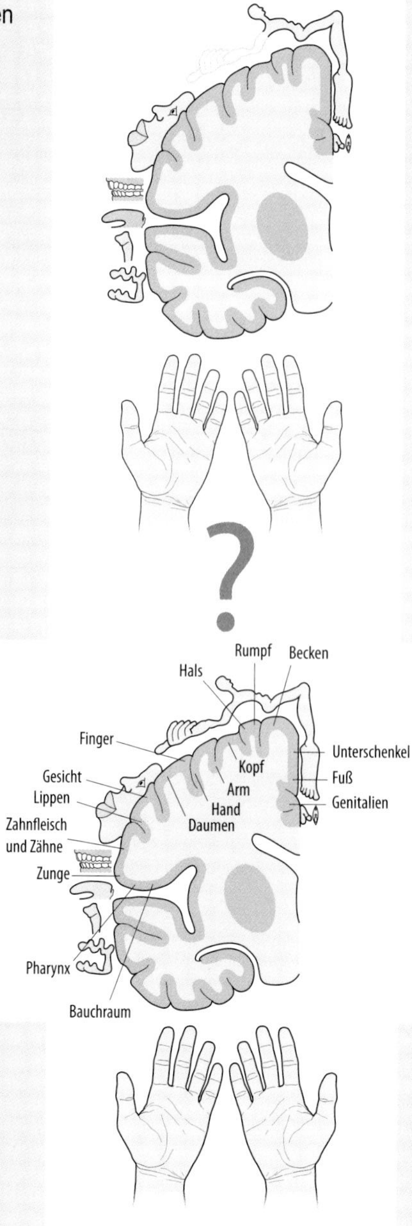	Letztlich sollte diese Form der PNE den Patienten wieder zurück zur Behandlung bringen, in diesem Fall speziell zur Graded Motor Imagery (GMI).

Geschichte/Metapher	Bild	Begründung
Bewegung! Werden Körperteile regelmäßig benutzt und trainiert, werden die Körperkarten fokussierter und gut definiert. Ein körperliches Training trainiert auch gleichzeitig die Körperkarten. Sie trainieren Ihr Gehirn! Und während die Karten schärfer und schärfer werden, reduzieren sich die Schmerzen. Bewegung, Berührung und Training sind für eine Wiederherstellung unerlässlich. Therapeutische Übungen erscheinen einem manchmal vielleicht langweilig oder lächerlich, aber es ist von zentraler Bedeutung, dass Sie sie weiterhin ausführen, um das Gehirn neu zu kartografieren.	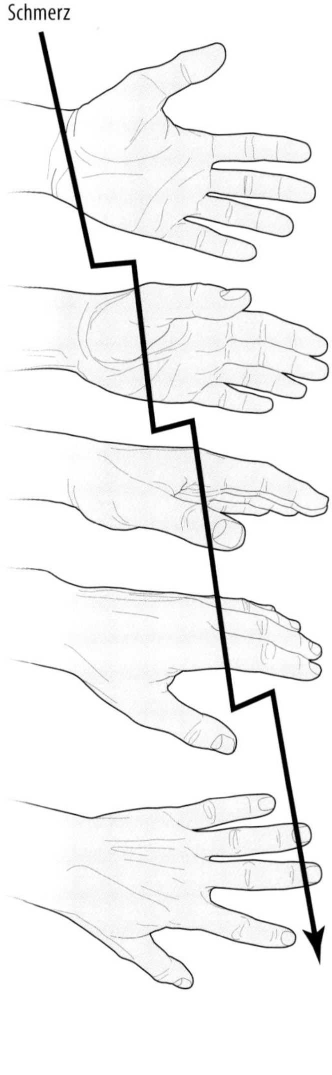	In der Physiotherapie sind auf Bewegung basierende Strategien der Schlüssel zur Wiederherstellung. Durch eine wiederholte Verbindung von Bewegung und Kartierung wird die Lernerfahrung verstärkt. Die Hinzufügung von Berührung erlaubt es dem Patienten, Hands-on-Behandlungen wie Manuelle Therapie neu zu überdenken.

Geschichte/Metapher	Bild	Begründung
Was, wenn Bewegung oder sogar der Gedanke an Bewegung den Schmerz verschlimmert? Es gibt eine Reihe von Gehirnübungen, die Sie ausführen können, durch die die Karten in Ihrem Gehirn trainiert und verbessert werden, ohne dass Sie sich überhaupt bewegen. Sie können sich z. B. Bewegungen, Haltungen oder Aufgaben vorstellen, ohne sie wirklich auszuführen, was allein schon die Karten trainiert. Wir werden Sie durch eine Reihe dieser Übungen zur Verbesserung der Karten führen, die außerdem das Alarmsystem dämpfen und damit letztlich auch Ihre Schmerzen, sodass Sie sich erholen können. Während das Alarmsystem herunterfährt, können wir langsam reguläre Bewegungen, manuelle Behandlungen, Training und alltägliche Aktivitäten verstärken.	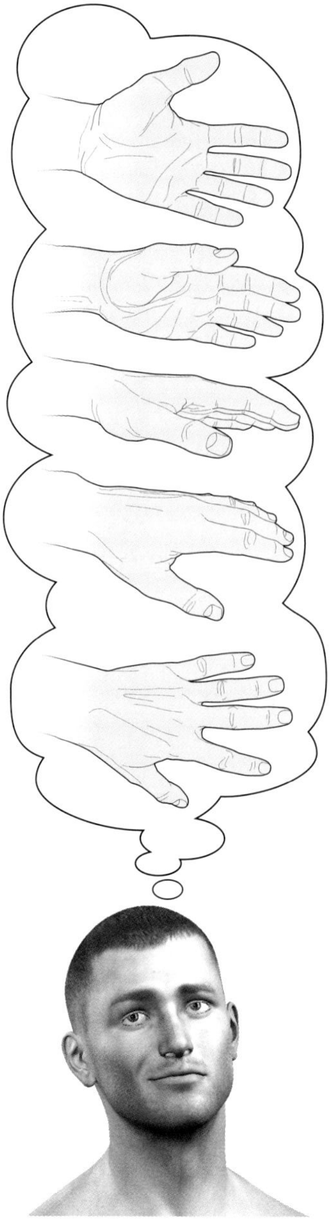	Bei vielen Patienten ist Bewegung oder sogar der Gedanke an Bewegung mit Schmerzen verbunden. GMI erlaubt eine Reihe virtueller Körperbewegungen, ohne sich dabei tatsächlich zu bewegen. Die Erklärung dazu und das Durchlaufen der virtuellen Bewegungen ohne tatsächliche Bewegung erlauben es dem Patienten, Bewegungsängste abzubauen. Es ist wichtig für Patienten zu wissen, dass diese Übungen tatsächlich zu einer Linderung oder zum Verschwinden ihrer Schmerzen führen können – außerdem, dass es sich noch nicht um weit verbreitete Behandlungsmethoden handelt und dass für neuroplastische Veränderungen viele Wiederholungen nötig sind.

Geschichte/Metapher	Bild	Begründung
Was hat das mit Ihrem Gesicht oder Ihren Gesichtsschmerzen zu tun? Derselbe Prozess geht bei anderen Leuten vonstatten, die Schmerzen irgendwo anders haben, auch im Gesicht. Bei reduzierter Bewegung und Benutzung fährt das Gehirn das Alarmsystem hoch. Wird ein Alarm im Gesicht oder dem Bereich des Gesichts ausgelöst, kann dieser wiederum einen weiteren Alarm im Kiefer, dem Nacken oder sogar der Schulter auslösen.	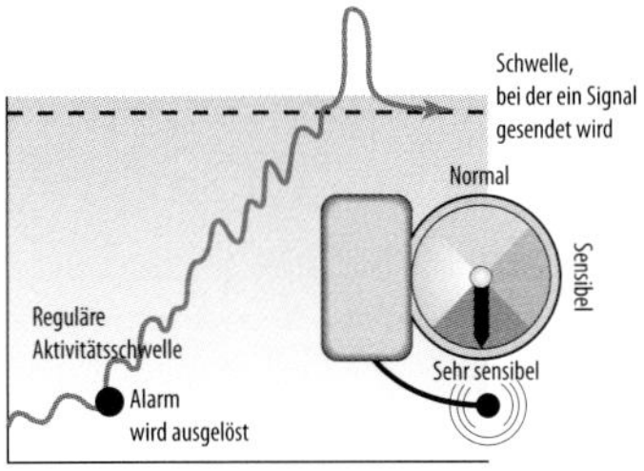 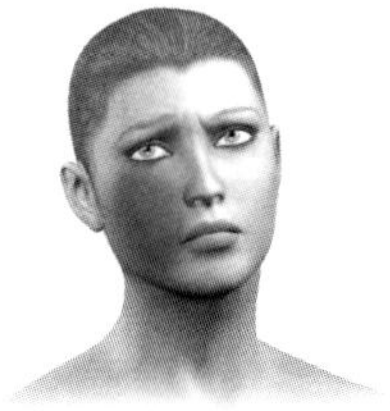 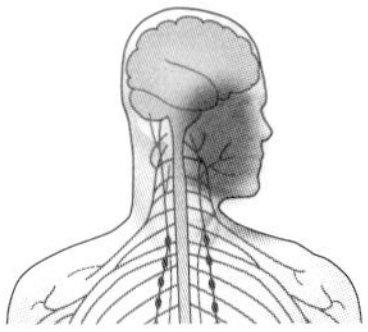 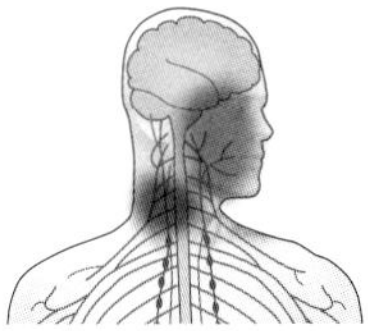 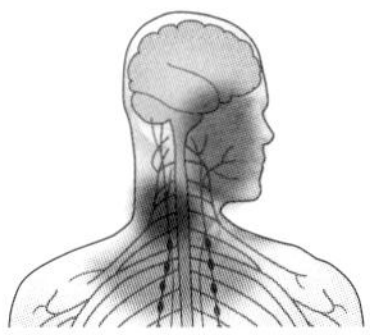 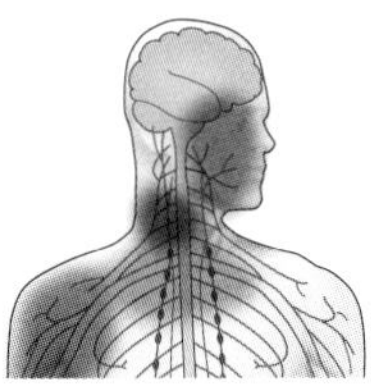	Wurde das ursprüngliche Konzept einmal anhand eines nicht betroffenen Körperteils demonstriert, sollte es auf den betroffenen Körperteil – das Gesicht – angewendet werden. Der Behandler muss dabei auf Informationen aus der Vorgeschichte und der Anamnese des Patienten zurückgreifen, um die Erklärung mit der individuellen Geschichte des Patienten zu verbinden. So kann der Gesichtsschmerz z. B. durch eine zahnärztliche Behandlung ausgelöst worden sein. Indem er sich die Einzelheiten der Zahnbehandlung ins Gedächtnis zurückruft und wie dadurch ein Alarm ausgelöst wurde, erkennt der Patient, dass es sich nicht bloß um eine „nette Geschichte" handelt, sondern was es mit ihm und seiner Situation zu tun hat. Hinweis: Alle Abbildungen in Anhang 18.1 unterliegen dem Copyright von Adriaan Louw und wurden mit Genehmigung abgedruckt.

Kapitel 19

Schmerzpsychologie, Verhalten und der Körper

Richard Ohrbach, César Fernández-de-las-Peñas

Einleitung

Ziel dieses Buches ist es, unterschiedliche und einander ergänzende Behandlungsansätze für eine CMD zu beschreiben. In diesem abschließenden Kapitel möchten wir diese Intention als ganzheitliche Perspektive innerhalb eines weiter gefassten biopsychosozialen Kontexts unterbreiten, der das derzeit dominierende Paradigma für das Verständnis von akuten bis hin zu chronischen Schmerzen darstellt. Die Epidemiologie von durch eine CMD bedingten Schmerzen unterstreicht die Bedeutung mehrerer Risikodeterminanten, einschließlich psychosozialer Faktoren, des Gesundheitszustands sowie komorbider Schmerzstörungen, für das Auftreten einer CMD und, basierend auf der verfügbaren Evidenz, den Übergang hin zu einer Chronifizierung. Die aktuelle Evidenz belegt nachdrücklich die zentrale Bedeutung dieser breit angelegten Matrix an Risikodeterminanten für muskuläre Schmerzerkrankungen. Im Gegensatz dazu wissen wir sehr viel weniger über diejenigen Faktoren, die zu klinisch bedeutsamen mechanischen Problemen des Kiefergelenks führen, etwa schmerzhaftes Klicken und Blockaden der Kiefergelenke. Während wir die ätiologischen Mechanismen von mechanischen Kiefergelenksproblemen derzeit noch wenig verstehen, bleiben die meisten mechanisch und degenerativ bedingten Probleme innerhalb des Gelenks über einen Zeitraum von mindestens acht Jahren stabil (Schiffman et al. 2017). Werden mechanische Probleme von Schmerzen begleitet, stellen sie sowohl für den Patienten als auch für den Arzt eine größere Herausforderung dar. Das wiederum verbindet die oben genannte Matrix an Risikodeterminanten mit den mechanischen Problemen.

Schmerzen und das Verständnis für Schmerzpatienten, das komplexe Mosaik an Faktoren, in dem Schmerzen entstehen und andauern, sowie die klinische Entscheidungsfindung und Integration von Behandlungen, die auf verschiedene Ebenen des Körpers abzielen, stehen im Mittelpunkt dieses Kapitels. Während sich jedes einzelne Kapitel in diesem Buch auf einen bestimmten Behandlungsansatz konzentriert, der wiederum einem bestimmten Grundkonzept von Krankheit innerhalb der CMD-Kategorie entspricht, möchten wir hervorheben, dass aktuelle Behandlungsmodelle für chronische Schmerzen auf die Bedeutung von Behandlungsansätzen hinweisen, die gleichzeitig mehrere Ebenen der Person betreffen.

Was ist Schmerz?

Gewebeschäden werden als naheliegende Ursache für eine Aktivierung der Nozizeptoren betrachtet, die entweder entzündliche oder nozizeptive Schmerzen verursachen (Woolf 2004). Die IASP-Definition von Schmerz – eine unangenehme sensorische und emotionale Erfahrung, die mit einer tatsächlichen oder potenziellen Gewebeschädigung einhergeht oder in Form einer solchen beschrieben wird (IASP 2017) – unterstreicht die Bedeutung einer tatsächlichen oder vermeintlichen Gewebeschädigung als notwendige Grundlage für Schmerzen, die auf peripherem Input aus dem somatischen oder viszeralen Gewebe des Körpers basieren. Gewebeschäden können durch Krankheit oder Verletzung ausgelöst werden, und ob diese Schädigung tatsächlich feststellbar oder nur potenziell ist, bleibt sowohl klinisch als auch bildgebend oft unklar. Weiterführende Informationen (z. B. aus der Patientenhistorie) können oft Sicherheit hinsichtlich der Wahrscheinlichkeit einer bestimmten Art von Gewebeschädigung geben. Wenn der Verdacht besteht, dass eine Krankheit die Schmerzursache ist, muss diese Krankheit zunächst ermittelt werden. Anschließend stellt ihre Behandlung die wichtigste Maßnahme zur Behandlung der Schmerzsymptomatik dar. Bestätigt sich das Vorhandensein einer vermuteten Krankheit nicht, wird die Situation komplizierter, und der Behandler muss die Augen nach einer latent vorliegende Krankheit offenhalten, die eventuell noch nicht so schwer ausgeprägt ist, um klar erkannt zu werden, aber schwer genug, um Symptome zu erzeugen (z. B. Nozizeption und Schmerz). Daher muss der Behandler den Patienten kontinuierlich hinsichtlich eines Fortschreitens dieser Erkrankung beobachten, sodass er sie möglicherweise identifizieren kann. Gleichzeitig muss er alternative Hypothesen (d. h. Differenzialdiagnosen) für die Schmerzsymptomatik in Betracht ziehen, genauso wie palliative Behandlungen, und das Risiko einer Schädigung des Patienten vermeiden. Darüber hinaus muss der Behandler prüfen, ob der Schmerz, insbesondere wenn er persistiert, als funktioneller Schmerz betrachtet werden kann (Woolf 2004), weil sich dadurch die Ausrichtung der Behandlung zwangsläufig ändert.

Regionale Verletzungen stellen ebenfalls eine Ursache für Nozizeptionen dar und sind – genau wie Erkrankungen – komplex (Wall 1979). Beobachtbare Gewebeschäden korrelieren nicht unbedingt mit dem Ausmaß der angegebenen Schmerzen (Melzack 1993; Melzack & Wall 1965; Roelofs & Spinhoven 2007). Verletzungen können zudem auch ohne erkennbare Gewebeschäden auftreten und trotzdem Schmerzen verursachen. Darüber hinaus kann sich eine beobachtete und mit Schmerzen einhergehende Gewebeschädigung zurückbilden, jedoch mit anhaltendem Schmerz über die Heilungsphase hinaus. Wenn der Schmerz länger andauert als üblich, wird er im Allgemeinen als „chronisch" angesehen (IASP 2017), obwohl die volle Bedeutung dieses Begriffs zunehmend in Frage gestellt wird (Dunn et al. 2008; Von Korff & Dunn 2008). Sich durch diese unterschiedlichen Verletzungsszenarien zu arbeiten, ist rätselhaft: Während wir uns des Vorhandenseins einer Verletzung sicher sind, sobald wir sie beobachten können (visuell oder instrumentell), gibt es andere Situationen, die wahrscheinlich ebenso häufig, wenn nicht sogar häufiger auftreten, in denen wir das Vorhandensein einer vom Patienten angegebenen Verletzung nicht beobachten können. Da Schmerzen laut Definition ein „unangenehmes Sinnes- und Gefühlserlebnis, ... das mit Begriffen einer derartigen (Gewebe-)Schädigung beschrieben wird" sind, ist der Behandler bereit, einen interferenziellen Schluss zu ziehen und davon auszugehen, dass irgendein Gewebeschaden aufgetreten sein muss, wenn auch nur auf Mikroebene, wenn die Beschreibung der Schmerzsymptome „...auf einen derartigen [Gewebe-]Schaden zutrifft." Derzeit zeigt die beste verfügbare Datenlage, dass eine Verletzung, obwohl allein ausreichend, um eine Nozizeption zu erzeugen, auch zum Auftreten einer Schmerzstörung innerhalb einer Matrix aus mehreren Risikofaktoren beiträgt (Sharma et al. 2019) und anhaltende Schmerzen nach der ersten Heilungsphase eine Funktion derselben Matrix zu sein scheinen und nicht nur auf die vorhergehende Verletzung zurückzuführen sind. Die „Heilung" einer Verletzung ist ein etwas schwer fassbares Konzept. Die Ungewissheit darüber, ob eine „Heilung" tatsächlich innerhalb der angegebenen „üblichen Heilungsdauer" stattgefunden hat, ist mit Sicherheit grundlegend für viele in diesem Buch beschriebene physikalische Körpertherapien, die sich als wirksam erwiesen haben.

Durch die Wissenschaftsgeschichte hallt noch immer der Zusammenhang zwischen Schmerzen und körperlicher Ursache (Melzack & Wall 1965; Perry 1993; Wordsworth 2012), und die Medizin hat erst spät aufgeholt. Treten Schmerzen ohne eine körperliche Ursache auf, finden sich in der medizinischen Praxis und der Literatur zahlreiche Geschichten über eine klinische Gewissheit in Bezug auf die Glaubenssysteme von Ärzten und ihren Fachrichtungen, laut denen mit Sicherheit eine bestimmte körperliche Ursache für die Schmerzen des Patienten verantwortlich ist. Die vermeintlichen Ursachen werden dann innerhalb des jeweiligen Glaubenssystems behandelt, z. B. im Bereich der CMD: Stressabbau durch den Psychologen, Bandscheibenersatz durch den Chirurgen, anatomisches Reshaping durch den Zahnarzt oder den Kieferorthopäden, Haltungsschulung durch den Physiotherapeuten usw. Beachten Sie, dass all diese beispielhaften „Ursachen" beim Patienten durchaus gleichzeitig und nebeneinander bestehen können. Die jeweilige Zuordnung zur Symptomursache aber erfolgte klassischerweise durch die Spezialistenbrille. Ist der Auslöser unklar, zieht der Arzt jede auffindbare körperliche Unregelmäßigkeit als Ursache in Betracht, angetrieben von dem Glauben, dass eben diese Unregelmäßigkeit verantwortlich sein muss. Schließlich hat der Patient ja wirklich Schmerzen. Wenn also all diesen Möglichkeiten nachgegangen und sie ausgeschöpft wurden, der Patient aber immer noch Schmerzen hat (und das häufig noch schlimmer nach sämtlichen Behandlungen), weist der verzweifelte Arzt schließlich auf psychische Probleme als Ursache hin. „Meine Behandlung war perfekt, also müssen Sie verrückt sein", wurde mehr als einmal zu Patienten gesagt, deren Schmerzen trotz Behandlung anhielten. Die Behauptung, der Patient sei verrückt, ist reine Augenwischerei in Bezug auf die Überzeugung des Arztes, sein Schmerz sei wahrscheinlich nicht real.

Ausgehend von unserem aktuellen Schmerzverständnis, ist eine derartige Situation absolut vermeidbar. Zahlreiche Erkenntnisse deuten darauf hin, dass Schmerzen nicht an einen peripheren Reiz gebunden sind, sondern vom Gehirn aufrechterhalten werden können (Melzack 1993; Melzack 1971). Folglich erfordert eine Befundung auf körperliche Ursachen hin gleichzeitig auch eine Befundung des Patienten als Person, um das Ausmaß psychosozialer Faktoren und Verhaltensweisen zu verstehen, die untrennbar mit dem Schmerz verbunden sind. Daher lautet die IASP-Definition auch: „Schmerz ist ein unangenehmes Sinnes- und Gefühlserlebnis ...". Der emotionale Aspekt der Schmerzerfahrung ist lediglich eine bewusst erfahrene Ebene mehrerer parallel ablaufender Prozesse (Apkarian et al. 2009). Daher muss bei der Beurteilung, Differenzialdiagnose und Behandlungsplanung das gesamte Spektrum von Körper und Individuum berücksichtigt werden. Jemand, der an intermittierenden und schmerzhaften Kiefergelenksblockaden leidet, dabei gleichzeitig in schwierige Lebensumstände verwickelt ist, die sich mit dem Auftreten und Fortschreiten der Symptome überschneiden, benötigt möglicherweise keine gezielte Behandlung einer wahrscheinlich vorliegenden Diskusverlagerung, sondern stattdessen eine gezielte Behandlung der Art und Weise, wie diese Lebensumstände sich in körperliche Reaktionen ausdrücken. Der von einem solchen Patienten beschriebene Schmerz wird sowohl durch die Gewebeeigenschaften des Kiefergelenks als auch durch psychosoziale Prozesse beeinflusst, wobei die emotionalen Probleme und ihre psychophysiologischen Manifestationen bei bestimmten Patienten die wichtigeren Faktoren darstellen.

Das komplexe Mosaik der Risikofaktoren

Als Hauptaspekte der Ätiologie einer CMD wurden in der Vergangenheit strukturelle (z. B. Okklusion und Position des Diskus als dominierende) Faktoren und psychologische (z. B. Stress und Depression als die vielleicht häufigsten) Faktoren angesehen. Dazu wurden viele Studien durchgeführt, aber mit wenigen Ausnahmen (z. B. LeResche et al. 2007) waren die meisten davon Querschnittsstudien, deren Stichproben aus Bequemlichkeit häufig aus Patienten mit chronischer CMD bestanden. Diese Art des Studiendesigns hat das Verständnis der ätiologischen Faktoren stark eingeschränkt. Eine umfassende prospektive Studie zum ersten Einsetzen einer CMD – OPPERA (Orofacial Pain Prospective Evaluation and Risk Assessment) – hat eher ungewöhnliche Erkenntnissen gezeitigt (Bair et al. 2013; Slade et al. 2013b), die darauf hindeuten, dass die Anfälligkeit eines Individuums für die Ausprägung einer CMD von einer Vielzahl an Faktoren abhängt. Dazu gehören Geschlecht, Alter, psychosozialer Status, Gesundheitszustand, Vorhandensein anderer komorbider Schmerzstörungen, Veränderungen der Schmerzverarbeitung sowie Eigenschaften des Kausystems. Diese Faktoren werden aufgrund ihres probabilistischen Beitrags zum potenziellen Ausbruch einer Erkrankung als Risikofaktoren bezeichnet. „Ätiologie" und „Kausalität" sind keine geeigneten Begriffe für diese Art von Störungen (Rothman & Greenland 2005).

Die komplexe Palette an Faktoren lässt sich vielleicht am besten wie folgt zusammenfassen (Slade et al. 2016). Die jährliche Inzidenz des erstmaligen Ausbruchs einer CMD beträgt etwa 4 % (Slade et al. 2013a). Dahinter verbirgt sich allerdings ein erhebliches Ausmaß an sich wandelnden Symptomen, etwa der Art, dass viele Individuen zwar kontinuierlich CMD-bezogene Schmerzen haben, die aber auf oder gerade unterhalb des Schwellenwerts liegen, der auf eine Dysfunktion hindeutet (Slade et al. 2013c). Die Auswirkungen dieser sich wandelnden Symptomatik auf den Zeitpunkt des Auftretens einer schmerzhaften Dysfunktion sind enorm und überschneiden sich in ihrem Beitrag hinsichtlich dieser Dysfunktion mit den nachfolgenden Faktoren. Aus dem Geschlecht kann nicht klar vorhergesagt werden, wer im weiteren Verlauf eine CMD entwickeln wird (Slade et al. 2013a), das Geschlecht ist aber wesentlich damit assoziiert, bei welchen Personen sich daraus ein chronischer Schmerz entwickelt und auch chronisch bleibt. Und bekanntlich suchen Frauen mit einer chronischen CMD mit weitaus größerer Wahrscheinlichkeit medizinische Hilfe (Drangsholt & LeResche 1999). Somatische Symptome, sowohl des Körpers als auch der Gesichtsregion, sind vielleicht der wichtigste psychosoziale Prädiktor für eine CMD-Inzidenz. Dazu gehört auch das Auftreten von komorbiden Schmerzstörungen (Fillingim et al. 2013; Sanders et al. 2013b). Während man lange vermutete, dass eine regionale Schmerzempfindlichkeit schließlich zum Ausbruch einer schmerzhaften Dysfunktion führe, deuten die Erkenntnisse darauf hin, dass sich zuerst die Dysfunktion entwickelt und erst anschließend eine regionale Schmerzempfindlichkeit (Slade et al. 2014). Im Zuge des erstmaligen Auftretens einer CMD werden genetische Zusammenhänge größtenteils nicht als Prädiktoren wahrgenommen (Smith et al. 2011), sondern verweisen stattdessen auf intermediäre Phänotypen (Smith et al. 2013). Diese Phänotypen müssen weiter untersucht werden, damit wir besser verstehen, was sie verkörpern. Dennoch verändert der COMT-Genotyp (Catechol-O-Methyltransferase) die Auswirkungen von Stress auf die Schmerzempfindlichkeit sowie die CMD-Inzidenz (Slade et al. 2015). Das Vorhandensein oraler Parafunktion im Wachzustand, die von vielen als Ursache einer CMD angesehen wird und für die eine gute experimentelle und praktische Evidenz vorliegt (Glaros 2008; Glaros et al. 2016), ist dagegen ein starker Prädiktor für das erstmalige Auftreten einer CMD (Ohrbach et al. 2013). Interessanterweise wird das Auftreten einer CMD durch Gelenkgeräusche und Störungen der Gelenkfunktion prognostiziert, aber nur im Falle von Eigenangaben, nicht auf der Grundlage einer durch eine Untersuchung erhaltenen Information (Ohrbach et al. 2013). Schließlich verschlechtern sich

Schlafstörungen und schlafbezogene Atmungsstörungen im Laufe der Zeit bei denjenigen Probanden, die später eine CMD entwickeln (Sanders et al. 2016; Sanders et al. 2013a). Zusammenfassend ist es zum aktuellen Zeitpunkt angemessen zu behaupten, eine CMD sei eine komplexe Krankheit. Eine komplexe Erkrankung impliziert eine umfassende Behandlung, um die gleichzeitig vorliegenden unterschiedlichen Ebenen der Erkrankung anzusprechen.

Die obige Liste steht für eine vielschichtige Palette an Ergebnissen, von denen einige spezifisch für die OPPERA-Studie sind und viele davon die zuvor veröffentlichten Ergebnisse anderer kleinerer Studien wiederholen und bestätigen. Die komplexen Befundmuster können wir vereinfachen, was wichtig für die klinische Anwendung ist. Mittels eines Clusteransatzes wählte man die folgenden Variablen (Domänen) aus: mechanisch, Druck- und Wärmeparameter (quantitativ-sensorische Testung, QST); Coping, Persönlichkeit, Stimmung, Stress, körperliche Symptome, Angst und Depression (psychosozial); Schlafqualität und Anzahl anderer Erkrankungen (Gesundheitsstatus); Anzahl der Körperstellen, die bei Palpation empfindlich sind (klinisch). Mit diesem Ansatz ließen sich drei Cluster für das individuelle Risiko zur Ausprägung einer CMD ermitteln: adaptiv, schmerzempfindlich sowie globale Symptome als Gruppe mit der am stärksten ausgeprägten prämorbiden Persönlichkeit (Bair et al. 2016); die Forschung ist dabei, einen einfacheren Variablensatz zur Erfassung einer Clusteridentifikation zu entwickeln. Diese Gruppen ähneln in ihrer hierarchischen Struktur den bereits ermittelten adaptiven Clustern aus interpersonell, gestresst sowie dysfunktional, die auf einem Fragebogen zur Selbsteinschätzung basieren (Turk & Rudy 1990).

Messungen zur Beurteilung des körperlichen Zustands, entweder durch eigenen Bericht (z. B. Vorgeschichte von Kiefergelenksgeräuschen; Anzahl körperlicher Symptome) oder durch Hilfsmittel (z. B. thermische QST, klinische Palpation), beruhen mindestens auf der Interozeption, wenn nicht zum Teil sogar der Nozizeption, um den körperlichen Zustand in die Repräsentation des zentralen Nervensystems einzubeziehen (Craig 2002, 2003). Interozeptive Signale stellen starke Prädiktoren für das Auftreten einer CMD dar und sind gleichzeitig Teil eines Angst-Vermeidungsprozesses (Leeuw et al. 2007). Dabei setzt sich die Person entweder mit den Schmerzen aufgrund einer Verletzung und Heilung auseinander – oder sie interpretiert die Schmerzen aus einer angstbesetzten Perspektive heraus und wird im weiteren Verlauf durch Funktionsvermeidung dekonditioniert und entwickelt auch Symptome einer Depression, die zu einer weiteren Schmerzverstärkung beitragen. Dadurch manifestiert sich ein Teufelskreis, in dessen Verlauf die Verletzung zwar abheilt, der Schmerz aber darüber hinaus bestehen bleiben kann. Interozeption als Mechanismus sowie Informationen für den Patienten (z. B. die Neuroscience Education, s. u.) liefern auch Erkenntnisse darüber, warum Verhaltensänderungen ein wichtiger Bestandteil dessen sind, wie körperliche Veränderungen im zentralen Nervensystem repräsentiert werden (Meulders & Vlaeyen 2012). Eine Verhaltensänderung stellt sich gleichzeitig als Veränderung der Bewegungsmuster dar. Weil eine Behandlung der Körperperipherie nicht nur das Gewebe verändert, sondern möglicherweise auch die interozeptive Wahrnehmung in dem betreffenden Bereich, fördern derartige Behandlungen die gewünschten Verhaltensänderungen. Dazu gehört auch die Art und Weise, wie man seinen Körper benutzt. Dadurch können Behandlungen der Körperperipherie den Verlauf einer CMD ändern. Allerdings wird das Potenzial peripherer Behandlungen im Sinne einer Verhaltensänderung durch zusätzliche Behandlungen auf anderen Ebenen der Person weiter verstärkt.

Klinische und therapeutische Entscheidungsfindung

Schmerzen bei Personen mit einer CMD stellen offensichtlich einen komplexen Prozess dar. Folglich bietet das vorliegende Buch unterschiedliche therapeutische Managementstrategien an, je nachdem, wo die eigentliche Ursache der Nozizeption liegt, warum die Nozizeption andauert sowie hinsichtlich der Frage nach der Rolle von Verhalten und Stimmung. Aktuelle klinische und wissenschaftliche Erkenntnisse zeigen, dass das Management von CMD-Patienten ein multimodales sein sollte, was in der Regel die Beteiligung unterschiedlicher Berufsgruppen des Gesundheitswesens erfordert, z. B. Zahnärzte, Kieferorthopäden, Ärzte, Physiotherapeuten und/oder Psychologen, da sich jeder dieser Experten auf verschiedene Behandlungskomponenten beschränkt, die das biopsychosoziale Paradigma innerhalb der Komplexität einer Erkrankung wie CMD erfordert.

Tatsächlich schlagen wir vor, dass die in diesem Buch beschriebenen einander ergänzenden Therapien als Sprungbrett zu einem letztlich kompletten Satz therapeutischer Interventionen im Rahmen der personalisierten

Medizin angesehen werden, in dem die Behandlungen auf den Patienten zugeschnitten werden. Diese Behandlungen umfassen: spezifische passive und aktive Strategien (wie im Buch gezeigt), aktives Zuhören und Einfühlungsvermögen des Behandlers sowie die richtige Behandlung der psychosozialen Problematiken (z.B. Depressionen, Ängste oder Katastrophisierung) – das Ganze, falls erforderlich, basierend auf den klinischen Befunden während der Anamnese und Untersuchung und der Patientenpräsentation. Die Versprechen und Vorteile der personalisierten Medizin werden jedoch von der Art und Weise eingeschränkt, wie wir klinische Entscheidungen treffen und wie die vorhandene Evidenz genutzt wird, um eine für eine bestimmte Person maßgeschneiderte Behandlung zu erstellen. Jede einzelne Komponente der Behandlung muss für einen Teil des komplexen Krankheitsbildes eine gewisse Wirksamkeit aufweisen.

Die patientenzentierte Versorgung beinhaltet eine gemeinsame Entscheidungsfindung mit gegenseitigem Respekt zwischen Behandler und Patienten. Die Überzeugungen des Patienten, seine therapeutischen Präferenzen sowie Erwartungen müssen vom Behandler eingeschätzt werden, um die Werte des Patienten zu verstehen, da diese Werte den Therapieprozess beeinflussen können. Die Aufklärung des Patienten über seine Beschwerden und das gesamte Spektrum der damit einhergehenden Probleme sind ein wichtiger Bestandteil anteilnehmender Pflege. Dazu gehört auch, dem Patienten die zugrundeliegenden Krankheitsmechanismen in Laiensprache zu erklären (z.B. Neuroscience Pain Education) sowie die Gründe für eine empfohlene Behandlung zu erläutern. In solchen Szenarien sollten Ärzte die potenziellen neurophysiologischen und kognitiven Mechanismen berücksichtigen, die der Wirksamkeit (positiv und negativ) einer jeden auf eine bestimmte Person angewendeten Intervention zugrunde liegen. Jede physikalische Behandlung von bewussten Patienten besitzt kognitive Komponenten; die bekannteste ist natürlich der Placebo-Effekt, bei dem die Erwartung (sowohl seitens des Patienten als auch des Behandlers) bekanntermaßen eine wesentliche Rolle spielt (Carvalho et al. 2016; Marchant 2016; Story et al. 2016; Wager & Atlas 2015). Sowohl neurophysiologische als auch kognitive Mechanismen anzusprechen, so angeblich sie auch sein mögen, ist bei Patienten mit chronischen Schmerzen besonders wichtig, da es den Patienten auf der Grundlage einer angemessenen Erläuterung von Vorteilen und Risiken dazu ermutigt, zwischen verschiedenen Behandlungsoptionen zu wählen. Die Aufforderung an den Patienten, sich an klinischen und therapeutischen Entscheidungsprozessen zu beteiligen, ermöglicht es ihm, Verantwortung für das weitere Vorgehen bezüglich seines Zustands zu übernehmen. Dies ist bei chronischen Schmerzen von großer Bedeutung.

Daher besteht die Herausforderung für den Arzt darin, wie er einen bestimmten Behandlungsansatz für einen CMD-Patienten festlegen kann, da sich jeder Patient in seinem individuellen klinischen Erscheinungsbild und den damit verbundenen Faktoren unterscheidet. Bei der Wahl eines multimodalen Therapieansatzes sollten Behandler ermitteln, ob das klinische Muster des Patienten dominant peripher oder zentral bedingt ist. Stellt der Behandler fest, dass der Schmerz eines CMD-Patienten in erster Linie durch periphere Nozizeption vermittelt wird, sollten eine spezifische Behandlung des betroffenen Gewebes (Diskus, Gelenk oder Muskel) und die Anwendung von Übungen und funktionellen Aktivitäten im Vordergrund stehen. Für einen Patienten, der beispielsweise an Zahnschmerzen aufgrund einer muskulären Überlastung leidet, kann eine angemessene Behandlung des umliegenden betroffenen Gewebes entscheidend sein, um chronische Symptome zu verhindern. Für einen Patienten, der nach einer Verletzung an akuten Symptomen im Bereich des Kiefergelenks leidet, kann eine Behandlung des Gelenks und des Diskus erfolgreich sein, wobei festgehalten werden muss, dass eine einfache Verletzung weniger wahrscheinlich ist als eine Verletzung, die in einem komplexeren Kontext gleichzeitig vorliegender Risikofaktoren auftritt (Sharma et al. 2019). Stellt der Behandler fest, dass der CMD-bezogene Schmerz des Patienten in erster Linie durch Veränderungen in der zentralen nozizeptiven Verarbeitung verursacht zu werden scheint, sollte ein multimodaler pharmakologischer, physikalischer und kognitiver Ansatz gefördert werden. In dieser Situation sollten die Patienten auch darin geschult werden, ihre normalen funktionellen Bewegungen zu verbessern und in Kombination mit geeigneten ergänzenden Therapien ein aktives sowie spezifisches Training zu absolvieren.

Auf dem Gebiet der CMD hat es nie an Behandlungsempfehlungen gemangelt. Allerdings bestand ein Mangel an Beweisen für die Wirksamkeit dieser Behandlungen, und diese Situation besteht auch weiterhin zum Zeitpunkt der Veröffentlichung dieses Kapitels. Der derzeitige Ansatz für das Matching klinischer Behandlungen besteht weitgehend in einer Trial-and-Error-Methode, bei der ein Behandlungsansatz nach dem anderen angewandt wird, wobei bis zu 50 % der Teilnehmer dadurch wenig bis gar keinen Nutzen erfahren (List & Axelsson 2010; Michelotti et al. 2004). Auch Self-Care-Strategien werden oft eingesetzt, typischerweise ebenfalls eine nach der anderen, mit einer individuell sehr hohen Fehlerquote (Story et al. 2016). Patienten geben auf, Ärzte werden entmutigt, was die Behandlungsadhärenz beeinträchtigt (Merskey 2012; Ohrbach & List 2013; Velly & Fricton 2011). Für diese trostlosen Zustand gibt es zwei Gründe: zum einen das mangelhafte Verständnis für die Tatsache, dass es sich bei der CMD um eine komplexe Krankheit handelt (zumindest bis vor Kurzem), zum anderen die Tatsache, dass die am meisten befürworteten Behandlungen sich aus einer fachspezifischen oder praxisbasierten Voreingenommenheit entwickelten, nicht aufgrund eines ausreichenden Verständnisses der Schmerzphysiologie und -psychologie.

Systematische Übersichtsarbeiten gelten nach den Oxford CEBM Levels of Evidence (Phillips et al. 2011) als höchste Form der Evidenz für die Entwicklung klinischer Entscheidungen. Individuelle randomisierte klinische Studien (RCTs) liefern dagegen Evidenz auf einem geringeren Niveau hinsichtlich ihrer allgemeinen Anwendbarkeit. Die Entwicklung und Implementierung effektiver RCTs stellt eine große Herausforderung dar, daher arbeiten Behandler oft ohne ausreichende Evidenz hinsichtlich der klinischen Entscheidungen, welche Behandlung(en) für einen bestimmten Patienten geeignet sind. Eine systematische Übersicht über 30 systematische Übersichtsarbeiten zur Behandlung von CMDs zeigt, dass die meisten Patienten mit CMD-bedingten Schmerzen ohne verhaltensbedingte oder psychologische Beteiligung von einfachen Behandlungen profitieren, während Patienten mit CMD-Schmerzen und schweren verhaltensbedingten oder psychischen Störungen einen kombinierten therapeutischen Ansatz benötigen (List & Axelsson 2010). Aber genau innerhalb dieses kombinierten Ansatzes wird die klinische Entscheidungsfindung sehr schwierig, da RCTs sich im Allgemeinen nur auf eine Behandlungsmethode und nicht die Kombinationen unterschiedlicher Methoden konzentrieren sowie auf eine bestimmte Patientenpopulation zugeschnitten sind, die dem Patienten in der Praxis entsprechen kann oder auch nicht. Folglich bieten RCTs dem Behandler oft wenig Hilfe, während systematische Übersichtsarbeiten einen Einblick in allgemeine Behandlungsmuster geben (wie oben dargestellt). Selbst innerhalb dieser Grenzen können uns die derzeit verfügbaren Daten darüber informieren, dass die Zuordnung eines bestimmten Patienten zu einer bestimmten Grundgerüst – z. B. mit oder ohne verhaltensbedingte oder psychologische Beteiligung oder im Vergleich von akuten und chronischen Schmerzen – dem Behandler besser zu verstehen hilft, wie er Behandlungen auf diese Patienten zuschneiden kann. Außerdem hilft es zu verstehen, dass Behandlungen mit durchgehend negativen Ergebnissen, z. B. okklusale Behandlungen (Fricton 2006), zugunsten nützlicherer und evidenzbasierter Modelle aufgegeben werden sollten, je nachdem, welche Behandlungsart effektiver sein wird.

Ein wichtiger Schritt zur Behandlung chronischer Schmerzen ist die aktive Beteiligung des Patienten am Therapieprozess. Viele Gesundheitsberufe verwenden häufig passive Behandlungsansätze, der Patient aber muss aktiv in den Prozess integriert werden. Eine der wirkungsvollsten Strategien, die sowohl periphere als auch zentrale nozizeptive Schmerzprozesse anspricht, ist die Selbsthilfe (Durham et al. 2016; Gatchel et al. 2006; Lorig & Holman 2003). Die Patienten müssen darüber aufgeklärt werden, dass ihre Beteiligung an der eigenen Behandlung durch die Integration therapeutischer Übungen und anderer Formen der Selbsthilfe in ihre Lebensführung unerlässlich ist, um neue Verhaltensweisen zu Gewohnheiten werden zu lassen. Allerdings sollten Kliniker sich jedoch bewusst sein, dass Personen mit einer zentralen Sensibilisierung, wie z. B. Menschen mit CMD-bezogenen Schmerzen, eine abnormale Schmerzreaktion auf körperliche Belastung zeigen können, und möglicherweise reagieren sie in Bezug auf Absicht und Erwartung genau gegenteilig und verschlimmern damit ihre Symptome. Entscheidend ist daher eine kontinuierliche Interaktion zwischen Behandler und Patient, mit wiederholter Neubewertung bei sich ändernder Symptomatik, therapeutischer Verpflichtung des Patienten im Sinne einer Adhärenz sowie der Festlegung einer initialen Selbsthilfemaßnahme, um die Behandlung bestmöglich an den Patienten anzupassen.

Schlussfolgerung

Die bisherige Epidemiologie der CMD bleibt auch im abschließenden Abschnitt dieses Buches gültig. In unterschiedlicher Kombination tragen mehrere Risikofaktoren zu den verschiedenen Stadien CMD-bedingter Schmerzen bei: beim ersten Auftreten, während des Übergangs zur

Chronifizierung sowie bei Persistenz. Dagegen wissen wir wenig über die mutmaßliche Ätiologie von Kiefergelenkerkrankungen. Die verfügbare Evidenz deutet darauf hin, dass sowohl periphere als auch zentrale Faktoren in unterschiedlichem Ausmaß zur Schmerzsymptomatik der meisten Menschen mit CMD beitragen. Zielgerichtetere Behandlungen und insbesondere die Kombination unterschiedlicher Behandlungsansätze stellen den nächsten entscheidenden Schritt dar, um die individuellen Faktoren jedes einzelnen Patienten anzugehen.

Behandlungsentscheidungen müssen sich dabei aus einer umfassenden Anamnese, zuverlässigen Untersuchungsmethoden und anderen Tests sowie einer gemeinsamen Entscheidungsfindung mit dem Patienten ergeben. Dieses Buch beschreibt eine Vielzahl von Behandlungen, von der jede überzeugende Anhaltspunkte für einen Einsatz in der Praxis liefert, und die, wenn sie in einen umfassenden Behandlungsansatz integriert sind, auf solche Erkenntnisse zugeschnitten sind, von denen wir glauben, dass sie die Behandlungsergebnisse für CMDs verbessern.

Literatur

Apkarian AV, Baliki MN, Geha PY. Towards a theory of chronic pain. Prog Neurobiol 2009; 87: 81–97.

Bair E, Brownstein NC, Ohrbach R et al. Study protocol, sample characteristics and loss-to-follow-up: the OPPERA prospective cohort study. J Pain 2013; 14: T2–19.

Bair E, Gaynor S, Slade GD et al. Identification of clusters of individuals relevant to temporomandibular disorders and other chronic pain conditions: The OPPERA Study. Pain 2016; 157: 1266–1278.

Carvalho C, Caetano JM, Cunha L, Rebouta P, Kaptchuk TJ, Kirsch I. Open- label placebo treatment in chronic low back pain: a randomized controlled trial. Pain 2016; 157: 2766–2772.

Craig AD. How do you feel? Interoception: the sense of the physiological condition of the body. Nat Rev Neurosci 2002; 3: 655–666.

Craig AD. A new view of pain as a homeostatic emotion. Trends Neurosci 2003; 26: 303–307.

Drangsholt M, LeResche L. Epidemiology of temporomandibular disorders. In: Crombie IK, Croft PR, Linton SJ, LeResche L, Von Korff M (eds). Epidemiology of Pain. Seattle: IASP Press, 1999: 203–233.

Dunn KM, Croft PR, Main CJ, Von KM. A prognostic approach to defining chronic pain: replication in a UK primary care low back pain population. Pain 2008; 135: 48–54.

Durham J, Al-Baghdadi M, Baad-Hansen L et al. Self-management programmes in temporomandibular disorders: results from an international Delphi process. J Oral Rehabil 2016; 43: 929–936.

Fillingim RB, Ohrbach R, Greenspan JD et al. Psychosocial factors associated with development of TMD: the OPPERA prospective cohort study. J Pain 2013; 14: T75–90.

Fricton J. Current evidence providing clarity in management of temporomandibular disorders: summary of a systematic review of randomized clinical trials for intra-oral appliances and occlusal therapies. J Evidence Based Dental Pract 2006; 6: 48–52.

Gatchel RJ, Stowell AW, WIldenstein L, Riggs R, Ellis EI. Efficacy of an early intervention for patients with acute temporomandibular disorder-related pain: a one-year outcome study. JADA 2006; 137: 339–347.

Glaros AG. Temporomandibular disorders and facial pain: a psychophysiological perspective. Appl Psychophysiol Biofeedback 2008; 33: 161–171.

Glaros AG, Marszalek JM, Williams KB. Longitudinal multilevel modeling of facial pain, muscle tension, and stress. J Dent Res 2016; 95: 416–422.

IASP – International Association for the Study of Pain. IASP Taxonomy. IASP, 2017. https://www.iasp-pain.org/Taxonomy.

Leeuw M, Goossens ME, Linton SJ, Crombez G, Boersma K, Vlaeyen JW. The fear-avoidance model of musculoskeletal pain: current state of scientific evidence. J Behav Med 2007; 30: 77–94.

LeResche L, Mancl LA, Drangsholt MT, Huang G, Von Korff M. Predictors of onset of facial pain and temporomandibular disorders in early adolescence. Pain 2007; 129: 269–278.

List T, Axelsson S. Management of TMD: evidence from systematic reviews and meta-analyses. J Oral Rehabil 2010; 6: 430–451.

Lorig KR, Holman H. Self-management education: history, definition, outcomes, and mechanisms. Annals Behavior Med 2003; 26: 1–7.

Marchant J. Placebos: Honest fakery. Nature 2016; 535: S14–S5.

Melzack R. Phantom limb pain: implications for treatment of pathologic pain. Anesthesiology 1971; 35: 409–419.

Melzack R. Pain and the brain. APS Journal 1993; 2: 172–174.

Melzack R, Wall PD. Pain mechanisms: a new theory. Science 1965; 150: 971–979.

Merskey H. Introduction. In Giamberardino MA, Jensen TS (eds). Pain Comorbidities: Understanding and Treating the Complex Patient. Seattle: IASP Press, 2012: 1–20.

Meulders A, Vlaeyen JWS. Reduction of fear of movement-related pain and pain-related anxiety: an associative learning approach using a voluntary movement paradigm. Pain 2012; 153: 1504–1513.

Michelotti A, Steenks MH, Farella M, Parisini F, Cimino R, Martina R. The additional value of a home physical therapy regimen versus patient education only for the treatment of myofascial pain of the jaw muscles: short-term results of a randomized clinical trial. J Orofac Pain 2004; 18: 114–125.

Ohrbach R, List T. Predicting treatment responsiveness: somatic and psychologic factors. In Greene CS, Laskin DM. (eds). Treatment of TMDS: Bridging the Gap between Advances in Research and Clinical Patient Management. Chicago: Quintessence, 2013: 91–98.

Ohrbach R, Bair E, Fillingim RB et al. Clinical orofacial characteristics associated with risk of first-onset TMD: the OPPERA prospective cohort study. J Pain 2013; 14: T33–T50.

Perry HT. Stop! Look and listen. J Orofacial Pain 1993; 7: 233.

Phillips B, Ball C, Badenoch D, Straus S, Haynes B, Dawes M. Oxford Centre for evidence-based medicine levels of evidence (May 2001). BJU international 2011; 107: 870.

Roelofs K, Spinhoven P. Trauma and medically unexplained symptoms: towards an integration of cognitive and neuro-biological accounts. Clin Psychol Rev 2007; 27: 798–820.

Rothman KJ, Greenland S. Causation and causal inference in epidemiology. Am J Public Health 2005; 95: S144–S50.

Sanders AE, Essick GK, Fillingim R et al. Sleep apnea symptoms and risk of temporomandibular disorder: OPPERA cohort. J Dental Res 2013a; 92: S70– S77.

Sanders AE, Slade GD, Bair E et al. General health status and incidence of first-onset temporomandibular disorder: the OPPERA prospective cohort study. J Pain 2013b; 14: T51–62.

Sanders AE, Akinkugbe AA, Bair E et al. Subjective sleep quality deteriorates before development of painful temporomandibular disorder. J Pain 2016; 17: 669–677.

Schiffman EL, Ahmad M, Hollender L et al. Longitudinal stability of common TMJ structural disorders. J Dent Res 2017; 96: 270–276.

Sharma S, Ohrbach R, Häggman-Henrikson B. The role of trauma and whiplash injury in TMD. In Connelly ST, Tartaglia GM, Silva R (eds). Contemporary Management of Temporomandibular Disorders: Non-Surgical Treatment. Cham: Springer Nature Switzerland, 2019: 13–32.

Slade GD, Bair E, Greenspan JD et al. Signs and symptoms of first-onset TMD and socio-demographic predictors of its development: the OPPERA prospective cohort study. J Pain 2013a; 14: T20–32.

Slade GD, Fillingim RB, Sanders AE et al. Summary of findings from the OPPERA prospective cohort study of incidence of first-onset temporomandibular disorder: implications and future directions. J Pain 2013b; 14: T116–T124.

Slade G, Sanders A, Bair E et al. Preclinical episodes of orofacial pain symptoms and their association with healthcare behaviors in the OPPERA prospective cohort study. Pain 2013c; 154: 750–760.

Slade GD, Sanders AE, Ohrbach R et al. Pressure pain thresholds fluctuate with, but do not usefully predict, the clinical course of painful temporomandibular disorder. Pain 2014; 155: 2134–2143.

Slade G, Sanders A, Ohrbach R et al. COMT diplotype amplifies effect of stress on risk of temporomandibular pain. J Dental Res 2015; 94: 1187–1195.

Slade GD, Ohrbach R, Greenspan JD et al. Painful temporomandibular disorder: Decade of discovery from OPPERA studies. J Dental Res 2016; 95: 1084–1092.

Smith S, Maixner D, Greenspan JD et al. Case-control association study of TMD reveals genetic risk factors. J Pain 2011; 12: T92–T101.

Smith SB, Mir E, Bair E, Slade GD et al. Genetic variants associated with development of TMD and its intermediate phenotypes: the genetic architecture of TMD in the OPPERA prospective cohort study. J Pain 2013; 14: T91–T101.

Story WP, Durham J, Al-Baghdadi M, Steele J, Araujo-Soares V. Self- management in temporomandibular disorders: a systematic review of behavioural components. J Oral Rehabil 2016; 43: 759–770.

Turk DC, Rudy TE. The robustness of an empirically derived taxonomy of chronic pain patients. Pain 1990; 43: 27–35.

Velly AM, Fricton J. The impact of comorbid conditions on treatment of temporomandibular disorder. JADA 2011; 142: 170–172.

Von Korff M, Dunn KM. Chronic pain reconsidered. Pain 2008; 138: 267–276.

Wager TD, Atlas LY. The neuroscience of placebo effects: connecting context, learning and health. Nat Rev Neurosci 2015; 16: 403–418.

Wall PD. On the relation of injury to pain. Pain 1979; 6: 253–264.

Woolf CJ. Pain: moving from symptom control toward mechanism-specific pharmacologic management. Annals Internal Med 2004; 140: 441–451.

Wordsworth H. The history of 'biopsychosocial' pain – A tale of gladiators, war, papal doctrine and a wrestler; 2012.

INDEX

INDEX

N

O

P

Q

R

INDEX

S

Y

Z